U0221319

医疗资源配置优化与医疗风险预测

Resources Allocation Optimization and Risk Prediction of Healthcare

李金林 冉伦 著

科学出版社

北京

内 容 简 介

本书汇集了本研究团队在医疗资源配置优化和医疗风险预测方面的最新研究成果，希望可以为提升医疗服务运营管理效率，提高医疗资源使用效能，以及提高医疗风险预测水平提供新的思路和方法。主要内容包括门诊预约调度优化、手术计划调度优化、应急医疗服务设施选址决策、远程医疗资源配置优化、数据驱动的疾病风险预测、数据驱动的医疗运营风险预测等。

本书适合医院管理者和相关领域研究人员阅读，也可以作为高等院校经济管理类专业高年级本科生、研究生和教师的教学与研究参考书。

图书在版编目（CIP）数据

医疗资源配置优化与医疗风险预测/李金林，冉伦著. —北京：科学出版社，2021.12

ISBN 978-7-03-068107-2

Ⅰ. ①医… Ⅱ. ①李… ②冉… Ⅲ. ①医疗卫生服务－资源配置－研究－中国②医疗事故－风险管理－研究－中国 Ⅳ. ①R199.2②R197.32

中国版本图书馆 CIP 数据核字（2021）第 029678 号

责任编辑：王丹妮 / 责任校对：贾娜娜
责任印制：张　伟 / 封面设计：无极书装

科 学 出 版 社 出版
北京东黄城根北街 16 号
邮政编码：100717
http://www.sciencep.com

北京中科印刷有限公司印刷
科学出版社发行　各地新华书店经销

*

2021 年 12 月第　一　版　开本：720×1000　1/16
2021 年 12 月第一次印刷　印张：21 1/2
字数：433 000

定价：216.00 元

（如有印装质量问题，我社负责调换）

前　　言

随着社会经济的不断发展和人民群众生活水平的不断提高，人民群众对医疗服务的需求和对健康的关注越来越高。一方面，在提高医疗资源投入的同时，医疗服务机构更加注重优化医疗资源配置、提高医疗资源有效利用、改善患者就医体验；另一方面，依照当前医疗服务正从疾病治疗向重视疾病预防和健康管理转变的趋势，疾病风险、健康风险、医院管理风险等问题，也越来越引起人们的高度关注。

在国家自然科学基金重点项目和面上项目的资助下，本研究团队开展了医疗与健康的数据分析与决策的研究，本书汇集了我们在医疗资源配置优化和医疗风险预测方面的理论方法及应用的最新研究成果，希望可以为提升医疗服务运营管理效率，提高医疗资源使用效能，以及提高医疗风险预测水平提供新的思路和方法。本书由两部分组成，包括6章。

第一部分关于医疗资源配置优化。

第1章门诊预约调度优化，研究了基于异质患者行为特征的门诊动态预约优化、存在爽约行为的异质患者序列预约调度优化、随机服务时间下异质患者门诊预约调度优化。

第2章手术计划调度优化，研究了随机规划机会约束手术室计划调度、分布式鲁棒优化机会约束手术室分配、分布式鲁棒优化手术预约调度和排程、考虑 ICU（重症加强护理病房，intensive care unit）病床容量约束的鲁棒手术计划调度。

第3章应急医疗服务设施选址决策，研究了不确定应急需求下应急医疗服务网络设计、救护车动态选址布局、多种不确定性下两阶段应急物资鲁棒配置。

第4章远程医疗资源配置优化，梳理了远程医疗特点、研究了远程会诊资源优化、远程医疗同质患者预约调度。

第二部分关于数据驱动的医疗风险预测。

第5章数据驱动的疾病风险预测，研究了结直肠息肉风险预测、血清前列腺特异性抗原值的预测、胎儿健康风险预测、中国北方城乡心血管疾病高危人群识别及关键危险因素比较。

第6章数据驱动的医疗运营风险预测，研究了过度医疗风险预测、非计划再入院风险预测。

本书的相关研究工作得到了国家自然科学基金重点项目（71432002）和面上项目（71672011）的资助。在研究过程中得到了北京世纪坛医院副院长闫勇教授、信息中心田宗梅主任，国家远程医疗中心副主任翟运开教授，贵阳市乌当区卫生健康局刘轩然先生的大力支持和帮助。在项目实施过程中培养博士和硕士研究生多人，其中彭春、张文思、王珊珊、曹雪丽、乔岩、谌文佳、吉萌蕾、万铭师、李崇、李德华、赵秀林、刘阳、赵宁、徐冬冬参与了本书的撰写，李皓、朱镜蓉、刘燚、刘雅楠、李雅萌、冯家慧、杨琳、金雨萌、翟文志参与了本书的文字整理。在此一并表示衷心感谢！

由于作者水平有限，难免有不妥或疏漏之处，敬请专家、读者指正。

作　者

目　　录

第一部分　医疗资源配置优化

第二部分　数据驱动的医疗风险预测

第一部分　医疗资源配置优化

第 1 章　门诊预约调度优化

门诊作为医疗服务体系中的关键服务资源之一，是患者在就医过程中最频繁接触的场所，也是看病难问题最集中的场所。近年来，患者诊疗需求逐年增加，然而相对于快速增长的医疗服务需求，供给的增长步伐却较为缓慢，医疗资源的投入落后于需求的增长，造成了门诊资源供不应求的现状。由于门诊环节较多、流程烦琐，就诊高峰期患者排队挂号、交费和拿药的时间长，医生问诊和检查时间短的现象时有发生，会直接影响后续服务质量甚至整个医院的运作效率。此外，异质患者（服务时间或行为特征存在差异的患者）的不同需求、患者取消预约、爽约或迟到等行为的不确定性会导致门诊运营不畅、医生工作时间增加等问题，进一步造成医疗服务机构成本的增加和医疗资源利用率的降低。因此如何合理优化门诊的资源配置，提高医疗资源使用率，对于医疗服务机构的运作管理至关重要。

1.1　基于异质患者行为特征的门诊动态预约优化

随着预约诊疗服务政策的实施，国内各大医疗机构、医院等相继建立了预约挂号平台，开展并推广预约就诊。患者在注册并登录网上预约系统后，根据系统显示的当前剩余号源数量，选择就诊医院、科室、日期及医生。患者完成预约后，在就诊日之前可随时登录系统取消当前预约；在就诊日当天，患者需要在医院规定的取号时间内前往医院取号就诊，并缴纳医院规定的挂号费方可接受服务，若患者未在取号时间内出现，则当前预约自动作废。

在上述预约挂号系统中，预约患者由于年龄、性别、病情、是否初诊、所需检查项目等的不同，所需的服务时间也不尽相同[1]，即患者为异质的。此外，由于患者发出预约请求的日期和实际就诊日期存在一定的时间间隔，在这一段时间内患者可能因为某些原因取消当前预约；在就诊当天，未取消预约的患者也可能会以不同概率出现爽约行为。患者爽约和取消预约行为在医疗服务的预约中频繁发生，如初级门诊、牙科门诊、物理治疗等；患者爽约和取消预约行为具有很大的不确定性，通常会受医疗服务特点、地理区域以及患者年龄、性别等自身属性的影响，并会对患者的就诊体验和医疗服务收益带来极大的影响。

在就诊当天，若已预约患者未能及时前往医院取号就诊，则该预约作废，从这一角度来说，门诊资源具有易逝品的特性。门诊资源具有需求波动大、医生服务能力有限、服务可预约等特征，符合收益管理的适用条件[2]，因此可考虑将收益管理理论引入门诊预约调度中。与航空、酒店住宿的库存控制类似，为了缓解患者爽约或取消预约行为带来的医疗资源空闲损失，通常的做法是在服务时间段内允许进行超订，如在同一个服务时间段内安排两个或更多患者，或通过医生加号的方式为复诊患者或其他特殊患者分配额外的号源。超订策略可以有效地减少服务过程中的空闲时间，并且在一天中治疗更多的患者，提高医疗服务效率。但过多的超订也会带来医疗服务系统拥堵、患者等待时间延长并增加医护人员工作时间等，从而对患者满意度、患者就诊体验造成负面影响。因此如何在患者动态到达预约系统发出预约请求的情况下，基于服务时间不同的异质患者取消预约或爽约的行为特征，设计最优预约调度机制以提高医疗资源使用率，最大化医院利益和患者满意度，是本节的重点研究内容。

1.1.1　研究背景

门诊预约调度一直是国内外的研究热点之一，Bailey[3]和 Lindley[4]最早采用排队论方法研究医疗预约排队系统，开创了这一领域的先河。由于患者服务时间的差异，决策者需要决定如何将有限的医疗资源分配给不同类型的患者，以最大限度地满足患者需求并提高资源使用率。资源分配也称为提前调度，是收益管理理论的主要研究内容之一。由于医疗资源的有限性和患者需求的随机性，越来越多的学者将这一理论应用到了预约问题中，如 LaGanga 和 Lawrence[5]，罗太波等[6]。

考虑患者行为的门诊预约机制是当前学者的关注点，主要集中在患者爽约、取消预约等行为下的最优预约量安排[7, 8]，不同类型患者最优预约日期的确定[9]等。如 Ho 和 Lau[10]研究了患者爽约率、服务时间变动系数和单位服务时间患者数量三个变量对预约调度规则的影响。还有学者研究了患者行为与预约规则的关系，如 Gallucci 等[9]认为预约延迟（预约到就诊的时间间隔）越长，患者爽约率越大；Liu 等[11]基于经典排队论模型，考虑患者爽约率与预约-服务时间间隔的相关关系，设计了相应的超订机制。

同时考虑患者服务时间差异和行为特征的研究相对较少，其中 Zacharias 和 Pinedo[12]研究了患者爽约率和等待时间成本不同的异质患者的预约调度准则，Lee 等[13]基于两类患者服务时间和爽约率的不同，通过分块调度研究了门诊预约时段调度问题。上述模型均假设已知患者全部需求，并在给定患者数量时得出最优排序，并未考虑患者的动态到达过程和取消预约的行为。Schütz 和 Kolisch[14]通过马尔可夫决策过程研究了服务时间不同的患者存在取消预约和爽约等行为时的医疗资源分配，并利用仿真对参数进行分析。本章将在上述研究的基础上，基于异质患者的动态预约过程，考虑患者取消预约和爽约行为建立动态规划模型，在不同的参数假设下对模型性质进行分析，设计启发式算法求解最优预约策略，并说明算法的有效性。

1.1.2 基本假设与符号说明

为了更好地对门诊预约过程进行建模，首先给出模型假设和参数定义。以医院利润最大化为目标，考虑某服务能力固定的医疗服务过程，将医生正常工作时间分为有限时间段，每个时间段包含固定个时间槽，预约患者依次到达并通过预约系统进行预约。将单个医生某天的一个时间段作为研究对象，在患者动态到达的情况下给出最优预约策略，当患者发出预约请求时，根据当前系统预约状态决定是否接受该预约。

由于患者病情或自身情况等不同，其所需的服务时间也会呈现较大的差异，根据服务时间的不同将患者分为 I 类，第 i 类患者接受服务的时间为确定型变量 $l_i \in N^+$（$i = 1, 2, \cdots, I$），表示该类患者完成就诊需要占用 l_i 个单位时间槽。采用马尔可夫决策过程刻画患者的到达，将预约时间分为 T 个阶段，在每一阶段 t（$t = T, T-1, \cdots, 1$）至多有一名患者到达系统，$t = 0$ 表示就诊当天。假设患者到达过程相互独立，在任一阶段 t 到达的患者可能会发出预约请求，也可能是已预约患者取消之前的预约。在预约阶段 t，若到达患者发出预约请求，决策者需要立刻决定是否接受该患者的预约。每接受一个患者的预约请求可为系统带来一定的收益，拒绝患者预约请求的成本由损失该患者的机会成本表示，而不单独作为变量考虑。患者取消预约会造成系统机会成本的损失；除了提前取消预约的患者，部分预约患者在就诊当天会发生爽约行为，也会对医疗服务系统带来成本损失。

依据本节所研究问题的特点，现做如下模型假设。

（1）医生一个时间段的正常服务能力为 C，医生未能在正常服务时间内服务完的预约患者需通过超时工作完成，医生最大超时服务能力为 v。

（2）所有患者均需要提前预约，不考虑当天到达的患者需求。

（3）患者所需服务时间为确定型变量，且为单位时间槽的整数倍。

（4）预约患者的到达过程相互独立，不同类型患者取消预约和爽约行为相互独立。

（5）预约患者可以在就诊当天之前取消预约，患者取消预约的概率依赖患者类型和当前该类患者预约数量。

（6）未取消预约的患者在就诊当天可能发生爽约行为，患者爽约率与预约状态无关，仅取决于患者类型。

（7）所有在就诊当天出现的预约患者均在就诊时间段开始前到达，不存在迟到现象。

根据上述问题描述与模型假设，可将患者预约流程通过图 1.1 表示。患者在预约阶段提出预约请求，医院一旦接受患者预约则为其分配一个预约号，就诊当天患者凭预约号在规定时间内到达医院取号就诊。患者在就诊日前可随时取消预约，也可能在就诊当天因为各种原因未能出现，若当天到达患者过少，则会出现医生空闲，反之，若到达的患者多于医生的正常服务能力，则需要医生加班对超出的患者进行服务。

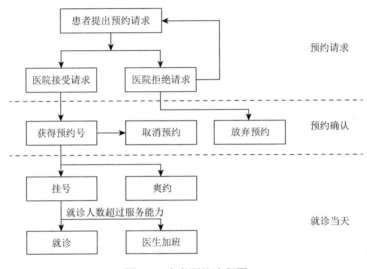

图 1.1 患者预约流程图

本节所用到的具体符号如下。

（1）指标。

$i = 1, 2, \cdots, I$ 为患者类型。

$t = 0, 1, \cdots, T$ 为决策时期，$t = 0$ 表示服务当天。

（2）状态变量。

$S = (s_1, s_2, \cdots, s_I)$ 为状态向量，其中 s_i 表示已经预约的第 i 类患者占用的时间槽数量。

$n = (n_1, n_2, \cdots, n_I)$ 为状态向量，其中 n_i 表示已经预约的第 i 类患者数量。

$R(S, t)$ 为阶段 t 状态为 S 时的期望利润。

$O(S)$ 为期望加班时间。

$N(S, t)$ 为阶段 t 已接受预约的时间槽数量。

$Y_i(s_i)$ 为第 i 类患者预约数量为 s_i 时就诊当天实际到达的人数。

（3）参数。

r_i 为第 i 类患者带来的单位收益。

c_i 为第 i 类患者取消预约的损失。

α_i 为第 i 类患者的爽约率。

C 为总容量限制。

d 为单位超时工作（加班）成本。

π 为患者爽约带来的单位成本损失。

l_i 为第 i 类患者所需要的时间槽数。

p_{it} 为阶段 t 发出预约请求的第 i 类患者到达率。

p_{0t} 为阶段 t 没有患者到达的概率。

$q_i(S,t)$ 为阶段 t 预约状态为 S 时 i 类患者取消预约率。

v 为最大超订水平。

根据上述模型假设及符号说明，当预约状态为 S 时，若决策者接受第 i 类患者的预约，则预约状态变为 $S+l_i$，其中 l_i 表示第 i 个元素为 l_i，其余元素均为 0 的向量。

1.1.3　预约过程动态模型构建与求解

根据 1.1.2 节的符号假设，有

$$\sum_{i=1}^{I} p_{it} + \sum_{i=1}^{I} q_{it} + p_{0t} = 1, \quad \forall t = 1,2,\cdots,T \tag{1.1}$$

在阶段 t，若有患者发出预约请求，决策者需要根据患者类型和当前系统预约状态决定是否接受该预约，若该时刻有已预约患者取消预约或没有患者到达，则决策者不需要做出任何决策。

根据上述符号假设，可得到患者动态到达预约模型的贝尔曼方程：

$$R(S,t) = \sum_{i=1}^{I} p_{it} \max\left\{ r_i + R(S+l_i,t-1), R(S,t-1) \right\}$$
$$+ \sum_{i=1}^{I} q_i(S,t)(-c_i + R(S-l_i,t-1)) + p_{0t}R(S,t-1) \tag{1.2}$$

$$R(S,0) = -dO(S) - \pi L(S) = -dO(S) - E\left[\pi \sum_{i=1}^{I} (s_i / l_i - Y_i(s_i)) \right] \tag{1.3}$$

$$p_{0t} = 1 - \sum_{i=1}^{I} (p_{it} + q_{it}) \tag{1.4}$$

$$N(S,t) \leqslant (T-t)l_{\max} \tag{1.5}$$

其中，$O(S) = E\left(\sum_i Y_i(s_i)l_i - C\right)^+$。

在该模型中，不同类型的患者具有不同的取消预约率和爽约率，因此需要在每个决策期对各类患者分别进行研究。令$H(S,t)$表示t时期到就诊当天由于患者取消预约和爽约带来的收益损失。根据定义，可得$H(S,t)$的逆推表达式：

$$H(S,t) = \sum_{i=1}^{I} p_{it} H(S,t-1) + \sum_{i=1}^{I} q_i(S,t)(c_i + H(S-l_i,t-1)), \quad t \geq 1 \qquad (1.6)$$

$$H(S,0) = E[\pi \sum_{i=1}^{I}(s_i - Y_i(s_i))] = \pi \sum_{i=1}^{I} \alpha_i s_i / l_i \qquad (1.7)$$

定义$\hat{R}(S,t) := R(S,t) + H(S,t), t \geq 0$。由于患者取消预约和爽约带来的成本$H(S,t)$是不可避免的，因此$\hat{R}(S,t)$给出了整个预约系统的可控净期望利润；结合上述假设，可给出其最优逆推表达式：

$$\hat{R}(S,t) = \sum_{i=1}^{I} p_{it} \max\{r_i - [H(S+l_i,t-1) - H(S,t-1)] + \hat{R}(S+l_i,t-1), \hat{R}(S,t-1)\}$$
$$+ \sum_{i=1}^{I} q_i(S,t)\hat{R}(S-l_i,t-1) + p_{0t}\hat{R}(S,t-1), \quad t \geq 1$$

$$(1.8)$$

$$\hat{R}(S,0) = -E\left[d\left(\sum_{i=1}^{I} Y_i(s_i)l_i - C\right)^+\right] \qquad (1.9)$$

在t时期，决策者接受第i类患者的预约当且仅当

$$r_i - [H(S+l_i,t-1) - H(S,t-1)] > \hat{R}(S,t-1) - \hat{R}(S+l_i,t-1) \qquad (1.10)$$

即t时期接受第i类患者预约当且仅当由该患者带来的收益r_i减去其取消预约的边际期望成本$(H(S+l_i,t-1) - H(S,t-1))$获得的该患者带来的期望净收益高于保留该预约的机会成本。根据上述描述，可得如下结论。

命题 1.1　若$\forall S = (s_1, s_2, \cdots, s_I)$，有$q_i(S,t) = q_i(s_i,t)$，$q_i(0,t) = 0$，$q_i(s_i,t)$关于$s_i$非减，则

$$H(S,t) = \sum_{i=1}^{I} H_i(s_i,t), \quad t \geq 0 \qquad (1.11)$$

其中，$H_i(s_i,t)$满足递归式：

$$H_i(s_i,t) = (1 - q_i(s_i,t))H_i(s_i,t-1) + q_i(s_i,t)(c_i + H_i(s_i - l_i, t-1)), \quad t \geq 1 \qquad (1.12)$$

$$H_i(s_i,0) = \alpha_i s_i \pi / l_i \qquad (1.13)$$

该结论可通过数学归纳法证明。令$G_i(s_i,t) := H_i(s_i + l_i, t-1) - H_i(s_i,t-1)$，则根据$H(S,t) = \sum_{i=1}^{I} H_i(s_i,t)$，可得

$$G_i(s_i,t) = H(S+l_i,t-1) - H(S,t-1)$$

即取消预约的边际期望成本。由命题 1.1，结合 $G_i(s_i,t)$ 的定义，可给出 $G_i(s_i,t)$ 的递归表达式：

$$G_i(s_i,t) = (q_i(s_i + l_i, t-1) - q_i(s_i, t-1))c_i + (1 - q_i(s_i + l_i, t-1))G_i(s_i, t-1)$$
$$+ q_i(s_i, t-1)G_i(s_i - l_i, t-1), \quad t \geqslant 2 \tag{1.14}$$
$$G_i(s_i, 1) = \alpha_i \pi \tag{1.15}$$

为进一步简化分析，假设取消预约患者到达率与已预约数量成正比，即对于任意预约状态 S 有 $q_i(s_i,t) = q_{it} s_i / l_i$，$\forall i = 1,2,\cdots,I$，其中 q_{it} 为大于 0 的常数。该假设等价于患者之间的取消预约行为相互独立，不同患者取消预约的概率仅取决于患者类型。利用 $G_i(s_i,t)$ 的递归表达式，可得如下结论。

命题 1.2　若 $\forall S > 0$，$q_i(s_i,t) = q_{it} s_i / l_i$，有 $G_i(s_i,t) = G(i,t)$，即取消预约的边际期望成本与预约状态无关，且有

$$G(i,t) = q_{i,t-1}c_i + (1 - q_{i,t-1})G(i,t-1), \quad t \geqslant 2 \tag{1.16}$$
$$G(i,1) = \alpha_i \pi \tag{1.17}$$

上述命题也可通过数学归纳法证得，并可利用逆推方法获得 s 的闭式解。根据命题 1.2，t 时期接受第 i 类患者的预约请求带来的取消预约边际成本与系统当前预约状态无关，而等于该患者从 $t-1$ 时期开始到就诊当天的取消预约期望成本。由此在 $q_i(s_i,t) = q_{it} s_i / l_i$ 的假设下，可得到患者取消预约的边际成本 $H(S + l_i, t-1) - H(S, t-1)$。$t$ 时刻系统预约状态为 S 时的最优容量分配方案可通过最大化如下递归公式获得

$$\hat{R}(S,t) = \sum_{i=1}^{I} p_{it} \max\left\{r_i - G(i,t) + \hat{R}(S + l_i, t-1), \hat{R}(S, t-1)\right\}$$
$$+ \sum_{i=1}^{I} q_{it} s_i \hat{R}(S - l_i, t-1) / l_i + p_{0t} \hat{R}(S, t-1), \quad t > 1 \tag{1.18}$$

$$\hat{R}(S,0) = -E\left[d\left(\sum_{i=1}^{I} Y_i(s_i)l_i - C\right)^{+}\right] \tag{1.19}$$

决策者在 t 时接受第 i 类患者预约请求当且仅当

$$r_i > G(i,t) + \hat{R}(S, t-1) - \hat{R}(S + l_i, t-1) \tag{1.20}$$

边际期望取消预约成本 $G(i,t)$ 是由已接受预约的患者取消预约或爽约行为带来的内部效应，而接受一个患者的机会成本 $\hat{R}(S, t-1) - \hat{R}(S + l_i, t-1)$ 是由接受一个发出预约请求患者带来的外部效应；式（1.20）说明决策者接受一个患者的预约请求当且仅当该患者带来的收益大于内部效应和外部效应之和。

接下来考虑如何在阶段 t 预约状态为 S 时对式（1.18）和式（1.19）的最优性进行求解。首先注意式（1.19）表示的是预约状态为 S 时就诊当天医生的加班成本，加班成本不为 0 当且仅当就诊当天实际到达患者所占用的时间槽总数超过正

常时间内的服务能力 C。假设各个患者之间的爽约行为相互独立，则就诊当天实际出现的第 i 类患者数量 $Y_i(s_i)$ 服从参数为 s_i / l_i 和 $1 - \alpha_i$ 的二项分布，其中 s_i / l_i 表示已预约的第 i 类患者数量。记 $s_i / l_i = n_i$，$\sum_{i=1}^{I} n_i = N$，根据二项分布的定义可得

$$P(Y_i(s_i) = m_i) = \alpha_i^{n_i - m_i}(1 - \alpha_i)^{m_i} \tag{1.21}$$

$$P\left(\sum_{i=1}^{I} Y_i(s_i) = m \mid \sum_{i=1}^{I} n_i = N\right) = \sum_{m_1 + m_2 + \cdots + m_I = m} \prod_{i=1}^{I} C_{n_i}^{m_i} \alpha_i^{n_i - m_i}(1 - \alpha_i)^{m_i} \tag{1.22}$$

$$\hat{R}(S, 0) = \sum_{m_1 + m_2 + \cdots + m_I = m} \left(\sum_{i=1}^{I} m_i l_i - C\right)^{+} \prod_{i=1}^{I} C_{n_i}^{m_i} \alpha_i^{n_i - m_i}(1 - \alpha_i)^{m_i} \tag{1.23}$$

根据式（1.18）和式（1.19），可通过逆推法获得动态规划的最优策略，算法如下。

算法 1.1（求解各类患者的预约限制）

步骤 1. 初始化 T，C 和 v 的值，令 $t = 0$；

步骤 2. 对满足约束条件的 S，计算 $\hat{R}(S, 0)$；

步骤 3. $t = t + 1$；

步骤 4. 根据式（1.19）计算 $\hat{R}(S, t)$ 的值，若 $t < T$，则转回步骤 3，否则转至步骤 5；

步骤 5. 令 $S = 0$；

步骤 6. 对 $i = 1, 2, \cdots, I$，计算 $\hat{R}(S, t) - \hat{R}(S + l_i, t)$，若 $\hat{R}(S, t) - \hat{R}(S + l_i, t) \leqslant r_i - G(i, t)$，则转至步骤 7，否则 $b_i(S, t) = s_i$；

步骤 7. 令 $S = S + l_i$，若 $\sum_{i=1}^{I} s_i < C + v$，转回步骤 6，否则 $b_i(S, t) = s_i$。

算法 1.2（预约规则实现）

步骤 1. 令 $t = T$，$S = 0$；

步骤 2. 若到达患者为第 i 类患者，并发出预约请求，若 $s_i + l_i \leqslant b_i(S, t)$，接受该患者，且 $S = S + l_i$，否则拒绝该患者，令 $t = t - 1$，并转向步骤 3；

步骤 3. 当 $t = 0$ 或 $\sum_{i=1}^{I} s_i > C + v$ 时，停止；否则转回步骤 2。

上述算法的计算复杂度为 $O(n^{I+1})$，若问题规模较小，即患者类型较少，可以采用上述算法对原问题进行求解；随着患者类型的增加，该算法复杂度呈指数增长，考虑到上述问题计算维度的复杂性，下面将考虑如何简化模型的求解过程。

1. 模型简化与性质分析

在不同类型患者取消预约率和爽约率相同的情况下化简问题。在该假设下，

可将对加班成本的计算近似等价为有 $S = \sum_{i=1}^{I} s_i$ 个患者且每个患者各占用一个时间槽的预约模型，在就诊当天各患者出现的概率相互独立且服从参数为 $1-\alpha$ 的两点分布；则就诊当天实际出现的患者数量 $Y(S) \sim B(S, 1-\alpha)$。尽管不区分不同类型患者的假设会对最终计算结果造成一定的误差，但根据 Schütz 和 Kolisch[14] 的研究，该误差值较小，因此可在计算和分析中忽略这一误差。由此可得到如下定理。

定理 1.1　若 $\forall i = 1, 2, \cdots, I$，当 $S > 0$ 时有 $q_i(s_i, t) = q_t$，$\alpha_i = \alpha$，则期望利润 $\hat{R}(S, t)$ 的最优值依赖已预约的时间槽总数量 $S = \sum_{i=1}^{I} s_i$，且最优递归等式为

$$\hat{R}(S, t) = \sum_{i=1}^{I} p_{it} \max\left\{ r_i - G(i, t) + \hat{R}(S + l_i, t - 1), \hat{R}(S, t - 1) \right\}$$

$$+ \sum_{i=1}^{I} q_t \hat{R}(S - l_i, t - 1) + \left(1 - \sum_{i=1}^{I} p_{it} - q_t I \right) \hat{R}(S, t - 1), \quad t \geqslant 1 \quad (1.24)$$

$$\hat{R}(S, 0) = -E[d(Y(S) - C)^+] \quad (1.25)$$

其中，$Y(S) \sim B(S, 1-\alpha)$。

证明：采用数学归纳法。首先在就诊当天即 $t = 0$ 时，由于不同类型患者爽约率相等，因此每个已预约的时间槽有患者到达的概率均为 $1-\alpha$，医生需要加班工作当且仅当到达患者占用的时间槽总数超过正常工作能力 C，因此 $\hat{R}(S, 0) = -E[d(Y(S) - C)^+]$。当 $t \geqslant 1$ 时，假设在 $t-1$ 时刻 $\forall S$ 有 $\hat{R}(S, t-1) = \hat{R}(S, t-1)$，考虑到 $q_i(s_i, t) = q_t$，$\alpha_i = \alpha$，由式（1.18）可得

$$\hat{R}(S, t) = \sum_{i=1}^{I} p_{it} \max\left\{ r_i - G(i, t) + \hat{R}(S + l_i, t - 1), \hat{R}(S, t - 1) \right\}$$

$$+ \sum_{i=1}^{I} q_t \hat{R}(S - l_i, t - 1) + p_{0t} \hat{R}(S, t - 1) \quad (1.26)$$

由于 $\forall i$，有 $q_{it} = q_t$，因此 I 类患者取消预约的总概率为 $q_t I$，可得 $p_0 = 1 - \sum_{i=1}^{I} p_{it} - q_t I$，$\hat{R}(S, t) = \hat{R}(S, t)$，原命题得证。

引理 1.1　假设 $\forall x \geqslant 0$，$f(x)$ 为定义域上的任意非减凸函数，对 $\forall y \in N^+$，$Y(y) \sim B(y, \alpha)$，其中 $0 < \alpha < 1$；令 $h(x) = E[f(Y(x))]$，则 $h(x)$ 是关于 x 的非减凹函数，$x \in N^+$。

证明：参见 Shaked 和 Shanthikumar[15] 的相关研究。

定理 1.2　给定 t，当 $S > 0$ 时，若 $q_{it} = q_t$，则 $\hat{R}(S, t)$ 为关于 S 的凹函数，$\hat{R}(S, t) - \hat{R}(S + l_i, t)$ 关于 S 非减。

证明：$d(Y(S) - C)^+$ 是关于 $Y(S)$ 的非减凸函数，由引理 1.1 可知 $\hat{R}(S, 0)$ 是关

于 S 的非增凹函数。再来看 $t \geqslant 1$ 的情形，假设 $\hat{R}(S,t-1)$ 为关于 S 的非增凹函数，令 $r_i - G(i,t) = \hat{r}_i$，则 $\hat{R}(S,t)$ 可改写为

$$\hat{R}(S,t) = \sum_{i=1}^{I} p_{it} \max\left\{\hat{r}_i + \hat{R}(S+l_i,t-1), \hat{R}(S,t-1)\right\}$$

$$+ \sum_{i=1}^{I} q_t \hat{R}(S-l_i,t-1) + \left(1 - \sum_{i=1}^{I} p_{it} - q_t I\right)\hat{R}(S,t-1) \qquad (1.27)$$

给定 i，令 $f(S,t-1) = \max\{\hat{r}_i + \hat{R}(S+l_i,t-1), \hat{R}(S,t-1)\}$，由于 $\hat{R}(S,t-1)$ 关于 S 非增，令

$$k = \min\{S : \hat{R}(S,t-1) > \hat{r}_i + \hat{R}(S+l_i,t-1)\}$$

当 $S \leqslant k - l_i$ 时，有 $f(S,t-1) - f(S+l_i,t-1) \leqslant \hat{r}_i$，且由于 $\hat{R}(S,t-1)$ 的凹性，$f(S,t-1) - f(S+l_i,t-1)$ 关于 S 单调不减；当 $S > k$ 时，有 $f(S,t-1) - f(S+l_i, t-1) > \hat{r}_i$，同样关于 S 单调不减；当 $S = k$ 时，有 $f(S,t-1) - f(S+l_i,t-1) = \hat{r}_i$。因此 $f(S+l_i,t-1) - f(S,t-1)$ 关于 S 单调不增，由凹函数的定义，$f(S,t-1)$ 关于 S 为凹函数。由于凹函数之和仍为凹函数，因此 $\hat{R}(S,t)$ 也为关于 S 的凹函数。

令 $\Delta\hat{R}(S,t) = \hat{R}(S,t) - \hat{R}(S+l_i,t)$，则

$$\Delta\hat{R}(S,t) - \Delta\hat{R}(S+l_i,t) = \hat{R}(S,t) - 2\hat{R}(S+l_i,t) + \hat{R}(S+2l_i,t) \leqslant 0$$

上述不等式可由 $\hat{R}(S,t)$ 的凹性得到。因此 $\Delta\hat{R}(S,t)$ 关于 S 单调非减。证毕。

推论 1.1　根据定理 1.1，若患者到达率和取消预约率与时间无关，即 $p_{it} = p_i$，$q_t = q$，则 $\Delta\hat{R}(S,t)$ 关于 t 非增。

$\Delta\hat{R}(S,t)$ 反映了在 $t+1$ 时期接受一个第 i 类预约患者的机会成本，即接受这一预约请求对未来收益带来损失的期望值。这一机会成本与边际座位期望收益（expected marginal seat revenue，EMSR）[16]类似，在阶段 t 对第 i 类患者的预约限制为

$$b_{it} = \min\{S : \hat{R}(S,t) - \hat{R}(S+l_i,t) > \hat{r}_i\} \qquad (1.28)$$

因此决策者接受第 i 类患者的预约当且仅当在阶段 t 有 $0 \leqslant s_i \leqslant b_{it}$。

上述结论是在 $S > 0$ 的假设下得到的，若某类患者数量为 0，则显然其取消预约率也为 0，此时无法用已预约的时间槽总数量 S 代表预约状态向量 s。若对于所有患者存在 $l_1 = l_2 = \cdots = l_I = l$，则

$$\hat{R}(S,t) = \sum_{i=1}^{I} p_i V_i(S,t) + q_t S\hat{R}(S-l,t-1)/l + (1 - p - q_t S/l)\hat{R}(S,t-1), \quad t \geqslant 1 \qquad (1.29)$$

$$\hat{R}(S,0) = -E[d(Y(S)-C)^+] \qquad (1.30)$$

由文献[17]可知，定理 1.1 和定理 1.2 的结论在 $q_i(s_i,t) = q_t s_i / l$ 时依然成立，在阶段 t 决策者接受第 i 类患者的预约当且仅当 $\hat{r}_i \geqslant \hat{R}(S,t) - \hat{R}(S+l,t)$。$q_i(s_i,t) = q_t s_i/l$ 保证了患者取消预约率与该类预约患者数量呈正相关关系。基于此，根据算法 1.1、算法 1.2 可获得患者服务时间相等时的最优预约限制求解算法，此时记录的状态

变量为已预约的时间槽总数 S，从而将状态空间减小至一维。

2. 启发式算法

前述模型的求解是在患者服务时间相等的假设下展开的，若不同类型患者服务时间不相等，当已预约的时间槽数量为 S 时，各类患者相应的预约数量存在多种不同的组合，且随着 S 的增大，预约患者组合数量迅速增长，患者类型较少时可通过枚举所有组合求解，而当患者类型较多且 C 较大时，枚举法计算复杂度较高，需通过近似等价并设计启发式算法对原问题进行求解。

假设 $q_i(s_i, t) = q_{it} s_i / l_i$，即第 i 类患者在阶段 t 取消预约的概率与该类患者已预约人数成正比。对于预约系统来说，第 i 类患者取消预约会导致系统状态即已预约的时间槽数量由 S 变为 $S - l_i$，即减少 l_i 个单位时间槽。因此，在阶段 t 第 i 类患者取消预约带来的预约状态变化期望为 $q_{it} s_i$，基于此，可将原问题中不同类型患者取消预约的情形通过患者以 $q_{it} s_i$ 的概率取消一个单位时间槽的预约进行近似等价，则模型转化为

$$\hat{R}(S, t) = \sum_{i=1}^{I} p_i \max \{ \hat{r}_i + \hat{R}(S + l_i, t - 1), \hat{R}(S, t-1) \} + \sum_{i=1}^{I} q_{it} s_i \hat{R}(S-1, t-1)$$
$$+ \sum_{i=1}^{I} \left(1 - p - \sum_{i=1}^{I} q_{it} s_i / l_i \right) \hat{R}(S, t-1), \quad t \geqslant 1 \tag{1.31}$$

$$\hat{R}(S, 0) = E[-d(Y(S) - C)^+] \tag{1.32}$$

需要注意的是，模型中患者取消预约概率不仅依赖该类患者数量，也依赖患者类型和当前时间段。计算过程中需记录每类患者的预约数量，会增大计算的复杂度，根据 Subramanian 等[17]的研究，定义：

$$q_t := \sum_{i=1}^{I} f_i q_{it} S \tag{1.33}$$

其中，f_i 为预约过程结束后第 i 类患者占已预约时间槽数量的比例。对 q_t 进一步简化，可令 $q_t = S \hat{q}_t$，其中 $\hat{q}_t := \sum_{i=1}^{I} f_i q_{it}$ 为在 t 阶段患者期望平均取消预约率。将 q_t 代入式（1.31）：

$$\hat{R}(S, t) = \sum_{i=1}^{I} p_i E \left[\max \{ \hat{r}_i + \hat{R}(S + l_i, t-1), \hat{R}(S, t-1) \} \right] + S \hat{q}_t \hat{R}(S-1, t-1)$$
$$+ \left(1 - p - \sum_{i=1}^{I} f_i q_{it} S / l_i \right) \hat{R}(S, t-1), \quad t \geqslant 1 \tag{1.34}$$

$$\hat{R}(S, 0) = E[-d(Y(S) - C)^+]$$

由于 q_t 是关于 S 的线性函数，结合定理 1.2 的证明和 Subramanian 等[17]的结

论可知, 在上述近似变换下 $\hat{R}(S,t)$ 为关于 S 的凹函数, $\hat{R}(S,t) - \hat{R}(S + l_i, t)$ 关于 S 非减, 此时需考虑如何选取合适的 f_i 进行求解。注意到 f_i 可在应用最优预约策略后得到, 根据 Schütz 和 Kolisch[14] 的研究, 设计以下迭代算法。

算法 1.3（迭代算法）

步骤 1. 给定 $\varepsilon > 0$, f_i 初值为各类患者预约期望比例;

步骤 2. 利用递归式（1.34）, 通过动态规划求解最优策略;

步骤 3. 利用步骤 2 获得的最优策略, 通过仿真获得预约结束时各类患者所占比例 α_i;

步骤 4. 若 $|\alpha_i - f_i| \leqslant \varepsilon$, 停止迭代, 否则返回步骤 2。

根据算法 1.3 的结果, 结合动态规划方法, 可设计求解动态预约规则的启发式算法如下。

算法 1.4（患者服务时间不同的启发式算法）

步骤 1. 初始化 T, C 和 v 的值, 令 $t = 0$;

步骤 2. 对 $S = 0, 1, 2, \cdots, C + v$, 计算 $\hat{R}(S, t)$;

步骤 3. 若存在 S 满足 $\hat{R}(S,t) - \hat{R}(S + l_i, t) \leqslant \hat{r}_i$, 则 $b_{it} = \min_S \{S \mid \hat{R}(S,t) - \hat{R}(S + l_i, t) \leqslant \hat{r}_i\}$, 否则 $b_{it} = C + v$, 若 $t < T$, 则 $t = t + 1$, 转回步骤 2。

算法 1.4 的计算复杂度为 $O(n^2)$, 当患者类型 $I \geqslant 2$ 时, 与直接求解动态规划相比, 启发式算法可以极大地降低状态空间维度, 从而降低计算时间。下面通过数值算例分析算法的有效性。

1.1.4　数值算例

1. 不同预约方案结果分析

考虑系统中存在两类患者, 其所需要的时间分别为 $l_1 = 2$, $l_2 = 1$, 接受预约请求带来的单位收益 $r_1 = 200$, $r_2 = 100$; 预约阶段, 已预约患者可取消当前预约, 取消预约给系统带来的单位损失 $c_1 = 200$, $c_2 = 100$, 不同患者请求预约概率和取消预约概率见表 1.1。假设医生正常服务能力 $C = 15$, 最大超订量 $v = 5$, 假设第一类患者在就诊当天全部到达, 即 $\alpha_1 = 0$, 第二类患者爽约率 $\alpha_2 = 0.4$, 爽约患者给系统带来的单位损失 $\pi = 250$, 医生加班单位成本 $d = 250$。

表 1.1　请求预约概率和取消预约概率

预约阶段 t	[1, 10]	[11, 20]	[21, 7]
p_{1t}	0.2	0.2	0.1
p_{2t}	0.05	0.25	0.4
p_{it}	0.025	0.018	0.005

利用以上参数，首先分别利用算法 1.1 和算法 1.4 对动态规划模型（1.18）和近似模型（1.34）进行求解，获得最优预约准则，然后通过蒙特卡罗模拟对患者到达过程进行仿真，获得两种算法下的利润期望值。为更好地说明近似算法的有效性，同时考虑先到先服务（first come first served，FCFS）的预约模式，即当患者发出预约请求时，若接受该预约后系统已预约时间槽总数不超过 $C+v$，则接受该患者，否则拒绝。

表 1.2 给出了动态规划、启发式算法和先到先服务三种预约策略下预约系统获得的利润均值，结果表明采用启发式算法与利用动态规划求解最优策略获得的期望利润差距较小，且优于传统的先到先服务策略。

表 1.2　不同预约策略的利润均值

T	R_{DP}^*	Gap	R_{He}^*	Gap1**	R_{FCFS}^*	Gap2**
50	2801	0	2799	0.071%	1998	28.67%
60	3156	0	3152	0.13%	1931	38.81%
70	3498	0	3411	0.25%	1990	43.11%

*下标 DP、He、FCFS 分别表示动态规划、启发式算法和先到先服务策略下获得的利润均值
** $\text{Gap1} = (R_{DP} - R_{He}) / R_{DP}$，　$\text{Gap2} = (R_{DP} - R_{FCFS}) / R_{DP}$

下面来看不同参数对各预约策略期望利润的影响。图 1.2 比较了患者单位收益对期望利润的影响，从图中可以发现，三种预约策略下系统期望利润均随第一类患者单位收益的增加而递增；而基于动态规划和启发式算法获得的预约策略在第二类患者单位收益增加时，系统期望利润变化较为平缓，甚至出现期望利润随第二类患者单位收益的增加而小幅度减小。这是因为当接受一个第一类患者带来的收益增多时，系统会为第一类患者保留更多的服务能力，第一类患者带来的边际期望利润增加，因此会带来系统期望利润的提高。当接受一个第二类患者带来的收益增多时，系统会增加为第二类患者预留的容量限制，第二类患者的增多会带来就诊当天爽约患者的增多，从而增加爽约成本，因此无法判断系统期望利润关于第二类患者单位收益的单调性。

图 1.3 给出了两类患者取消预约成本对期望利润的影响，从图中可以看出，随着第一类患者取消预约成本的增加，三种预约策略获得的期望利润均会减少，由启发式算法获得的预约策略得到的期望利润与通过动态规划求解获得的期望利润没有较大差异，并显著优于先到先服务策略。第二类患者取消预约成本的增加对动态规划算法影响较小，而对启发式算法和先到先服务策略影响比较显著，对于启发式算法获得的预约策略，期望利润随着取消预约成本的增加呈现先减少后增加的趋势，且与动态规划获得的结果差距逐渐缩小。造成这一现象的原因在于，

启发式算法的状态变量为预约时间槽的总量，而非每类患者预约的数量。在这种情况下，由于第二类患者所需服务时间小于第一类患者，当第二类患者取消预约成本低于接受该患者预约带来的收益时，系统会选择接受更多的第二类患者，第二类患者的增多会带来较高的爽约成本，当第二类患者取消预约成本较低时，接受更多的第二类患者会给系统带来较高的边际收益，第二类患者在就诊当天爽约的成本与这一边际收益可以相互抵消，因此在患者取消预约成本较低时，启发式算法得到的预约策略会优于动态规划的结果。随着取消预约成本的增加，系统接受一个第二类患者带来的边际收益降低，因此曲线会呈现减少的趋势；而当取消预约成本增加时，系统会减少第二类患者的预约数量，更多第一类患者进入系统会带来更多的利润，因此利润取消会呈现先减少后增加的趋势。而在实际应用中，当患者取消预约时，医院除损失该患者带来的利润外，还会损失一定的机会成本，因此患者取消预约的成本往往至少等于接受该患者的收益。

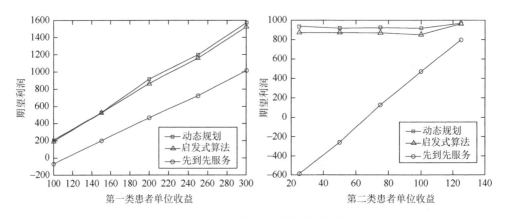

图 1.2　患者单位收益对期望利润的影响

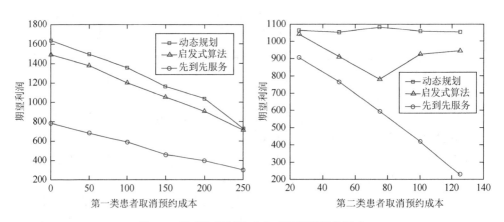

图 1.3　患者取消预约成本对期望利润的影响

　　图 1.4 给出了医生加班成本对期望利润的影响，从图中可以看出，随着医生加班成本的增加，期望利润整体呈减少趋势，而当加班成本高于患者爽约成本时，系统会降低第一类患者的预约水平，通过超订抵消患者爽约带来的损失，因此会带来最终结果的波动。

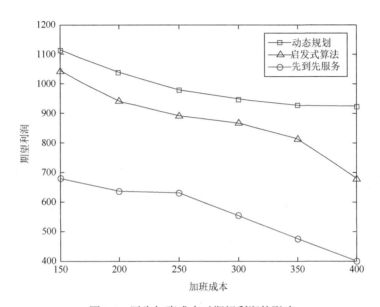

图 1.4　医生加班成本对期望利润的影响

　　图 1.5 比较了第二类患者爽约成本和爽约率对期望利润的影响，从图中可以发现，对动态规划和启发式算法获得的预约策略，爽约成本的增加对系统期望利润造成的波动较小，系统期望利润随爽约成本的增加先减少后增加，这是因为随第二类患者爽约成本的增加，决策者会减少为第二类患者预留的容量，从而减少由于患者爽约带来的损失，当爽约成本高于加班成本时，患者爽约对系统造成的影响高于超订造成的影响，此时系统会仅接受第一类患者的预约，因此当 $\pi > 250$ 时，期望利润趋于平稳。同样地，随着患者爽约率的增加，动态规划和启发式算法获得的期望利润也呈现先减少后增加的趋势，期望利润的波动与第二类患者预约限制的变化相关。此外，从图 1.5 中还可发现，这是由于先到先服务策略不存在患者预约限制，患者爽约成本和爽约率的增加会造成系统总爽约成本的增加，期望利润随患者爽约成本和爽约率的增加逐渐减少。

　　通过数值算例可以看出，在假设参数条件下，通过动态规划和启发式算法得到的预约策略均会为第一类患者保留一定的预约容量，当患者爽约的期望成本较高或患者取消预约的单位成本较高时，启发式算法得到的预约策略与动态规划的

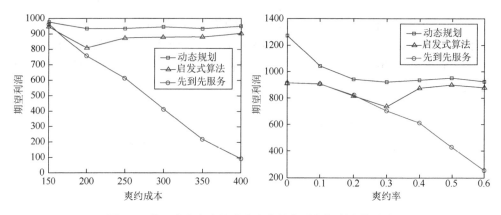

图 1.5　第二类患者爽约成本和爽约率对期望利润的影响

解更接近，算法具有较高的效率。在现有的参数假设下由于在预约阶段开始时第二类患者到达率较高，传统的先到先服务预约方案会接受更多的第二类患者，因此爽约率、爽约成本以及第二类患者取消预约成本变化对其结果的影响比较显著。比较三种预约策略可以发现，启发式算法获得的结果在大多数情形下与动态规划的结果差距较小，计算结果优于传统的先到先服务方案，具有一定的优越性。

2. 参数变化对启发式预约策略的影响

为更好地分析参数变动对预约策略的影响，仍考虑系统中存在两类患者的情况，预约周期 $T=50$，其他参数假设与前面相同。首先，图 1.6 和图 1.7 分别给出了两类患者单位收益对预约策略的影响，其中横坐标表示预约周期，即从预约初期到就诊日，纵坐标表示允许患者占用的最大时间槽数量。从图 1.6 和图 1.7 中可以

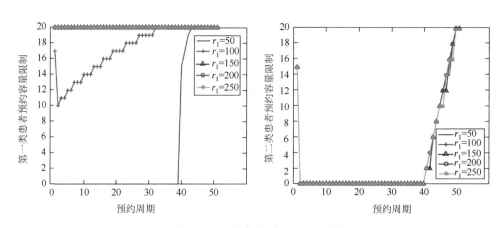

图 1.6　第一类患者单位收益对预约策略的影响

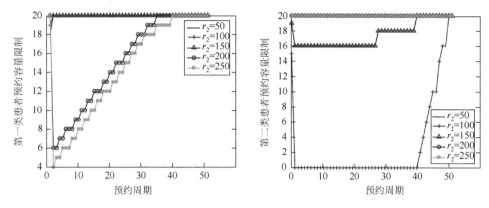

图 1.7　第二类患者单位收益对预约策略的影响

发现，第一类患者单位收益的变化对第一类患者的预约策略影响较大，当第一类患者带来的单位收益较低时，在预约阶段初期会减少为该类患者分配的容量，当第一类患者带来的单位收益 r_1 大于第二类患者的单位收益 r_2 时，若系统当前预约数量未达到最大预约限制 $C+v$，则始终接受第一类患者的预约。第二类患者单位收益的变化会对两类患者的预约策略均带来影响，随着第二类患者单位收益的增加，系统会减少为第一类患者分配的容量，并增加接受第二类患者的数量。但同时需要注意的是，接受过多的第二类患者会带来患者爽约总成本的增加，因此系统期望利润呈现图 1.2 所示的变化趋势。

　　图 1.8 和图 1.9 分别给出了两类患者取消预约成本对预约策略的影响，从图中可以发现，取消预约成本变化对第一类患者的预约容量限制影响不大，在启发式算法获得的预约策略下，系统始终接受第一类患者的预约直至达到医生正常服务能力上限。第一类患者取消预约的概率对第二类患者的预约容量限制影响主要在预约阶段的末期，且预约限制的波动较小；而第二类患者取消预约成本对第二类

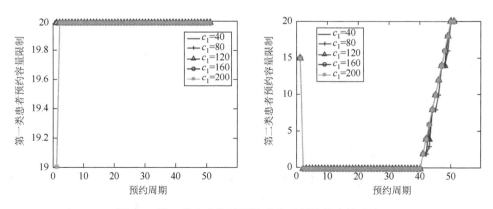

图 1.8　第一类患者取消预约成本对预约策略的影响

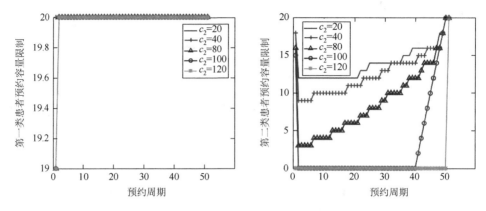

图 1.9　第二类患者取消预约成本对预约策略的影响

患者的预约容量限制影响较大，当患者取消预约成本较低时，在预约阶段初期可同时接受两类患者预约，而随着患者取消预约成本的增加，会逐渐减少接受第二类患者的数量。观察图 1.9，当第二类患者取消预约成本高于其带来的收益 $r_2 = 100$ 时，在预约阶段前期不接受第二类患者预约，在预约周期的最后阶段才开始接受第二类患者的预约请求。这也是图 1.3 中启发式算法获得的预约策略期望收益随第二类患者取消预约概率先减小后增加的原因。

　　图 1.10 给出了医生加班成本对两类患者预约策略的影响，从图中可发现医生加班成本变化对两类患者的预约容量限制影响较小，这也与图 1.4 中加班成本变化对系统期望利润的负相关影响相一致。

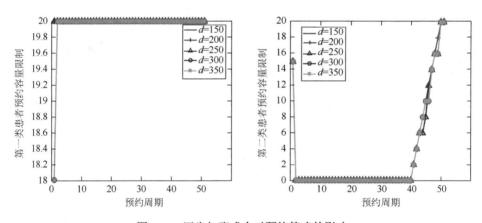

图 1.10　医生加班成本对预约策略的影响

　　图 1.11 对比了不同爽约成本和爽约率下的第二类患者预约容量限制。随着第二类患者爽约单位成本的增加，在预约周期的初期第二类患者的预留容量较小，

当患者爽约的成本高于医生单位加班成本时,系统不接受任何第二类患者的预约。同样地,随着第二类患者爽约率的增加,系统接受的第二类患者也会逐渐减少,甚至不接受第二类患者的预约。从图 1.11 可以发现,当 $\pi \in (200, 250)$,$\alpha \in (0.3, 0.4)$ 时,患者爽约成本和爽约率的增加,对第二类患者的预约容量限制有明显改变,在预约阶段的前期不接受第二类患者预约。该结果与图 1.5 中启发式算法获得的期望利润先减小后增大的拐点出现位置一致。

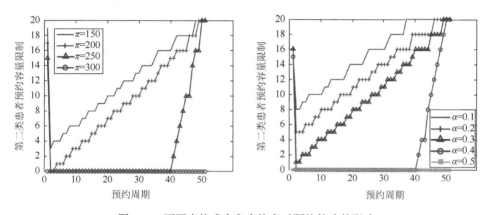

图 1.11 不同爽约成本和爽约率对预约策略的影响

通过分析参数变化对启发式算法下预约策略的影响可以发现,第一类患者虽然占用时间槽数量多,但由于其爽约率低且带来的收益更高,因此在预约过程中享有更高的优先权。在上述参数假设下,预约阶段有第一类患者发出请求且已预约容量在医生服务能力之内时,该请求会被系统接受,参数变动对其预约限制影响不大;而第二类患者由于存在就诊当天的爽约行为,参数的变化会对该类患者的预约限制带来较大的影响,当患者爽约率和爽约成本较低时在预约初期会选择适当地接受该类患者请求,而随着爽约率和爽约成本的增加,会逐渐减少对第二类患者分配的容量,仅在预约阶段末期接受该类患者的预约请求。

1.1.5 结论

针对患者服务时间的差异和行为特征的不同,通过建立动态规划模型研究了患者动态到达的门诊预约策略,在对模型性质分析的基础上设计启发式算法对模型进行求解,并将启发式算法得到的预约策略和求解动态规划获得的预约策略通过蒙特卡罗模拟进行仿真,结果表明启发式算法获得的预约策略明显优于传统的先到先服务策略,且随着患者爽约率、爽约成本以及取消预约成本的增加,启发式算法与动态规划获得的结果差距逐渐减小,可以说明算法的有效性。此外,启发式算法可以降低状态空间维度，算法效率较高。进一步，分析了参数变动对启发式预约策略的影响，给出了各类患者在预约周期各个阶段的最大预约容量。结果显示，当某类患者爽约率、爽约成本以及取消预约成本较高时，系统会减少对该类患者分配的预约容量，而为其他患者预留更多的容量；当患者单位收益增加时，会相应地为该类患者增加预约容量。

根据数值结果，若患者爽约率或爽约成本较高，系统会逐渐减少分配给该类患者的预约容量，甚至在大部分预约阶段不接受该类患者的预约，在现实应用中，这种处理方式虽然可以有效地减少患者爽约带来的损失，但拒绝患者的预约请求会极大地降低患者满意度。同时应注意到，患者爽约率的降低会带来系统期望利润的增加，因此为保证医疗服务的公平性，在实际操作中，决策者可通过采取一定的干预手段减少患者的爽约行为，如在就诊前进行电话确认、微信或短信提醒患者就医等；对爽约次数较多的患者，对其实行一定的惩罚措施，如取消其预约资格、在患者确认预约时提前收取挂号费等。

1.2　存在爽约行为的异质患者序列预约调度优化

1.2.1　研究背景

1.1 节针对预约系统内一个时间段的预约策略进行了研究，并假设所有患者均在服务开始前到达，按照预约顺序接受服务。这种预约方式可以最小化医生空闲时间和加班时间，但当患者数量较多时，会导致诊疗室的拥堵和患者等待时间的延长，等待时间长而就诊时间短，极大地降低了患者的就诊满意度。

在预约系统中，可令相邻患者到达时间的间隔，即患者预约时间间隔为固定数值，如每隔 10 分钟或 15 分钟为一个预约时间点；固定患者预约时间间隔的预约模式由于在实际中比较容易实施，在现代门诊[18]和预约调度理论研究[19-22]中均得到了广泛的应用。在实际就诊过程中，不同种类患者所需服务时间不同，患者之间服务时间的差异以及患者服务时间与固定预约时间间隔的不同会导致医生空闲、设备闲置或患者等待，因此如何设计合理的预约调度机制，通过控制服务时间不同的异质患者到达门诊的时间，减少患者的等待时间以提高医疗服务效率，同时减少医生空闲时间和加班时间以提高医疗资源利用率，是门诊医疗资源调度的关键问题之一[2]。

一般情况下，患者发出预约请求的时间与实际就诊日期会相隔较长的时间，就诊当天患者可能会发生爽约行为，造成医疗资源的浪费。与 1.1 节类似，为减少患者爽约行为对系统的影响，可通过超订策略在同一时间槽内安排多位患者就诊[23]。超订策略可以有效提高医疗资源利用率和医生的工作效率，但同时也会造成患者等待时间的增加和诊疗室的拥堵，因此如何设计患者预约策略、确定超订患者数量也是需要重点关注的问题。

此外，在门诊服务过程中，不同科室患者，甚至同一科室不同类型患者所需服务时间可能都会存在较大的差异，此时若采用单一预约间隔时间会导致患者等待时间延长、医疗资源利用率下降。以口腔科为例，根尖周炎、牙髓炎所需治疗时间平均在 60～100 分钟，龋病、牙敏感平均治疗时间为 30 分钟[24]，采用单一预约时间间隔会造成整体服务效率低下，此时可考虑将患者按就诊时间、病情等进行归类，分成若干模块，分别对各个模块内的患者进行调度，实现患者分时段就诊，缓解患者就诊拥堵状况[25]。基于此，将患者按照服务时间不同进行分类的分块、分时段调度，既是预约挂号的发展趋势，也是理论研究需要关注的重点之一。

Zacharias 和 Pinedo[26]在患者服务时间固定的假设下研究了爽约率不同的患者的预约调度模型，Lee 等[13]同时考虑了服务时间和爽约率不同的异质患者的预约调度问题，以最小化医生空闲时间成本和加班时间成本为目标，设计了初诊患者和复诊患者的预约调度方案。本节将在上述研究的基础上，建立服务时间和爽约率互不相同的异质患者预约调度模型，以最小化患者等待时间成本、医生空闲和加班时间成本为目标，首先在给定患者集合的假设下求解患者最优调度和排序方案，其次基于此设计序贯预约调度算法，然后在患者发出预约请求时立刻决定是否接受该患者预约，并为其指派到达时间。最后，将服务时间差异较大的患者进行分块、分时段调度，通过数值计算说明分块调度的有效性。

1.2.2　需求已知的异质患者调度方案

考虑单服务台的门诊预约系统，首先对给定患者集合的患者最优服务方案进行优化，在固定预约时间间隔的假设下，确定患者预约时间的调度方案等价于决定患者接受服务的顺序。下面将分别在允许超订和不允许超订的假设下求解患者调度方案，以最小化患者等待时间成本、医生空闲和加班时间成本。

1. 问题描述与符号规定

本节研究单服务台的门诊预约调度问题，假设门诊每天的开放时间（即医生正常工作时间）固定为 T，门诊医疗服务中不同患者的服务时间往往存在一定的差异：①初诊患者由于所需检查项目较多，一般需要更长的服务时间，Lee 等[13]通过统计发现某诊室初诊患者平均服务时间为 13 分钟，复诊患者平均服务时间约为 8 分钟；②检查项目、病情等的不同也会使患者所需服务时间有所不同，Huang

和 Hanauer[19]将某医院妇产科患者根据就诊项目分为复检、常规检查、产前检查、产后检查等八类，并指出八类患者平均服务时间存在显著差异。同时，相关文献指出，同一类别患者所需服务时间相对波动较小[13, 27]，因此可利用历史数据获得此类患者的平均服务时间；将患者服务时间固定为确定型常数的方法可以避免将服务时间假设为服从随机分布时可能会带来的对随机变量方差的过高估计[27]。不失一般性，令预约患者数量为 M，患者 i 所需服务时间为常数 l_i，$i = 1, 2, \cdots, M$；将医生的正常工作时间等分为 N 个时间槽，$N \leqslant M$，每个时间槽长度即两个预约时间点的间隔固定为 L，$\sum_i l_i \geqslant NL$。就诊当天，已预约患者会以一定概率发生爽约，患者爽约率可根据患者特征（如年龄、性别、职业等）进行预测，并对患者进行聚类[23, 28]。就诊当天若患者到达系统时前序患者仍在接受治疗，会造成患者等待；若预约患者爽约，会造成医生空闲；若医生在正常工作时间内未服务完所有患者，需通过加班完成工作。决策者需要根据患者的服务时间和行为特征决定患者服务次序，若按照服务时间增序对患者进行排序，可以在一定程度上减少患者等待时间，但同样会带来服务初期医生空闲时间和正常工作时间后医生加班工作时间的延长；反之，若按照服务时间降序对患者排序，可以最大限度地减少医生空闲时间，但会增加患者等待时间，降低患者满意度。因此如何设计预约调度规则使得系统总成本最小，是本节的核心研究问题之一。

依据上述问题设定，同时做如下假设。

（1）所有患者均为提前预约的常规患者，不存在当天到达的紧急患者或其他未预约患者。

（2）患者在就诊当天准时到达，不考虑患者迟到、提前到达的情况。

（3）患者的爽约行为相互独立。

（4）患者就诊顺序在服务开始前决定。

（5）分配给各个患者的服务时长均为单位时间槽，即将 M 个患者指派至 N 个时间槽，且每个患者只能安排在一个时间槽就诊，每个时间槽至少安排一个患者就诊。

所用到的符号参数如下。

（1）指标。

$i = 1, 2, \cdots, M$ 为患者指标，其中 M 表示等待调度的患者总数。

$j = 1, 2, \cdots, N$ 为时间槽指标，N 表示时间槽数量。

（2）参数。

l_i 为患者 i 的服务时间。

α_i 为患者 i 的爽约率，$\alpha_i \in [0, 1)$。

c_w 为患者的单位等待成本。

c_o 为医生的单位加班成本。

c_d 为医生的单位空闲成本。

L 为单位时间槽长度。

（3）决策变量。

$a = (a_{ij})_{M \times N}$ 为患者调度方案矩阵，若将患者 i 指派至第 j 个时间槽，则 $a_{ij} = 1$，否则 $a_{ij} = 0$。

2. 不考虑超订的患者调度方案

首先分析患者数量 $M = N$，即不存在超订的患者排程问题。令 $s = (s_1, s_2, \cdots, s_N)$ 表示患者在就诊当天的出现情况，若安排在第 j 个时间槽内的患者在就诊当天出现，则 $s_j = 1$，否则 $s_j = 0$。参考 Lee 等[13]的模型设定，令 b_j 表示在第 j 阶段初，服务完前 j 个患者额外需要的时间，则有

$$b_1 = s_1 \left(\sum_{i=1}^{N} a_{i1} l_i \right) \tag{1.35}$$

当 $\alpha_j \leqslant \alpha_k$ 时，会出现两种情况：① $b_{j-1} \leqslant L$，表示在第 $j-1$ 阶段结束时医生可以服务完前 $j-1$ 个患者，此时 $b_j = s_j \left(\sum_{i=1}^{N} a_{ij} l_i \right)$；② $b_{j-1} > L$，表示在第 $j-1$ 阶段结束时医生没有服务完前 $j-1$ 个患者，则患者 j 等待时间为 $b_{j-1} - L$。综合两种情况，可得

$$b_j = (b_{j-1} - L)^+ + s_j \left(\sum_{i=1}^{N} a_{ij} l_i \right) \tag{1.36}$$

下面计算系统期望成本。给定患者排序方案 a 和患者在就诊当天的出现情况 s，显然，当 $j = 1$ 时，患者等待时间为零。当 $j \geqslant 2$ 时，若 $s_j = 0$，患者 j 不出现，因此该患者等待时间为零，若 $s_j = 1$，当 $b_{j-1} > L$ 时，第 j 个患者需等待前 $j-1$ 个患者服务完成后方可接受服务。记第 j 个接受服务的患者等待时间为 $W_j(a, s)$，可得患者的等待时间为

$$W_j(a, s) = \begin{cases} 0, & j = 1 \\ s_j (b_{j-1} - L)^+, & j > 1 \end{cases} \tag{1.37}$$

$$W_{j+1}(a, s) = \left(W_j(a, s) + s_j \sum_{i=1}^{N} a_{ij} l_i - L \right)^+ \tag{1.38}$$

由式（1.37）和式（1.38）可知，患者等待时间依赖排序 a 和当日到达情况 s。给定 a 和 s，所有患者的等待时间总和为 $W(a, s) = \sum_{j=1}^{N} W_j(a, s)$。

引入虚拟患者 $N+1$，该患者的爽约率和服务时间均为零，在医生正常服务时

间后增加一个长度为零的虚拟时间槽 $N+1$，并将患者 $N+1$ 指派至时间槽 $N+1$。该虚拟患者的等待时间即医生加班时间：

$$O(a,s) = W_{N+1}(a,s) = \left(W_N(a,s) + s_N \sum_{i=1}^{N} a_{iN} l_i - L \right)^+ \tag{1.39}$$

医生空闲时间 $D(a,s)$ 可根据医生实际工作时间和加班时间得到：

$$D(a,s) = NL + O(a,s) - \sum_{j=1}^{N} \sum_{i=1}^{N} a_{ij} l_i s_j \tag{1.40}$$

由式（1.38）～式（1.40）可得系统的总成本：

$$\begin{aligned} C(a,s) &= c_w \sum_{j=1}^{N} s_j W_j(a,s) + c_o O(a,s) + c_I D(a,s) \\ &= c_w \sum_{j=1}^{N} s_j W_j(a,s) + c_o W_{N+1}(a,s) + c_I \left(NL + W_{N+1}(a,s) - \sum_{j=1}^{N} \sum_{i=1}^{N} a_{ij} l_i s_j \right) \end{aligned} \tag{1.41}$$

患者门诊预约优化问题可由下述混合整数规划给出：

$$(\mathrm{P}) \qquad \min_a \quad E[C(a,s)] \tag{1.42}$$

$$\mathrm{s.t.} \qquad \sum_{i=1}^{N} a_{ij} = 1, \quad j = 1, 2, \cdots, N \tag{1.43}$$

$$\sum_{j=1}^{N} a_{ij} = 1, \quad i = 1, 2, \cdots, N \tag{1.44}$$

$$W_{j+1}(a,s) = \left(W_j(a,s) + s_j \sum_{i=1}^{N} a_{ij} l_i - L \right)^+ \tag{1.45}$$

$$a_{ij} \in \{0,1\} \tag{1.46}$$

由于患者行为相互独立，患者 i 在就诊当天的行为服从参数为 α_i 的两点分布，给定患者排序后，患者是否爽约共有 2^N 种可能。就诊当天第 j 个时间槽的患者出现的概率 $P(s_j = 1) = \sum_{i=1}^{N} a_{ij}(1 - \alpha_i)$，随机变量 s_j 依赖患者排序，每个阶段 j 患者的等待时间均与决策变量 α 和患者爽约率 α 相关，因此直接求解该问题比较复杂，下面对模型性质进行分析，给出最优调度方案。

给定的患者排序方案 α，有

$$E(D(a,s)) + \sum_{i=1}^{M} (1 - \alpha_i) l_i = E(O(a,s)) + NL \tag{1.47}$$

其中，$E(D(a,s))$、$E(O(a,s))$ 分别为医生期望空闲时间和加班时间。根据式（1.47）可知，最小化医生期望加班时间与最小化医生期望空闲时间等价。此外，根据 Zacharias 和 Pinedo[12]、Lee 等[13]、Cayirli 等[28]的研究，医生空闲时间成本和加班

时间成本远高于患者的等待时间成本。基于此，本节将考虑决策者在制定决策时更偏好于降低医生加班时间成本的预约策略，提出以最小化医生加班时间成本为目标函数的松弛问题（RP）。

$$\text{(RP)} \quad \min_a \quad E[c_o O(a,s)] \tag{1.48}$$

进一步，参考 Lee 等[13]的求解思路，首先在患者爽约率为零时，求解不存在医生空闲时间的患者调度方案。此时 $s_j = 1$（$j = 1, 2, \cdots, N$），N 个患者接受服务所需时间为 $\sum_{i=1}^{N} l_i$，即医生的实际工作时间；根据式（1.47），若医生空闲时间为零，则医生期望加班时间也达到最小。原问题变形为

$$\text{(RP}_0\text{)} \quad \min_a \quad E[c_w W(a)] \tag{1.49}$$

$$\text{s.t.} \quad D(a) = 0 \tag{1.50}$$

令 Γ 表示（RP$_0$）的可行集，则 Γ 为所有医生空闲时间为零的患者调度方案。

定理 1.3　若患者爽约率为零，则当且仅当 $\sum_{j=1}^{n} \sum_{i=1}^{N} a_{ij} l_i \geqslant nL$（$1 \leqslant n \leqslant N$）时调度方案 a 满足问题（RP$_0$）的约束条件（1.50）。

证明： 首先证明命题的充分性，采用数学归纳法。

由假设，$\sum_{i=1}^{N} l_i \geqslant NL$，因此单位时间槽长度 L 小于所有患者服务时间的平均值，当 $n = 1$ 时必然存在 $l_i \geqslant L$，此时第一个时间槽医生空闲时间 $d_1 = (L - b_1)^+ = 0$。为简便起见，记 $L_j = \sum_{i=1}^{N} a_{ij} l_i$，即 L_j 表示第 j 个时间槽患者所需的服务时间。当 $n = 2$ 时，$b_2 = (b_1 - L)^+ + L_2 = b_1 - L + L_2 = L_1 + L_2 - L$，根据已知条件 $\sum_{j=1}^{n} L_j \geqslant nL$，同样有 $d_2 = (L - b_2)^+ = (2L - L_1 - L_2)^+ = 0$。

假设当 $j \leqslant n-1$ 时，医生空闲时间 $d_j = 0$，则此时 $b_{n-1} = \sum_{j=1}^{n-1} L_j - (n-2)L$，$d_{n-1} = (L - b_{n-1})^+ = \left((n-1)L - \sum_{j=1}^{n-1} L_j \right)^+ = 0$。在第 n 个阶段，$b_n = (b_{n-1} - L)^+ + L_n = \sum_{j=1}^{n} L_j - (n-1)L$，由于 $\sum_{j=1}^{n} L_j \geqslant nL$，可得到第 n 个阶段医生空闲时间 $d_n = (L - b_n)^+ = \left(nL - \sum_{j=1}^{n} L_j \right)^+ = 0$。因此可推断 $\forall 1 \leqslant n \leqslant N$，若均有 $\sum_{j=1}^{n} L_j \geqslant nL$ 成立，则医生空闲时间为零。

下面采用反证方法证明原命题的必要性，即寻找当医生空闲时间为零时患者调度方案需满足的条件。

当 $n=1$ 时，若使医生无空闲时间，第一个接受服务的患者服务时间需满足 $L_1 \geqslant L$。假设 $j=n$ 为第一个不满足 $\sum_{j=1}^{n} L_j \geqslant nL$ 的时间槽，即 $\sum_{j=1}^{n} L_j < nL$，此时

$$d_n = (L - b_n)^+ = \left(nL - \sum_{j=1}^{n} L_j \right)^+ > 0$$，即医生空闲时间不为零，与已知条件矛盾，因此若系统不存在医生空闲时间则必然有 $\sum_{j=1}^{n} L_j \geqslant nL$。

综上，医生空闲时间为零的充要条件是患者调度方案满足 $\sum_{j=1}^{n} L_j \geqslant nL$。

根据定理 1.3，考虑患者爽约行为时求解问题（P）最优调度方案的混合整数规划：

$$(\text{MIP}) \qquad \min_a \sum_{j=1}^{N} W_j(a) \qquad (1.51)$$

$$\text{s.t.} \quad \sum_i a_{ij} = 1, \quad j = 1, 2, \cdots, N \qquad (1.52)$$

$$\sum_j a_{ij} = 1, \quad i = 1, 2, \cdots, N \qquad (1.53)$$

$$W_1 = W_{N+1} = 0 \qquad (1.54)$$

$$W_j \geqslant W_{j-1} + \sum_{i=1}^{N} a_{i,j-1} l_i - L, \quad j = 2, 3, \cdots, N \qquad (1.55)$$

$$W_{j-1} + \sum_{i=1}^{N} a_{i,j-1} l_i - L \geqslant 0 \qquad (1.56)$$

$$W_j \geqslant 0, \quad j = 1, 2, \cdots, N \qquad (1.57)$$

$$a_{ij} \in \{0,1\} \qquad (1.58)$$

上述混合整数规划问题中，式（1.51）保证了每个时间槽只能有一个患者，式（1.52）和式（1.53）共同保证了所有患者都得到了安排且每个患者只能安排一个服务时间，式（1.54）引入虚拟患者 $N+1$ 并利用该虚拟患者的等待时间表示医生的加班时间，式（1.56）限制了医生空闲时间为零，式（1.55）和式（1.57）给出了患者的等待时间约束。该问题的状态空间维度为 2^{N^2}，在多项式时间内无法通过整数规划获得最优解，根据定理 1.3 的结论，可采用动态规划或决策树的方法求解患者服务顺序的最优路径。但根据 Lee 等[13]的研究，在原模型假设下，利用动态规划求解上述问题的时间复杂度为 $O(N^N)$，因此同样不适合大规模计算。基于此，将进一步分析模型性质，以设计简便算法对原问题进行求解。

推论 1.2　假定 N 个患者服务时间满足 $l_N \leqslant l_{N-1} \leqslant \cdots \leqslant l_1$，令 a_u 表示患者服务顺序为服务时间降序的排队方案，即当 $i = j$ 时 $a_{ij} = 1$，否则 $a_{ij} = 0$，则 a_u 给出了（RP_0）问题的上界。

证明：首先证明 a_u 的可行性。由于 $L \leqslant \sum_{i=1}^{N} l_i \Big/ N$，即单位时间槽长度 L 不大于所有患者服务时间的均值，因此必然存在 $1 \leqslant i \leqslant N$ 满足 $L \leqslant l_i$。记 $k = \max\{i \mid l_i \geqslant L\}$，则当 $m \leqslant k$ 时，显然有 $\sum_{i=1}^{m} l_i \geqslant mL$。而对于 $\forall i > k$，患者 i 的服务时间 $t = N + \sum_i y_i$ 小于 L，当 $m > k$ 时，若要说明 a_u 的可行性，需证明 $\sum_{i=1}^{m} l_i \geqslant mL$。观察 a_u 不难发现，此时 $\sum_{i=m+1}^{N} l_i < (N - m)L$。由于 $\sum_{i=1}^{N} l_i \geqslant NL$，因此当 $m > k$ 时必然有 $\sum_{i=1}^{m} l_i \geqslant mL$，即 a_u 是问题（RP_0）的可行解。

根据定理 1.3，对于 $\forall a \in \varGamma$，$\sum_{j=1}^{n} l_j \geqslant nL$，第 n 个患者的等待时间为

$$W_n = (b_{n-1} - L)^+ = \sum_{j=1}^{n-1} l_j - (n-1)L \tag{1.59}$$

考虑到第一个患者的等待时间为零，可得所有患者的等待时间总和为

$$W(a) = \sum_{n=2}^{N} W_n(a) = \sum_{n=2}^{N} \left[\sum_{j=1}^{n-1} l_j - (n-1)L \right]$$
$$= \sum_{n=2}^{N} \sum_{j=1}^{n-1} l_j - \sum_{n=2}^{N} \sum_{j=1}^{n-1} (n-1)L \tag{1.60}$$

患者排序对 $W(a)$ 的第二项不产生影响，因此若使等待时间最大，只需令 $\sum_{n=2}^{N} \sum_{j=1}^{n-1} l_j$ 达到最大；显然，当且仅当 $l_1 \geqslant l_2 \geqslant \cdots \geqslant l_N$ 时 $\sum_{n=2}^{N} \sum_{j=1}^{n-1} l_j$ 最大。

综上，a_u 提供了问题（RP_0）的上界。

根据推论 1.2 的证明过程可知，对于问题（RP_0）的可行解，患者的等待时间仅取决于 $\sum_{n=2}^{N} \sum_{j=1}^{n-1} l_j$，由此可由如下算法求解患者调度方案。

算法 1.5

步骤 1. 给定患者集合和相应的服务时间，令 $S = 0$，$j = 1$，$\text{Patient} = \{1, 2, \cdots, N\}$；

步骤 2. 选择患者 $i = \min\{k \mid S + l_i \geqslant jL\}$；

步骤 3. 将患者 i 指派至第 j 个时间槽，即 $a_{ij} = 1$，令 $S = S + l_i$，$\text{Patient} = \text{Patient} \backslash \{i\}$，$j = j + 1$，若 $j \leqslant N$ 返回步骤 2，否则结束。

当系统中只有两种类型的患者时，Lee 等[13]证明了该算法可给出问题（RP_0）的最优解；当系统中存在多种类型的患者且患者服务时间互不相同时，算法 1.5 的最优性无法保证，但可作为模型的近似解为设计患者的预约调度方案提供思路。

上述分析是针对患者在就诊当天不存在爽约行为的情况展开讨论的，当患者爽约率不全为零时，会出现医生的空闲时间。考虑到 Γ 为所有医生空闲时间为零的患者调度方案，有以下定理。

定理 1.4　若 $\sum_{i=1}^{N} l_i = NL$，对于任意调度方案 $a \in \Gamma$，医生期望空闲时间相等，且医生期望空闲时间和加班时间小于任意调度方案 $a' \notin \Gamma$ 的医生空闲时间和加班时间。

证明：首先，当 $\alpha_i \geq 0$ 时，对任意调度方案 $a \in \Gamma$，医生空闲时间为零，由于 $\sum_{i=1}^{N} l_i = NL$，根据式（1.47），医生加班时间为零。由假设，给定调度方案 a 和向量 $s = (s_1, s_2, \cdots, s_N)$，$s_j = 1$ 表示第 j 个接受服务的患者在就诊当天出现，$s_j = 0$ 表示患者发生爽约行为，则

$$P(s_j = 1) = \sum_{i=1}^{N} a_{ij}(1 - \alpha_i) \tag{1.61}$$

就诊当天实际出现的患者期望数量为

$$\sum_{j=1}^{N} P(s_j = 1) = \sum_{j=1}^{N} \sum_{i=1}^{N} a_{ij}(1 - \alpha_i) = \sum_{i=1}^{N} \sum_{j=1}^{N} a_{ij}(1 - \alpha_i) = \sum_{i=1}^{N} (1 - \alpha_i) \tag{1.62}$$

此时医生期望实际工作时间为

$$t = \sum_{j=1}^{N} P(s_j = 1) l_j = \sum_{i=1}^{N} (1 - \alpha_i) l_i \tag{1.63}$$

由于不存在医生加班时间，因此医生期望空闲时间为 $NL - t$。根据式（1.63），医生期望空闲时间与预约调度方案无关，因此对于任意 $t \in \Gamma$，医生期望空闲时间相等。

假设 $a' \notin \Gamma$，比较调度方案 a 和 a' 的医生加班时间和空闲时间。首先根据集合 Γ 的定义，当患者不存在爽约行为时，方案 a 医生的工作时间 $T = NL$，方案 a' 医生的工作时间 $T' > NL$；当存在患者爽约行为时，方案 a 医生的加班时间必然为零，而方案 a' 的医生加班时间非负，因此方案 a 的医生期望加班时间小于方案 a' 的医生期望加班时间。根据式（1.63）可得方案 a 的医生期望空闲时间为 $\left(NL - \sum_{i=1}^{N} (1 - \alpha_i) l_i \right)$，而对于方案 a'，若第 N 个患者不出现，则医生可在正常服务时间 NL 后结束工作，否则医生服务完最后一个患者的时间在 $[NL, T']$ 之间，此时

医生期望空闲时间至少为 $\left(NL - \sum_{i=1}^{N}(1-\alpha_i)l_i \right)$。因此方案 a 的医生期望空闲时间小于方案 a' 的期望空闲时间。

3. 允许超订的患者调度方案

根据上述分析可知，当患者爽约率不为零时会出现医生的空闲时间；实际操作中，为减小患者爽约行为对医院造成的损失，决策者往往会采用超订的策略，即接受预约的患者数量 $M \geqslant N$，并将超订患者指派至合适的时间槽。首先对允许超订的模型性质进行分析。

定理 1.5　假设所有患者服务时间相等，患者 j 和患者 k 安排至两个相邻且无超订的时间槽，则当且仅当 $\alpha_j \leqslant \alpha_k$ 时患者 j 在患者 k 之前就诊。

证明：由于不同类型患者服务时间相等，则 N 个常规患者（非超订患者）被指派至 N 个时间槽，且每个患者恰好占用一个时间槽的服务时间。患者 j 和患者 k 安排至两个相邻且无超订的时间槽 n 和 $n+1$，并假设在指派至时间槽 n 的患者到达前，系统中仍未接受服务的患者数量为 b。当 $b=0$ 时，交换患者 j 和患者 k 的顺序不会对系统成本产生影响；当 $b \geqslant 1$ 时，交换两者顺序对医生加班时间和空闲时间均不会产生影响，此时患者 j 在患者 k 之前接受服务等价于：

$$
\begin{aligned}
&C(j,k) \leqslant C(k,j) \\
&\Leftrightarrow c_w[b(1-\alpha_j) + b(1-\alpha_j)(1-\alpha_k) + (b-1)\alpha_j(1-\alpha_k)] \\
&\qquad \leqslant c_w[b(1-\alpha_k) + b(1-\alpha_j)(1-\alpha_k) + (b-1)\alpha_k(1-\alpha_j)] \\
&\Leftrightarrow b\alpha_j + (b-1)\alpha_j \leqslant b\alpha_k + (b-1)\alpha_k \\
&\Leftrightarrow \alpha_j \leqslant \alpha_k
\end{aligned}
\tag{1.64}
$$

因此当且仅当 $\alpha_j \leqslant \alpha_k$ 时患者 j 在患者 k 之前就诊。

对于非超订患者，假设时间槽长度非固定值 L，而是与患者服务时间 l_i 相等，则根据定理 1.3 并结合 Zacharias 和 Pinedo[12] 的研究，可得到如下结论。

推论 1.3　若非超订患者所在时间槽长度等于患者所需服务时间，且患者 j 和患者 k 安排至两个相邻且无超订的时间槽，则患者 j 在患者 k 之前就诊的充要条件为

$$
\frac{(1-\alpha_j)}{\alpha_j E[\min(l_j, b)]} \leqslant \frac{(1-\alpha_k)}{\alpha_k E[\min(l_k, b)]}
\tag{1.65}
$$

其中，b 为患者 j 和患者 k 中先接受服务的患者等待时间。

结合推论 1.3，在单位时间槽长度即患者预约时间间隔固定为 L 的假设下，有以下定理。

定理 1.6　给定常规患者（即非超订患者）的排序后，将所有超订患者均安排

至第一个时间槽的超订方案可以最小化医生期望加班时间和空闲时间。

证明：不失一般性，令方案 a_1 表示将所有超订患者均安排至第一个时间槽的方案，首先注意到

$$E(D(a_1)) + \sum_{i=1}^{M}(1-\alpha_i)l_i = E(O(a_1)) + NL \qquad (1.66)$$

其中，$E(D(a_1))$、$E(O(a_1))$ 分别表示医生期望空闲时间和加班时间。根据式（1.66）可知，最小化医生期望加班时间与最小化医生期望空闲时间等价，因此只需证明方案 a_1 的调度准则可最小化医生期望加班时间。

当患者类型相同时，根据 Zacharias 和 Pinedo[12] 的研究，定理 1.6 的结论成立。

当患者类型不同时，令方案 a_2 表示将其中一个超订患者被安排在时间槽 $k(\geqslant 2)$，其他患者安排与 a_1 相同的超订方案。记 w_k、w_k' 分别表示两种方案下第 k 个时间槽患者接受服务前的等待时间，显然 $w_k \leqslant w_k'$。假设第 k 个时间槽内安排的患者服务时间为 L_k，改变位置的患者服务时间为 L'。若改变位置的超订患者在就诊当天不出现，则两种方案医生期望加班时间相等；若该患者在就诊当天出现，当 $w_k = w_k'$ 时，$w_{k+1}' = (w_k' + L' + s_k L_k - L)^+ \geqslant (w_k + s_k L_k - L)^+ = w_{k+1}$，其中 $s_k \in \{0,1\}$；当 $w_k > w_k'$ 时，显然有 $w_k - w_k' \leqslant L'$，仍有 $w_{k+1}' \geqslant w_{k+1}$。给定 s，可得到对所有的 $j \geqslant k+1$，有 $w_j' \geqslant w_j$。因此方案 a_1 的医生期望加班时间小于方案 a_2，其他情况下的结论同理可证。

由此，超订方案 a_1 可最小化医生期望加班时间和医生期望空闲时间。

4. 超订水平的确定

超订思想的引入可以减少患者爽约带来的医生空闲时间，提高医疗资源利用效率；然而当超订患者数量过多时，又会造成医疗诊室的拥堵，降低患者满意度。根据患者等待时间的累积效应，显然有以下定理。

定理 1.7　在定理 1.6 提出的超订方案下，医生期望加班时间和患者期望等待时间随超订患者数量 y 的增加单调不减，医生期望空闲时间随超订患者数量 y 的增加单调非增。

因此如何权衡两方面的利弊，确定最优的超订水平，也是决策者重点关注的问题之一。这里给出两种可行的超订水平确定方法。

（1）泊松回归。Zacharias 和 Pindeo[12] 根据不同等待时间成本值记录了不同超订水平的频率，基于此利用泊松回归模型给出了患者超订水平与患者数量、爽约率和等待时间成本的相关关系：

$$y = e^{\beta_1 N + \beta_2 \alpha + \beta_3 c_w + \beta_4} \qquad (1.67)$$

（2）期望值法。考虑到患者的爽约会带来医生空闲时间，决策者通过确定合

适的超订患者数量，使得就诊当天实际出现的患者期望值等于医生的正常服务能力。当医生正常服务能力为 N，患者爽约率为 α 时，在期望测度下，超订数量 y 应满足 $(N+y)(1-\alpha)=N$，得到患者超订水平为

$$y=\left\lceil\frac{N}{1-\alpha}\right\rceil-N \tag{1.68}$$

1.2.3　患者动态到达的序列预约调度启发式算法

上述研究针对给定患者集合的门诊预约系统，在已知所有患者需求的假设下建立模型求解了患者最优调度方案，通过优化患者接受服务的顺序实现降低系统时间成本的目的。但在实际中，往往需要决策者在患者发出预约请求时便告知其具体的就诊时间，因此下面将在患者动态到达的假设下，根据静态调度事先确定的调度方案，在患者发出预约请求时立即决定是否接受该患者，同时将接受预约请求的患者指派至相应的时间槽，实现患者的序列调度。

1. 单一预约时间间隔下的患者序列预约调度算法

由于患者的服务时间往往与其初复诊情况、年龄、病情、检查项目等相关，首先根据患者的初复诊情况、年龄等进行分类，对于复诊患者，进一步按照其病情、检查项目等的不同进行细分，并假设患者服务时间仅取决于患者类别。令 I 表示患者类别总数，N 表示预约时间槽数量，不允许超订情况下各类患者的预约数量 n_i 满足：

$$N=\sum_{i=1}^{I}n_i \tag{1.69}$$

根据前述患者预约调度模型，可得到不考虑超订时基于患者分类的预约调度模型：

$$(\text{P})\quad \min_{a}\quad E[C(a,s)] \tag{1.70}$$

$$\text{s.t.}\quad \sum_{i=1}^{I}a_{ij}=1,\quad j=1,2,\cdots,N \tag{1.71}$$

$$\sum_{j=1}^{N}a_{ij}=n_i,\quad i=1,2,\cdots,I \tag{1.72}$$

$$N=\sum_{i=1}^{I}n_i \tag{1.73}$$

$$W_{j+1}(a,s)=\left(W_j(a,s)+s_j\sum_{i=1}^{N}a_{ij}l_i-L\right)^{+} \tag{1.74}$$

$$a_{ij}\in\{0,1\} \tag{1.75}$$

根据算法 1.5，在不考虑患者超订的假设下，提出如下序列预约调度方案。

算法 1.6

步骤 1. 根据历史数据计算各类患者预约比例，确定各类患者的预约限制 n_i；

步骤 2. 利用算法 1.5，得到给定各类患者数量的患者排序方案，令 $m_i = 0$，$t = 0$；

步骤 3. 当到达患者类型为 i 时，若 $m_i < n_i$，则接受该患者的预约请求将该患者分配至当前系统状态中第一个 $a_{ij} = 1$ 且未指派患者的时间槽，$m_i = m_i + 1$，$t = t + 1$，否则拒绝；

步骤 4. 当 $t = N$ 时，结束。

当患者存在爽约行为且允许超订时，根据定理 1.7，在系统中存在多种类型的患者时，有如下结论。

推论 1.4 给定常规患者（即非超订患者）的排序后，将所有第 i 类超订患者均安排至第一个第 i 类患者所在时间槽的超订方案可以最小化医生期望加班时间和空闲时间。

证明：简便起见，令方案 A 表示将所有第 i 类超订患者均安排至第一个第 i 类患者所在时间槽的超订方案，首先注意到

$$E(D) + \sum_{i=1}^{I} l_i n_i' \alpha_i = E(O) + NL \tag{1.76}$$

其中，$n_i' (\geqslant n_i)$ 为系统中第 i 类患者的总量，$E(D)$、$E(O)$ 分别为医生期望空闲时间和加班时间。根据式（1.76）可知，最小化医生期望加班时间与最小化医生期望空闲时间等价，因此只需证明方案 A 的调度准则可最小化医生加班时间。

当患者类型相同时，方案 A 等价于将所有超订患者均安排至第一个时间槽，根据 Zacharias 和 Pinedo[12] 的研究，显然结论成立。

当患者类型不同时，假设就诊当天有 x_i 个第 i 类患者出现，令方案 A' 表示其中一个超订患者被安排在第二个第 i 类患者所在时间槽，其他患者安排与 A 相同的超订方案。假设第一个第 i 类患者所在时间槽记为 k_1，第二个第 i 类患者所在时间槽记为 k_2，记 $w_{k_2}^A$、$w_{k_2}^{A'}$ 分别表示两种方案下第 k_2 个时间槽的患者接受服务前的等待时间。若改变位置的第 i 类患者在就诊当天不出现，则两种方案的医生期望加班时间相等；若该患者在就诊当天出现，当 $w_{k_2}^A = w_{k_2}^{A'}$ 时，$w_{k_2+1}^{A'} = (w_{k_2}^{A'} + l_i + s_{k_2} l_i - L)^+ \geqslant (w_{k_2}^A + s_{k_2} l_i - L)^+ = w_{k_2+1}^A$，其中 $s_{k_2} \in \{0,1\}$；当 $w_{k_2}^A > w_{k_2}^{A'}$ 时，显然有 $w_{k_2}^A - w_{k_2}^{A'} \leqslant l_i$，仍有 $w_{k_2+1}^{A'} \geqslant w_{k_2+1}^A$，因此方案 A 的医生期望加班时间小于 A'，其他情况下的结论同理可证。

由此，超订方案 A 可最小化医生期望加班时间和医生期望空闲时间。

根据推论 1.4，将超订患者全部放在第一个时间槽的调度方案[29] 可以最小化医生期望加班成本和空闲成本。尽管这种处理超订患者的方式会增加患者等待时

间，但根据 Lee 等[13]的研究，由于医生空闲和加班会造成医疗检查设备空转或超时工作，该成本往往远大于患者等待时间成本，因此在实际操作中将超订患者安排至第一个时间槽的方式不失为一种可行的方案。

2. 考虑患者分类的分时段预约调度算法

由于病情、检查项目的不同，会出现不同类型患者服务时间差异较大的情况，此时若令单位时间槽长度均统一为 L，将服务时间差异较大的患者进行统一调度，将会导致患者等待时间或医生空闲时间产生较大的波动，降低服务效率。基于此，可将患者根据服务时间的不同分成多个时段，每个时段可包含多类患者，且患者服务时间差异较小，将不同时段中的患者按照 1.2.2 节的方法进行分别调度，实现弹性预约时间间隔下的患者分时段就诊，以提高医疗资源利用率。以医疗设备检查为例，来自同一科室的患者所需检查时间由于病情类型的不同会存在一定的差异，但同一科室的患者检查时间差异往往小于不同科室的患者检查时间差异；因此可将患者按照送检科室的不同确定相应的服务时间间隔，分别设计最优调度方案。

假设系统服务时间分成 K 个时段，每个时段中有 I_k 类患者，各时段预约时间间隔可根据患者服务时间确定。根据历史数据，计算不考虑超订情况下各类患者预约比例，使得第 k 个时段中时间槽数量 N_k 满足：

$$N_k = \sum_{i=1}^{I_k} n_i \tag{1.77}$$

其中，n_i 为各类患者的预约数量，$k \in N^+$。

对每个预约时段中的患者，考虑患者的动态到达过程，设计患者序列预约调度方案如下。

算法 1.7

步骤 1. 根据算法 1.6，得到不考虑患者超订的排序方案，并利用式（1.67）或式（1.68）给出各类患者的最优超订水平 y_i；

步骤 2. 赋初值，令 $m_i = 0$，$t = 0$；

步骤 3. 当到达患者类型为 i 时，若 $m_i < n_i$，则将该患者分配至当前系统状态中第一个 $a_{ij} = 1$ 且未指派患者的时间槽，$m_i = m_i + 1$，$t = t + 1$；

步骤 4. 若 $n_i \leqslant m_i < n_i + y_i$，将该患者分配至第一个 $a_{ij} = 1$ 的时间槽，否则拒绝；

步骤 5. 当 $t = N + \sum_i y_i$ 时，结束。

利用算法 1.6 和算法 1.7 可设计如下算法得到整个系统的序列预约调度方案。

算法 1.8

步骤 1. 根据历史数据获得患者到达率和平均服务时间,将预约窗口分成 K 个时段；

步骤 2. 对每个预约时段，根据算法 1.2 得到不考虑患者超订的预约调度方案；

步骤 3. 当患者到达时，根据患者类型选择分配的时段，利用算法 1.7，根据当前系统状态接受或拒绝患者请求，并将接受预约请求的患者指派至相应的时间槽。

1.2.4 数值算例

首先对算法的有效性加以说明，考虑患者爽约率为零的情形，目标函数为在已知患者类型和数量的前提下，求解满足医生空闲时间为零且患者等待时间和医生加班时间最小的调度方案。假设系统中共有四种类型的患者，分别记为 A、B、C、D，患者服务时间各不相同，为保证计算结果的有效性，令 $l_A \in [8,12]$，$l_B \in [11,13]$，$l_C \in [10,15]$，$l_D \in [5,10]$，各类患者数量 $n_i \in [0,5]$。表 1.3 对比了患者服务时间分别取 $l_A = 9$，$l_B = 12$，$l_C = 13$，$l_D = 8$，预约时间间隔 $L = 10$，系统中存在不同类别和不同数量的患者时，启发式算法 1.5 获得的预约策略和由枚举法获得的患者最优排序。通过结果可以发现，启发式算法获得的患者排序虽与通过枚举法最优排序存在一定的差异，但患者等待时间差距并不大；而且当患者类型和患者数量较多时，启发式算法所需的计算时间明显低于通过穷举获得最优解所需的时间。

表 1.3　最优解与启发式算法结果

项目	患者类型	患者数量	患者	服务顺序	等待时间	CPU 时间/s
最优解	2	6	AAABBB	BAABAB	6	0.028 324
启发式算法				BAABAB	6	0.000 453
最优解	2	8	AAAABBBB	BAABAABB	8	44.048 773
启发式算法				BAABAABB	8	0.026 952
最优解	3	6	AABBCC	BAABCC	10	0.028 914
启发式算法				BAABCC	10	0.011 190
最优解	3	8	AAABBBCC	BAABABCC	15	45.841 303
启发式算法				BAABABCC	15	0.013 695
最优解	3	9	AAABBBCCC	BAABABCCC	24	2 463.642 43
启发式算法				BAABABCCC	24	0.010 646
最优解	4	8	AABBCCDD	CDABDBAC	9	44.456 498
启发式算法				BDBDCAAC	10	0.013 884
最优解	4	9	AAABBCCDD	CDABDBAAC	9	3 243.231 0
启发式算法				BDBDCAAAC	10	0.018 851

下面分析不同预约调度模式下的系统时间成本。假设服务时间可分为 20 个时间槽，预约周期 $T=30$，在预约周期内共有四种类型患者发出预约请求，当患者到达时决策者需根据患者类型和当前预约状态决定是否接受该患者的预约请求，并将接受预约的患者指派至合适的时间槽，使得系统总时间成本（包括患者等待时间、医生空闲时间和医生加班时间）最小。四类患者的服务时间向量为 $l=(7,14,17,26)$，根据历史数据，四类患者需求占比为 $p=(0.2,0.3,0.2,0.3)$，患者爽约率为 $\alpha=(0.2,0.3,0.4,0.2)$。为便于分析，将目标函数利用空闲成本单位化，即令 $c_I=1$，患者单位等待成本和医生加班成本可参考 Robinson 和 Chen[30]的研究，令 $c_o=1.5$，$c_w=0.5$。考虑如下四种预约方案。

（1）服务时间等长的预约调度。首先考虑服务时间间隔相等的预约调度模式，并令单位时间槽长度 $L=15$，利用算法 1.6 决定患者排序。

（2）弹性服务间隔的分时段调度。根据患者服务时间的差异，对患者进行分时段调度；在上述问题假设下，可将服务时间分为两个时间段，每个时间段包含 10 个时间槽，其中第一个时间段只安排前两类患者预约，且单位时间槽长度 $L_1=10$，第二个时间段只安排后两类患者预约，单位时间槽长度 $L_2=20$，利用算法 1.8 获得的预约方案决定患者服务顺序。

（3）随机预约调度。令单位时间槽长度 $L=15$，预约周期内，接受患者预约请求直至预约人数达到预约上限；对于非超订患者，随机安排患者排序。

（4）开放式调度。即不允许预约患者，所有患者均在就诊当天发出服务请求，不存在患者的爽约行为。为与前述预约模式保持一致，本节提出的开放式调度策略假设各个时间槽长度相等且固定，若患者总数量小于医生正常服务能力，决策者接受当前患者预约，并将患者按到达次序分配至各时间槽。

对于前三种预约方案，采用超订策略应对患者的爽约行为。首先根据患者需求比例决定四种类型常规患者（即非超订患者）的数量，进一步利用式（1.69）获得各类患者超订水平，结合推论 1.4，将所有超订患者均安排至该类患者所在的第一个时间槽。对患者到达过程和行为特征进行仿真，可得到四种预约调度模式下的期望成本如表 1.4 所示。根据表 1.4 可以发现，服务时间等长的预约调度和弹性服务间隔的分时段调度方案明显优于随机预约调度和开放式调度，而将患者按服务时间进行分时段调度可在一定程度上降低系统成本，提高医疗资源使用率。

表 1.4　不同预约方案下的期望成本

迭代次数	服务时间等长的预约调度	弹性服务间隔的分时段调度	随机预约调度	开放式调度
10	256.1335	231.439	377.4475	230.85
100	237.5736	221.4944	325.861	295.945

迭代次数	服务时间等长的预约调度	弹性服务间隔的分时段调度	随机预约调度	开放式调度
200	236.2966	221.6379	318.8134	302.5025
500	236.1206	219.8407	308.4147	300.531
1000	235.9131	219.0186	307.0665	308.758

　　表 1.5～表 1.7 分别比较了不同预约方案下的患者等待时间、医生空闲时间和医生加班时间，从表中可发现，与随机预约调度相比，根据服务时间等长的预约调度和弹性服务间隔的分时段调度设计的两种预约调度方案可以很大程度地减少患者等待时间；与开放式调度相比，服务时间等长的预约调度和弹性服务间隔的分时段调度基本上减少了患者等待时间和医生加班时间。此外，弹性服务间隔的分时段调度方案与服务时间等长的预约调度方案相比，医生空闲时间和医生加班时间较低，而在实际情况中，医生空闲成本和医生加班成本往往远高于患者等待时间成本，因此将患者进行分时段调度有一定的现实意义。

表 1.5　不同预约方案下的患者等待时间

迭代次数	服务时间等长的预约调度	弹性服务间隔的分时段调度	随机预约调度	开放式调度
10	337.157	335.488	639.882	358.3
100	304.7116	315.3147	536.7283	446.99
200	303.2083	314.8645	521.937	456
500	300.2666	311.8279	502.7668	452.38
1000	299.0898	309.4335	499.3015	466.743

表 1.6　不同预约方案下的医生空闲时间

迭代次数	服务时间等长的预约调度	弹性服务间隔的分时段调度	随机预约调度	开放式调度
10	35.802	27.404	19.329	4.3
100	38.4743	29.7924	24.3302	7.5
200	38.8111	30.7131	26.5087	8.66
500	39.5798	30.7109	27.4667	8.71
1000	40.3632	31.5384	28.0114	8.323

表 1.7　不同预约方案下的医生加班时间

迭代次数	服务时间等长的预约调度	弹性服务间隔的分时段调度	随机预约调度	开放式调度
10	34.502	24.194	25.076	31.6
100	31.1623	22.6964	22.2435	43.3
200	30.5876	22.3284	21.1904	43.895
500	30.9384	22.1439	19.8573	43.754
1000	30.67	21.8422	19.7107	44.709

图1.12进一步对比了不同预约周期 T 对医生空闲时间和医生加班时间以及患者等待时间的影响。从图 1.12 中不难发现，随着预约周期的增加，医生空闲时间呈现逐渐减少的趋势，而医生加班时间和患者等待时间则逐渐增加。其主要原因在于，对于服务时间等长的预约调度和弹性服务间隔的分时段调度，由于各时间槽分配的患者类型已提前确定，当预约周期较短时，可能会由于发出预约请求的患者数量较少，导致部分时间槽空缺，从而造成医生空闲时间较长，同样地，对于随机预约调度，预约周期较短时，患者数量较少，患者爽约行为更容易带来医生空闲时间；而随着预约周期的增加，患者预约数量可达到预约上限，由此会增加患者等待时间和医生加班时间。此外，随着预约周期的增加，系统所接受的预约患者数量逐渐接近预约上限，因此医生空闲时间和医生加班时间、患者等待时间变化量逐渐减小，系统状态趋于稳定。

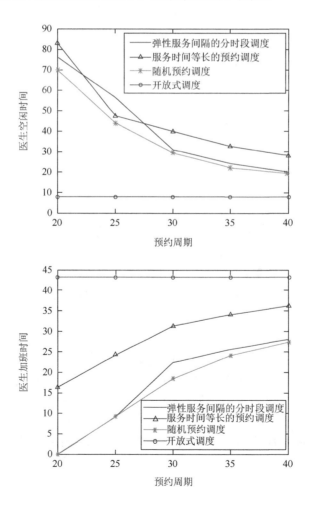

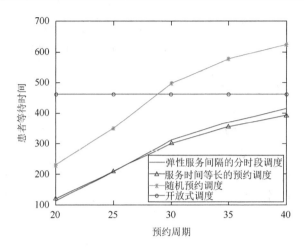

图 1.12　不同预约周期下的医生空闲时间、医生加班时间与患者等待时间

1.2.5　结论

　　本节以服务时间不同的异质患者为研究对象，结合患者爽约行为，以最小化患者等待时间成本、医生加班时间成本和医生空闲时间成本为目标，研究了固定预约时间间隔下的异质患者序列预约调度问题。首先在给定患者集合的情况下，建立混合整数规划模型，分别在不允许超订和通过患者超订减少患者爽约影响的假设下设计患者预约调度规则；其次在此基础上，设计动态预约调度方案，当患者发出预约请求时为患者安排就诊时间。然后，当不同类型患者所需服务时间差别较大时，设计基于患者分类的分时段预约调度方案，以减少医生空闲时间和加班时间，从而降低系统运营成本。

　　根据上述研究结果，在医疗服务实践中，对于服务时间差异较大的患者，可设计不同的预约时间间隔，采取分时段、分类的方式对患者进行调度，减少医生空闲时间成本和医生加班时间成本。例如，将服务时间较长的治疗号和就诊时间相对短的门诊号分时段预约，为门诊号选择较短的预约时间间隔，治疗号选择较长的预约时间间隔，以提高资源利用率。此外，对于需要复诊的患者，医生往往选择在当前服务结束时为其安排下一次就诊时间，为提高医疗资源利用率，防止患者爽约，医生可根据患者调度方案结合患者对就诊时间的偏好，为其确定预约时间；若在服务开始前仍有空余时间槽未被预约，医生也可通过临时加号的方式，通知未能成功预约的患者前来就诊，减少医疗资源的闲置。

1.3　随机服务时间下异质患者门诊预约调度优化

1.3.1　研究背景

在当前对优质医疗服务需求迅速膨胀的背景下，设计合理、科学、有效的预约调度准则可以在一定程度上减少患者拥堵，优化医疗资源配置，进而全面提高医院运营效率、改善医疗服务质量、降低医疗成本。

在前面的研究中，均假设患者服务时间为已知的确定型变量，而实际情况中，患者服务时间多为不确定的随机变量，患者服务时间的随机性会导致预先为患者分配的服务时间与患者实际接受服务时间的不匹配。不同于传统的生产调度问题，在医疗运作服务的预约调度中，给定调度方案，若后续患者仍未到达，即使医生处于空闲状态，系统也无法提前开始服务。若为患者设定较早的服务开始时间可以提高医疗资源的使用效率，但可能会发生新患者到达时前序患者仍未结束服务的情况，从而带来患者等待时间的延长和患者满意度的降低；而设定较晚的预约时间可以帮助减少患者等待时间，但若当前患者结束服务时，后序患者还未到达系统，则会造成医疗资源的闲置与浪费。因此在随机服务时间的假设下，如何权衡患者等待时间和医生空闲时间以及医生加班时间，设计合理的预约调度机制决定患者服务开始时间，实现医疗服务系统成本的最小化，是医疗服务提供者需要考虑的关键问题之一。

给定一组患者，决策者对不同患者预约时间的决策等价于：①决定患者的服务顺序，即患者排程；②给定患者排序的前提下，决定分配给各个患者的服务时长，即患者调度。与患者服务时间确定的预约调度不同，患者服务时间的随机性导致决策者难以获得准确的患者服务完成时间，从而使得患者等待时间和医生空闲时间也为随机变量；此外，当前患者开始服务时间的推迟可能会造成后续所有患者实际服务开始时间均晚于预计服务开始时间，最终导致医生的额外加班时间成本。患者排程是基于预约调度的组合优化问题，二者密切相关。本节将在考虑患者随机服务时间的基础上，结合不同患者的行为特征，对异质患者的预约调度与排序方案进行优化，以最小化患者等待时间、医生空闲时间和医生加班时间成本，提高医疗资源使用率和医疗服务质量。

1.3.2　问题描述与符号规定

考虑单服务台的预约调度系统，患者为服务时间分布各不相同且相互独立的异质患者；已预约患者在就诊当天可能会发生爽约行为。假设医生正常服务时间和患者数量固定，正常工作时间内未能接受服务的患者需医生加班完成服务。本节将以最小化患者等待时间成本、医生空闲时间成本与医生加班时间成本为目标，决策各个患者的服务开始时间。

本节所用到的符号说明如下。

（1）参数。

N 为患者数量。

i 为下标，表示第 i 个患者，$i=1,2,\cdots,N$。

j 为下标，表示患者所处的位置 j，$j=1,2,\cdots,N$。

c_w^i 为患者 i 的等待时间成本，$i=1,2,\cdots,N$。

c_o 为医生单位加班时间成本。

c_I 为医生单位空闲时间成本。

α_i 为患者 i 在就诊当天出现的概率，$i=1,2,\cdots,N$。

T 为医生正常工作时间。

c_w 为服务时间向量，其中 x_i 表示患者 i 的随机服务时间。

（2）决策变量。

$a=(a_{ij})_{N\times N}$ 为分配矩阵，$a_{ij}=1$ 表示将患者 i 指派至第 j 个位置，否则 $a_{ij}=0$。

$s=(s_1,s_2,\cdots,s_N)$ 为决策向量，其中 s_j 表示分配处于位置 j 的患者的服务时间。

$d_j(a,x)$ 为给定分配矩阵 a 后处于位置 j 的患者随机服务时间。

$b_j(a)$ 为给定 a，$b_j(a)=1$ 表示处于位置 j 的患者在就诊当天出现，否则 $b_j(a)=0$。

$w_j(a,s,x)$ 为给定分配矩阵 a 后处于位置 j 的患者的等待时间。

$l_j(a,s,x)$ 为给定分配矩阵 a 后处于位置 j 和位置 $j+1$ 的患者之间的医生空闲时间。

$o(a,s,x)$ 为医生加班时间。

根据研究问题的特点，现做如下模型假设。

（1）患者服务数量固定，患者服务时间分布信息和行为特征信息可根据历史数据获得。

（2）不同患者的随机服务时间以及就诊当天发生爽约的行为相互独立。

（3）患者随机服务时间为单峰分布。

（4）患者准时到达系统，不考虑患者迟到、提前到达的情况。

若令第一个患者在 0 时刻到达，根据上述符号参数及模型假设，第二个患者的预计服务开始时间为 s_1，第三个患者的预计服务开始时间为 s_1+s_2，$\cdots$，以此类推。

1.3.3　模型分析与求解

引入一个服务时间为零且在就诊当天出现概率为 1 的虚拟患者 $N+1$，该患者在医生正常工作时间结束时（时刻 T）到达，则其等待时间即为医生加班时间。根据模型假设，上述问题可采用如下随机混合整数规划模型进行描述：

$$\min_{a,s} C(s,x) = \min_{a,s} \ E\left[\sum_{j=1}^{N} c_w^j(a) b_j(a) w_j(a,s,x) + c_o w_{N+1}(a,s,x) + c_l \sum_{j=1}^{N} l_j(a,s,x)\right] \quad (1.78)$$

$$\text{s.t. } w_{j+1}(a,s,x) = (w_j(a,s,x) + b_j(a) d_j(a,x) - s_j)^+, \quad j=1,2,\cdots,N \quad (1.79)$$

$$l_j(a,s,x) = (s_j - w_j(a,s,x) - b_j(a) d_j(a,x))^+, \quad j=1,2,\cdots,N \quad (1.80)$$

$$c_w^j(a) = \sum_{i=1}^{N} c_w^i a_{ij} \quad (1.81)$$

$$d_j(a,x) = \sum_{i=1}^{N} a_{ij} x_i \quad (1.82)$$

$$\sum_{j=1}^{N} s_j = T \quad (1.83)$$

$$w_1 = 0 \quad (1.84)$$

$$\sum_{i=1}^{N} a_{ij} = 1, \quad j=1,2,\cdots,N \quad (1.85)$$

$$x = (x_1, x_2, \cdots, x_N) \quad (1.86)$$

$$a_{ij} \in \{0,1\} \quad (1.87)$$

$$s \geqslant 0 \quad (1.88)$$

约束条件式（1.79）和式（1.80）分别定义了患者等待时间和医生空闲时间，并保证了若患者在就诊当天爽约，则不产生患者等待时间成本，且该患者服务时间为零。约束条件式（1.81）和式（1.82）说明当且仅当患者 i 在第 j 个服务时，才会在该位置产生服务时间和等待时间成本。约束条件（1.83）表示将医生正常服务时间分配给 N 个患者，约束条件式（1.84）限制了第一个患者在 $t=0$ 时到达。式（1.85）～式（1.87）保证了每个位置必须且仅能安排一个患者，每个患者只能被安排一次。注意到医生加班时间等于虚拟患者 $N+1$ 的等待时间，即 $o(a,s,x) = w_{N+1}(a,s,x)$，则原问题可改写为

$$\min_{a,s} \ E\left[\sum_{j=1}^{N} c_w^j(a) b_j(a) w_j(a,s,x) + c_o w_{j+1}(a,s,x) + c_l \sum_{j=1}^{N} l_j(a,s,x)\right] \quad (1.89)$$

s.t.　式（1.79）～式（1.88）

根据式（1.89），若第 j 个患者在就诊当天爽约，则相当于该患者的服务时间和等待时间均为零；若该患者在就诊当天出现，则服务时间为满足已知分布函数的随机变量，等待时间取决于其前序患者的等待时间和服务时间。由符号假设可知当给定指派矩阵 a 时，第 j 个患者在就诊当天到达系统的概率为

$$P\{b_j(a)=1\}=\sum_i \alpha_i a_{ij} \tag{1.90}$$

根据 Begen 和 Queyranne[31]的研究，可利用患者出现的概率 α_i 计算第 j 个患者的期望服务时间，以此代替患者服务时间 x_j；由于调整后的服务时间已经考虑了患者的行为特征，简便起见，在随后的分析中可忽略患者爽约行为，将模型简化为

$$\min_{a,s} C(s,x)=\min_{a,s} E\left[\sum_{j=1}^{N} c_w^j(a)w_j(a,s,x)+c_o w_{N+1}(a,s,x)+c_l \sum_{j=1}^{N} l_j(a,s,x)\right] \tag{1.91}$$

$$\text{s.t.} \quad w_{j+1}(a,s,x)=(w_j(a,s,x)+d_j(a,x)-s_j)^+, \quad j=1,2,\cdots,N \tag{1.92}$$

$$l_j(a,s,x)=(s_j-w_j(a,s,x)-d_j(a,x))^+, \quad j=1,2,\cdots,N \tag{1.93}$$

$$\text{式（1.81）～式（1.88）}$$

1. 样本平均近似

在预约调度优化中，可将问题分为调度和患者排程两阶段进行求解。对于目标函数式（1.91），将其等价为

$$\min_a \min_s \quad E\left[\sum_{j=1}^{N} c_w^j(a)w_j(a,s,x)+c_o w_{N+1}(a,s,x)+c_l \sum_{j=1}^{N} l_j(a,s,x)\right] \tag{1.94}$$

给定患者排程方案 a，则原问题转化为寻找最优分配方案 s，使得系统总成本最小化。

若系统中只有两名患者且患者到达顺序固定，令第一个患者的到达时间 $t=0$，则唯一的决策变量为第二个患者的到达时间，即分配给第一个患者的服务时间 s_1。不考虑医生加班成本，可将上述患者预约调度优化与随机需求下的库存问题等价[32]，当存在医生加班时间成本时，根据前述符号假设，目标函数可写为

$$\min_{s_1} \quad E[c_w^2 w_2(s,x)+c_o w_3(s,x)+c_l(l_1(s,x)+l_2(s,x))] \tag{1.95}$$

其中，c_w^2 为第二个患者等待时间成本；w_3 为虚拟患者等待时间，即医生加班时间。由

$$\begin{aligned} d_1(s,x)=(s_1-x_1)^+, &\quad w_2(s,x)=(x_1-s_1)^+, \\ d_2(s,x)=(s_2-x_2-w_2)^+, &\quad w_3(s,x)=o(s,x)=(x_1+x_2+d_1-T)^+ \end{aligned} \tag{1.96}$$

求解式（1.95）关于 s_1 的一阶条件，有

$$-c_w^2+(c_w^2+c_o+c_l)F_1(s_1)-(c_o+c_l)F_1(s_1)F_2(T-s_1)=0 \tag{1.97}$$

式（1.97）提供了当系统中存在两个患者时分配给第一个患者最优服务时长

的隐式解，当不考虑医生加班时间成本和医生提前完成服务的空闲时间（即 d_2）时可得最优解如下[32]：

$$s_1^* F_1^{-1}\left(\frac{c_w}{c_w + c_1}\right) \tag{1.98}$$

当引入医生加班时间成本时，可通过数值求解获得分配给第一个患者的最优服务时长 s_1^*。

下面考虑如何将两个患者的情形扩展至系统中存在多个患者的情况。当患者数量 $N=2$ 时，通过式（1.98）虽不能获得最优服务时长的闭式解，但可通过数值计算得到分配给第一个患者的最优服务时长。因此可以考虑将患者分为两个部分，并将两部分患者分别看作单一患者进行求解。由此可提出如下算法。

算法 1.9

步骤 1. 初始化患者集合 $P=\{1,2,\cdots,N\}$ 和医生正常服务时间 T，$j=N$；

步骤 2. 将患者集合分为两个子集，其中 $P_1=\{j\}$，$P_2=P/P_1$；

步骤 3. 将患者集合 P_2 中的患者看作一个患者，并令服务顺序为 $P_2 P_1$，将原问题转化为两个患者的预约调度问题，根据式（1.97）求得最优解 $S_j^* = \arg\min C(x(j))$；

步骤 4. 令 $s_j^* = T - S_j^*$，$T = S_j^*$，$P = P/\{j\}$，$c_o = c_w^j$，$j = j-1$，转回步骤 2。

根据算法 1.9，在计算过程中将除患者 j 以外的其他患者看作一个整体，并计算集合 P_2 内所有患者随机服务时间的卷积作为这一整体的随机服务时间。在步骤 4 中 $c_o = c_w^j$，这是由于当集合 $P=\{1,2,\cdots,n\}$（$n<N$）时，根据假设，系统的超时时间为第 $n+1$ 个患者的等待时间。此外，当 $P_1=\{j\}$ 时由于将集合 P_2 内的患者作为一个整体看待，该处理方式忽略了集合 P_2 内各患者之间的等待时间，会造成为集合 P_2 分配的服务时间过少，而为患者 j 分配的时间过多，导致患者等待时间总和较长，从而增加了系统成本。因此需对上述算法进行修正，以消除这一处理方式带来的影响。由于集合 P_2 内患者之间的等待时间难以直接获得，考虑通过调整患者等待时间成本实现修正算法的目的。

首先假设系统中 N 个患者的服务时间为独立同分布的随机变量，当 $P=\{1,2,\cdots,N\}$ 时，若第 N 个患者的等待时间为 w，则这一等待时间是由前序的 $N-1$ 个患者共同作用产生的，因此可将等待时间 w 分成 $N-1$ 份，相当于前 $N-1$ 个患者中每个患者对第 N 个患者带来的等待时间均为 $w/(N-1)$。则第一个患者对第二个患者带来 $w/(N-1)$ 的等待时间，第三个患者等待时间由前两个患者共同作用产生，等待时间为 s，依次类推。容易得到此时系统中所有患者等待时间总和为 $Nw/2$，因此可将 $(N/2)c_w^N$ 作为第 N 个患者的单位时间等待成本。同理当 $P=\{1,2,\cdots,n\}$，$n<N$ 时，可得到修正后的其他患者等待时间成本。

当患者服务时间分布函数互不相同时，造成患者服务时间波动的主要因素为随机服务时间的方差，若第 N 个患者的等待时间为 w，同样可将等待时间 w 分成 $N-1$ 份，不同于患者服务时间独立同分布的情况，当患者服务时间方差不相等时，可令第 i 个患者对第 N 个患者带来的等待时间为 $\sigma_i^2 w/(\sigma_1^2+\sigma_2^2+\cdots+\sigma_{N-1}^2)$，则所有患者等待时间总和为

$$\frac{(N-1)\sigma_1^2+(N-2)\sigma_2^2+\cdots+\sigma_{N-1}^2}{\sigma_1^2+\sigma_2^2+\cdots+\sigma_{N-1}^2}w \qquad (1.99)$$

将式（1.99）中的系数作为成本变动系数对 c_w^N 进行变换，同理可求得其他患者的等待时间成本，利用算法 1.10 对患者调度方案进行求解。

算法 1.10（修正后的算法 1.9）

步骤 1. 初始化患者集合 $P=\{1,2,\cdots,N\}$ 和医生正常服务时间 T，$j=N$；

步骤 2. 令 $c_w^{j'}=\left((j-1)\sigma_1^2+(j-2)\sigma_2^2+\cdots+\sigma_{j-1}^2\right)c_w^j/\left(\sigma_1^2+\sigma_2^2+\cdots+\sigma_{j-1}^2\right)$，对所有患者等待的时间成本进行修正；

步骤 3. 利用算法 1.9，求解患者最优调度方案。

2. 考虑患者排序的调度方案

1）样本平均近似

当同时考虑患者服务时间和服务顺序时，由于服务时间的不确定性，直接求解随机混合整数规划模型比较复杂，为降低求解难度，现有研究常采用样本平均近似（sample average approximate，SAA）方法对式（1.91）进行近似。样本平均近似方法利用患者服务时间的样本值将随机问题转化为确定性问题求解，不需要考虑患者服务时间的分布信息，从而降低了计算的复杂性。为更好地说明并建立样本平均近似模型，需引入如下参数和变量。

K 为样本数量。

x_i^k 为第 k 个样本下患者 i 的服务时间实现值，$k=1,2,\cdots,K$，$i=1,2,\cdots,N$。

w_{ij}^k 为第 k 个样本下将患者 i 安排至第 j 个位置时的患者等待时间，$i,j=1,2,\cdots,N$。

l_{ij}^k 为第 k 个样本下将患者 i 安排至第 j 个位置时的医生空闲时间，$i,j=1,2,\cdots,N$。

o^k 为第 k 个样本下的医生加班时间。

g^k 为提前时间，即服务完最后一个患者比医生正常工作时间 T 提前的时间。

M_1,M_2 为充分大的正数。

其他参数和变量的定义与随机模型相同，基于样本平均近似方法，可将式（1.91）改写为

$$\min_{a,s} \sum_{k=1}^{K} \frac{1}{K} \left(\sum_{i=1}^{N} \sum_{j=1}^{N} c_w^i w_{ij}^k + c_l l_{ij}^k + c_o o^k \right) \tag{1.100}$$

$$\text{s.t.} \sum_{i=1}^{N} w_{ij}^k + \sum_{i=1}^{N} l_{ij}^k + \sum_{i=1}^{N} a_{ij} x_i^k - s_j = \sum_{i=1}^{N} w_{i,j+1}^k, \quad k=1,2,\cdots,K, \quad j=1,2,\cdots,N-1 \tag{1.101}$$

$$\sum_{i=1}^{N} w_{i,N}^k + g^k + \sum_{i=1}^{N} a_{i,N} x_i^k - s_N = o^k, \quad k=1,2,\cdots,K \tag{1.102}$$

$$\sum_{i=1}^{N} a_{ij} = 1, \quad j=1,2,\cdots,N \tag{1.103}$$

$$\sum_{j=1}^{N} a_{ij} = 1, \quad i=1,2,\cdots,N \tag{1.104}$$

$$a_{ij} \in \{0,1\} \tag{1.105}$$

$$w_{ij}^k \leqslant M_1 a_{ij}, \quad i,j=1,2,\cdots,N, \quad k=1,2,\cdots,K \tag{1.106}$$

$$l_{ij}^k \leqslant M_2 a_{ij}, \quad i,j=1,2,\cdots,N, \quad k=1,2,\cdots,K \tag{1.107}$$

$$w_{ij}^k \geqslant 0, \quad i,j=1,2,\cdots,N, \quad k=1,2,\cdots,K \tag{1.108}$$

$$l_{ij}^k \geqslant 0, \quad i,j=1,2,\cdots,N, \quad k=1,2,\cdots,K \tag{1.109}$$

$$o^k \geqslant 0, \quad k=1,2,\cdots,K \tag{1.110}$$

约束条件式（1.101）和式（1.102）定义了各样本下的患者等待时间和医生空闲时间，式（1.103）～式（1.105）保证了每个患者都被安排到队列中的某个位置上，且每个位置只安排一个患者。约束条件式（1.106）～式（1.110）表示患者等待时间、医生空闲时间和医生加班时间非负，当且仅当患者 i 被安排至第 j 个位置服务时，患者 i 会在 j 位置产生等待成本或带来医生空闲成本。

上述混合整数线性规划问题可通过优化软件 CPLEX 求解，Mancilla 和 Storer[33]证明了当同时考虑患者服务时间和服务顺序时，上述问题为 NP 难问题，并通过数值实验指出当仅考虑 10 个患者、100 个样本时，采用 CPLEX 求解该类问题最优解的时间长达数十小时甚至几天。而若给定患者排序，该方法可较快获得一个近似最优解，因此在数值算例中将以确定服务顺序的样本平均近似模型求解结果作为基准解进行比较分析。

2）启发式排序方法

考虑到直接求解随机混合整数规划和样本平均近似方法的计算复杂性，根据算法 1.9 和算法 1.10 的思想，可设计如下算法求解分配给各患者的服务时间和服务顺序。

算法 1.11

步骤 1. 初始化患者集合 $P=\{1,2,\cdots,N\}$ ， $j=N$ ；

步骤 2. 对任意 $i\in P$ ，将患者集合分为两个子集，其中 $P_1=\{i\}$ ， $P_2=P/P_1$ ；

步骤 3. 将集合 P_2 中的患者看作一个整体，并令服务顺序为 P_2P_1 ，将原问题转化为两个患者的预约调度问题，利用式（1.99）修正患者等待时间成本，根据式（1.97）求得最优解和最优期望利润 $C^*(i)$ ；

步骤 4. 令 $x(j)=\{i|C^*(i)=\min C^*(t),t\in P\}$ ， $s_j^*=\arg\min C(x(j))$ ，并令 $j=j-1$ ， $P=P/\{i\}$ ， $c_o=c_w^{x(j)}$ ，转回步骤 2。

与算法 1.10 相同，考虑到集合 P_2 内患者之间的等待时间，也需要对患者单位等待时间成本进行调整。但与算法 1.10 的不同之处在于，算法 1.10 在对患者等待成本进行修正时，所有患者的服务顺序已知，而在算法 1.11 中患者服务顺序是不确定的，当患者服务时间方差不同时，根据式（1.99）， P_2 中各个患者对 P_1 中患者等待时间的影响也会随着服务顺序的改变而不同。因此需要进一步考虑如何确定集合 P_2 内患者的服务顺序。

Denton 等[34]在患者的等待时间成本相同的假设下，利用凸序理论给出了考虑医生加班时间下两个患者的最优服务顺序。当患者等待时间成本不同时，有以下定理。

定理 1.8　若患者服务时间为独立同分布的随机变量，且 $c_w^2\leqslant c_w^1$ ，则患者最优服务顺序为 $\{1,2\}$ 。

证明：当系统中只有两个患者时，由式（1.97），根据最优服务时间的一阶条件，假设服务时间为服从独立同分布的随机变量，式（1.97）两边同时对第二个患者等待时间成本 c_w 求导，得

$$-1+F_1(s_1)+(c_w+c_o+c_I)f_1(s_1)\frac{\partial s_1}{\partial c_w}-c_of_1(s_1)F_2(T-s_1)\frac{\partial s_1}{\partial c_w}+c_oF_1(s_1)f_2(T-s_1)\frac{\partial s_1}{\partial c_w}=0$$

（1.111）

根据式（1.111）不难发现 $\partial s_1/\partial c_w>0$ ，即当第二个患者的等待时间成本较高时，决策者往往会给第一个患者分配较长的服务时间以减少第二个患者的等待时间。此外，由式（1.89）和式（1.96），可得系统总期望成本为

$$C=E[c_w(x_1-s_1)^++c_o(x_1+x_2+(s_1-x_1)^+-T)^++c_I(s_1-x_1)^+]$$

$$=c_w\int_{s_1}^\infty(x_1-s_1)f_1(x_1)\mathrm{d}x_1+c_I\int_0^{s_1}(s_1-x_1)f_1(x_1)\mathrm{d}x_1$$

$$+c_o\int_{s_1}^\infty\int_{T-s_1}^\infty(x_1+x_2-T)f_1(x_1)f_2(x_2)\mathrm{d}x_1\mathrm{d}x_2+c_o\int_0^{s_1}\int_{T-s_1}^\infty(s_1+x_2-T)f_1(x_1)f_2(x_2)\mathrm{d}x_1\mathrm{d}x_2$$

（1.112）

对式（1.112）关于 c_w 求导，有

$$\frac{\partial C}{\partial c_w} = \int_{s_1}^{\infty} (x_1 - s_1) f_1(x_1) \mathrm{d}x_1 - c_w \frac{\partial s_1}{\partial c_w} + c_w \frac{\partial s_1}{\partial c_w} F_1(s_1) + c_I \frac{\partial s_1}{\partial c_w} F_1(s_1)$$

$$+ c_o \frac{\partial s_1}{\partial c_w} F_1(s_1)(1 - F_2(T - s_1))$$

$$= \int_{s_1}^{\infty} (x_1 - s_1) f_1(x_1) \mathrm{d}x_1 - [c_w + (c_w + c_I + c_o) F_1(s_1) + c_o F_1(s_1) F_2(T - s_1)] \frac{\partial s_1}{\partial c_w}$$

$$\tag{1.113}$$

由式（1.97），显然 $\partial C / \partial c_w \geqslant 0$。

定理 1.9　若 $x_1 \leqslant_{cx} x_2$ 且 $c_w^2 \leqslant c_w^1$，则患者最优排序为 $\{1,2\}$。

证明：令 $C(s_1^*, \{1,2\})$ 表示当患者服务顺序为 $\{1,2\}$ 时的最优期望成本，其中 s_1^* 表示分配给第一个患者（即患者 1）的最优服务时间，$C(s_2^*, \{2,1\})$ 表示当患者服务顺序为 $\{2,1\}$ 时的最优期望成本，其中 s_2^* 表示分配给第一个患者（即患者 2）的最优服务时间。当患者服务顺序为 $\{1,2\}$ 时，由于 $C(s_1^*, \{1,2\})$ 的最优性，有

$$C(s_1^*, \{1,2\}) \leqslant C(s_2^*, \{1,2\})$$

$$= c_w^2 E(x_1 - s_2^*)^+ + c_I E(s_2^* - x_1)^+ + c_o E[x_1 + x_2 + (s_2^* - x_1)^+ - T]^+$$

$$\leqslant c_w^1 E(x_1 - s_2^*)^+ + c_I E(s_2^* - x_2)^+ + c_o E[x_1 + x_2 + (s_2^* - x_2)^+ - T]^+$$

$$= C(s_2^*, \{2,1\})$$

其中第二个不等式由凸序的定义和期望等待时间、医生空闲时间和医生加班时间的凸性可得。

当患者数量 $N \geqslant 3$ 时，定理 1.8 和定理 1.9 的结论不再适用，但仍可为后续设计启发式排序算法提供思路。根据 Mak 等[35]的研究，给出如下几种常见的启发式排序方法。

（1）方差序（order of variance，OV）。当患者等待成本相同时，Weiss[32]、Denton 等[34]指出可采用方差增序对患者进行排序。由于患者服务时间的方差体现了服务时间的波动性，因此排序时将服务时间方差较小的患者放在前面，可减小方差波动对后序患者的影响。

（2）方差-等待成本比率（order of variance-to-waiting cost ratio，OVC）。根据定理 1.8，若患者方差相同，则最优服务顺序为按照等待时间成本降序排列，这是因为在整个服务队列中顺序相对较前的患者等待时间往往较短，而顺序相对靠后的患者由于前序患者服务时间的波动，往往需要等待较长的时间，因此可以将等待时间成本高的患者安排在队列前面。同时由于服务时间方差会带来服务时间的波动性，由 Gupta[36]的研究，可按照服务时间方差与患者等待成本之比 σ^2 / c_w 的增序进行排列。

（3）标准差-等待成本比率（order of standard deviation-to-waiting cost ratio，

OSC）。根据 Mak 等[35]的研究，可利用服务时间标准差与等待成本比率的增序对患者进行排列。

下面给出基于启发式排序方法的求解算法。

算法 1.12

步骤 1. 初始化患者集合 $P=\{1,2,\cdots,N\}$，$j=N$；

步骤 2. 对任意 $i\in P$，将患者集合分为两个子集，其中 $P_1=\{i\}$，$P_2=P/P_1$；

步骤 3. 将患者集合 P_2 中的患者看作一个患者，将 P_2 中的患者按方差序（或方差-等待成本比率，标准差-等待成本比率）顺序排列，$c_w^j=\left(\sum_{i=1}^m (m+1-i)\sigma_i^2\Big/\sum_{i=1}^m \sigma_i^2\right)c_w^j$，其中 m 为 P_2 中患者的个数，将原问题转化为两个患者的预约调度问题，根据式（1.97）求得最优解和最优期望利润 $C^*(i)$；

步骤 4. 令 $x(j)=\{i\,|\,C^*(i)=\min C^*(t),t\in P\}$，$s_j^*=\arg\min C(x(j))$，并令 $j=j-1$，$P=P/\{i\}$，$c_o=c_w^{x(j)}$，转回步骤 2。

3）患者服务时间分布卷积的简化计算

上述算法均需要计算集合 P_2 内患者随机服务时间之和的分布函数，即需要计算各个患者服务时间分布的卷积。首先考虑两个连续随机变量和的分布，若 X_1，X_2 是两个相互独立的随机变量，则 $X=X_1+X_2$ 的概率分布可由卷积公式得到：

$$f_X(x)=\int_{-\infty}^{\infty} f_1(x_1)f_2(x-x_1)\mathrm{d}x_1$$

$Y=X_1+X_2+X_3$ 的概率分布可通过计算 $X(=X_1+X_2)$ 与 X_3 的卷积得到，以此类推。根据卷积计算公式可发现，当随机变量的概率密度函数形式复杂时，卷积的计算难度也会加大。

下面通过将连续分布离散近似以对卷积计算进行简化。对于两个离散序列 $x_1(n)$ 和 $x_2(n)$，其卷积 $x(n)$ 可通过如下表达式给出：

$$x(n)=\sum_{i=-\infty}^{\infty} x_1(i)x_2(n-i)$$

记患者 i 的服务时间 x_i 的概率密度函数为 $f_i(\cdot)$，$i=1,2,\cdots,N$，$f_i(\cdot)$ 为单峰函数。考虑区间 $[0,T_{\max}]$，其中 $T_{\max}$ 为 P_2 中患者服务时间之和的最大值。将区间 $[0,T_{\max}]$ 以 Δt 为间隔等分为 M 份，即 $\Delta t=T_{\max}/M$，当 Δt 足够小时，可将离散化的概率密度函数近似作为连续分布的概率密度函数。根据离散序列的卷积公式，有

$$h_1(t)=\sum_{m=0}^{t/\Delta t} f_1(m\Delta t)x_2(t-m\Delta t),\quad t\in[0,T_{\max}]$$

$$h_2(t)=\sum_{m=0}^{t/\Delta t} h_1(m\Delta t)f_3(t-m\Delta t),\quad t\in[0,T_{\max}]$$

……

$h_1(\cdot)$、$h_2(\cdot)$ 分别为 x_1+x_2、$x_1+x_2+x_3$ 的概率密度函数，同理可得到 $x_1+x_2+x_3+x_4$，$x_1+x_2+x_3+x_4+x_5$ 等的概率密度函数。

1.3.4　数值算例

本节通过数值算例对算法的有效性加以验证。首先假设患者服务时间为独立同分布的随机变量，且患者等待时间成本相等，此时无须考虑患者排序。Denton 和 Gupta[37]利用 L-shape 算法求解了基于两阶段随机规划的调度问题，并以较高的精度给出了最优解的上下界，因此可将 L-shape 算法获得的结果作为最优解，将启发式算法的结果与 L-shape 算法进行比较，验证算法的有效性。

首先假设医生加班时间成本为零，令 $N=5$，患者服务时间相互独立，且服从 $\mu=3$，$\sigma^2=0.5$ 的正态分布，表 1.8 对比了不同成本参数下算法 1.9、算法 1.10 与 L-shape 算法得到的患者调度方案和系统期望成本。由假设 $\sum\limits_{i=1}^{N}s_i=T$，只需求解分配给前四个患者的服务时间。观察患者调度方案，在当前参数假设下算法 1.9 获得的患者调度方案是为各个患者分配相同的服务时间，而算法 1.10 与 L-shape 算法求得的患者调度方案呈现患者服务时间先增后减的圆顶形状。从表 1.8 中还可发现，在算法 1.10 获得的患者调度方案下系统期望成本与 L-shape 获得的结果差距较小，且明显优于算法 1.9 获得的结果。

表 1.8　不考虑医生加班时间的调度方案期望成本比较

c_w, c_l	(9, 1)			(5, 5)			(1, 9)		
	L-shape	算法 1.9	算法 1.10	L-shape	算法 1.9	算法 1.10	L-shape	算法 1.9	算法 1.10
s_1	3.952	3.641	3.916	3.167	3	3.253	2.268	2.362	2.405
s_2	3.995	3.641	3.932	3.369	3	3.384	2.818	2.362	2.657
s_3	3.989	3.641	3.847	3.348	3	3.312	2.844	2.362	2.723
s_4	3.954	3.641	3.747	3.227	3	3.182	2.752	2.362	2.652
C	5.06	5.89	5.12	12.8	14.47	12.96	6.67	9.11	6.89
Gap1*	16.40%			13.05%			36.58%		
Gap2**	1.19%			1.25%			3.30%		

* Gap1 = $(C_1-C_{\text{L-shape}})/C_{\text{L-shape}}$，** Gap2 = $(C_2-C_{\text{L-shape}})/C_{\text{L-shape}}$；$C_1$、$C_2$ 分别为利用算法 1.9 和算法 1.10 求解患者调度方案获得的系统期望成本

当医生加班时间成本不为零时，假设患者服务时间服从 $U(0,2)$ 的均匀分

布，不同患者的等待时间成本相等。与 Denton 和 Gupta[37]的研究一致，令 $N=7$，表 1.9 比较了不同成本参数下算法 1.9、算法 1.10 和 L-shape 算法得到的系统期望成本，图 1.13 给出了不同成本参数下三种算法分别为患者分配的服务时间。根据表 1.9 可以发现，对等待时间成本进行修正的算法 1.10 明显改善了算法 1.9，且算法 1.10 获得的系统期望成本与 L-shape 算法结果差距较小，从而验证了算法 1.10 的有效性。

表 1.9 不同参数下的期望成本比较

c_w, c_l, c_o	(3,7,3)	(3,7,5)	(3,7,7)	(5,5,3)	(5,5,5)	(5,5,7)	(7,3,3)	(7,3,5)	(7,3,7)
$C_{\text{L-shape}}$	18.93	20.80	22.74	21.85	24.64	27.05	20.92	25.26	28.89
Gap1*	3.73%	2.95%	1.92%	12.3%	8.88%	6.68%	27.7%	13.8%	9.73%
Gap2**	1.31%	2.59%	4.10%	1.45%	1.89%	2.99%	6.96%	4.55%	4.16%

* Gap1 = $(C_1 - C_{\text{L-shape}})/C_{\text{L-shape}}$，** Gap2 = $(C_2 - C_{\text{L-shape}})/C_{\text{L-shape}}$；$C_1$、$C_2$ 分别为利用算法 1.9 和算法 1.10 求解患者调度方案获得的系统期望成本

(a) $c_w=3, c_l=7, c_o=3$

(b) $c_w=3, c_l=7, c_o=5$

(c) $c_w=3, c_l=7, c_o=7$

(d) $c_w=5, c_l=5, c_o=3$

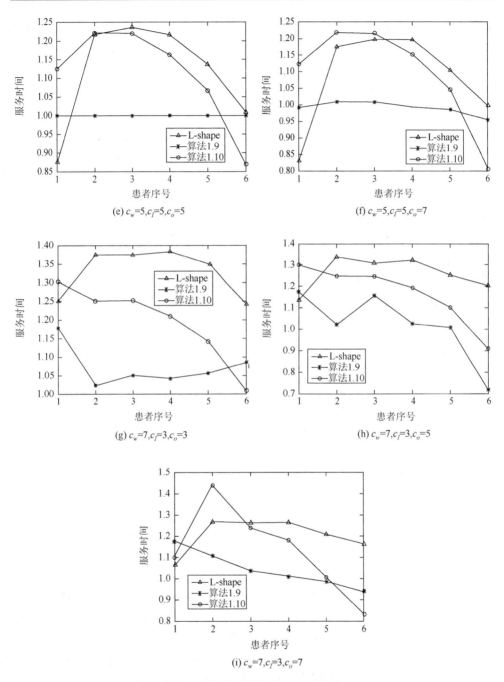

图 1.13　不同参数下算法结果比较

观察图 1.13 可发现，算法 1.10 和 L-shape 算法得到的患者服务时间基本符合圆顶形，即初始患者分配的服务时间较短，随着患者服务次序的增加，服务时间先增加并保持在一个较高的水平，随后减小，这也与目前多数文献获得的结果相一致。根据图 1.13（a）～（f），当患者等待时间成本较低时，根据算法 1.10 得到的患者预约调度方案圆顶形状更为明显；由图 1.13（g）～（i）可知，随着患者等待时间成本的增加，基于算法 1.10 的调度方案更倾向分配给服务次序靠前的患者更多的服务时间。出现这一结果的原因在于，算法 1.10 对患者服务时间成本系数进行了修正，对第 j 个患者，其等待时间成本系数为 $j/2$，因此随着患者服务次序的增加，其相应的等待时间成本增大，当 c_w 也比较大时，会给集合 P_2 中的患者预留更多的服务时间，而分配给患者 j 的时间则会相应减少。此外，从图 1.13 还可以发现，随着患者服务次序的增加，算法 1.10 分配给患者的服务时间与 L-shape 算法结果相比，呈现先高后低的变化趋势，即对于服务次序靠前的患者，算法 1.10 给其分配的服务时间高于 L-shape 算法分配的时间，而随着服务次序的增加，算法 1.10 分配给患者的服务时间小于 L-shape 算法的结果，且当患者等待时间成本较大时，这一变化更加明显。出现这一结果也是由患者等待时间成本系数与服务次序相关造成的，由于算法 1.10 的求解是逆序的，即首先确定最后一个患者的服务时间，再确定第 $N-1$ 个患者的服务时间，依次类推。在求解分配最后一个患者的服务时间时，由于该患者的等待时间成本 $(N/2)c_w^N > c_w^N$，为减少患者等待时间，决策者会为集合 P_2 中的患者预留更多的服务时间，因此为第 N 个患者分配的服务时间相对较短。

再来看同时考虑患者服务时间与服务顺序的问题。为与样本平均近似方法的患者排序方式保持一致，均采用方差-等待成本比率的启发式排序方法给定患者服务顺序，通过算法 1.12 获得患者服务时间，并将结果与通过 CPLEX 软件求解模型（1.101）得到的结果进行对比。

假设系统中共有七个患者，服务时间分别服从均匀分布 $U(0,4)$，$U(0.2,3.8)$，$U(0.5,3.5)$，$U(1,3)$，$U(1.2,2.8)$，$U(1.5,2.5)$，$U(1.8,2.2)$，患者单位时间等待成本向量为 $c_w = [9,8,3,4,5,6,7]$，表 1.10 对比了当成本系数不同时，样本平均近似方法与算法 1.12 在不同样本数量下获得的结果。

根据表 1.10 可以发现，在不同的参数组合下，当样本规模 $K \leqslant 10\,000$ 时，基于算法 1.12 的预约调度方案得到的系统期望成本低于给定患者服务顺序时利用样本平均近似方法获得的结果，且随着样本数量的增加，样本平均近似方法获得的结果会得到改善并收敛于最优，但所需求解时间较长，算法 1.12 在一定程度上保证求解质量的同时减少了计算时间，由此体现了算法 1.12 在计算时间和效率上的优越性。

表 1.10　算法 1.12 与样本平均近似方法的结果对比

K	$c_I = 7, c_o = 3$			$c_I = 7, c_o = 5$			$c_I = 7, c_o = 5$		
	T_{SAA}	T_{H}	Gap*	T_{SAA}	T_{H}	Gap*	T_{SAA}	T_{H}	Gap*
50	1.57s		−2.11%	1.23s		−3.63%	1.33s		−4.55%
100	1.68s		−2.69%	1.27s		−3.61%	1.38s		−3.94%
500	2.32s		−1.99%	1.9s		−3.77%	1.72s		−4.44%
1 000	2.88s	0.518s	−0.52%	2.28s	0.721s	−2.98%	2.29s	0.612s	−3.41%
5 000	12.63s		−0.67%	11.79s		−2.86%	12.65s		−3.62%
10 000	34.56s		−0.45%	33.56s		−2.66%	30.87s		−3.40%
>50 000	>120s		1.56%	>120s		2.91%	>120s		0.43%

* Gap =（C_{H}−C_{SAA}）/C_{SAA}，T_{H} 表示利用启发式算法 1.12 求解原问题所需要的计算时间，C_{H} 表示利用启发式算法 1.12 求解患者调度方案获得的系统期望成本

　　图 1.14 给出了不同医生空闲时间成本和医生加班时间成本下，基于不同样本数的样本平均近似方法获得的患者预约调度方案以及基于算法 1.12 获得的患者预约调度方案，从图中可以看出，两种算法下分配给各个患者服务时间变动的趋势一致，且随着样本数量的增加，两种算法下的预约调度方案趋近一致。根据图 1.14 还可发现，两种算法给第 5 个患者分配的服务时间最长，给第 6 个患者分配的服务时间最短。这是由于按照方差-等待成本比率增序对患者进行排序时，根据患者方差和等待成本参数，排在第 5 个和第 6 个进行服务的患者分别为患者 2 和患者 1；患者 2 的等待时间成本最小，且小于医生空闲时间成本，决策者会减少分配给前 4 个患者的等待时间以减小医生空闲时间，而患者 1 等待时间成本最高，因此会为前 5 个患者分配更多的服务时间，以减少患者 1 的等待时间。

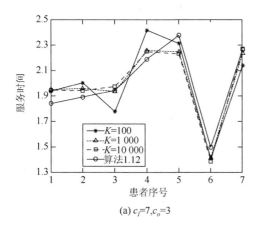

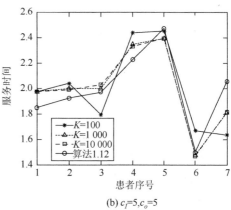

(a) c_I=7,c_o=3　　　　　　　　　　　　(b) c_I=5,c_o=5

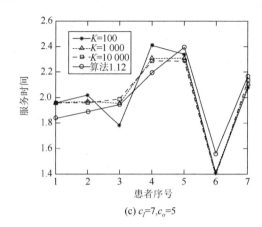

(c) $c_I=7, c_o=5$

图 1.14 算法 1.12 与样本平均近似方法获得的患者调度方案对比

表 1.11 进一步对比了不同患者数量下算法 1.12 与样本平均近似方法的计算结果，当样本数量较少时，基于算法 1.12 的预约调度方案在计算时间和计算效率上均优于样本平均近似方法，随着患者数量和样本数量的增多，样本平均近似方法所需计算时间显著增加，由此进一步体现了算法 1.12 在计算效率上的优势。

表 1.11   不同患者数量下算法 1.12 与样本平均近似方法的结果对比

K	$N=15$			$N=30$			$N=50$		
	T_{SAA}	T_H	Gap*	T_{SAA}	T_H	Gap*	T_{SAA}	T_H	Gap*
100	2.29s		−0.92%	3.29s		−0.41%	3.39s		−0.64%
500	3.37s		−0.13%	5.98s		0.63%	23.41s		−0.02%
1 000	4.54s	0.8599s	0.4%	9.74s	5.46s	0.84%	33.68s	35.08s	0.61%
5 000	14.79s		0.62%	48.64s		1.23%	135.56s		1.83%
10 000	44.88s		0.89%	227.43s		1.87%	280.21s		2.22%

* Gap = $(C_H - C_{SAA})/C_{SAA}$, T_H 表示利用启发式算法 1.12 求解原问题所需要的计算时间, C_H 表示利用启发式算法 1.12 求解患者调度方案获得的系统期望成本

1.3.5 结论

本节研究了单服务台的随机预约调度模型，以服务时间随机的异质患者为研究对象，考虑患者服务时间分布函数和爽约行为的不同，建立随机混合整数规划模型，对患者的预约调度方案和服务顺序进行优化。首先给定患者服务顺序，求解两患者预约系统最优方案满足的一阶条件。进一步，设计启发式算法对多个患者的预约系统调度方案进行求解，并通过对患者等待时间成本系数进行调

整以修正算法。在此基础上，对患者的排序方案进行优化，确定各个患者的服务开始时间。

数值结果表明，当患者服务时间为独立同分布的随机变量时，分配给患者的服务时间呈现先增加并维持在一个较高水平，后逐渐减少的圆顶形，即给较早接受服务的患者和最后接受服务的患者预留较短的服务时间，而给服务顺序处于队列中间的患者预留较长的服务时间；当患者服务时间分布互不相同时，与基于样本平均近似方法的结果相比，启发式算法在求解效率和计算时间上都具有一定的优越性。

当患者等待时间成本较低时，根据数值结果，系统会为队列中间的患者安排较长的预约时间间隔，若当前患者在下一个患者到达前结束服务，则会造成医生空闲时间。由于医疗服务过程中，医生空闲往往伴随着设备空转、医疗资源闲置等，空闲时间成本往往较高，实际应用中，医院可考虑在医生服务能力范围内，安排部分当天到达的患者接受服务，以减少医疗资源的闲置；同时，为提前预约患者赋予较高的优先权，防止预约患者因等待时间过长而造成的满意度下降。在对患者的服务顺序进行决策时，需要权衡患者等待时间成本和随机服务波动性对系统的影响，将服务时间波动较小、等待时间成本较高的患者指派至等待队列的前面接受服务，将服务时间波动性大且等待时间成本较小的患者安排在后面接受服务，以最小化由于患者服务时间的波动性对系统造成的影响，并减少预约调度系统总成本。

1.4　本章小结

本章研究了异质患者的门诊预约调度问题，设计了动态预约策略和患者调度方案。

首先，在患者服务时间确定的假设下，针对患者服务时间的差异以及患者取消预约和爽约的行为特征，在对患者预约流程进行梳理的基础上通过马尔可夫决策过程建立动态规划模型，研究了患者动态到达的门诊预约策略。考虑到动态规划模型的状态空间过于庞大，将模型进行近似简化，并设计了启发式算法对模型进行求解，启发式算法极大地降低了状态空间的维度，同时保证了计算效率。进一步，分析了参数变动对启发式预约策略的影响，给出了各类患者在预约周期各个阶段的最大预约容量。

其次，以服务时间不同的异质患者为研究对象，结合患者爽约的行为特征，以最小化患者等待时间成本、医生加班时间成本和医生空闲时间成本为目标，设计了异质患者的序贯调度方案。首先在给定患者集合的情况下，建立混合整数规划模型，分别求解了不存在患者爽约行为以及存在患者爽约行为时允许患者超订的患者调度准则；在此基础上，考虑患者动态到达的情况，当患者到达时决定是否接受该患者的预约请求，同时为接受预约的患者安排预约时间，实现门诊预约的在线、实时调度。此外，考虑不同类型患者所需服务时间差别较大的情况，对患者进行分块、分时段调度。

最后，将模型扩展至患者服务时间随机的情况，研究了单服务台的随机预约调度问题，考虑患者服务时间服从不同的分布函数，建立随机混合整数规划模型，对患者的预约调度方案和服务顺序进行优化。首先在给定服务顺序的情况下，引入库存理论相关方法，将两个患者的预约系统与经典报童模型等价，给出最优预约方案满足的一阶条件，进一步，基于两个患者的预约调度方案，设计启发式算法求解了多个患者预约系统的最优预约调度方案，并通过调整患者等待时间成本系数对算法进行修正。在此基础上，对患者的排序方案进行优化，确定各个患者的服务开始时间。

本章针对门诊预约中的关键问题，考虑患者服务时间和行为特征的异质性，运用收益管理、动态规划、马尔可夫决策、随机优化、随机过程等理论和方法，结合模型性质设计了启发式算法，对门诊预约策略和患者调度排程方案进行优化。所得结果可为医院分配患者预约号源、安排患者就诊时间和服务顺序、全面推行分时段就诊等提供理论依据，并有助于医院缓解门诊拥堵状况，提高患者满意度，提升医院整体服务水平。

参 考 文 献

[1] 杜少甫, 谢金贵, 刘作仪. 医疗运作管理: 新兴研究热点及其进展[J]. 管理科学学报, 2013, 16（8）: 1-19.

[2] 罗利, 石应康. 医疗服务资源调度优化理论、方法及应用[M]. 北京: 科学出版社, 2014.

[3] Bailey N T J. A study of queues and appointment systems in hospital out-patient departments, with special reference to waiting-times[J]. Journal of the Royal Statistical Society Series B（Methodological）, 1952, 14（2）: 185-199.

[4] Lindley D V. The theory of queues with a single server[J]. Mathematical Proceedings of the Cambridge Philosophical Society, 1952: 48（2）: 277-289.

[5] LaGanga L R, Lawrence S R. Clinic overbooking to improve patient access and increase provider productivity*[J]. Decision Sciences, 2007, 38（2）: 251-276.

[6] 罗太波, 罗利, 刘姿. 基于收益管理方法的医院门诊预约挂号优化模型[J]. 系统工程, 2011, 29（9）: 78-84.

[7] Sauré A, Patrick J, Tyldesley S, et al. Dynamic multi-appointment patient scheduling for radiation therapy[J]. European Journal of Operational Research, 2012, 223（2）: 573-584.

[8] Parizi M S, Ghate A. Multi-class, multi-resource advance scheduling with no-shows, cancellations and overbooking[J]. Computers and Operations Research, 2015, 67（C）: 90-101.

[9] Gallucci G, Swartz W, Hackerman F. Impact of the wait for an initial appointment on the rate of kept appointments at a mental health center[J]. Psychiatric Services, 2005, 56（56）: 344-346.

[10] Ho C J, Lau H S. Evaluating the impact of operating conditions on the performance of appointment scheduling rules in service systems[J]. European Journal of Operational Research, 1999, 112 (3): 542-553.

[11] Liu N, Ziya S, Kulkarni V G. Dynamic scheduling of outpatient appointments under patient no-shows and cancellations[J]. Manufacturing and Service Operations Management, 2010, 12 (2): 347-364.

[12] Zacharias C, Pinedo M. Appointment scheduling with no-shows and overbooking[J]. Production and Operations Management, 2014, 23 (5): 788-801.

[13] Lee S J, Heim G R, Sriskandarajah C, et al. Outpatient appointment block scheduling under patient heterogeneity and patient no-shows[J]. Production and Operations Management, 2018, 27 (1): 28-48.

[14] Schütz H J, Kolisch R. Approximate dynamic programming for capacity allocation in the service industry[J]. European Journal of Operational Research, 2012, 218 (1): 239-250.

[15] Shaked M, Shanthikumar J G. Stochastic Orders and Their Applications[M]. Boston: Academic Press, 1994.

[16] Belobaba, Peter P. OR practice: Application of a probabilistic decision model to airline seat inventory control[J]. Operations Research, 1989, 37 (2): 183-197.

[17] Subramanian J, Stidham S, Lautenbacher C J. Airline yield management with overbooking, cancellations, and no-shows[J]. Transportation Science, 1999, 33 (2): 147-167.

[18] 肖鑫, 傅效群, 唐磊, 等. 医院门诊候诊时间量化分析和研究[J]. 中国医药, 2014, 9 (8): 1225-1227.

[19] Huang Y, Hanauer D. Patient no-show predictive model development using multiple data sources for an effective overbooking approach[J]. Applied Clinical Informatics, 2014, 5 (3): 836-860.

[20] Cayirli T, Emre V. Outpatient scheduling in health care: A review of literature[J]. Production and Operations Management, 2003, 12 (4): 519-549.

[21] Schütz H J, Kolisch R. Capacity allocation for demand of different customer-product-combinations with cancellations, no-shows, and overbooking when there is a sequential delivery of service[J]. Annals of Operations Research, 2013, 206 (1): 401-423.

[22] Chen Y, Kuo Y H, Fan P, et al. Appointment overbooking with different time slot structures[J]. Computers & Industrial Engineering, 2018, 124: 237-248.

[23] Muthuraman K, Lawley M. A stochastic overbooking model for outpatient clinical scheduling with no-shows[J]. IIE Transactions, 2008, 40 (9): 820-837.

[24] 胡媛, 金文忠, 陆耀, 等. 口腔科复诊患者分时段预约诊疗服务序列优化算法[J]. 上海口腔医学, 2015, 24 (6): 712-715.

[25] 闫勇, 侯生才, 仇纯荣, 等. 深入研究预约挂号的服务要素切实提高门诊医疗服务水平[J]. 中国医院, 2011, 15 (4): 7-9.

[26] Zacharias C, Pinedo M. Managing customer arrivals in service systems with multiple identical servers[J]. MandSom-Manufacturing and Service Operations Management, 2017, 19 (4): 639-656.

[27] 张文思, 李金林, 冉伦, 等. 基于异质患者行为特征的动态门诊预约策略[J]. 系统工程, 2017, 35 (11): 143-152.

[28] Cayirli T, Yang K K, Quek S A. A Universal appointment rule in the presence of no-shows and walk-ins[J]. Production and Operations Management, 2012, 21 (4): 682-697.

[29] LaGanga L R, Lawrence S R. Appointment overbooking in health care clinics to improve patient service and clinic performance[J]. Production and Operations Management, 2012, 21 (4): 874-888.

[30] Robinson L W, Chen R R. A comparison of traditional and open-access policies for appointment scheduling[J]. Manufacturing and Service Operations Management, 2010, 12 (2): 330-346.

[31]　Begen M A，Queyranne M. Appointment scheduling with discrete random durations[J]. Mathematics of Operations Research，2011，36（2）：240-257.

[32]　Weiss E N. Models for determining estimated start times and case orderings in hospital operating rooms[J]. IIE Transactions，1990，22（2）：143-150.

[33]　Mancilla C，Storer R. A sample average approximation approach to stochastic appointment sequencing and scheduling[J]. IIE Transactions，2012，44（8）：655-670.

[34]　Denton B，Viapiano J，Vogl A. Optimization of surgery sequencing and scheduling decisions under uncertainty[J]. Health Care Management Science，2007，10（1）：13-24.

[35]　Mak H Y，Rong Y，Zhang J. Sequencing appointments for service systems using inventory approximations[J]. Manufacturing and Service Operations Management，2014，16（2）：251-262.

[36]　Gupta D. Surgical suites' operations management[J]. Production and Operations Management，2007，16（6）：689-700.

[37]　Denton B，Gupta D. A sequential bounding approach for optimal appointment scheduling[J]. IIE Transactions，2003，35（11）：1003-1016.

第 2 章　手术计划调度优化

手术室作为医院最大的成本和收益中心，用于各个科室患者的手术操作，是重要技术部门。手术室资源是医疗资源中关键服务资源之一，也是衔接上游门诊和下游 ICU 住院医疗资源的关键枢纽。因此，手术室的服务质量直接决定着患者的生命安全及医院的服务水平，手术计划调度是否高效直接影响后续部门及整个医院的运作效率。手术室资源优化配置已经成为医院改善医疗服务质量和效率、缓解医疗服务资源难题的重要切入点，与之相关的手术计划调度也成为医院管理者和学者关注的热点。其中关键的问题是手术计划调度中的不确定性，如手术时间、患者的爽约和取消预约行为、急诊手术的到达等。不确定性不但增加手术计划决策的难度，而且降低医疗资源的利用率和服务质量。未充分考虑不确定性的手术计划会导致相关资源的闲置或加班，下游住院病房床位紧张等问题，也会引起手术病房、ICU 等其他相关资源需求的剧烈波动，从而增加医院运营成本，影响手术资源利用效率和服务质量。因此，这是一件非常耗时、错综复杂的优化问题，尤其需考虑手术计划过程中存在的诸多不确定性。

为了提高手术室资源的利用效率，减少手术室加班的概率，缓解当前看病难的现状，在国家政策的不断推动下，手术室计划调度受到了医院越来越多的重视和推广。优化手术室的开放时间及手术患者到手术室的分配方案，合理安排手术患者的预约服务时长及服务次序，已成为医院管理者的重要决策。然而，国内的大多数医院只针对宏观政策的管理规定，在手术室计划调度的管理决策上仍然是不科学的、粗犷的，特别是我国基层的医疗服务机构，因此，建立科学有效的手术室计划调度的管理决策具有十分重要的意义和影响。

2.1　随机规划机会约束手术室计划调度

2.1.1　研究背景

手术计划问题一般包括择期手术和急诊手术。择期手术是指将手术等待名单上的患者分配到指定手术室，急诊手术是指急诊患者随机到达，需要优先进行手术。本节在战术层面上研究择期手术的计划问题。在手术室计划的确定模型中，所有的参数都是已知的，包括患者的手术时间，然而在实际中存在较多的不确定性，基于确定手术时间的手术计划往往会误导管理者，从而导致决策错误。因此如何有效地处理这些不确定性成为研究的关键。本节考虑患者的手术时间是不确定的，将不确定参数当作随机变量，在不确定模型中引入机会约束，基于手术时间离散的概率情景，研究手术室开放和分配问题。

由于手术室的加班涉及多方面的影响，包括护士和手术医生的偏好及工作量，患者的满意度和安全性，用金钱成本准确估量手术室加班的中长期影响是比较困难的。提出的机会约束用来衡量在不确定情况下手术室加班时间的概率，以一定的概率保证手术的结束时间不超过手术室的开放时间，通过风险参数体现决策者的风险偏好，因此，本书利用随机规划机会约束来控制手术室的加班概率，以提高手术室的利用效率，控制手术室的加班风险，减少手术室的运营成本。

机会约束的理论及应用近年来得到了一定的发展，但由于机会约束的可行域通常是非凸的且涉及多元积分运算，所以其求解十分复杂，尤其是大规模优化问题，这在一定程度上限制了在运营管理领域的应用。因此本节提出了三类有效不等式，结合分支切割算法进行模型求解，能显著提高模型的求解效率，尤其是求解大规模问题的能力。与本节研究最相近的是文献[1]，他们研究了二元 0-1 机会约束背包问题，将问题转化为概率覆盖问题，基于离散情景的假设，利用提升估计方法提出了概率覆盖不等式。他们还提出了大 M 系数加强方法，得到了投影不等式和局部有效不等式。不同于文献[1]的研究中仅考虑 0-1 覆盖问题，本节考虑存在多个机会约束的问题，提出了二元双线性等价形式，并通过研究该二元双线性问题结构得到三类有效不等式。

2.1.2　模型构建与求解

本节研究多服务台的手术计划问题，假设同一个手术室同一时间只能进行一台手术，手术室可以为不同科室的手术患者服务；每天安排的患者人数固定，手术时间的离散的概率情景已知；不考虑急诊手术患者。基于此，研究服务时间不确定下的手术计划问题，确定手术室的开放和分配策略。相关符号说明具体如下。

（1）集合与参数。

$\mathcal{I} := \{1, 2, \cdots, |\mathcal{I}|\}$ 表示一个计划周期内手术的集合。

$\mathcal{J} := \{1, 2, \cdots, |\mathcal{J}|\}$ 表示手术室的集合。

$\Omega := \{1, 2, \cdots, N\}$ 表示情景的集合。

c_j^a 为手术室 j 开放成本。

c_{ij}^b 为手术 i 到手术室 j 的分配。

$\xi = (\xi_1, \xi_2, \cdots, \xi_{|\mathcal{I}|})^{\mathrm{T}}$ 为随机手术时长，联合概率分布为 $\mathbb{P}$。

ξ_i^{ω} 为情景 ω 下手术 i 的手术时长。

概率向量 $(p_1, p_2, \cdots, p_N)^{\mathrm{T}}$ 表示联合概率分布 $\mathbb{P}$，满足 $p_{\omega} \geqslant 0$ 以及 $\sum_{\omega \in \Omega} p_{\omega} = 1$。

$\varepsilon \in [0,1]$ 为手术室加班的风险参数。

t_j 为手术室 j 的开放时长。

（2）决策变量。

$x_j \in \{0,1\}$ 表示手术室 j 是否开放：$x_j = 1$ 开放手术室 j，$x_j = 0$ 不开放手术室 j。

$y_{ij} \in \{0,1\}$ 表示手术 i 是否分配到手术室 j。

令 $x = (x_1, x_2, \cdots, x_{|\mathcal{J}|})^{\mathrm{T}}$，$y_j = (y_{1j}, y_{2j}, \cdots, y_{|\mathcal{I}|j})^{\mathrm{T}}$，$y = (y_1, y_2, \cdots, y_{|\mathcal{J}|})^{\mathrm{T}}$。

由于手术时间是不确定的，手术计划为了减少手术室的加班时间，考虑每个手术室以至少 $1 - \varepsilon_j$ 的概率保证手术室 j 手术结束的时间不超过手术室的开放时间，即

$$\mathbb{P}\left\{\sum_{i \in \mathcal{I}} \xi_i y_{ij} \leqslant t_j\right\} \geqslant 1 - \varepsilon_j, \quad \forall j \in \mathcal{J}$$

为了能够更清楚地阐述本节提出的不等式和算法，在接下来的研究中假设约束违反的概率 $\varepsilon_j = \varepsilon, \forall j \in \mathcal{J}$。同时，应保证开放的手术室才能安排手术患者且每个手术患者只安排进一个手术室。基于此，建立随机规划机会约束手术计划模型：

$$\text{(CBP)} \quad \underset{x,y}{\text{minimize}} \sum_{j \in \mathcal{J}} c_j^a x_j + \sum_{i \in \mathcal{I}} \sum_{j \in \mathcal{J}} c_{ij}^b y_{ij} \tag{2.1a}$$

$$\text{s.t.} \quad y_{ij} \leqslant x_j, \quad \forall i \in \mathcal{I}, j \in \mathcal{J} \tag{2.1b}$$

$$\sum_{j \in \mathcal{J}} y_{ij} = 1, \quad \forall i \in \mathcal{I} \tag{2.1c}$$

$$\mathbb{P}\left\{\sum_{i \in \mathcal{I}} \xi_i y_{ij} \leqslant t_j\right\} \geqslant 1 - \varepsilon, \quad \forall j \in \mathcal{J} \tag{2.1d}$$

$$x_j \in \{0,1\}, y_{ij} \in \{0,1\}, \quad \forall i \in \mathcal{I}, j \in \mathcal{J} \tag{2.1e}$$

目标（2.1a）为最小化手术室的开放成本和手术到手术室的分配成本。约束（2.1b）保证手术 i 可以分配到手术室 j，如果手术室 j 开放。约束（2.1c）表示每个手术只能分配给一个手术室。约束（2.1d）以 $1 - \varepsilon$ 的概率保证所有手术的完成时间不超过该手术室的开放时长。约束（2.1e）定义了二元变量 x_j 和 y_{ij}。考虑一个特殊的情形即所有的 c_j^a 相等，$c_{ij}^b = 0$，$\forall i \in \mathcal{I}, j \in \mathcal{J}$，则这个问题简化为最小化手术室的开放个数。

为对上述简化问题进行求解，首先将 CBP 转化为二元整数规划，基于文献[1]的研究，介绍了大 M 系数加强方法。然后，应用文献[2]中的方法，得到了一类有效不等式。为转化机会约束，引入一个二元变量 z_j^{ω} 表示手术室 j 在情景 ω 下是否加班，即

$$z_j^\omega = \begin{cases} 1, & \sum_{i \in \mathcal{I}} \xi_i^\omega y_{ij} \leqslant t_j \\ 0, & \text{其他} \end{cases}$$

若 $z_j^\omega = 1$ 保证 $\sum_{i \in \mathcal{I}} \xi_i^\omega y_{ij} \leqslant t_j$。否则，约束 $\sum_{i \in \mathcal{I}} \xi_i^\omega y_{ij} \leqslant t_j$ 可能不成立。不失一般性，本节假设 $\xi_i^\omega < t_j$，$\forall i \in \mathcal{I}, j \in \mathcal{J}, \omega \in \Omega$。对于 $j \in \mathcal{J}$，令 $z_j = (z_j^1, z_j^2, \cdots, z_j^N)^{\mathrm{T}}$，$z = (z_1, z_2, \cdots, z_{|\mathcal{J}|})^{\mathrm{T}}$。

应用大 M 系数加强方法，机会约束（2.1d）转化为

$$\sum_{i \in \mathcal{I}} \xi_i^\omega y_{ij} + \left(M_j^\omega - t_j \right) z_j^\omega \leqslant M_j^\omega, \quad \forall j \in \mathcal{J}, \omega \in \Omega \tag{2.2a}$$

$$\sum_{\omega \in \Omega} p_\omega z_j^\omega \geqslant 1 - \varepsilon, \quad \forall j \in \mathcal{J} \tag{2.2b}$$

其中，M_j^ω 为一个足够大的常数，当 $z_j^\omega = 0$ 时，M_j^ω 能够保证约束（2.2a）成立。一个保守的取值可令 $M_j^\omega = \sum_{i \in \mathcal{I}} \xi_i^\omega$。由于 M 保守的取值对变量 y 的可行域进行了松弛处理，将导致一个比较弱的约束条件，尤其当情景较多时，需要更长的模型求解时间。

给定 $j \in \mathcal{J}, \omega \in \Omega$，令

$$M_j^\omega \geqslant \bar{M}_j^\omega := \underset{y_j}{\text{maximize}} \left\{ \sum_{i \in \mathcal{I}} \xi_i^\omega y_{ij} \,\middle|\, \mathbb{P} \left\{ \sum_{i \in \mathcal{I}} \xi_i y_{ij} \leqslant t_j \right\} \geqslant 1 - \varepsilon, y_j \in \{0,1\}^{|\mathcal{J}|} \right\} \tag{2.3}$$

基于文献[1]和文献[3]的研究，首先介绍一种大 M 系数加强方法，然后应用文献[2]的方法，得到一类有效不等式。

系数加强方法：给定 $j \in \mathcal{J}$ 及 $\omega \in \Omega$，对于任意的 $k \in \Omega$，令

$$m_j^\omega(k) = \underset{y_j}{\text{maximize}} \left\{ \sum_{i \in \mathcal{I}} \xi_i^\omega y_{ij} \,\middle|\, \sum_{i \in \mathcal{I}} \xi_i y_{ij} \leqslant t_j, y_j \in \{0,1\}^{|\mathcal{J}|} \right\} \tag{2.4}$$

对 $m_j^\omega(k)$ 进行排序使得 $m_j^\omega(k_1) \leqslant m_j^\omega(k_2) \leqslant \cdots \leqslant m_j^\omega(k_N)$。下面的命题给出 $\bar{M}_j^\omega$ 的一个上界值。

命题 2.1 给定 $j \in \mathcal{J}$ 及 $\omega \in \Omega$，$m_j^\omega(k_{q+1})$ 为 $\bar{M}_j^\omega$ 的一个上界值，其中 $q := \max \left\{ l : \sum_{j=1}^{l} p_{k_j} \leqslant \varepsilon \right\}$。进一步，式（2.2a）等价于

$$\sum_{i \in \mathcal{I}} \xi_i^\omega y_{ij} + m_j^\omega \left(k_{q+1} \right) \left(z_j^\omega - 1 \right) \leqslant m_j^\omega(\omega) z_j^\omega \tag{2.5}$$

因此，CBP 转化为二元整数规划问题（2.6）：

$$(\text{IP}) \quad \underset{x,y,z}{\text{minimize}} \sum_{j \in \mathcal{J}} c_j^a x_j + \sum_{i \in \mathcal{I}} \sum_{j \in \mathcal{J}} c_{ij}^b y_{ij} \tag{2.6a}$$

$$\text{s.t.} \qquad \text{式(2.1b), 式(2.1c), 式(2.1e),式(2.2b), 式(2.5)}$$

$$z_j^\omega \in \{0,1\}, \quad \forall j \in \mathcal{J}, \omega \in \Omega \tag{2.6b}$$

证明：令 y_j^* 为问题（2.3）的最优解。则至少存在一个 $k' \in \{k_1, k_2, \cdots, k_{q+1}\}$ 使得 $\sum_{i \in \mathcal{I}} \xi_i^{k'} y_{ij}^* \leqslant t_j$ 成立。否则，$\sum_{i \in \mathcal{I}} \xi_i^k y_{ij}^* > t_j$，对于任意的 $k \in \{k_1, k_2, \cdots, k_{q+1}\}$。由于 $\sum_{j=1}^{q+1} p_{k_j} > \varepsilon$，$\mathbb{P}\left\{\sum_{i \in \mathcal{I}} \xi_i y_{ij} \leqslant t_j\right\} \geqslant 1 - \varepsilon$ 不成立。这是一个矛盾。因此，当 $k = k'$ 时，y_j^* 是问题（2.4）的一个可行解。所以 $m_j^\omega(k_{q+1}) \geqslant m_j^\omega(k') \geqslant \sum_{i \in \mathcal{I}} \xi_i^\omega y_{ij}^* = \bar{M}_j^\omega$。由此可知，$m_j^\omega(k_{q+1})$ 是 $\bar{M}_j^\omega$ 的一个上界。

基于 $m_j^\omega(\omega)$ 的定义，则 $\sum_{i \in \mathcal{I}} \xi_i^\omega y_{ij} \leqslant m_j^\omega(\omega)$ 成立。令 $M_j^\omega = m_j^\omega(k_{q+1})$，将 t_j 替换为 $m_j^\omega(\omega)$，约束（2.2a）等价于式（2.5）。因此，CBP 转化为二元整数规划问题（2.6）。

问题（2.4）可能需要较长的求解时间，这是由于随着 $|\mathcal{J}|$ 和 N 的增长，问题（2.4）的个数将显著增加。给定 $i \in \mathcal{I}, \omega \in \Omega$，如果 ξ_i^ω 是正整数，动态规划是求解问题（2.4）的一个有效方法。

混合集不等式：混合集不等式最初由文献[4]和文献[5]提出。近年来，文献[6]和文献[2]将其应用于机会约束的混合整数规划问题中。利用文献[2]的方法，命题 2.2 得到 CBP 的混合集有效不等式（2.7）。有效不等式是指如果对于某个集合的每个元素不等式都是成立的，则该不等式称为这个集合的有效不等式。

命题 2.2　给定 $j \in \mathcal{J}$ 及 $\omega \in \Omega$，令 $\tau = \{\tau_1, \tau_2, \cdots, \tau_l\} \subseteq \{k_1, k_2, \cdots, k_q\}$ 满足 $m_j^\omega(\tau_1) \leqslant m_j^\omega(\tau_2) \leqslant \cdots \leqslant m_j^\omega(\tau_l)$。则不等式

$$\sum_{i \in \mathcal{I}} \xi_i^\omega y_{ij} + \sum_{n=1}^{l} \left(m_j^\omega(\tau_{n+1}) - m_j^\omega(\tau_n)\right) z_j^{\tau_n} \leqslant m_j^\omega(k_{q+1}) \tag{2.7}$$

是 CBP 的有效不等式，其中 $m_j^\omega(\tau_{l+1}) = m_j^\omega(k_{q+1})$。

证明：为了证明不等式（2.7）是 CBP 的有效不等式，令 (y_j, z_j^ω) 为 CBP 的可行解，及 $n^* = \min\{n \in \{1, 2, \cdots, l\} : z_j^{\tau_n} = 1\}$。则 $\sum_{i \in \mathcal{I}} \xi_i^{\tau_n^*} y_{ij} \leqslant t_j$ 及 $z_j^{\tau_n} = 0$, 对于任意的 $n \in \{1, 2, \cdots, n^* - 1\}$。由此可得，当 $k = \tau_{n^*}$ 时，y_j 是问题（2.4）的可行解，所以 $\sum_{i \in \mathcal{I}} \xi_i^\omega y_{ij} \leqslant m_j^\omega(\tau_{n^*})$。因此，

$$\sum_{i\in\mathcal{I}}\xi_i^\omega y_{ij} + \sum_{n=1}^{l}\left(m_j^\omega(\tau_{n+1}) - m_j^\omega(\tau_n)\right)z_j^{\tau_n} \leqslant m_j^\omega(\tau_{n^*}) + \sum_{n=n^*}^{l}\left(m_j^\omega(\tau_{n+1}) - m_j^\omega(\tau_n)\right)z_j^{\tau_n}$$

$$\leqslant m_j^\omega(\tau_{n^*}) + \sum_{n=n^*}^{l}\left(m_j^\omega(\tau_{n+1}) - m_j^\omega(\tau_n)\right) = m_j^\omega(k_{q+1})$$

综上所述，式（2.7）是 CBP 的有效不等式。

前面通过大 M 系数加强方法来保证约束（2.2a）成立，从而得到问题 IP。在此提出一个 CBP 的二元双线性整数规划模型。令二元变量 z_j^ω 同前面的定义一致，考虑问题（2.8）：

$$(BIP) \quad \underset{x,y,z}{\text{minimize}} \sum_{j\in\mathcal{J}}c_j^a x_j + \sum_{i\in\mathcal{I}}\sum_{j\in\mathcal{J}}c_{ij}^b y_{ij} \tag{2.8a}$$

$$\text{s.t.} \quad 式(2.1b), 式(2.1c), 式(2.1e), 式(2.2b), 式(2.6b)$$

$$\sum_{i\in\mathcal{I}}\xi_i^\omega y_{ij} z_j^\omega \leqslant m_j^\omega(\omega)z_j^\omega, \quad \forall j\in\mathcal{J}, \omega\in\Omega \tag{2.8b}$$

命题 2.3 给出了 BIP 和 IP 的等价性。

命题 2.3 令 (x^*, y^*) 为 CBP 的最优解。则存在 z^* 使得 (x^*, y^*, z^*) 为 BIP 的最优解。相反，如果 (x^*, y^*, z^*) 是 BIP 的最优解，则 (x^*, y^*) 是 CBP 的最优解。

证明：首先证明 (x^*, y^*, z^*) 是 BIP 的最优解。根据约束（2.1d），

$\sum_{\omega\in\Omega}p_\omega 1\left\{\sum_{i\in\mathcal{I}}\xi_i^\omega y_{ij}^* \leqslant t_j\right\} \geqslant 1-\varepsilon$，其中 $1\{\cdot\}$ 是示性函数，如果 $\{\cdot\}$ 里的条件满足则值等

于 1，否则为 0。由于 $1\left\{\sum_{i\in\mathcal{I}}\xi_i^\omega y_{ij}^* \leqslant t_j\right\} = z_j^{\omega^*}$，$z_j^{\omega^*}$ 满足约束（2.2b）基于 $m_j^\omega(\omega)$ 的

定义。因此 $z_j^{\omega^*}$ 满足约束（2.2b）和约束（2.8b），证得 (x^*, y^*, z^*) 是 BIP 的可行解。

其次，假设 $(\hat{x}, \hat{y}, \hat{z})$ 是 BIP 的最优解。接下来证明 $(\hat{x}, \hat{y})$ 是 CBP 的可行解。当 $z_j^{\omega^*} = 1$

时，$\sum_{i\in\mathcal{I}}\xi_i^\omega \hat{y}_{ij} \leqslant m_j^\omega(\omega)$。因此，约束（2.2b）意味着 $\mathbb{P}\left\{\sum_{i\in\mathcal{I}}\xi_i \hat{y}_{ij} \leqslant t_j\right\} \geqslant 1-\varepsilon$。则 $(\hat{x}, \hat{y})$

也是 CBP 的一个可行解。由于 (x^*, y^*) 是 CBP 的最优解，则 $\sum_{j\in\mathcal{J}}c_j^a \hat{x}_j + \sum_{i\in\mathcal{I}}\sum_{j\in\mathcal{J}}c_{ij}^b \hat{y}_{ij} \geqslant$

$\sum_{j\in\mathcal{J}}c_j^a x_j^* + \sum_{i\in\mathcal{I}}\sum_{j\in\mathcal{J}}c_{ij}^b y_{ij}^*$。因此，$(x^*, y^*, z^*)$ 是 BIP 的最优解。相应地，如果 (x^*, y^*, z^*)

是 BIP 的最优解，则 (x^*, y^*) 是 CBP 的最优解。

令 RIP 和 RBIP 分别为 IP 和 BIP 的松弛问题，该问题松弛了 x, y 和 z 的整数限制。令 RIP 和 RBIP 的可行域为 $\mathcal{X}_{RIP}$ 和 $\mathcal{X}_{RBIP}$。下面的命题给出了 RIP 和 RBIP 的关系。

命题 2.4 $\mathcal{X}_{RBIP} \subseteq \mathcal{X}_{RIP}$。

证明： 令 $(x, y, z) \in \mathcal{X}_{\text{RBIP}}$。则有

$$\sum_{i \in \mathcal{I}} \xi_i^\omega y_{ij} z_j^\omega - \sum_{i \in \mathcal{I}} \xi_i^\omega y_{ij} - m_j^\omega (k_{q+1})(z_j^\omega - 1) = (z_j^\omega - 1)\left(\sum_{i \in \mathcal{I}} \xi_i^\omega y_{ij} - m_j^\omega (k_{q+1}) \right) \geqslant 0$$

因此，下面的不等式成立

$$\sum_{i \in \mathcal{I}} \xi_i^\omega y_{ij} + m_j^\omega (k_{q+1})(z_j^\omega - 1) \leqslant \sum_{i \in \mathcal{I}} \xi_i^\omega y_{ij} z_j^\omega \leqslant m_j^\omega (\omega) z_j^\omega$$

所以，$(x, y, z) \in \mathcal{X}_{\text{RIP}}$，证得 $\mathcal{X}_{\text{RBIP}} \subseteq \mathcal{X}_{\text{RIP}}$。

命题 2.4 表明 BIP 提供了比大 M 系数加强方法更强的松弛问题，因此，接下来将探索二元双线性整数规划的结构，提出几类有效不等式。

如何通过使用二元双线性整数规划问题得到 CBP 的有效不等式，本节的研究基于一个二元双线性背包集合。

假设 $j \in \mathcal{J}, \omega \in \Omega$ 固定。考虑下面二元双线性背包集合，

$$\mathcal{F}_{j\omega} := \left\{ (y_j, z_j^\omega) \in \{0,1\}^{|\mathcal{I}|} \times \{0,1\} \mid \sum_{i \in \mathcal{I}} \xi_i^\omega y_{ij} z_j^\omega \leqslant m_j^\omega (\omega) z_j^\omega \right\}$$

本节使用 conv(·) 表示一个集合的凸包。易知 conv($\mathcal{F}_{j\omega}$) 的有效不等式同时也是 CBP 的有效不等式。本节提出一种二元双线性提升方法来生成集合 conv($\mathcal{F}_{j\omega}$) 的有效不等式。具体地，本节提出了两种类型的有效不等式，第一种类型的不等式利用覆盖不等式的一般形式得到。第二种类型的不等式利用团不等式作为初始不等式，计算变量 z_j^ω 的系数。

覆盖不等式： 提升技术是生成二元线性背包问题有效不等式的一种常见方法[7-9]，本节将其拓展到二元双线性背包集合 $\mathcal{F}_{j\omega}$。首先考虑一个 0-1 背包约束 $\sum_{i \in \mathcal{I}} \xi_i^\omega y_{ij} \leqslant m_j^\omega (\omega)$。

令 $\mathcal{Q}_{j\omega} = \left\{ y_j \in \{0,1\}^{|\mathcal{I}|} \mid \sum_{i \in \mathcal{I}} \xi_i^\omega y_{ij} \leqslant m_j^\omega (\omega) \right\}$。当 $z_j^\omega = 1$ 时，集合 $\mathcal{F}_{j\omega}$ 变成集合 $\mathcal{Q}_{j\omega}$。如果 $\sum_{i \in \mathcal{C}} \xi_i^\omega > m_j^\omega (\omega)$，$\mathcal{C} \subseteq \mathcal{I}$ 称为覆盖集合。$\mathcal{C}$ 是最小覆盖集合，如果 $\mathcal{C}$ 的所有子集都不是覆盖集合。由覆盖集合的定义易知覆盖不等式 $\sum_{i \in \mathcal{C}} y_{ij} \leqslant |\mathcal{C}| - 1$ 是 conv($\mathcal{Q}_{j\omega}$) 的有效不等式。当覆盖集合最小时，可以得到一个更有效的覆盖不等式。本节假设 $\mathcal{C}$ 为一个最小覆盖集合。不等式 $\sum_{i \in \mathcal{C}} y_{ij} \leqslant |\mathcal{C}| - 1$ 只是关于变量 y_{ij}，$\forall i \in \mathcal{C}$ 的不等式，其他变量的系数如下所示：

$$\sum_{i \in \mathcal{C}} y_{ij} + \sum_{i \in \mathcal{I} \setminus \mathcal{C}} \alpha_i y_{ij} \leqslant |\mathcal{C}| - 1 \tag{2.9}$$

接下来，基于文献[9]，利用提升方法依次计算系数 α_i。令 $\pi = \left\{\pi_1, \pi_2, \cdots, \pi_{|\mathcal{I} \setminus \mathcal{C}|}\right\}$ 为集合 $\mathcal{I} \setminus \mathcal{C}$ 的一个序列。对于 $k = 1, 2, \cdots, |\mathcal{I} \setminus \mathcal{C}|$，令

$$\text{obj}_{\pi_k} := \underset{y_j}{\text{maximize}} \sum_{i \in \mathcal{C}} y_{ij} + \sum_{i = \pi_1}^{\pi_{k-1}} \alpha_i y_{ij}$$

$$\text{s.t.} \quad \sum_{i \in \mathcal{C}} \xi_i^\omega y_{ij} + \sum_{i - \pi_1}^{\pi_{k-1}} \xi_i^\omega y_{ij} \leqslant m_j^\omega(\omega) - \xi_{\pi_k}^\omega$$

$$y_{ij} \in \{0, 1\}, \quad i \in \mathcal{C} \cup \{\pi_1, \pi_2, \cdots, \pi_{k-1}\}$$

下面的结果显示不等式（2.9）为 $\text{conv}(\mathcal{Q}_{j\omega})$ 的小平面定义的不等式。在给出下面的结果之前，先给出小平面定义的不等式的概念。在整数规划中，对于整数多胞形 $\mathcal{P}$，$\{x \in \mathcal{P} : a^{\mathrm{T}} x \leqslant b\}$ 称为多胞形 $\mathcal{P}$ 的一个小平面，则不等式 $a^{\mathrm{T}} x \leqslant b$ 称为小平面定义的不等式。

引理 2.1[10]　对于 $k = 1, 2, \cdots, |\mathcal{I} \setminus \mathcal{C}|$，令 $\alpha_{\pi_k} = |\mathcal{C}| - 1 - \text{obj}_{\pi_k}$。不等式（2.9）是 $\text{conv}(\mathcal{Q}_{j\omega})$ 的小平面定义的不等式。

$\text{conv}(\mathcal{Q}_{j\omega})$ 的小平面定义的不等式可以拓展到 $\text{conv}(\mathcal{F}_{j\omega})$ 的小平面定义的不等式。

命题 2.5　不等式

$$\sum_{i \in \mathcal{C}} y_{ij} + z_j^\omega \leqslant |\mathcal{C}| \tag{2.10}$$

是 $\text{conv}(\mathcal{F}_{j\omega})$ 的有效不等式。

证明： 当 $z_j^\omega = 1$ 和 $z_j^\omega = 0$ 时，易知不等式（2.10）是 $\text{conv}(\mathcal{F}_{j\omega})$ 的有效不等式。

定理 2.1　不等式

$$\sum_{i \in \mathcal{C}} y_{ij} + \sum_{i \in \mathcal{I} \setminus \mathcal{C}} \alpha_i y_{ij} + \gamma \left(z_j^\omega - 1\right) \leqslant |\mathcal{C}| - 1 \tag{2.11}$$

是 $\text{conv}(\mathcal{F}_{j\omega})$ 的小平面定义的不等式，其中 $\gamma = \sum_{i \in \mathcal{I} \setminus \mathcal{C}} \alpha_i + 1$。

证明： 令

$$\gamma = \underset{y_j}{\text{maximize}} \sum_{i \in \mathcal{C}} y_{ij} + \sum_{i = \pi_1}^{\pi_{k-1}} \alpha_i y_{ij} - |\mathcal{C}| + 1$$

$$\text{s.t.} \quad y_{ij} \in \{0, 1\}, \quad \forall i \in \mathcal{I}$$

得到 $\gamma = \sum_{i \in \mathcal{I} \setminus \mathcal{C}} \alpha_i + 1$。因此，当 $z_j^\omega = 0$ 时，式（2.11）是 $\text{conv}(\mathcal{F}_{j\omega})$ 的有效不等式。

由于不等式（2.9）的有效性，当 $z_j^\omega = 1$ 时，式（2.11）是 $\text{conv}(\mathcal{F}_{j\omega})$ 的有效不等式。

当 $z_j^\omega = 1$ 时，存在 n 个可行点 y_j 是仿射独立的并且在不等式（2.11）等号处满

足。当 $z_j^\omega = 0$ 时，令 $y_j = 1_{|\mathcal{I}|}$，其中 $1_{|\mathcal{I}|}$ 是一个所有元素值为 1 的 $1 \times |\mathcal{I}|$ 向量。因此，$|\mathcal{I}| + 1$ 个可行点是仿射独立的并且在不等式（2.11）的等号处满足。因此，式（2.11）是 $\mathrm{conv}(\mathcal{F}_{j\omega})$ 的小平面定义的不等式。

在上述计算 γ 的过程中，如果使用 CBP 中其他的约束来限制 y_j 的可行域，则将得到一个更小的 γ。下面的定理利用约束（2.1d）来限制变量 y_j 的可行域，得到一个更小的 γ 的值。

定理 2.2　对于 $k \in \Omega \setminus \{\omega\}$，令

$$\delta_k = \underset{y_j \in \{0,1\}^{|\mathcal{I}|}}{\text{maximize}} \sum_{i \in \mathcal{C}} y_{ij} + \sum_{i \in \mathcal{I} \setminus \mathcal{C}} \alpha_i y_{ij} - |\mathcal{C}| + 1 \tag{2.12a}$$

$$\text{s.t.} \qquad \sum_{i \in \mathcal{I}} \xi_i^\omega y_{ij} \leqslant m_j^\omega(k) \tag{2.12b}$$

对 δ_k 进行排序使得 $\delta_{k_1} \leqslant \delta_{k_2} \leqslant \cdots \leqslant \delta_{k_{N-1}}$。$q$ 的定义同命题 2.1 一致，则当 $\gamma = \delta_{k_{q+1}}$ 时，式（2.11）是 CBP 的有效不等式。

证明：在 CBP 中，y 满足约束（2.1d），如果

$$\gamma = \underset{y_j, z_j^\omega}{\text{maximize}} \frac{\sum\limits_{i \in \mathcal{C}} y_{ij} + \sum\limits_{i \in \mathcal{I} \setminus \mathcal{C}} \alpha_i y_{ij} - |\mathcal{C}| + 1}{1 - z_j^\omega} \tag{2.13a}$$

$$\text{s.t.} \qquad (y_j, z_j^\omega) \in \mathcal{F}_{j\omega}, \quad z_j^\omega = 0 \tag{2.13b}$$

$$\mathbb{P}\left\{ \sum_{i \in \mathcal{I}} \xi_i y_{ij} \leqslant t_j \right\} \geqslant 1 - \varepsilon \tag{2.13c}$$

不等式（2.11）是 CBP 的有效不等式。由于 $z_j^\omega = 0$，式（2.13）等价于

$$\gamma = \underset{y_j \in \{0,1\}^{|\mathcal{I}|}}{\text{maximize}} \sum_{i \in \mathcal{C}} y_{ij} + \sum_{i \in \mathcal{I} \setminus \mathcal{C}} \alpha_i y_{ij} - |\mathcal{C}| + 1 \tag{2.14a}$$

$$\text{s.t.} \qquad \sum_{k \in \Omega \setminus \{\omega\}} p_k 1\left\{ \sum_{i \in \mathcal{I}} \xi_i y_{ij} \leqslant t \right\} \geqslant 1 - \varepsilon \tag{2.14b}$$

令 y_j^* 为问题（2.14）的最优解。因此，存在至少一个 $k \in \{k_1, k_2, \cdots, k_{q+1}\}$ 满足 $\sum\limits_{i \in \mathcal{I}} \xi_i^{k'} y_{ij}^* \leqslant t_j$，否则，$y_j^*$ 不满足约束（2.14b）。这是一个矛盾。所以，当 $k = k'$ 时，y_j^* 是问题（2.12）的可行解。因此，$\delta_{k_{q+1}} \geqslant \delta_{k'} \geqslant \gamma$，并且当 $\gamma = \delta_{k_{q+1}}$ 时，式（2.11）是 CBP 的有效不等式。

一般化的覆盖不等式：如文献[7]所述，二元线性背包问题的一般化的覆盖不等式的形式如下：

$$\sum_{i \in \mathcal{C} \setminus \mathcal{D}} y_{ij} + \sum_{i \in \mathcal{I} \setminus \mathcal{C}} \alpha_i y_{ij} + \sum_{i \in \mathcal{D}} \beta_i y_{ij} \leqslant |\mathcal{C} \setminus \mathcal{D}| + \sum_{i \in \mathcal{D}} \beta_i - 1 \tag{2.15}$$

其中，集合 $\mathcal{D} \subseteq \mathcal{C}$。系数 α 和 β 的计算分别称为向上提升和向下提升。当 $\mathcal{D} = \varnothing$

时，不等式（2.15）同不等式（2.9）相等。文献[7]指出使用该一般化的覆盖不等式，分支切割算法的求解效率更高。

以下的序列问题可以用来求解向下提升的系数。令 $\kappa = \{\kappa_1, \kappa_2, \cdots, \kappa_{|\mathcal{D}|}\}$ 为集合 $\mathcal{D}$ 的一个序列。对于 $k = 1, 2, \cdots, |\mathcal{D}|$，令

$$\text{obj}_{\kappa_k} = \underset{y_j \in \{0,1\}^{|\mathcal{I}|}}{\text{maximize}} \sum_{i \in \mathcal{C} \setminus \mathcal{D}} y_{ij} + \sum_{i \in \mathcal{I} \setminus \mathcal{C}} \alpha_i y_{ij} + \sum_{i=\kappa_1}^{\kappa_{k-1}} \beta_i y_{ij}$$

$$\text{s.t.} \quad \sum_{i \in \mathcal{I}} \xi_i^\omega y_{ij} \leqslant m_j^\omega(\omega)$$

$$y_{\kappa_k j} = 0, y_{ij} = 1, \quad i \in \{\kappa_{k+1}, \kappa_{k+2}, \cdots, \kappa_{|\mathcal{D}|}\}$$

引理 2.2[7] 对于 $k = 1, 2, \cdots, |\mathcal{D}|$，令 $\beta_{\kappa_k} = \text{obj}_{\kappa_k} - \sum_{i=\kappa_1}^{\kappa_{k-1}} \beta_i - |\mathcal{C} \setminus \mathcal{D}| + 1$。则不等式（2.15）为 $\text{conv}(\mathcal{Q}_{j\omega})$ 的小平面定义的有效不等式。

接下来，考虑 $\text{conv}(\mathcal{F}_{j\omega})$ 的一般化覆盖不等式。

定理 2.3 一般化的覆盖不等式

$$\sum_{i \in \mathcal{C} \setminus \mathcal{D}} y_{ij} + \sum_{i \in \mathcal{I} \setminus \mathcal{C}} \alpha_i y_{ij} + \sum_{i \in \mathcal{D}} \beta_i y_{ij} + \gamma\left(z_j^\omega - 1\right) \leqslant |\mathcal{C} \setminus \mathcal{D}| + \sum_{i \in \mathcal{D}} \beta_i - 1 \qquad (2.16)$$

是 $\text{conv}(\mathcal{F}_{j\omega})$ 的小平面定义的有效不等式，其中 $\gamma = \sum_{i \in \mathcal{I} \setminus \mathcal{C}} \alpha_i + 1$。

证明： 首先证明不等式（2.16）是 $\text{conv}(\mathcal{F}_{j\omega})$ 的有效不等式。当 $z_j^\omega = 1$ 时，基于不等式（2.15）的有效性，不等式（2.16）对 $\text{conv}(\mathcal{F}_{j\omega})$ 是有效的。当 $z_j^\omega = 0$ 时，由于 $\gamma = \underset{y_j \in \{0,1\}^{|\mathcal{I}|}}{\text{maximize}} \sum_{i \in \mathcal{C} \setminus \mathcal{D}} y_{ij} + \sum_{i \in \mathcal{I} \setminus \mathcal{C}} \alpha_i y_{ij} + \sum_{i \in \mathcal{D}} \beta_i y_{ij} - |\mathcal{C} \setminus \mathcal{D}| - \sum_{i \in \mathcal{D}} \beta_i + 1 = \sum_{i \in \mathcal{I} \setminus \mathcal{C}} \alpha_i + 1$，表明式（2.16）是 $\text{conv}(\mathcal{F}_{j\omega})$ 的有效不等式。

当 $z_j^\omega = 1$ 时，由于不等式（2.16）是小平面定义的，则存在 $|\mathcal{I}|$ 个关于变量 y_j 的可行点，这些可行点是仿射独立的且在等号处满足不等式。同理，当 $z_j^\omega = 0$ 时，令 $y_j = 1_{|\mathcal{I}|}$，其中 $1_{|\mathcal{I}|}$ 是元素全为 1 的向量。因此，这 $|\mathcal{I}| + 1$ 个可行点是仿射独立的且在不等式（2.16）的等号处满足。因此，不等式（2.16）是 $\text{conv}(\mathcal{F}_{j\omega})$ 小平面定义的不等式。

类似地，通过 γ 的系数加强过程得到如下定理。

定理 2.4 对于 $k \in \Omega \setminus \{\omega\}$，令

$$\delta_k^1 = \underset{y_j \in \{0,1\}^{|\mathcal{I}|}}{\text{maximize}} \sum_{i \in \mathcal{C} \setminus \mathcal{D}} y_{ij} + \sum_{i \in \mathcal{I} \setminus \mathcal{C}} \alpha_i y_{ij} + \sum_{i \in \mathcal{D}} \beta_i y_{ij} - |\mathcal{C} \setminus \mathcal{D}| - \sum_{i \in \mathcal{D}} \beta_i + 1$$

$$\text{s.t.} \quad \sum_{i \in \mathcal{I}} \xi_i^k y_{ij} \leqslant m_j^k(k)$$

对 δ_k^1 进行排序满足 $\delta_{k_1}^1 \leqslant \delta_{k_1}^2 \leqslant \cdots \leqslant \delta_{k_{N-1}}^1$。$q$ 同命题 2.1 中的定义相同，则 $\delta_{k_{q+1}}^1$ 是 γ 的上界，且不等式（2.16）是 CBP 的有效不等式，当 $\gamma = \delta_{k_{q+1}}^1$ 时。

证明：令

$$\gamma = \underset{y_j \in \{0,1\}^{|\mathcal{I}|}}{\text{maximize}} \sum_{i \in \mathcal{C} \setminus \mathcal{D}} y_{ij} + \sum_{i \in \mathcal{I} \setminus \mathcal{C}} \alpha_i y_{ij} + \sum_{i \in \mathcal{D}} \beta_i y_{ij} - |\mathcal{C} \setminus \mathcal{D}| - \sum_{i \in \mathcal{D}} \beta_i + 1 \qquad (2.17a)$$

$$\text{s.t.} \quad \sum_{k \in \Omega \setminus \{\omega\}} p_k \mathbb{1}\left\{\sum_{i \in \mathcal{I}} \xi_i^k y_{ij} \leqslant t\right\} \geqslant 1 - \varepsilon \qquad (2.17b)$$

则不等式（2.16）对 $\text{conv}(\mathcal{F}_{j\omega})$ 是有效的。

令 y_j^* 为问题（2.17）的最优解，则至少存在一个 $k' \in \{k_1, k_2, \cdots, k_{q+1}\} \subseteq \{\Omega \setminus \{\omega\}\}$ 使得 $\sum_{i \in \mathcal{I}} \xi_i^{k'} y_{ij}^* \leqslant t_j$。因此，$y_j^*$ 是 $\delta_{k'}^1$ 的可行解。最终可得 $\delta_{k_{q+1}}^1 \geqslant \delta_{k'}^1 \geqslant \gamma$。因此当 $\gamma = \delta_{k_{q+1}}^1$ 时，不等式（2.16）是 CBP 的有效不等式。

由于有效不等式（2.16）为一类指数级增长的不等式，在分支切割算法求解中，为了添加有效不等式应求解相应的分离问题。分离问题是指验证是否存在一个有效不等式，使得松弛问题的最优解 $(\hat{y}, \hat{z})$ 违反该不等式。给定松弛主问题的解，求解分离问题，如果存在违反的有效不等式，则将相应的不等式添加到松弛问题中重新求解。本节提出一个启发式算法来分离有效不等式（2.16），该启发式算法同文献[7]和文献[11]提出的分离关于二元背包问题的覆盖不等式的启发式算法类似。这个启发式算法如算法 2.1 所示。

算法 2.1　一般化覆盖不等式的启发式算法

1：给定当前松弛问题的最优解 (x^*, y^*, z^*)，令 $\mathcal{I}_0 = \{i \in \mathcal{I} : y_{ij}^* = 0\}$

2：对 y_j^* 进行排序使得 $y_{i_1 j}^* \geqslant y_{i_2 j}^* \geqslant \cdots \geqslant y_{i_{|\mathcal{I}|} j}^*$，令 $\mathcal{S} = \{i_1, i_2, \cdots, i_{|\mathcal{I}|}\}$

3：**for** $\omega = 1, 2, \cdots, N$ **do**

4：**if** $z_j^{\omega*} = 1$ **then**

5：按照从左向右的顺序依次从集合 $\mathcal{S}$ 提取元素，直到得到一个覆盖集合 $\mathcal{C}$

6：按照从右向左的顺序依次从集合 $\mathcal{C}$ 删除元素，直到得到一个最小覆盖集合 $\mathcal{C}$

7：令集合 $\mathcal{D} = \{i \in \mathcal{C} : y_{ij}^* = 1\}$

8：计算向上提升系数 α_i for $i \in \mathcal{I} \setminus \{\mathcal{C} \cup \mathcal{I}_0\}$

9：**if** $\sum_{i \in \mathcal{C} \setminus \mathcal{D}} y_{ij}^* + \sum_{i \in \mathcal{I} \setminus \{\mathcal{C} \cup \mathcal{I}_0\}} \alpha_i y_{ij}^* > |\mathcal{C} \setminus \mathcal{D}| + 1$ **then**

10：计算向下提升系数 β_i for $i \in \mathcal{D}$

11: 计算向上提升系数 α_i for $i \in \mathcal{I}_0 \setminus \mathcal{C}$

12: 对于 $k \in \Omega \setminus \{\omega\}$，计算 δ_k^1

13: 令 $\gamma = \delta_{k_{q+1}}^1$

14: 得到违反的一般化覆盖不等式（2.16）

15: **end if**

16: **end if**

17: **end for**

在分离问题的启发式算法中，为得到违反的一般化覆盖不等式，$\forall i \in \mathcal{I}$ 需要计算向上提升系数 α_i 和向下提升系数 β_i 以及 γ。现有文献已经提出一些求解提升系数的方法。比如，文献[9]提出一个动态规划（DP）的方法求解向上提升系数。文献[8]使用有效的超加性函数得到提升系数的上下界。本节采用动态规划的方法求解系数。

2 团不等式：如果 $\xi_i^\omega + \xi_k^\omega > m_j^\omega(\omega)$ 对于所有的 $i, k \in \mathcal{K}$ 和 $i \neq k$，集合 $\mathcal{K} \subseteq \mathcal{I}$ 称为 2 团不等式（2-clique inequalities）。如果一个团集合不是任何其他团集合的子集，则称这个团集合是最大的。令 $\mathcal{K}$ 为最大团集合，对于任一最大 2 团集合 $\mathcal{K}$，下面的不等式是 $\text{conv}(\mathcal{Q}_{j\omega})$ 的有效不等式。

$$\sum_{i \in \mathcal{K}} y_{ij} \leqslant 1 \tag{2.18}$$

为了得到 $\text{conv}(\mathcal{F}_{j\omega})$ 的有效不等式，使用式（2.18）作为初始不等式用于计算变量 z_j^ω 的系数。

定理 2.5 令 $\mathcal{K}$ 为 $\mathcal{F}_{j\omega}$ 的最大团集合。则下面的不等式是 $\text{conv}(\mathcal{F}_{j\omega})$ 的小平面定义的不等式：

$$\sum_{i \in \mathcal{K}} y_{ij} + \mu\left(z_j^\omega - 1\right) \leqslant 1 \tag{2.19}$$

其中，$\mu = |\mathcal{K}| - 1$。

证明：令

$$\mu = \underset{y_j, z_j^\omega}{\text{maximize}} \frac{\sum_{i \in \mathcal{K}} y_{ij} - 1}{1 - z_j^\omega} \tag{2.20a}$$

$$\text{s.t.} \quad (y_j, z_j^\omega) \in \mathcal{F}_{j\omega}, \quad z_j^\omega = 0 \tag{2.20b}$$

易知最优解为 $y_{ij}^* = 1$，$\forall i \in \mathcal{K}$。因此，$\mu = |\mathcal{K}| - 1$。考虑点 $z_j^\omega = 0$，$y_j = 1_{|\mathcal{I}|}$；当 $z_j^\omega = 1$，$|\mathcal{K}|$ 个可行点：$i \in \mathcal{K}$，$y_{ij} = 1$，$y_{kj} = 0$，$\forall k \in \mathcal{I} \setminus i$；及 $|\mathcal{I} \setminus \mathcal{K}|$ 个可行点：$i \in \mathcal{I} \setminus \mathcal{K}$，

$y_{ij}=1$，$\exists l \in \mathcal{K}$ 使得 $\xi_i^\omega + \xi_l^\omega \leq m_j^\omega(\omega)$，令 $y_{lj}=1$，$y_{kj}=0$，$\forall k \in \mathcal{I} \setminus \{l \cup i\}$。易知 $|\mathcal{I}|+1$ 个点是仿射独立的且在等号处满足不等式（2.19）。因此，不等式（2.19）是 $\mathrm{conv}(\mathcal{F}_{j\omega})$ 小平面定义的有效不等式。

通过使用约束（2.1d）来限制问题（2.20）中变量 y_j 的可行域，得到一个加强版的系数 μ。下面的定理给出了 μ 的一个上界。

定理 2.6　给定 $k \in \Omega \setminus \{\omega\}$，令

$$\lambda_k = \underset{y_j}{\mathrm{maximize}}\left\{ \sum_{i \in \mathcal{K}} y_{ij} - 1 \,\middle|\, \sum_{i \in \mathcal{I}} \xi_i^k y_{ij} \leq m_j^k(k), y_j \in \{0,1\}^{|\mathcal{I}|} \right\}$$

对 λ_k 进行排序使得 $\lambda_{k_1} \leq \cdots \leq \lambda_{k_{N-1}}$。$q$ 的定义同命题 2.1 的定义一致，则 $\lambda_{k_{q+1}}$ 是 μ 的一个上界，并且当 $\mu = \lambda_{k_{q+1}}$ 时，不等式（2.19）是 CBP 的有效不等式。

证明：令

$$\mu = \underset{y_j \in \{0,1\}^{|\mathcal{I}|}}{\mathrm{maximize}} \sum_{i \in \mathcal{K}} y_{ij} - 1 \tag{2.21a}$$

$$\text{s.t.} \quad \sum_{k \in \Omega \setminus \{\omega\}} p_k \mathbf{1}\left\{ \sum_{i \in \mathcal{I}} \xi_i^k y_{ij} \leq t \right\} \geq 1 - \varepsilon \tag{2.21b}$$

则式（2.19）是 $\mathrm{conv}(\mathcal{F}_{j\omega})$ 的有效不等式。易知 $\lambda_{k_{q+1}} \geq \mu$。因此当 $\mu = \lambda_{k_{q+1}}$ 时，式（2.19）是 CBP 的有效不等式。

同文献[12]中分离问题的启发式算法类似，本文使用算法 2.2 分离 2 团不等式。

算法 2.2　分离 2 团不等式的启发式算法

1: 给定当前松弛问题的最优解 (x^*, y^*, z^*)

2: 对 y^* 进行排序使得 $y_{i_1 j}^* \geq \cdots \geq y_{i_{|\mathcal{I}|} j}^*$，令 $\mathcal{S} = \left\{ i_1, i_2, \cdots, i_{|\mathcal{I}|} \right\}$

3: **for** $\omega = 1, 2, \cdots, N$ **do**

4: **if** $z_j^{\omega*} = 1$ **then**

5: 按照从左向右的顺序依次从 $\mathcal{S}$ 提取元素，直到得到一个团集合 $\mathcal{K}$

6: **if** $\sum\limits_{i \in \mathcal{K}} y_{ij}^* - 1$ **then**

7: 计算 λ_k，对于所有的 $k \in \Omega \setminus \{\omega\}$

8: 令 $\mu = \lambda_{k_{q+1}}$

9: 得到一个 2 团不等式（2.19）

10: **end if**

11: **end if**

12: **end for**

首先引用一个二元变量 u_{ij}^{ω}，$i \in \mathcal{I}, j \in \mathcal{J}, \omega \in \Omega$ 将 BIP 转化为混合整数线性规划问题。令 $u_j^{\omega} = (u_{1j}^{\omega}, u_{2j}^{\omega}, \cdots, u_{|\mathcal{I}|j}^{\omega})^T$ 及 $u = \left\{ u_{11}^1, \cdots, u_{|\mathcal{I}|\mathcal{J}|}^N \right\}$。接着，基于这个混合整数线性规划问题，得到 CBP 的有效不等式。生成该投影不等式的基本想法来自 Benders 可行不等式，下面的命题给出 CBP 的混合整数线性规划形式。

命题 2.6　令 (x^*, y^*, z^*) 为 BIP 的最优解。则存在一个 u^* 使得 (x^*, y^*, z^*, u^*) 为问题（2.22）的最优解

$$\underset{x,y,z,u}{\text{minimize}} \sum_{j \in \mathcal{J}} c_j^a x_j + \sum_{i \in \mathcal{I}} \sum_{j \in \mathcal{J}} c_{ij}^b y_{ij} \tag{2.22a}$$

$$\text{s.t.} \quad 式(2.1b), 式(2.1c), 式(2.1e), 式(2.2b), 式(2.6b)$$

$$\sum_{i \in \mathcal{I}} \xi_i^{\omega} u_{ij}^{\omega} \leqslant m_j^{\omega}(\omega) z_j^{\omega}, \qquad \forall j \in \mathcal{J}, \omega \in \Omega \tag{2.22b}$$

$$u_{ij}^{\omega} \leqslant y_{ij}, u_{ij}^{\omega} \leqslant z_j^{\omega}, \quad \forall i \in \mathcal{I}, j \in \mathcal{J}, \omega \in \Omega \tag{2.22c}$$

$$y_{ij} + z_j^{\omega} - u_{ij}^{\omega} \leqslant 1, u_{ij}^{\omega} \geqslant 0, \quad \forall i \in \mathcal{I}, j \in \mathcal{J}, \omega \in \Omega \tag{2.22d}$$

相反地，如果 (x^*, y^*, z^*, u^*) 为问题（2.22）的最优解，则 (x^*, y^*, z^*) 是 BIP 的最优解。

证明：令 $u^* = y^* z^*$。对于任意的 $j \in \mathcal{J}$ 和 $\omega \in \Omega$，有 $m_j^{\omega}(\omega) z_j^{\omega*} \geqslant \sum_{i \in \mathcal{I}} \xi_i^{\omega} y_{ij}^* z_j^{\omega*}$ $= \sum_{i \in \mathcal{I}} \xi_i^{\omega} u_{ij}^{\omega*}$，由于 y^*, z^* 为二元变量，约束（2.22b）～约束（2.22d）成立。因此，(x^*, y^*, z^*, u^*) 是问题（2.22）的一个解。假设 $(\hat{x}, \hat{y}, \hat{z}, \hat{u})$ 是问题（2.22）的最优解。如果 $\hat{z}_j^{\omega} = 0$，$m_j^{\omega}(\omega) \hat{z}_j^{\omega} \geqslant \sum_{i \in \mathcal{I}} \xi_i^{\omega} \hat{u}_{ij}^{\omega} = \sum_{i \in \mathcal{I}} \xi_i^{\omega} \hat{y}_{ij} \hat{z}_j^{\omega}$。否则，$m_j^{\omega}(\omega) \hat{z}_j^{\omega} \geqslant \sum_{i \in \mathcal{I}} \xi_i^{\omega} \hat{u}_{ij}^{\omega} = \sum_{i \in \mathcal{I}} \xi_i^{\omega} \hat{y}_{ij}$ $= \sum_{i \in \mathcal{I}} \xi_i^{\omega} \hat{y}_{ij} \hat{z}_j^{\omega}$。因此，$(\hat{x}, \hat{y}, \hat{z})$ 是 BIP 的一个可行解，说明 $\sum_{j \in \mathcal{J}} c_j^a \hat{x}_j + \sum_{i \in \mathcal{I}} \sum_{j \in \mathcal{J}} c_{ij}^b \hat{y}_{ij} \geqslant$ $\sum_{j \in \mathcal{J}} c_j^a x_j^* + \sum_{i \in \mathcal{I}} \sum_{j \in \mathcal{J}} c_{ij}^b y_{ij}^*$。因此，$(x^*, y^*, z^*, u^*)$ 是问题（2.22）的最优解。同理可证得如果 (x^*, y^*, z^*, u^*) 是问题（2.22）的最优解，则 (x^*, y^*, z^*) 是 BIP 的最优解。证毕。

接下来，基于问题（2.22）介绍一种生成有效不等式的方法。给定 $j \in \mathcal{J}$ 和 $\omega \in \Omega$，考虑下述关于变量 u_j^{ω} 的子问题：

$$\underset{u_j^{\omega} \geqslant 0}{\text{minimize}} \ 0 \tag{2.23a}$$

$$\text{s.t.} \quad \sum_{i \in \mathcal{I}} \xi_i^{\omega} u_{ij}^{\omega} \leqslant m_j^{\omega}(\omega) z_j^{\omega} \tag{2.23b}$$

$$u_{ij}^{\omega} \leqslant y_{ij}^{\omega}, u_{ij}^{\omega} \leqslant z_j^{\omega}, \quad \forall i \in I \tag{2.23c}$$

$$y_{ij} + z_j^{\omega} - u_{ij}^{\omega} \leqslant 1, \quad \forall i \in I \tag{2.23d}$$

给定 $(\hat{y}, \hat{z}) \in \mathcal{X}_{\text{RIP}}$，如果 $(\hat{y}, \hat{z})$ 违反约束（2.8b），通过求解式（2.23）的对偶

问题可以得到点 $(\hat{y},\hat{z})$ 处的支撑超平面：

$$\underset{\mu^1,\mu^2,\mu^3,\mu^4}{\text{maximize}} \quad -m_j^\omega(\omega)\hat{z}_j^\omega\mu^1 - \sum_{i\in\mathcal{I}}\hat{y}_{ij}\mu_i^2 - \hat{z}_j^\omega\sum_{i\in\mathcal{I}}\mu_i^3 + \sum_{i\in\mathcal{I}}\left(\hat{y}_{ij}+\hat{z}_j^\omega-1\right)\mu_i^4 \qquad (2.24)$$
$$\text{s.t.} \quad \xi_i^\omega\mu^1 + \mu_i^2 + \mu_i^3 - \mu_i^4 \geqslant 0, \quad \forall i\in\mathcal{I}$$

其中，μ^1，μ^2，μ^3 及 μ^4 是约束（1.23b）～约束（1.23d）的对偶变量。

定理 2.7　投影不等式

$$\sum_{i\in\mathcal{I}}\left(\hat{\mu}_i^4 - \hat{\mu}_i^2\right)y_{ij} + \left(\sum_{i\in\mathcal{I}}\hat{\mu}_i^4 - \sum_{i\in\mathcal{I}}\hat{\mu}_i^3 - m_j^\omega(\omega)\hat{\mu}^1\right)z_j^\omega \leqslant \sum_{i\in\mathcal{I}}\hat{\mu}_i^4 \qquad (2.25)$$

其中，μ^1，μ^2，μ^3 及 μ^4 是式（2.24）的极射线，是 CBP 的有效不等式。

证明　给定 $(\hat{y},\hat{z})\in\mathcal{X}_{\text{RIP}}$，由强对偶定理可知问题（2.24）是无界的，如果 $(\hat{y},\hat{z})$ 违反约束（2.24）。所以

$$\sum_{i\in\mathcal{I}}\left(\hat{\mu}_i^4 - \hat{\mu}_i^2\right)y_{ij} + \left(\sum_{i\in\mathcal{I}}\hat{\mu}_i^4 - \sum_{i\in\mathcal{I}}\hat{\mu}_i^3 - m_j^\omega(\omega)\hat{\mu}^1\right)z_j^\omega - \sum_{i\in\mathcal{I}}\hat{\mu}_i^4 > 0$$

因此，定理成立。

对于任一 $j\in\mathcal{J}$，$\omega\in\Omega$，投影不等式（2.25）的生成基于式（2.24）的对偶问题。通过多个 j 和 ω（或者所有的）的组合可以生成一种新的组合投影不等式。考虑下面问题：

$$\underset{u}{\text{minimize}} \quad 0 \qquad (2.26)$$
$$\text{s.t.} \quad \text{式(2.22b)}\sim\text{式(2.22d)}$$

令 v^1，v^2，v^3 和 v^4 为约束（2.22b）～约束（2.22d）的对偶变量。

定理 2.8　组合投影不等式如下：

$$\sum_{i\in\mathcal{I}}\sum_{j\in\mathcal{J}}\sum_{\omega\in\Omega}\left(\hat{v}_{ij\omega}^4 - \hat{v}_{ij\omega}^2\right)y_{ij} + \sum_{j\in\mathcal{J}}\sum_{\omega\in\Omega}\left(\sum_{i\in\mathcal{I}}\hat{v}_{ij\omega}^4 - \sum_{i\in\mathcal{I}}\hat{v}_{ij\omega}^3 - m_j^\omega(\omega)\hat{v}_{j\omega}^1\right)z_j^\omega \leqslant \sum_{i\in\mathcal{I}}\sum_{j\in\mathcal{J}}\sum_{\omega\in\Omega}\hat{v}_{ij\omega}^4 \qquad (2.27)$$

其中，$\hat{v}^1$，$\hat{v}^2$，$\hat{v}^3$ 和 $\hat{v}^4$ 为式（2.26）的对偶问题极射线。

该定理的证明同定理 2.7 类似，在这里省略其证明。

分支切割算法（B&C）是求解 0-1 整数规划问题十分有效的精确算法，其在分支定界算法的基础上，根据问题的结构，提出一系列有效不等式，切割松弛问题的可行域而不影响整数规划问题的可行域，进而减少算法寻找最优解的时间，加快算法的求解效率。具体的，令 LB 和 UB 为 CBP 的上下界，$\mathcal{N}$ 为分支切割树节点的集合，给定一个节点和相应 IP 的线性松弛问题，利用线性规划问题求解算法（如单纯形法或者对偶单纯形法）对该松弛问题进行求解得到最优解 $(\hat{x},\hat{y},\hat{z})$。如果最优解 $(\hat{x},\hat{y},\hat{z})$ 为整数解，则该解为 IP 的可行解，更新 CBP 的上界；如果最优解 $(\hat{x},\hat{y},\hat{z})$ 为分数解，判断是否满足有效不等式，如果满足则算法继续对分数解进行分支求解，否则将不等式添加到松弛问题重新求解。分支切割算法的具体步骤如算法 2.3 所示。

算法 2.3　分支切割算法

1：初始化　　UB $= +\infty$ ，LB $= -\infty$ 及 $\mathcal{N} = \varnothing$

2：初始化　　节点集合 $\mathcal{N} = \{o\}$ ，其中 o 是分支节点

3：**while**（ $\mathcal{N}$ 非空）**do**

4：选择一个节点 $o \in \mathcal{N}$

5：更新，$\mathcal{N} \leftarrow \mathcal{N} / \{o\}$

6：在节点 o 处优化 IP 的线性松弛问题

7：**if** 得到最优解 $(\tilde{x}, \tilde{y}, \tilde{z})$ 及目标值 $\mathrm{obj}^* <$ UB **then**

8：**if** $(\tilde{x}, \tilde{y}, \tilde{z})$ 为分数点 **then**

9：**if** 存在违反的有效不等式（2.16），式（2.19）或者式（2.25）**then**

10：将违反的有效不等式添加到 IP 的线性松弛问题中

11：转到步骤 6

12：**else**

13：生成 o^* and o^{**}

14：$\mathcal{N} \leftarrow \mathcal{N} \cup \{o^*, o^{**}\}$

15：**end if**

16：**else**

17：更新 UB ，UB $= \mathrm{obj}^*$ 。$(x^*, y^*, z^*) = (\tilde{x}, \tilde{y}, \tilde{z})$

18：**end if**

19：**end if**

20：**end while**

21：**return** UB 及对应的最优解 (x^*, y^*, z^*)

　　由于问题 IP 变量 (x, y, z) 均为 0-1 变量，当 $|\mathcal{I}|$ ，$|\mathcal{J}|$ 或 N 很大时，分支切割算法需要求解一个规模庞大的分支切割树，为了进一步提高问题的求解效率，本节提出了一种分支切割算法通用的策略，旨在减少分支切割树的规模，加快最优解的寻找。算例分析验证了提出的策略的有效性。

　　求解下界值的一个常用方法为将 CBP 所有的变量 (x, y, z) 均松弛为 $[0,1]$ 区间的连续变量，利用线性优化问题的求解算法（如单纯形法等）求解该松弛问题，得到最优目标作为下界值。由于变量 x ，y 和 z 均为 0-1 变量，令 v^* 为 CBP 的最优目标值。首先求解 IP 的松弛问题 RIP_z，RIP_z 仅仅松弛二元变量 z 为 $[0,1]$ 区间的连续变量。得到最优目标值 v_r^* 和最优解 $\left(x_r^*, y_r^* \right)$。在数值算例中，通常有 $v_r^* < v^*$。为了改善下界值 v_r^*，给定目标值 v_r^*，进一步求解 IP。如果这个问题是可行的，下界值 v_r^* 是 CBP 的最优目标值并得到一个最优解。否则，更新下界值，令下界值为 $v_r^* + \delta$，其中 δ 为一个适当的常数。由于 x 和 y 是二元变量，当 c_j^a 和 c_{ij}^b 是整数值，所有的 $c_j^a x_j + c_{ij}^b y_{ij}$ 的取值是整数的。则

$$v_1 = \min\left\{\sum_{j\in\mathcal{J}}c_j^a x_j + \sum_{i\in\mathcal{I},j\in\mathcal{J}}c_{ij}^b y_{ij} : \sum_{j\in\mathcal{J}}c_j^a x_j + \sum_{i\in\mathcal{I},j\in\mathcal{J}}c_{ij}^b y_{ij} > v_r^*, x\in\{0,1\}^{|\mathcal{J}|}, y\in\{0,1\}^{|\mathcal{I}|\times|\mathcal{J}|}\right\}$$ 为一个

下界值，并且一个可取的 δ 值为 $\delta = v_1 - v_r^*$。这个方法是有效的尤其对于最小化手术室开放数量的问题。在这个问题中，令 $\delta = 1$。关于最小化手术室开放数量的问题，算法 2.4 为下界改进启发式方法的具体步骤。

算法 2.4　求解下界的启发式算法

1：初始化：令 CBP 的下界 LB $= -\infty$

2：初始化：令 $\kappa = 1$，及 K，T 代表迭代次数和求解时间限制

3：在给定的时间限制 T 内求解松弛问题 RIP_z

4：得到最优的开放数量 $n_r^{\kappa*}$，及相应的下界值 LB

5：**while** $\kappa \leqslant K$ **do**

6：基于 $n_r^{\kappa*}$，固定 CBP 中变量 x 值

7：**if** $n_r^{\kappa*}$ 是 CBP 最优开放数量 **then**

8：求得 CBP 的最优解，转到步骤 4

9：**else**

10：更新 $n_r^{\kappa*} = n_r^{\kappa*} + 1$，及下界值 LB，$\kappa = \kappa + 1$

11：**end if**

12：**end while**

13：**return** LB 和 CBP 最优解（如果存在）

2.1.3　算例分析

算例部分利用北京某公立医院的实际数据来验证算法的有效性，本书收集了 2015 年 1 月～10 月的 5721 条手术时间的数据。这些数据用来拟合各个手术科室的手术时间概率分布。表 2.1 统计出各个手术科室手术时间的均值、标准差及所占比例。假设共安排 18 个手术患者（手术个数的平均值）。根据各个科室手术所占比例，计算出每个科室手术患者的个数，保证患者的个数为整数并且每个科室的手术患者不为 0。根据历史数据拟合出的手术时间概率分布符合对数正态分布。基于对数正态分布生成手术时间离散的概率情景，并将手术时间的概率情景转化为以 15 分钟为一个时间单位的整数值，并保证该整数值不等于 0。对于每一个样本规模生成 5 组实例。考虑 8 个手术室，每个手术室的开放时长为 10 小时，手术室不区分手术类型，即每个手术室可以进行不同类型的手术。对于最小化手术室开放数量的问题，令 $c_j^a := 1$，及 $c_{ij}^b := 0$，$\forall i\in\mathcal{I}, j\in\mathcal{J}$。

表 2.1　不同科室的统计信息

科室类型	均值（小时）	标准差（小时）	所占比例
妇科	1.1	1.3	0.29
乳腺科	1.6	1.0	0.15
淋巴外科	3.2	1.1	0.14
耳鼻喉科	2.8	1.7	0.13
泌尿外科	2.3	1.7	0.07
血管外科	2.6	1.5	0.07
产科	1.5	0.5	0.06
关节外科	2.8	1.3	0.06
骨外科	3.2	1.8	0.03

本节添加的有效不等式应满足最小的违反值。不等式（2.19）和式（2.25）的违反值应满足至少10^{-4}，不等式（2.16）的相对违反值应至少满足0.3，相对违反值为违反值的绝对值除以$|\mathcal{C} \setminus \mathcal{D}|$。前面提出的有效不等式将重复生成直到满足下列的停止条件之一：没有不等式满足最小的违反值，或者在分支切割树的节点中松弛问题的目标值改进小于0.2。仅仅在根节点处添加违反的不等式（2.19）和式（2.25），当 gap 不超过1时，其中 gap 值等于$\text{UB} - \text{LB}$。每次生成式（2.19）和式（2.25），对于任一$j \in \mathcal{J}$，仅仅添加违反值最大的有效不等式。在分支切割树深度小于 3 处添加不等式（2.16）。利用求解器筛选出有效的不等式保留在分支切割树中。

所有算例的算法代码通过C语言实现并调用CPLEX进行求解，在Windows 64位操作系统 Intel（R）2.8Hz 处理器 16GB RAM 计算机上运行。所有的算法仅用一个线程，并关闭 CPLEX 预求解程序，因为需要使用 CPLEX 回调函数（callback）添加有效不等式。在所有算法中，使用以下分支变量的优先级：令变量x有最高的优先级及变量z有最低的优先级。因此，在分支的过程中，x优先于y，且y优先于z。对于所有的实例，算法运行的时间限制设置为 10 小时。对于在时间限制内不能得到最优解的实例，算例结果给出算法的上界值。对于在时间限制内能得到最优解的实例，算例结果给出算法的运行时间（单位：秒）。

接下来讨论下界改进启发式算法 2.4 对 CBP 的影响。变化风险参数$\varepsilon \in \{0.05, 0.1, 0.15\}$及$N \in \{100, 500, 1000\}$。本节所有的算法没有添加本节提出的有效不等式。下面比较了三种不同的下界改进启发式算法。

（1）CPX：指直接使用 CPLEX 中分支切割算法求解 CBP。

（2）LBH0：指使用RIP_z的最优解，即在算法 2.4 中，令$K = 0$作为分支切割算法的下界初始值求解 CBP。

（3）LBH1：指在算法2.4中令$K = 1$作为分支切割算法的下界初始值求解CBP。

表 2.2 为不同样本规模及风险参数下，下界改进启发式算法和分支切割算法的平均求解时间、CBP 的平均总求解时间、分支切割算法的平均节点数及手术室的开放个数，得到最优解的实例个数除以总实例的个数，下界值等于最优解的比例。在算法 2.4 中令 $K = 2$ 作为初始下界值求解 CBP，用 LBH2 表示该方法。对于大部分实例，LBH2 和 LBH1 的运算结果相似。因此，表 2.2 省略了 LBH2 的运算结果。

表 2.2　不同 ε 及情景数量下下界改进启发式算法及分支切割算法的求解结果

ε	N	方法	LBH	B&C	AvT	#of nodes	#of ORs	solved	Δ
		CPX	0.0	372.4	372.4	67 454	[6, 6, 6, 6, 6]	5/5	0
	100	LBH0	2.1	152.0	154.1	24 503	[6, 6, 6, 6, 6]	5/5	0
		LBH1	84.9	0.7	85.6	364	[6, 6, 6, 6, 6]	5/5	1
		CPX	0.0	5 287.0	5 287.0	43 503	[6, 6, 6, 6, 6]	5/5	0
0.05	500	LBH0	30.5	3 156.3	3 186.8	26 919	[6, 6, 6, 6, 6]	5/5	0
		LBH1	3 183.8	1.7	3 185.5	140	[6, 6, 6, 6, 6]	5/5	1
		CPX	0.0	19 900.6	19 900.6	70 726	[6, (5, 6), 6, 6, 6]	4/5	0
	1 000	LBH0	71.3	8 824.3	8 895.7	20 042	[6, 6, 6, 6, 6]	5/5	0
		LBH1	7 062.0	10.1	7 072.1	78	[6, 6, 6, 6, 6]	5/5	1
		CPX	0.0	1 744.5	1 744.5	547 776	[6, 5, 5, 5, 5]	5/5	0
	100	LBH0	1.2	1 499.0	1 500.2	433 573	[6, 5, 5, 5, 5]	5/5	0
		LBH1	5.7	523.3	528.9	116 292	[6, 5, 5, 5, 5]	5/5	0.8
		CPX	0.0	2 182.0	2 182.0	26 392	[5, 5, 5, 5, 5]	5/5	0
0.1	500	LBH0	14.3	1 581.7	1 596.0	22 962	[5, 5, 5, 5, 5]	5/5	0
		LBH1	142.1	479.0	621.2	11 163	[5, 5, 5, 5, 5]	5/5	1
		CPX	0.0	13 101.2	13 101.2	59 711	[5, (6, 4), 5, 5, 5]	4/5	0
	1 000	LBH0	33.5	15 498.7	15 533.1	89 513	[(6, 4), 5, 5, 5, 5]	4/5	0
		LBH1	474.9	1 401.8	1 876.6	9 876	[5, 5, 5, 5, 5]	5/5	1
		CPX	0.0	154.5	154.5	13 232	[5, 5, 5, 5, 5]	5/5	0
	100	LBH0	0.9	120.9	121.8	8 077	[5, 5, 5, 5, 5]	5/5	0
		LBH1	87.6	0.4	88.0	103	[5, 5, 5, 5, 5]	5/5	1
		CPX	0.0	1 460.0	1 460.0	6 993	[5, 5, 5, 5, 5]	5/5	0
0.15	500	LBH0	14.3	1 282.9	1 297.2	6 345	[5, 5, 5, 5, 5]	5/5	0
		LBH1	1 441.0	3.8	1 444.8	78	[5, 5, 5, 5, 5]	5/5	1
		CPX	0.0	5 353.2	5 353.2	7 511	[5, 5, 5, 5, 5]	5/5	0
	1 000	LBH0	25.2	4 983.4	4 948.6	6 669	[5, 5, 5, 5, 5]	5/5	0
		LBH1	5 126.4	10.4	5 139.7	64	[5, 5, 5, 5, 5]	5/5	1

从表 2.2 可知，在求解 CBP 时，使用算法 2.4 初始化下界值的分支切割算法明显优于没有初始化下界值的分支切割算法。对于 $\varepsilon = 0.1$，使用算法 2.4（$k = 1$）

获得的下界值几乎等于所有实例的最优目标值，这表明当 $k=1$ 时，下界改进启发式算法提供了质量相当好的下界。然而，它增加了计算下界的平均时间，几乎增加了 10 倍。这是因为需要求解一个二元规划问题。然而，就 CBP 平均总求解时间而言，LBH1 仍然比 LBH0 更有效。特别的，LBH0 平均减少了 7% 的求解时间，LBH1 进一步将该数值减少了 68%。对于较难求解的实例（ $N=1000$ ），LBH1 在 1 小时内解决所有五个实例。改进启发式算法可以解释为对 x 的额外限制，减少了可行域，从而减少了分支切割算法的节点数量。对于 $\varepsilon=0.05$ 和 0.15 ，由表 2.2 可知，LBH1 求解下界的平均时间显著增加。因此，LBH1 和 LBH0 在总的求解时间及得到最优解的实例个数等方面相似。

下面讨论不等式的有效性并使用了下界改进启发式算法。下界改进启发式算法 2.4 令 $K=1$ 作为分支切割算法的初始下界值（LBH1）。本节使用样本规模 $N \in \{100, 500, 1000\}$ 。由于风险参数 $\varepsilon \in \{0.05, 0.15\}$ ，分支切割算法的平均求解时间不超过 11 秒，因此本节仅仅考虑 $\varepsilon=0.1$ 。考虑下列五种方法。

（1）Cover：指添加覆盖集不等式（2.16）到 LBH1。

（2）C&C：指添加覆盖集不等式（2.16）和 2 团不等式（2.19）到 LBH1。

（3）Proj：指添加投影不等式（2.25）到 LBH1。

（4）P&C：指添加投影不等式（2.25）和 2 团不等式（2.19）到 LBH1。

（5）B&C：指添加投影不等式（2.25）、覆盖集不等式（2.16）和 2 团不等式（2.19）到 LBH1。

对于 C&C，添加 2 团不等式仅当在根节点处没有发现任何违反的覆盖集不等式。对于 P&C，添加 2 团不等式仅当在根节点处没有发现任何违反的投影不等式。对于 B&C，添加 2 团不等式（2.19）仅当在根节点处没有任何违反的投影不等式，以及添加覆盖集不等式仅当没有任何违反的不等式（2.25）和式（2.19）。本节找不到混合集不等式（2.7）的合适设置来提高算法的求解效率。对于较难求解的实例（ $N \in \{500, 1000\}$ ），混合集不等式甚至降低了算法的求解效率。这可能是由于影响了 CPLEX 的默认设置。表 2.3 记录了 CBP 的平均求解时间、平均节点数、手术室开放个数，得到最优解的实例的比例和平均不等式的个数。

表 2.3　不同情景数量及有效不等式下算法结果比较

N	方法	AvT	# of nodes	# of ORs	solved	# of cuts
100	Cover	251.5	62 737	[6, 5, 5, 5, 5]	5/5	10
	C&C	252.8	63 076	[6, 5, 5, 5, 5]	5/5	23
	Proj	514.0	115 418	[6, 5, 5, 5, 5]	5/5	11
	P&C	514.0	115 418	[6, 5, 5, 5, 5]	5/5	11
	B&C	251.4	65 789	[6, 5, 5, 5, 5]	5/5	17

续表

N	方法	AvT	# of nodes	# of ORs	solved	# of cuts
500	Cover	410.9	5 166	[5, 5, 5, 5, 5]	5/5	14
	C&C	244.2	2 740	[5, 5, 5, 5, 5]	5/5	22
	Proj	250.5	1 789	[5, 5, 5, 5, 5]	5/5	8
	P&C	250.5	1 789	[5, 5, 5, 5, 5]	5/5	8
	B&C	250.5	1 789	[5, 5, 5, 5, 5]	5/5	8
1 000	Cover	1 073.3	3 876	[5, 5, 5, 5, 5]	5/5	11
	C&C	1 028.9	3 536	[5, 5, 5, 5, 5]	5/5	13
	Proj	1 130.4	5 122	[5, 5, 5, 5, 5]	5/5	5
	P&C	1 011.6	4 483	[5, 5, 5, 5, 5]	5/5	8
	B&C	818.6	2 134	[5, 5, 5, 5, 5]	5/5	9

　　表 2.2 和表 2.3 的结果表明,添加覆盖集不等式和投影不等式显著减少了算法的平均求解时间和平均节点数,尤其对于较难求解的实例($N \in \{500, 1000\}$)。当 $N = 1000$ 时,通过添加不等式,平均求解时间减少了 40%。然而,对于较易求解的实例($N = 100$),添加投影不等式对算法求解效率的影响较小。此外,除了 $N = 100$ 的实例外,添加覆盖集不等式和 2 团不等式比只添加覆盖集不等式的算法求解效率更高。在表 2.3 中,对于更难求解的实例($N \in \{500, 1000\}$),添加投影不等式和 2 团不等式可以提供与添加覆盖不等式和 2 团不等式的算法相似的求解效率。此外,与单独添加不等式(Cover 和 Proj)及其他方法(C&C 和 P&C)相比,B&C 可以在 1000 秒内将所有实例求解为最优。这表明当有效不等式结合使用时,算法的效率更高。

　　下面考虑较难求解的实例 $N \in \{500, 1000\}$, $\varepsilon = 0.1$,比较如下两种方法。

　　(1) B&C:指前面提到的分支切割算法。

　　(2) BPC:指用文献[1]提出的概率覆盖方法来求解 CBP。

　　为了比较上述方法,对于每个样本规模,生成 10 个实例: $N \text{-} \#$,其中,#表示实例的标号。表 2.4 表示 CBP 的平均求解时间、平均节点数、平均不等式的个数及手术室的开放个数。

表 2.4　不同情景数量下 B&C 同 BPC 的算法结果比较

实例	Time		#of nodes		#of cuts		#of ORs	
	B&C	BPC	B&C	BPC	B&C	BPC	B&C	BPC
500-1	98.4	1 009.9	218	1 572 447	2	4 447	5	5
500-2	227.7	1 120.0	580	1 685 154	0	4 943	5	5

实例	Time		#of nodes		#of cuts		#of ORs	
	B&C	BPC	B&C	BPC	B&C	BPC	B&C	BPC
500-3	110.8	1 071.0	218	1 572 447	2	4 447	5	5
500-4	613.8	1 656.5	7 658	1 192 730	2	7 842	5	5
500-5	201.6	753.8	270	1 151 639	2	4 417	5	5
500-6	103.3	1 084.3	1 547	1 069 053	0	5 105	5	5
500-7	226.3	1 549.3	3 054	1 065 431	2	7 096	5	5
500-8	250.2	1 351.4	420	1 410 598	1	5 385	5	5
500-9	599.9	1 797.5	7 658	1 192 730	2	7 842	5	5
500-10	223.9	1 864.3	1 567	1 637 205	5	5 638	5	5
平均值	265.6	1 325.8	2 319	1 354 943	2	5 716	5	5
1 000-1	598.4	2 232.3	1 020	1 094 827	0	9 491	5	5
1 000-2	882.0	1 510.0	2 584	1 482 153	2	6 169	5	5
1 000-3	396.0	2 134.9	810	1 526 472	3	7 650	5	5
1 000-4	668.0	2 187.0	1 070	1 055 271	3	9 248	5	5
1 000-5	1 548.7	1 791.0	5 186	2 680 120	1	4 218	5	5
1 000-6	1 014.9	1 045.1	1 999	1 065 542	1	5 024	5	5
1 000-7	931.8	986.4	3 306	963 999	4	4 568	5	5
1 000-8	998.3	1 900.8	1 825	2 137 979	2	5 467	5	5
1 000-9	1 386.7	1 970.2	2 619	1 670 465	7	6 113	5	5
1 000-10	926.4	778.9	1 617	1 011 632	4	4 380	5	5
平均值	935.1	1 653.7	2 204	1 468 846	3	6 233	5	5

表 2.4 的结果表明，BPC 也能够解决大规模的实例，但它的求解时间长于 B&C 的求解时间，尤其对于 $N=500$ 的实例。B&C 的求解时间减少高达 90%，分支切割树的规模减小了 99%。$N=500$ 的实例平均求解时间减少了约 5 倍，$N=1000$ 的实例减少了约 2 倍。这可能是因为文献[1]提出的 BPC 用于解决基于机会约束的二元背包问题，该问题只有一个机会约束。他们还添加了一种投影不等式以提高 BPC 算法的性能。在本节计算中，使用文献[1]投影不等式对存在多个机会约束的 CBP 问题没有帮助。

接下来比较 CBP 和 CVaR 估计模型的计算结果，最大的运算时间设置为 2 小时，$\varepsilon=0.1$。本节使用 B&C 算法来求解 CBP 模型。表 2.5 展示了平均、最大、最小的求解时间，手术室的平均开放个数，得到最优解的实例个数与总实例个数的比值。

从表 2.5 的结果可知，在得到最优解的实例个数方面，CBP 的求解效率要高于

CVaR 估计模型。当 $N=500$ 时，CVaR 估计模型仅能求解 60% 的实例，当 $N=1000$ 时，CVaR 估计模型无法求解任何的实例。CVaR 估计模型的最优解需要开放更多的手术室，例如，当 $N=100$ 时，CVaR 估计模型需要开放 $6\sim7$ 个手术室，而 CBP 仅仅需要开放 $5\sim6$ 个手术室。因此，CVaR 估计模型要比 CBP 更保守。

表 2.5　不同情景数量下 CBP 和 CVaR 估计模型的计算结果比较

N	模型	AvT	max	min	# of ORs	solved
100	CBP	528.9	2424.7	5.2	[6, 5, 5, 5, 5]	5/5
	CVaR	88.1	221.3	2.5	[7, 6, 6, 6, 7]	5/5
500	CBP	621.2	905.6	220.5	[5, 5, 5, 5, 5]	5/5
	CVaR	398.8	600.1	35.1	[6, (6, 7), 6, (6, 7), 6]	3/5
1000	CBP	1876.6	4637.3	595.3	[5, 5, 5, 5, 5]	5/5
	CVaR	—	—	—	[(6, 7), (6, 7), (6, 7), (6, 7), (6, 7)]	0/5

注：“—”表示最大运算时间内所有的实例都不能得到最优解

2.1.4　结论

本节研究了基于机会约束的手术室计划问题，将模型转化为二元双线性规划问题，并基于二元双线性规划问题的结构生成三类有效不等式。算例结果表明，当风险参数 $\varepsilon\in\{0.05,0.1,0.15\}$ 时，三类有效不等式结合下界改进启发式算法能有效求解多达 $N=1000$ 个样本的实例。算例分析中测试数据是基于北京某公立医院的实际数据生成的。此外，本节仍试图求解样本规模更大的问题（如 $N=1500$ 的实例），结果显示仅能求解出部分实例。具体地，利用的方法 B&C 及 BPC 仅能求解 20% 的实例，其中，运行时间限制设置为 10 小时。这主要是因为随着样本规模的增加，模型中决策变量 z 的数量越来越多，分支切割树的规模越来越大，求解的效率也越来越低，收敛性越来越差，因此当求解大规模实例时只能求解出部分的实例。需要特别指出的是，本节所提出的模型、有效不等式和分支切割算法具有一般性，可以求解一般化的机会约束装箱问题，除了手术室计划问题，还包括设施选址问题、云计算决策、背包问题等。

2.2　分布式鲁棒优化机会约束手术室分配

2.2.1　概述

在实际问题中患者的手术时间往往是不确定的，如何有效地处理这些不确定

性为研究的关键和难点。随机规划、鲁棒优化和分布式鲁棒优化作为处理不确定
问题的三种常见方法，受到了越来越多学者的关注且运用到了管理科学问题的各
个领域。随机规划一般依赖随机变量的概率分布已知，然而在实际问题中，随机
变量精准的概率分布往往难以得到。分布式鲁棒优化机会约束假设随机变量精确
的概率分布未知，基于概率分布的部分信息，以一定的概率保证最坏情况下系统
的服务水平，给出具有鲁棒性的决策。它在一定程度上整合了随机规划与鲁棒优
化的优点，克服了鲁棒优化方法取得的解过于保守的缺陷。在实际问题中，患者
的就诊数据往往不大可能准确地描述服务时间的概率分布。因此，本节采用分布
式鲁棒优化机会约束方法来研究手术室计划问题。

　　本节在 2.1 节的基础上，首先考虑了手术室安排手术台数的数量限制即基数
约束，以及手术时间概率分布所属的不确定集合，分别建立了随机规划机会约束
和分布式鲁棒优化机会约束手术室计划模型，确定手术到手术室最优的分配决策。
基于基数约束及二元双线性约束，得到了一类有效的不等式，这类有效不等式比
前面提出的覆盖不等式更有效。然后，一般化有效不等式，考虑多个双线性背包
约束以及基数约束的交集，利用提升技术和启发式算法，得到了该集合的另一类
有效不等式。这两类有效不等式进一步拓展到分布式鲁棒优化机会约束手术室分
配模型。最后，提出了一个概率分布不等式的分支切割算法，该算法使用分布分
离过程、有效不等式和可行不等式来求解分布式鲁棒优化机会约束手术室分配模
型，并给出了其收敛性证明。

2.2.2　模型构建与求解

　　本节研究手术分配问题。在实际问题中患者的手术时间往往是不确定的，如
何有效地处理这些不确定性为研究的关键和难点。随机规划和分布式鲁棒优化作
为处理不确定问题的两种常见方法，将患者的手术时间当作随机变量，基于手术
时间离散的概率情景，引入控制手术室加班概率的机会约束，研究手术室的分配
问题，确定最优的分配策略。由于该类问题可以转化为大规模的整数规划问题，
进而需要较长的求解时间。为了提高模型的求解效率，本节提出了两类有效不等
式，并结合分支切割算法进行求解。基于此，研究服务时间不确定下的手术分配
问题，确定手术室的分配策略。符号说明具体如下。

　　（1）集合与参数。

　　$\mathcal{I} := \{1, 2, \cdots, |\mathcal{I}|\}$ 表示一个计划周期内手术的集合。

　　$\mathcal{J} := \{1, 2, \cdots, |\mathcal{J}|\}$ 表示手术室的集合。

　　$\Omega := \{1, 2, \cdots N\}$ 表示情景的集合。

c_{ij} 为手术 i 到手术室 j 的分配成本。

t_j 为手术室 j 的开放时长。

$\xi = (\xi_1, \xi_2, \cdots, \xi_{|\mathcal{I}|})^{\mathrm{T}}$ 为随机手术时间的长度。

$\mathbb{P}$ 为随机手术时间 ξ 的联合概率分布。

ξ_i^ω 为情景 ω 下手术 i 的手术时长且 $\xi_i^\omega \leqslant t_j$。

p_ω 为情景 ω 的概率，满足 $0 \leqslant p_\omega \leqslant \varepsilon$ 以及 $\sum\limits_{\omega \in \Omega} p_\omega = 1$。

$\varepsilon \in [0,1]$ 为手术室加班的风险参数。

ρ_j 为手术室 j 安排手术的数量限制。

（2）决策变量。

二元 0-1 整数变量 y_{ij} 表示手术患者 i 是否分配到手术室 j。

令 $y_j = (y_{1j}, y_{2j}, \cdots, y_{|\mathcal{I}|j})^{\mathrm{T}}$，　$y = (y_1, y_2, \cdots, y_{|\mathcal{J}|})^{\mathrm{T}}$。

首先考虑随机规划机会约束的手术分配模型，该模型假设手术时间离散情景的概率 $\{p_\omega\}_{\omega \in \Omega}$ 已知。考虑每个手术室以至少 $1-\varepsilon$ 的概率保证手术室 j 手术结束的时间不超过手术室的开放时间，同时，保证每个手术患者只安排进一个手术室且每个手术室安排的患者人数不超过给定的数量限制。则随机规划机会约束的手术分配模型为

$$\textbf{(CAP)} \quad \underset{y}{\text{minimize}} \quad \sum_{i \in \mathcal{I}} \sum_{j \in \mathcal{J}} c_{ij} y_{ij} \tag{2.28a}$$

$$\text{s.t.} \quad \sum_{j \in \mathcal{J}} y_{ij} = 1, \quad \forall i \in \mathcal{I} \tag{2.28b}$$

$$\sum_{i \in \mathcal{I}} y_{ij} \leqslant \rho_j, \quad \forall j \in \mathcal{J} \tag{2.28c}$$

$$\mathbb{P} \left\{ \sum_{i \in \mathcal{I}} \xi_i y_{ij} \leqslant t_j \right\} \geqslant 1 - \varepsilon, \quad \forall j \in \mathcal{J} \tag{2.28d}$$

$$y_{ij} \in \{0, 1\}, \quad \forall i \in \mathcal{I}, j \in \mathcal{J} \tag{2.28e}$$

目标（2.28a）为最小化手术到手术室的分配成本。约束（2.28b）保证手术 i 可以分配到任一手术室并且只能分配给一个手术。约束（2.28c）表示每个手术室最多安排 ρ_j 个手术。约束（2.28d）以 $1-\varepsilon$ 的概率保证所有手术的完成时间不超过该手术室的开放时长。约束（2.28e）定义了二元变量 y_{ij}。

随机优化模型假设手术时间的概率已知，而在实际问题中，手术时间的历史数据往往不能准确地预测出手术时间的概率分布。分布式鲁棒优化作为一种有效处理随机变量分布信息不完整的优化方法，假设分布属于一个不确定集合，则机会约束（2.28d）应满足不确定集合中的所有分布，分布式鲁棒优化机会约束的手术室分配模型为

$$(\text{DR}-\text{CAP}) \quad \underset{y}{\text{minimize}} \quad \sum_{i\in\mathcal{I}}\sum_{j\in\mathcal{J}}c_{ij}y_{ij}$$

$$\text{s.t.} \qquad \text{式}(2.28\text{b}), \text{式}(2.28\text{c}), \text{式}(2.28\text{e}) \qquad\qquad (2.29)$$

$$\inf_{\mathbb{P}\in\mathcal{P}}\mathbb{P}\left\{\sum_{i\in\mathcal{I}}\xi_i y_{ij}\leqslant t_j\right\}\geqslant 1-\varepsilon, \quad \forall j\in\mathcal{J}$$

其中，$\mathcal{P}$ 为概率分布 $\mathbb{P}$ 的不确定集合。

接下来给出两种常用的不确定集合的例子，第一种不确定集合为矩不确定集合：

$$\mathcal{P}_M=\left\{p\in\mathbb{R}_+^N\,\Big|\,\sum_{\omega\in\Omega}p_\omega=1, l_{ik}\leqslant\sum_{\omega\in\Omega}p_\omega(\xi_i^\omega)^k\leqslant u_{ik}, \forall i\in\mathcal{I}, k=\{1,2,\cdots,K\}\right\}$$

其中，u_{ik} 和 l_{ik} 为随机变量 k 阶矩信息的上下界，$\forall i\in\mathcal{I}, k=\{1,2,\cdots,K\}$。矩不确定集合下分布式鲁棒优化机会约束（2.29）为

$$\inf\left\{\sum_{\omega\in\Omega}p_\omega 1\left(\sum_{i\in\mathcal{I}}\xi_i^\omega y_{ij}\leqslant t_j\right)\Big|p\in\mathcal{P}_M\right\}\geqslant 1-\varepsilon, \quad \forall j\in\mathcal{J}$$

另一种不确定集合为 Wasserstein 不确定集合，由于该不确定集合具有较好的性质，因此近年来在分布式鲁棒优化领域得到了越来越多的关注[13, 14]，在本节的数值算例中，使用 1-范数 Wasserstein 集合作为分布式鲁棒优化机会约束模型的不确定集合，该不确定集合为

$$\mathcal{P}_W=\Big\{p\in\mathbb{R}_+^N\,\Big|\ \sum_{\omega\in\Omega}p_\omega=1, \qquad \sum_{\omega\in\Omega}\sum_{k\in\Omega}\|\xi^\omega-\xi^k\|v_{\omega k}\leqslant\eta,$$

$$\sum_{\omega\in\Omega}v_{\omega k}=p_k^*, \quad \forall k\in\Omega,\ v_{\omega k}\geqslant 0, \forall\omega, k\in\Omega$$

$$\sum_{k\in\Omega}v_{\omega k}=p_\omega, \quad \forall\omega\in\Omega\Big\}$$

其中，$\eta\geqslant 0$ 为 Wasserstein 半径，$\{p_k^*\}_{k\in\Omega}$ 为 ξ^k 的先验概率分布。如果 $\eta=0$，则 $p_\omega=p_\omega^*$，$\forall\omega\in\Omega$，且 DR-CAP 转变为 CAP。Wasserstein 不确定集合下分布式鲁棒机会约束（2.29）为

$$\inf\left\{\sum_{\omega\in\Omega}p_\omega 1\left(\sum_{i\in\mathcal{I}}\xi_i^\omega y_{ij}\leqslant t_j\right)\Big|p\in\mathcal{P}_M\right\}\geqslant 1-\varepsilon, \quad \forall j\in\mathcal{J}$$

在实际中，往往存在大量的历史数据，如手术时间，但人们却很难得到随机的手术时间的精确概率分布。与文献中的大多数研究基于连续版本的分布式鲁棒不确定集合不同，本节采用的是基于离散数据样本的分布式鲁棒不确定集合。本节基于这些历史数据（样本），构造了基于数据驱动的分布式鲁棒不确定集合（如上面提到的基于矩信息和基于 Wasserstein 距离的不确定集合的例子），这样使得分布式鲁棒优化模型与随机规划模型更具有可比性，同时还可以提出不同的有效不等式加速计算，设计高效的精确算法求解较大规模的问题。然而，在目前的研

究中，针对 Wasserstein 不确定集合的分布式鲁棒优化或分布式鲁棒优化机会约束模型的求解方法，设计高效精确的算法求解的研究较少，因此，本书在一定程度上丰富了求解该类问题的文献。

本节将 CAP 转化为二元整数规划问题，基于文献[1]，介绍了大 M 系数加强方法并利用动态规划的方法进行求解。为了转化机会约束，引入一个二元变量 $z_{j\omega}$ 表示手术室 j 在情景 ω 下是否加班，即

$$z_{j\omega} = \begin{cases} 1, & \text{如果} \sum_{i \in \mathcal{I}} \xi_i^\omega y_{ij} \leq t_j \\ 0, & \text{其他} \end{cases}$$

$z_{j\omega} = 1$ 保证 $\sum_{i \in \mathcal{I}} \xi_i^\omega y_{ij} \leq t_j$。否则，约束 $\sum_{i \in \mathcal{I}} \xi_i^\omega y_{ij} \leq t_j$ 可能不成立。$\forall j \in \mathcal{J}$，令 $z_j = (z_{j1}, z_{j2}, \cdots, z_{jN})^\mathrm{T}$，$z = (z_1, z_2, \cdots, z_{|\mathcal{J}|})^\mathrm{T}$。则机会约束（2.28d）转化为

$$\sum_{i \in \mathcal{I}} \xi_i^\omega y_{ij} + (M_j^\omega - t_j) z_{j\omega} \leq M_j^\omega, \quad \forall j \in \mathcal{J}, \omega \in \Omega \tag{2.30a}$$

$$\sum_{\omega \in \Omega} p_\omega z_{j\omega} \geq 1 - \varepsilon, \quad \forall j \in \mathcal{J} \tag{2.30b}$$

其中，M_j^ω 为一个足够大的常数，保证约束（2.30a）成立，当 $z_{j\omega} = 0$ 时。接下来，基于文献[1]，介绍一种 M_j^ω 系数加强的方法。给定 $j \in \mathcal{J}, \omega \in \Omega$，如果 M_j^ω 满足下列条件，约束（2.30a）仍然成立

$$M_j^\omega \geq \bar{M}_j^\omega := \underset{y_j \in \{0,1\}^{|\mathcal{I}|}}{\text{maximize}} \left\{ \sum_{i \in \mathcal{I}} \xi_i^\omega y_{ij} \mid \mathbb{P} \left\{ \sum_{i \in \mathcal{I}} \xi_i y_{ij} \leq t_j \right\} \geq 1 - \varepsilon, \sum_{i \in \mathcal{I}} y_{ij} \leq \rho_j \right\} \tag{2.31}$$

对于 $j \in \mathcal{J}$ 及 $\omega, k \in \Omega$，令

$$m_j^\omega(k) := \underset{y_j \in \{0,1\}^{|\mathcal{I}|}}{\text{maximize}} \left\{ \sum_{i \in \mathcal{I}} \xi_i^\omega y_{ij} \mid \sum_{i \in \mathcal{I}} \xi_i^k y_{ij} \leq t_j, \sum_{i \in \mathcal{I}} y_{ij} \leq \rho_j \right\} \tag{2.32}$$

对 $m_j^\omega(k)$ 进行升序排列使得 $m_j^\omega(k_1) \leq \cdots \leq m_j^\omega(k_N)$。命题 2.7 给出了 $\bar{M}_j^\omega$ 的一个上界值。

命题 2.7　$m_j^\omega(k_q)$ 是 $\bar{M}_j^\omega$ 的一个上界值，其中 $q := \min\left\{ l : \sum_{j=1}^{l} p_{k_j} > \varepsilon \right\}$。

证明：令 y_j^* 为式（2.31）的最优解。则存在至少一个 $k' \in \{k_1, k_2, \cdots, k_q\}$ 满足 $\sum_{i \in \mathcal{I}} \xi_i^{k'} y_{ij}^* \leq t_j$。否则对于所有的 $k \in \{k_1, k_2, \cdots, k_q\}$，$\sum_{i \in \mathcal{I}} \xi_i^k y_{ij}^* > t_j$。由于 $\sum_{j=1}^{q} p_{k_j} > \varepsilon$，不等式 $\mathbb{P}\left\{ \sum_{i \in \mathcal{I}} \xi_i y_{ij}^* \leq t_j \right\} \geq 1 - \varepsilon$ 不成立。这与机会约束（2.28d）相矛盾。因此当 $k = k'$ 时，y_j^* 是式（2.32）的一个可行解。所以 $m_j^\omega(k_{q+1}) \geq m_j^\omega(k') \geq \sum_{i \in \mathcal{I}} \xi_i^\omega y_{ij}^* = \bar{M}_j^\omega$。因此，$m_j^\omega(k_{q+1})$ 是 $\bar{M}_j^\omega$ 的一个上界值。

因此，CAP 等价于二元整数规划问题（2.33）。

(IP) $\quad\underset{y,z}{\text{minimize}}\quad \sum_{i\in\mathcal{I}}\sum_{j\in\mathcal{J}}c_{ij}y_{ij}$ $\hspace{3cm}$ (2.33a)

$\qquad$ s.t. $\qquad$ 式(2.28b),式(2.28c),式(2.30b),

$$\sum_{i\in\mathcal{I}}\xi_i^\omega y_{ij}+(m_j^\omega(k_q)-m_j^\omega(\omega))z_{j\omega}\leqslant m_j^\omega(k_q),\quad \forall j\in\mathcal{J},\omega\in\Omega \quad(2.33b)$$

$$y_{ij},z_{j\omega}\in\{0,1\},\ \forall i\in\mathcal{I},j\in\mathcal{J},\omega\in\Omega \hspace{2cm}(2.33c)$$

问题（2.32）包含一个背包约束和一个基数约束，动态规划的方法能用来求解问题（2.32）。对于 $j\in\mathcal{J}$，当 t_j 和 ρ_j 的大小适中时，动态规划是一种求解问题（2.32）的有效方法。

令 $D(|\mathcal{I}|,t_j,\rho_j)$ 代表式（2.32），其中 $|\mathcal{I}|$ 表示 y_j 的 $|\mathcal{I}|$ 个变量。考虑 $D(|\mathcal{I}|,t_j,\rho_j)$ 的子问题 $D\left(n,t_j^0,\rho_j^0\right)$，该子问题包括式（2.32）中变量 y_j 的前 n 个变量以及约束的右侧值。令 $S\left(n,t_j^0,\rho_j^0\right)$ 为 $D\left(n,t_j^0,\rho_j^0\right)$ 的最优目标值。如果 $D\left(n,t_j^0,\rho_j^0\right)$ 不可行，令 $S\left(n,t_j^0,\rho_j^0\right)=-\infty$。由于 y_{nj} 是二元变量，如果 $y_{nj}=0$，$S\left(n,t_j^0,\rho_j^0\right)$ 等于 $S\left(n-1,t_j^0,\rho_j^0\right)$，即为子问题 $D\left(n-1,t_j^0,\rho_j^0\right)$ 的最优目标值。如果 $y_{nj}=1$，$S\left(n,t_j^0,\rho_j^0\right)$ 等于 $S\left(n-1,t_j^0-\xi_n^k,\rho_j^0-1\right)+\xi_n^\omega$，为 $D\left(n-1,t_j^0-\xi_n^k,\rho_j^0-1\right)$ 的最优目标值加上 ξ_n^ω。因此

$$S\left(n,t_j^0,\rho_j^0\right)=\max\left\{S\left(n-1,t_j^0,\rho_j^0\right),S\left(n-1,t_j^0-\xi_n^k,\rho_j^0-1\right)+\xi_n^\omega\right\}$$

其中，$n=2,3,\cdots,|\mathcal{I}|$，$t_j^0\leqslant t_j$，$\rho_j^0\leqslant\rho_j$。易知该动态规划方法的时间复杂度为 $O(|\mathcal{I}|(\max\{t_j,\rho_j\})^2)$。

定理 2.9 给出了一般化不确定集合 $\mathcal{P}$（如矩不确定集合 $\mathcal{P}_M$，Wasserstein 不确定集合 $\mathcal{P}_W$ 或者其他具有类似结构的不确定集合）下 DR-CAP 的半无限整数规划 SIP 模型。

定理 2.9 DR-CAP 等价于半无限整数规划问题。

(SIP) $\quad\underset{y,z}{\text{minimize}}\quad \sum_{i\in\mathcal{I}}\sum_{j\in\mathcal{J}}c_{ij}y_{ij}$ $\hspace{3cm}$ (2.34a)

$\qquad$ s.t. $\qquad$ 式(2.28b),式(2.28c)

$$\inf_{p\in\mathcal{P}}\sum_{\omega\in\Omega}p_\omega z_{j\omega}\geqslant 1-\varepsilon,\quad \forall j\in\mathcal{J} \hspace{2.5cm}(2.34b)$$

$$\sum_{i\in\mathcal{I}}\xi_i^\omega y_{ij}+(m_j^\omega(k_{\bar q})-m_j^\omega(\omega))z_{j\omega}\leqslant m_j^\omega(k_{\bar q}),\quad \forall j\in\mathcal{J},\omega\in\Omega \quad(2.34c)$$

$$y_{ij},z_{j\omega}\in\{0,1\},\quad \forall i\in\mathcal{I},j\in\mathcal{J},\omega\in\Omega \hspace{2cm}(2.34d)$$

其中，$\overline{q} := \min\left\{l \mid \sup_{p \in \mathcal{P}} \sum_{j=1}^{l} p_{k_j} > \varepsilon\right\}$。

证明： 首先证明 $m_j^{\omega}(k_{\overline{q}})$ 是 $\overline{M}_j^{\omega}$ 的一个上界。令

$$\overline{M}_j^{\omega} := \underset{y}{\text{maximize}} \ \sum_{i \in \mathcal{I}} \xi_i^{\omega} y_{ij} \tag{2.35a}$$

$$\text{s. t.} \quad \sum_{i \in \mathcal{I}} y_{ij} \leqslant \rho_j, \ \inf_{\mathbb{P} \in \mathcal{P}} \mathbb{P}\left\{\sum_{i \in \mathcal{I}} \xi_i y_{ij} \leqslant t_j\right\} \geqslant 1 - \varepsilon, \quad \forall j \in \mathcal{J} \tag{2.35b}$$

假设 y_{ij}^* 为式（2.35）最优解，则至少存在一个 $k' \in \overline{\Omega} := \{1, 2, \cdots, \overline{q}\}$ 满足 $\sum_{i \in \mathcal{I}} \xi_i^{k'} y_{ij}^* \leqslant t_j$。否则，$\sum_{i \in \mathcal{I}} \xi_i^{k} y_{ij}^* > t_j$ 对于所有 $k \in \{1, 2, \cdots, \overline{q}\}$。则

$$\inf_{\mathbb{P} \in \mathcal{P}} \mathbb{P}\left\{\sum_{i \in \mathcal{I}} \xi_i y_{ij}^* \leqslant t_j\right\} = \inf_{p \in \mathcal{P}} \sum_{\omega \in \Omega} p_{\omega} \mathbb{1}\left(\sum_{i \in \mathcal{I}} \xi_i^{\omega} y_{ij}^* \leqslant t_j\right) = \inf_{p \in \mathcal{P}} \sum_{\omega \in \Omega \setminus \overline{\Omega}} p_{\omega} \mathbb{1}\left(\sum_{i \in \mathcal{I}} \xi_i^{\omega} y_{ij}^* \leqslant t_j\right)$$

$$\leqslant \inf_{p \in \mathcal{P}} \sum_{\omega \in \Omega \setminus \overline{\Omega}} p_{\omega} = \inf_{p \in \mathcal{P}}\left(1 - \sum_{\omega \in \overline{\Omega}} p_{\omega}\right) = 1 - \sup_{p \in \mathcal{P}} \sum_{\omega \in \overline{\Omega}} p_{\omega} < 1 - \varepsilon$$

这与分布式鲁棒机会约束（2.29）相矛盾。则 $m_j^{\omega}(k_{\overline{q}}) \geqslant m_j^{\omega}(k') \geqslant \overline{M}_j^{\omega}$，表明约束（2.34c）成立。因此，DR-CAP 等价于（2.34）。

当不确定 $\mathcal{P}$ 是矩不确定集合或者 Wasserstein 不确定集合时，定理 2.9 中的 $\overline{q}$ 通过一系列线性规划问题求解。

推论 2.1 令 $\{p_{\omega}^0\}_{\omega \in \Omega}$ 属于不确定集合 $\mathcal{P}$，令 $q^0 = \min\left\{l \mid \sum_{j=1}^{l} p_{k_j}^0 > \varepsilon\right\}$，则 $\overline{q} \leqslant q^0$，$m_j^{\omega}(k_{\overline{q}}) \leqslant m_j^{\omega}\left(k_{q^0}\right)$。

证明： 由于 $\sup_{p \in \mathcal{P}} \sum_{j=1}^{q^0} p_{k_j} \geqslant \sum_{j=1}^{q^0} p_{k_j}^0 > \varepsilon$，则 $q^0 \geqslant \overline{q}$ 且 $m_j^{\omega}(k_{\overline{q}}) \leqslant m_j^{\omega}\left(k_{q^0}\right)$。

下面将介绍 CAP 和 DR-CAP 的另一种等价形式。易知约束（2.33b）和约束（2.34c）也等价于

$$\sum_{i \in \mathcal{I}} \xi_i^{\omega} y_{ij} z_{j\omega} \leqslant m_j^{\omega}(\omega) z_{j\omega}, \quad \forall j \in \mathcal{J}, \omega \in \Omega \tag{2.36}$$

因此，利用约束（2.36）可分别得到 CAP 和 DR-CAP 的二元双线性整数规划问题。下面的命题展示了该双线性规划问题同 SIP 的关系。对 CAP 可得到相似的结论。

命题 2.8 DR-CAP 的二元双线性整数规划模型的线性松弛问题强于 SIP 的线性松弛问题，而且 CAP 也具有相同的性质。

由于约束（2.28c），约束（2.30b）和约束（2.36）定义了 CAP 二元双线性整数规划问题的关键子结构。令

$$\mathcal{H} := \left\{ (y,z) \in \{0,1\}^{|\mathcal{I}||\mathcal{J}|} \times \{0,1\}^{N|\mathcal{J}|} \mid 式(2.28c),式(2.30b),式(2.36) \right\}$$

对于 $j \in \mathcal{J}$，令

$$\mathcal{G}_j := \left\{ (y_j, z_j) \in \{0,1\}^{|\mathcal{I}|+N} \mid \sum_{i \in \mathcal{I}} y_{ij} \leqslant \rho_j, \sum_{i \in \mathcal{I}} \xi_i^{\omega} y_{ij} z_{j\omega} \leqslant m_j^{\omega}(\omega) z_{j\omega}, \sum_{\omega \in \Omega} p_{\omega} z_{j\omega} \geqslant 1-\varepsilon \right\}$$

则有

$$\mathcal{H} = \bigcap_{j \in \mathcal{J}} \left\{ (y,z) \mid (y_j, z_j) \in \mathcal{G}_j \right\}$$

conv(·) 表示集合的凸包。下面的命题表明，可以通过生成 conv($\mathcal{G}_j$) 的有效不等式，得到 conv($\mathcal{H}$) 的有效不等式。

命题 2.9　如果一个不等式对 conv($\mathcal{G}_j$) 是有效的，则这个不等式一定对 conv($\mathcal{H}$) 也是有效的。此外，如果一个不等式是 conv($\mathcal{G}_j$) 小平面定义的不等式，则它也是 conv($\mathcal{H}$) 小平面定义的不等式。

证明：集合 $\mathcal{H} = \bigcap_{j \in \mathcal{J}} \{(y,z) \mid (y_j, z_j) \in \mathcal{G}_j\}$ 表明 $\mathcal{H} \subseteq \mathcal{G}_j$。因此，如果有一个不等式对 conv($\mathcal{G}_j$) 是有效的，则也对 conv($\mathcal{H}$) 是有效的。如果一个不等式是 conv($\mathcal{G}_j$) 的小平面定义的不等式，则存在 $|\mathcal{I}|+N$ 仿射独立的可行点在等号处满足这个不等式。这是由于这个不等式没有关于 (y_{j_1}, z_{j_1}) 对于 $j_1 \in \mathcal{J}$ 和 $j_1 \neq j$ 的系数，因此，通过适当地选取 (y_{j_1}, z_{j_1}) 的值对于 $j_1 \in \mathcal{J}$ 及 $j_1 \neq j$，很容易将 $|\mathcal{I}|+N$ 个仿射独立的可行点拓展到 $|\mathcal{I}| \times |\mathcal{J}| + |\mathcal{J}| \times N$ 仿射独立的可行点。

命题 2.9 给出了研究集合 $\mathcal{G}_j$ 的意义。因此，本节将考虑生成 $\mathcal{G}_j$ 的有效不等式。类似地，定义 DR-CAP 一个重要的子结构 $\mathcal{G}_j'$ 并得到 $\mathcal{G}_j'$ 的有效不等式。对于 $j \in \mathcal{J}$，令

$$\mathcal{G}_j' := \left\{ (y_j, z_j) \in \{0,1\}^{|\mathcal{I}|+N} \mid \sum_{i \in \mathcal{I}} y_{ij} \leqslant \rho_j, \sum_{i \in \mathcal{I}} \xi_i^{\omega} y_{ij} z_{j\omega} \leqslant m_j^{\omega}(\omega) z_{j\omega}, \inf_{p \in \mathcal{P}} p^{\mathrm{T}} z_j \geqslant 1-\varepsilon \right\}$$

假设 $j \in \mathcal{J}$ 及 $\omega \in \Omega$ 固定。定义二元双线性背包集合：

$$\mathcal{F}_{j\omega} := \left\{ (y_j, z_{j\omega}) \in \{0,1\}^{|\mathcal{I}|} \times \{0,1\} \mid \sum_{i \in \mathcal{I}} y_{ij} \leqslant \rho_j, \sum_{i \in \mathcal{I}} \xi_i^{\omega} y_{ij} z_{j\omega} \leqslant m_j^{\omega}(\omega) z_{j\omega} \right\}$$

注意到 conv($\mathcal{F}_{j\omega}$) 的有效不等式对 CAP 和 DR-CAP 也是有效的。同 2.1 节相比，集合 $\mathcal{F}_{j\omega}$ 包含了一个基数不等式。当 $z_{j\omega} = 1$ 时，集合 $\mathcal{F}_{j\omega}$ 变为集合 $\mathcal{Q}_{j\omega}$。

$$\mathcal{Q}_{j\omega} := \left\{ y \in \{0,1\}^{|\mathcal{I}|} \mid \sum_{i \in \mathcal{I}} y_{ij} \leqslant \rho_j, \sum_{i \in \mathcal{I}} \xi_i^{\omega} y_{ij} \leqslant m_j^{\omega}(\omega) \right\}$$

首先，本节将单背包约束集合[7, 9]的小平面定义的不等式拓展到集合 $\mathcal{Q}_{j\omega}$ 的小平面定义的不等式，进一步得到 conv($\mathcal{F}_{j\omega}$) 的小平面定义的不等式。最后，通过限制变量 y_j 的可行域得到 CAP 和 DR-CAP 的有效不等式。

定义 2.1　如果 $\sum\limits_{i\in\mathcal{C}}\xi_i^\omega > m_j^\omega(\omega)$，集合 $\mathcal{C}\subseteq\mathcal{I}$ 是 $\sum\limits_{i\in\mathcal{I}}\xi_i^\omega y_{ij} \leqslant m_j^\omega(\omega)$ 的覆盖集合。

覆盖集合 $\mathcal{C}$ 是最小的，如果 $\mathcal{C}$ 的所有子集都不是 $\sum\limits_{i\in\mathcal{I}}\xi_i^\omega y_{ij} \leqslant m_j^\omega(\omega)$ 的覆盖集合。

本节假设 $\mathcal{C}$ 是 $\sum\limits_{i\in\mathcal{I}}\xi_i^\omega y_{ij} \leqslant m_j^\omega(\omega)$ 的最小覆盖集合。如果 $\mathcal{C}$ 满足 $|\mathcal{C}| > \rho_j$，$\mathcal{C}$ 也

是 $\sum\limits_{i\in\mathcal{I}} y_{ij} \leqslant \rho_j$ 的一个覆盖集合。令集合 $\mathcal{D}\subseteq\mathcal{C}$。命题 2.10 给出了以下凸包的小平

面定义的有效不等式

$$\mathrm{conv}\left(\left\{y_j\in\{0,1\}^{|\mathcal{I}|}\,\Big|\,\sum_{i\in\mathcal{I}}y_{ij}\leqslant\rho_j,\sum_{i\in\mathcal{I}}\xi_i^\omega y_{ij}\leqslant m_j^\omega(\omega),y_{ij}=0,i\in\mathcal{I}\setminus\mathcal{C},y_{ij}=1,i\in\mathcal{D}\right\}\right)$$

$$(2.37)$$

命题 2.10　不等式

$$\sum_{i\in\mathcal{C}\setminus\mathcal{D}}y_{ij}\leqslant|\mathcal{C}\setminus\mathcal{D}|-1 \qquad (2.38)$$

对式（2.37）是有效的。如果 $|\mathcal{C}|\leqslant\rho_j+1$，则式（2.38）是式（2.37）的小平面定

义的不等式。

证明：基于集合 $\mathcal{C}$ 的定义，易知不等式（2.38）对式（2.37）是有效的。考虑

下面 $|\mathcal{C}\setminus\mathcal{D}|$ 个式（2.37）的可行点：对于 $k\in\mathcal{C}\setminus\mathcal{D}$，令 $y_{ij}=1,\forall i\in\mathcal{C}\setminus\{\mathcal{D}\cup k\}$，

$y_{ij}=0,\forall i\in k\bigcup(\mathcal{I}\setminus\mathcal{C})$，及 $y_{ij}=1,\forall i\in\mathcal{D}$；这 $|\mathcal{C}\setminus\mathcal{D}|$ 个可行点是仿射独立的且在

等号处满足不等式（2.38）。

向上提升系数：不等式（2.38）对 $\mathcal{Q}_{j\omega}$ 通常不是小平面定义的。为了得到 $\mathcal{Q}_{j\omega}$

的小平面定义不等式，首先计算在集合 $\mathcal{I}\setminus\mathcal{C}$ 中变量的系数。这个计算过程称为向

上提升。通过使用向上提升技术，可以得到以下形式的不等式

$$\sum_{i\in\mathcal{C}\setminus\mathcal{D}}y_{ij}+\sum_{i\in\mathcal{I}\setminus\mathcal{C}}\alpha_i y_{ij}\leqslant|\mathcal{C}\setminus\mathcal{D}|-1 \qquad (2.39)$$

其中，α_i 称为向上提升系数。令 $\pi=\{\pi_1,\pi_2,\cdots,\pi_{|\mathcal{I}\setminus\mathcal{C}|}\}$ 为集合 $\mathcal{I}\setminus\mathcal{C}$ 的一个序列。对

于 $k=1,2,\cdots,|\mathcal{I}\setminus\mathcal{C}|$，令

$$\mathrm{obj}_{\pi_k}:=\underset{y_j}{\mathrm{maximize}}\quad\sum_{i\in\mathcal{C}\setminus\mathcal{D}}y_{ij}+\sum_{i=\pi_1}^{\pi_{k-1}}\alpha_i y_{ij} \qquad (2.40\mathrm{a})$$

$$\mathrm{s.\,t.}\quad\sum_{i\in\mathcal{C}\setminus\mathcal{D}}\xi_i^\omega y_{ij}+\sum_{i=\pi_1}^{\pi_{k-1}}\xi_i^\omega y_{ij}\leqslant m_j^\omega(\omega)-\xi_{\pi_k}^\omega-\sum_{i\in\mathcal{D}}\xi_i^\omega \qquad (2.40\mathrm{b})$$

$$\sum_{i\in\mathcal{C}\setminus\mathcal{D}}y_{ij}+\sum_{i=\pi_1}^{\pi_{k-1}}y_{ij}\leqslant\rho_j-1-|\mathcal{D}| \qquad (2.40\mathrm{c})$$

$$y_{ij}\in\{0,1\},\quad\forall i\in(\mathcal{C}\setminus\mathcal{D})\bigcup\{\pi_1,\pi_2,\cdots,\pi_{k-1}\} \qquad (2.40\mathrm{d})$$

不同 $\mathcal{I}\setminus\mathcal{C}$ 的序列可能导致不同的有效不等式[11]。当 $y_{ij}=1$，$i\in\mathcal{D}$ 时，下面

的引理给出了不等式（2.39）是小平面定义的充分条件。

引理 2.3 对于 $k=1,2,\cdots,|\mathcal{I}\setminus\mathcal{C}|$，令 $\alpha_{\pi_k}=|\mathcal{C}\setminus\mathcal{D}|-1-\mathrm{obj}_{\pi_k}$，其中 obj_{π_k} 在式（2.40）中定义。不等式（2.39）对

$$\mathrm{conv}\left(\left\{y_j\in\{0,1\}^{|\mathcal{I}|}\mid\sum_{i\in\mathcal{I}}y_{ij}\leqslant\rho_j,\sum_{i\in\mathcal{I}}\xi_i^\omega y_{ij}\leqslant m_j^\omega(\omega),y_{ij}=1,\forall i\in\mathcal{D}\right\}\right)\quad(2.41)$$

是有效的。如果 $|\mathcal{C}|\leqslant\rho_j+1$，不等式（2.39）对式（2.41）是小平面定义的。

证明： 假设存在一个 $\hat{y}_j$ 属于集合 $\{y_j\in\{0,1\}^{|\mathcal{I}|}\mid\sum_{i\in\mathcal{I}}y_{ij}\leqslant\rho_j,\sum_{i\in\mathcal{I}}\xi_i^\omega y_{ij}$ $\leqslant m_j^\omega(\omega),y_{ij}=1,i\in\mathcal{D}\}$ 使得 $\sum_{i\in\mathcal{C}\setminus\mathcal{D}}\hat{y}_{ij}\leqslant|\mathcal{C}\setminus\mathcal{D}|-1$ 及 $\sum_{i\in\mathcal{C}\setminus\mathcal{D}}\hat{y}_{ij}+\sum_{i\in\mathcal{I}\setminus\mathcal{C}}\alpha_i\hat{y}_{ij}>|\mathcal{C}\setminus\mathcal{D}|-1$。

令 $r:=\max\left\{k\mid\sum_{i\in\mathcal{C}\setminus\mathcal{D}}\hat{y}_{ij}+\sum_{i=\pi_1}^{\pi_k}\alpha_i\hat{y}_{ij}\leqslant|\mathcal{C}\setminus\mathcal{D}|-1\right\}$。则

$$\sum_{i\in\mathcal{C}\setminus\mathcal{D}}\hat{y}_{ij}+\sum_{i=\pi_1}^{\pi_{r+1}}\alpha_i\hat{y}_{ij}=\sum_{i\in\mathcal{C}\setminus\mathcal{D}}\hat{y}_{ij}+\sum_{i=\pi_1}^{\pi_r}\alpha_i\hat{y}_{ij}+\alpha_{\pi_{r+1}}\hat{y}_{\pi_{r+1},j}$$

$$=\sum_{i\in\mathcal{C}\setminus\mathcal{D}}\hat{y}_{ij}+\sum_{i=\pi_1}^{\pi_r}\alpha_i\hat{y}_{ij}+(|\mathcal{C}\setminus\mathcal{D}|-1-\mathrm{obj}_{\pi_{r+1}})\hat{y}_{\pi_{r+1},j}\leqslant|\mathcal{C}\setminus\mathcal{D}|-1$$

这与 r 的定义相矛盾。因此，式（2.39）是有效的。

考虑以下式（2.41）的 $|\mathcal{I}\setminus\mathcal{D}|$ 个可行点：对于 $k\in\mathcal{C}\setminus\mathcal{D}$：$y_{ij}=1,\forall i\in\mathcal{C}\setminus\{\mathcal{D}\cup k\}$ 及 $y_{ij}=0,\forall i\in k\bigcup(\mathcal{I}\setminus\mathcal{C})$ ；对于 $k=1,2,\cdots,|\mathcal{I}\setminus\mathcal{C}|$：$y_{\pi_k j}=1$，$y_{ij}=0,\forall i\in\{\pi_{k+1},\pi_{k+2},\cdots,\pi_{|\mathcal{I}\setminus\mathcal{C}|}\}$，及 $\{y_{ij}\}_{i\in(\mathcal{C}\setminus\mathcal{D})\bigcup\{\pi_1,\pi_2,\cdots,\pi_{k-1}\}}$ 为式（2.40）的最优解。式（2.41）的可行点满足 $y_{ij}=1,\forall i\in\mathcal{D}$。易得 $|\mathcal{I}\setminus\mathcal{D}|$ 个可行点在等号处满足不等式（2.39）并且是仿射独立的。

向上提升系数的动态规划方法：动态规划可以用来求解二元背包问题的向上提升系数[9]。本节利用该方法求解向上提升系数 α_i。对于 $k=1,2,\cdots,|\mathcal{I}\setminus\mathcal{C}|$，$\lambda_1=0,1,\cdots,|\mathcal{C}\setminus\mathcal{D}|-1$ 及 $\lambda_2=0,1,\cdots,\rho_j-1-|\mathcal{D}|$，求解下列问题：

$$A_{\pi_k}(\lambda_1,\lambda_2)=\underset{y_j}{\mathrm{minimize}}\sum_{i\in\mathcal{C}\setminus\mathcal{D}}\xi_i^\omega y_{ij}+\sum_{i=\pi_1}^{\pi_{k-1}}\xi_i^\omega y_{ij}$$

$$\mathrm{s.t.}\quad\sum_{i\in\mathcal{C}\setminus\mathcal{D}}y_{ij}+\sum_{i=\pi_1}^{\pi_{k-1}}\alpha_i y_{ij}\geqslant\lambda_1$$

$$\sum_{i\in\mathcal{C}\setminus\mathcal{D}}y_{ij}+\sum_{i=\pi_1}^{\pi_{k-1}}y_{ij}\leqslant\lambda_2$$

$$y_{ij}\in\{0,1\},\quad\forall i\in\mathcal{C}\bigcup\{\pi_1,\pi_2,\cdots,\pi_{k-1}\}$$

易 知 $\mathrm{obj}_{\pi_k} = \max\left\{\lambda_1 : A_{\pi_k}(\lambda_1, \rho_j - 1 - |\mathcal{D}|) \leqslant m_j^\omega(\omega) - \xi_{\pi_k}^\omega - \sum_{i \in \mathcal{D}} \xi_i^\omega\right\}$。令 l_t，

$t = 0, 1, \cdots, |\mathcal{C} \setminus \mathcal{D}| - 1$ 为 t 个最小 ξ_i^ω 的和，$i \in \mathcal{C} \setminus \mathcal{D}$。算法 2.5 给出了求解 α_i 的动态规划方法。

向下提升系数：同向上提升类似，向下提升计算变量 y_{ij}，$i \in \mathcal{D}$ 的系数。使用向下提升技术可得到 $\mathrm{conv}(\mathcal{Q}_{j\omega})$ 的小平面定义的不等式：

$$\sum_{i \in \mathcal{C} \setminus \mathcal{D}} y_{ij} + \sum_{i \in \mathcal{I} \setminus \mathcal{C}} \alpha_i y_{ij} + \sum_{i \in \mathcal{D}} \beta_i y_{ij} \leqslant |\mathcal{C} \setminus \mathcal{D}| + \sum_{i \in \mathcal{D}} \beta_i - 1 \tag{2.42}$$

其中，对于 $i \in \mathcal{D}$，β_i 称为向下提升系数。令 $\kappa = \{\kappa_1, \kappa_2, \cdots, \kappa_{|\mathcal{D}|}\}$ 为集合 $\mathcal{D}$ 的一个序列。对于 $l = 1, 2, \cdots, |\mathcal{D}|$，令

算法 2.5　向上提升系数的动态规划方法

1: **for** $\lambda_2 = 0, 1, \cdots, \rho_j - 1 - |\mathcal{D}|$ **do**

2: 　**for** $\lambda_1 = 0, 1, \cdots, |\mathcal{C} \setminus \mathcal{D}| - 1$ **do**

3: 　　**if** $\lambda_1 \leqslant \lambda_2$ **then**

4: 　　　$A_{\pi_1}(\lambda_1, \lambda_2) = l_{\lambda_1}$

5: 　　**else**

6: 　　　$A_{\pi_1}(\lambda_1, \lambda_2) = +\infty$

7: 　　**end if**

8: 　**end for**

9: **end for**

10: **for** $k = 1, 2, \cdots, |\mathcal{I} \setminus \mathcal{C}|$ **do**

11: 　$\mathrm{obj}_{\pi_k} = \max\left\{\lambda_1 : A_{\pi_k}(\lambda_1, \rho_j - 1 - |\mathcal{D}|) \leqslant m_j^\omega(\omega) - \xi_{\pi_k}^\omega - \sum_{i \in \mathcal{D}} \xi_i^\omega\right\}$

12: 　$\alpha_{\pi_k} = |\mathcal{C} \setminus \mathcal{D}| - 1 - \mathrm{obj}_{\pi_k}$

13: 　**for** $\lambda_2 = 0, 1, \cdots, \rho_j - 1 - |\mathcal{D}|$ **do**

14: 　　**for** $\lambda_1 = 0, 1, \cdots, |\mathcal{C} \setminus \mathcal{D}| - 1$ **do**

15: 　　　**if** $\lambda_1 \geqslant \alpha_{\pi_k}$ 及 $\lambda_2 \geqslant 1$ **then**

16: 　　　　$A_{\pi_{k+1}}(\lambda_1, \lambda_2) = \min\left\{A_{\pi_k}(\lambda_1, \lambda_2), A_{\pi_k}(\lambda_1 - \alpha_{\pi_k}, \lambda_2 - 1) + \xi_{\pi_k}^\omega\right\}$

17: 　　　**else**

18: 　　　　$A_{\pi_{k+1}}(\lambda_1, \lambda_2) = A_{\pi_k}(\lambda_1, \lambda_2)$

19: 　　　**end if**

20: **end for**

21: **end for**

22: **end for**

$$\text{obj}_{\kappa_l} = \underset{y_j \in \{0,1\}^{|\mathcal{I}|}}{\text{maximize}} \quad \sum_{i \in \mathcal{C} \backslash \mathcal{D}} y_{ij} + \sum_{i \in \mathcal{I} \backslash \mathcal{C}} \alpha_i y_{ij} + \sum_{i=\kappa_l}^{\kappa_{l-1}} \beta_i y_{ij} \tag{2.43a}$$

$$\text{s.t.} \qquad \sum_{i \in \mathcal{I}} \xi_i^\omega y_{ij} \leqslant m_j^\omega(\omega) \tag{2.43b}$$

$$\sum_{i \in \mathcal{I}} y_{ij} \leqslant \rho_j \tag{2.43c}$$

$$y_{\kappa_l j} = 0, \quad y_{ij} = 1, \quad \forall i \in \{\kappa_{l+1}, \kappa_{l+2}, \cdots, \kappa_{|\mathcal{D}|}\} \tag{2.43d}$$

引理 2.4　对于 $l = 1, 2, \cdots, |\mathcal{D}|$，令 $\beta_{\kappa_l} = \text{obj}_{\kappa_l} - \sum_{i=\kappa_l}^{\kappa_{l-1}} \beta_i - |\mathcal{C} \backslash \mathcal{D}| + 1$。不等式（2.42）对 $\text{conv}(\mathcal{Q}_{j\omega})$ 是有效的。如果 $|\mathcal{C}| \leqslant \rho_j + 1$，则式（2.42）是 $\text{conv}(\mathcal{Q}_{j\omega})$ 的小平面定义的不等式。

证明：假设存在一个 $\hat{y}_j \in \mathcal{Q}_{j\omega}$ 违反不等式（2.42）。分为 $\mathcal{D}^0 := \{i \in | \hat{y}_{ij} = 0\}$ 和 $\mathcal{D}^1 := \{i \in | \hat{y}_{ij} = 1\}$。假设集合 $\mathcal{D}^0$ 中最后一个元素为 κ_h，其中 $h \leqslant |\mathcal{D}|$。则

$$\sum_{i \in \mathcal{C} \backslash \mathcal{D}} \hat{y}_{ij} + \sum_{i \in \mathcal{I} \backslash \mathcal{C}} \alpha_i \hat{y}_{ij} > |\mathcal{C} \backslash \mathcal{D}| + \sum_{i \in \mathcal{D}^0} \beta_i - 1$$

由于

$$|\mathcal{C} \backslash \mathcal{D}| + \sum_{i \in \mathcal{D}^0} \beta_i - 1 = |\mathcal{C} \backslash \mathcal{D}| + \text{obj}_{\kappa_h} - \sum_{i=\kappa_1}^{\kappa_{h-1}} \beta_i - |\mathcal{C} \backslash \mathcal{D}| + 1 + \sum_{i \in \mathcal{D}^0 \backslash \kappa_h}^{\kappa_{h-1}} \beta_i - 1$$

$$= \text{obj}_{\kappa_h} - \sum_{i=\kappa_1}^{\kappa_{h-1}} \beta_i + \sum_{i \in \mathcal{D}^0 \backslash \kappa_h} \beta_i$$

基于 obj_{κ_h} 的定义，当 $l = h$ 时，有 $\hat{y}_j$ 是式（2.43）的一个可行解。因此

$$\text{obj}_{\kappa_h} - \sum_{i=\kappa_1}^{\kappa_{h-1}} \beta_i + \sum_{i \in \mathcal{D}^0 \backslash \kappa_h}^{\kappa_{h-1}} \beta_i \geqslant \sum_{i \in \mathcal{C} \backslash \mathcal{D}} \hat{y}_{ij} + \sum_{i \in \mathcal{I} \backslash \mathcal{C}} \alpha_i \hat{y}_{ij} + \sum_{i=\kappa_1}^{\kappa_{h-1}} \beta_i \hat{y}_{ij} - \sum_{i=\kappa_1}^{\kappa_{h-1}} \beta_i + \sum_{i \in \mathcal{D}^0 \backslash \kappa_h}^{\kappa_{h-1}} \beta_i$$

$$= \sum_{i \in \mathcal{C} \backslash \mathcal{D}} \hat{y}_{ij} + \sum_{i \in \mathcal{I} \backslash \mathcal{C}} \alpha_i \hat{y}_{ij}$$

这是一个矛盾。因此，式（2.42）对 $\text{conv}(\mathcal{Q}_{j\omega})$ 是有效的。

考虑以下 $|\mathcal{I}|$ 个可行点：当 $y_{ij} = 1, \forall i \in \mathcal{D}$ 时，存在 $|\mathcal{I} \backslash \mathcal{C}|$ 仿射独立的可行点且在等号处满足式（2.42）；对于 $l \in \{1, 2, \cdots, |\mathcal{D}|\}$：$y_{\kappa_l j} = 0$，其余的 y_{ij} 为式（2.43）的可行解。这些 $|\mathcal{I}|$ 个可行点在等号处满足式（2.42）且仿射独立。

定理 2.10 覆盖不等式

$$\sum_{i \in \mathcal{C} \setminus \mathcal{D}} y_{ij} + \sum_{i \in \mathcal{I} \setminus \mathcal{C}} \alpha_i y_{ij} + \sum_{i \in \mathcal{D}} \beta_i y_{ij} + \gamma(z_\omega - 1) \leqslant |\mathcal{C} \setminus \mathcal{D}| + \sum_{i \in \mathcal{D}} \beta_i - 1 \qquad (2.44)$$

对 $\mathrm{conv}(\mathcal{F}_{j\omega})$ 是有效的，其中

$$\gamma = \max_{y_j \in \{0,1\}^{|\mathcal{I}|}} \sum_{i \in \mathcal{C} \setminus \mathcal{D}} y_{ij} + \sum_{i \in \mathcal{I} \setminus \mathcal{C}} \alpha_i y_{ij} + \sum_{i \in \mathcal{D}} \beta_i y_{ij} - |\mathcal{C} \setminus \mathcal{D}| - \sum_{i \in \mathcal{D}} \beta_i + 1 \qquad (2.45\mathrm{a})$$

$$\text{s. t.} \quad \sum_{i \in \mathcal{I}} y_{ij} \leqslant \rho_j \qquad (2.45\mathrm{b})$$

如果 $|\mathcal{C}| \leqslant \rho_j + 1$，则式（2.44）是 $\mathrm{conv}(\mathcal{F}_{j\omega})$ 的小平面定义的不等式。

当 $z_\omega = 1$ 时，根据引理 2.4，式（2.44）对 $\mathrm{conv}(\mathcal{F}_{j\omega})$ 是有效的。当 $z_\omega = 0$ 时，根据 γ 的定义，式（2.44）对 $\mathrm{conv}(\mathcal{F}_{j\omega})$ 同样是有效的。因此，式（2.44）是 $\mathrm{conv}(\mathcal{F}_{j\omega})$ 的有效不等式。

考虑下面 $|\mathcal{I}| + 1$ 个可行点：当 $z_\omega = 1$ 时，存在 $|\mathcal{I}|$ 个 $\mathrm{conv}(\mathcal{F}_{j\omega})$ 的可行点，是仿射独立的且在等号处满足式（2.44）；当 $z_\omega = 0$，令 y_j 为式（2.45）的最优点。这 $|\mathcal{I}| + 1$ 个可行点是仿射独立的且在等号处满足式（2.44）。因此，式（2.44）是 $\mathrm{conv}(\mathcal{F}_{j\omega})$ 的小平面定义的不等式。

在问题（2.45）中，通过利用不等式（2.28d）来限制变量 y_j 的可行域可得到一个系数更小的有效不等式。

定理 2.11 对于 $k \in \Omega \setminus \{\omega\}$，令

$$\delta_k = \max_{y_j \in \{0,1\}^{|\mathcal{I}|}} \sum_{i \in \mathcal{C} \setminus \mathcal{D}} y_{ij} + \sum_{i \in \mathcal{I} \setminus \mathcal{C}} \alpha_i y_{ij} + \sum_{i \in \mathcal{D}} \beta_i y_{ij} - |\mathcal{C} \setminus \mathcal{D}| - \sum_{i \in \mathcal{D}} \beta_i + 1 \qquad (2.46\mathrm{a})$$

$$\text{s. t.} \quad \sum_{i \in \mathcal{I}} \xi_i^k y_{ij} \leqslant m_j^k(k) \qquad (2.46\mathrm{b})$$

$$\sum_{i \in \mathcal{I}} y_{ij} \leqslant \rho_j \qquad (2.46\mathrm{c})$$

对 δ_k 进行排序使得 $\delta_{k_1} \leqslant \cdots \leqslant \delta_{k_{|\Omega|-1}}$。令 $q^1 := \min \left\{ l \mid \sum_{j=1}^{l} p_{k_j^1} > \varepsilon \right\}$，则当 $\gamma = \delta_{k_{q^1}}$ 时，不等式（2.44）对 CAP 是有效的。

证明：令

$$\gamma = \max_{y_j \in \{0,1\}^{|\mathcal{I}|}} \sum_{i \in \mathcal{C} \setminus \mathcal{D}} y_{ij} + \sum_{i \in \mathcal{I} \setminus \mathcal{C}} \alpha_i y_{ij} + \sum_{i \in \mathcal{D}} \beta_i y_{ij} - |\mathcal{C} \setminus \mathcal{D}| - \sum_{i \in \mathcal{D}} \beta_i + 1 \qquad (2.47\mathrm{a})$$

$$\text{s.t.} \quad \sum_{k \in \Omega \setminus \{\omega\}} p_k \mathbb{1} \left\{ \sum_{i \in \mathcal{I}} \xi_i^k y_{ij} \leqslant t_j \right\} \geqslant 1 - \varepsilon \qquad (2.47\mathrm{b})$$

$$\sum_{i \in \mathcal{I}} y_{ij} \leqslant \rho_j \qquad (2.47\mathrm{c})$$

由于 y_j 满足机会约束（2.28d）且在计算 γ 时 $z_\omega = 0$，因此不等式（2.44）对 CAP 是有效的。

令 $\hat{y}_j$ 为问题（2.47）的最优解。因此，至少存在一个 $k' \in \{k_1, k_2, \cdots, k_{q^1}\}$ 满足 $\sum\limits_{i \in \mathcal{I}} \xi_i^{k'} \hat{y}_{ij} \leqslant t_j$。否则，如果 $\sum\limits_{i \in \mathcal{I}} \xi_i^{k'} \hat{y}_{ij} > t_j$ 对于所有的 $k \in \{k_1, k_2, \cdots, k_{q^1}\}$，则有 $\sum\limits_{k \in \{k_1, k_2, \cdots, k_{q^1}\}} p_k 1 \left\{ \sum\limits_{i \in \mathcal{I}} \xi_i^{k'} \hat{y}_{ij} > t \right\} > \varepsilon$，表明 $\hat{y}_j$ 违反不等式（2.47b）。因此，当 $k = k'$ 时，$\hat{y}_j$ 是式（2.46）的可行解。因此 $\delta_{k_{q^1}} \geqslant \delta_{k'} \geqslant \gamma$，且当 $\gamma = \delta_{k_q}$ 时，不等式（2.44）对 CAP 是有效的。

类似地，在问题（2.45）中，通过分布式鲁棒优化机会约束（2.29）来限制变量 y_j 的可行域来得到 DR-CAP 的有效不等式。

定理 2.12　对于 $k \in \Omega \setminus \{\omega\}$，令 δ_k 与定理 2.11 中的定义相同，对 δ_k 进行排序使得 $\delta_{k_1^1} \leqslant \cdots \leqslant \delta_{k_{|\Omega|-1}^1}$。令 $\bar{q}^1 := \min \left\{ l \mid \sup\limits_{p \in \mathcal{P}} \sum\limits_{j=1}^{l} p_{k_j} > \varepsilon \right\}$。因此，当 $\gamma = \delta_{k_{\bar{q}^1}}$ 时，不等式（2.44）对 DR-CAP 是有效的。进一步地，如果 $\{\hat{p}_\omega\}_{\omega \in \Omega} \in \mathcal{P}$，令 $\hat{q}^1 := \min \left\{ l \mid \sum\limits_{j=1}^{l} \hat{p}_{k_j^1} > \varepsilon \right\}$。因此，$\hat{q}^1 \geqslant \bar{q}$ 且当 $\gamma = \delta_{k_{\hat{q}^1}}$ 时，不等式（2.44）对 DR-CAP 是有效的。

证明：令

$$\gamma = \max_{y_j \in \{0,1\}^{|\mathcal{I}|}} \quad \sum_{i \in \mathcal{C} \setminus \mathcal{D}} y_{ij} + \sum_{i \in \mathcal{I} \setminus \mathcal{C}} \alpha_i y_{ij} + \sum_{i \in \mathcal{D}} \beta_i y_{ij} - |\mathcal{C} \setminus \mathcal{D}| - \sum_{i \in \mathcal{D}} \beta_i + 1 \qquad (2.48a)$$

$$\text{s.t.} \quad \inf_{p \in \mathcal{P}} \sum_{k \in \Omega \setminus \{\omega\}} p_k 1 \left(\sum_{i \in \mathcal{I}} \xi_i^k y_{ij} \leqslant t_j \right) \geqslant 1 - \varepsilon \qquad (2.48b)$$

$$\sum_{i \in \mathcal{I}} y_{ij} \leqslant \rho_j \qquad (2.48c)$$

由于 y_j 满足不等式（2.29）且在 γ 的计算中 $z_\omega = 0$，因此不等式（2.44）对 DR-CAP 是有效的。

令 $\hat{y}_j$ 为问题（2.48）的最优解。则 $\sum\limits_{i \in \mathcal{I}} \xi_i^{k'} \hat{y}_{ij} \leqslant t_j$ 对于至少一个 $k' \in \{k_1, k_2, \cdots, k_{\bar{q}}\}$ 成立。否则，如果 $\sum\limits_{i \in \mathcal{I}} \xi_i^k \hat{y}_{ij} > t_j$ 对所有的 $k \in \{k_1, k_2, \cdots, k_{\bar{q}}\}$ 成立，则

$$\sup_{p \in \mathcal{P}} \sum_{k \in \{k_1, k_2, \cdots, k_{\bar{q}}\}} p_k 1 \left(\sum_{i \in \mathcal{I}} \xi_i^{k'} \hat{y}_{ij} > t \right) > \varepsilon$$

表明 $\hat{y}_j$ 违反不等式（2.48b）。因此，当 $k = k'$ 时，$\hat{y}_j$ 是式（2.46）的一个可行解。则 $\delta_{k_{\bar{q}}} \geqslant \delta_{k'} \geqslant \gamma$，且当 $\gamma = \delta_{k_{\bar{q}}}$ 时，不等式（2.44）对 DR-CAP 是有效的。

由于 $\sup_{p \in \mathcal{P}} \sum_{j=1}^{\hat{q}^1} p_{k_j} \geqslant \sum_{j=1}^{\hat{q}^1} p_{k_j} > \varepsilon$ ，则 $\hat{q}^1 \geqslant q^{-1}$ ，表明 $\delta_{k_{\hat{q}^1}} \geqslant \delta_{k_{\bar{q}^1}} \geqslant \gamma$ ，且当 $\gamma = \delta_{k_{\bar{q}^1}}$ 时，不等式（2.44）是 DR-CAP 的有效不等式。

例 2.1 用来说明前面描述的覆盖不等式以及使用基数约束的优势。

例 2.1　假设 $\mathcal{F}_{j\omega}$ 中 $\rho_j = 3$ ， $m_j^\omega(\omega) = 40$ ， $\xi_\omega = (7,8,11,10,9,14,23)^{\mathrm{T}}$ 。则集合 $\mathcal{C} = \{1,2,3,4,5\}$ 为一个最小覆盖集合。令 $\mathcal{D} = \{5\}$ ， $N = 5$ ， $\varepsilon = 0.6$ ，其他用来计算覆盖不等式的情景为 $(8,11,7,10,7,17,23)^{\mathrm{T}}$ ； $(14,7,10,11,8,13,26)^{\mathrm{T}}$ ； $(21,10,7,29,16,12,23)^{\mathrm{T}}$ ； $(15,7,8,23,12,10,5)^{\mathrm{T}}$ ， $p_\omega = 1/N$ 对于所有的 $\omega \in \Omega$ 。利用定理 2.1 可得覆盖不等式

$$y_{1j} + y_{2j} + y_{3j} + y_{4j} + y_{5j} + 2y_{6j} + 2y_{7j} + 1 \times (z_{j\omega} - 1) \leqslant 4 \qquad (2.49)$$

如果 $p_\omega^* = 1/N$ 对于所有的 $\omega \in \Omega$ 及 $\eta = 0.5$ ，根据定理 2.12，则 DR-CAP 的覆盖不等式为

$$y_{1j} + y_{2j} + y_{3j} + y_{4j} + y_{5j} + 2y_{6j} + 2y_{7j} + 0 \times (z_{j\omega} - 1) \leqslant 4 \qquad (2.50)$$

由例 2.1 可知，由于不等式（2.50）中变量 z 的系数小于不等式（2.49）中变量 z 的系数，因此不等式（2.50）的有效性强于不等式（2.49）。例 2.2 使用例 2.1 的参数值，引入另一类有效不等式，该类不等式称为单约束覆盖不等式。

例 2.2　假设约束 $\sum_{i \in \mathcal{I}} y_{ij} \leqslant \rho_j$ 从集合 $\mathcal{F}_{j\omega}$ 中移除。同覆盖不等式相同的计算过程，可得有效不等式

$$y_{1j} + y_{2j} + y_{3j} + y_{4j} + y_{5j} + y_{6j} + 2y_{7j} + 1 \times (z_{j\omega} - 1) \leqslant 4 \qquad (2.51)$$

不等式（2.50）称为单约束覆盖不等式。由于不等式（2.49）中变量 y_{6j} 的系数比不等式（2.50）中变量 y_{6j} 的系数大，而其他系数相等，因此覆盖不等式（2.49）的有效性强于单约束覆盖不等式（2.50）。

DR-CAP 的单约束不等式为

$$y_{1j} + y_{2j} + y_{3j} + y_{4j} + y_{5j} + y_{6j} + 2y_{7j} + 0 \times (z_{j\omega} - 1) \leqslant 4$$

接下来提出一类对 $\mathcal{G}_j$ 和 $\mathcal{G}'_j$ 有效的不等式，该类不等式称为全局覆盖不等式。对于 CAP，令 $\bar{\Omega}$ 为一个集合，该集合中每一个元素 $\Omega_k \in \bar{\Omega}$ 为 Ω 的一个子集，满足 $\sum_{\omega \in \Omega_k} p_\omega \geqslant 1 - \varepsilon$ ，对于 $k = 1,2,\cdots,|\bar{\Omega}|$ 。不失一般性，对于 DR-CAP，同样使用集合名称 $\bar{\Omega}$ 和 Ω_k 。对于 DR-CAP，令 $\bar{\Omega}$ 为一个集合，该集合中每一个元素 $\Omega_k \in \bar{\Omega}$ 是 Ω 的一个子集满足 $\inf_{p \in \mathcal{P}} \sum_{\omega \in \Omega_k} p_\omega \geqslant 1 - \varepsilon$ ，对于 $k = 1,2,\cdots,|\bar{\Omega}|$ 。 $\bar{\Omega}$ 为最大的，

如果它不属于任何一个满足上述条件集合的子集。对于最大的 $\overline{\Omega}$，全局覆盖不等式的形式如下：

$$\sum_{i\in\mathcal{C}\backslash\mathcal{D}}y_{ij}+\sum_{i\in\mathcal{I}\backslash\mathcal{C}}\overline{\alpha}_i y_{ij}+\sum_{i\in\mathcal{D}}\overline{\beta}_i y_{ij}+\sum_{\omega\in\Omega_k}\gamma_\omega(z_{j\omega}-1)\leqslant|\mathcal{C}\backslash\mathcal{D}|+\sum_{i\in\mathcal{D}}\overline{\beta}_i-1,\quad k=1,2,\cdots,|\overline{\Omega}|$$

$$(2.52)$$

其中，$\mathcal{C}$ 为集合 $\mathcal{Q}_{j\omega}$ 的覆盖集合，对于某个 $\omega\in\Omega$，且 $\mathcal{D}\subseteq\mathcal{C}$。对于 $k\in\{1,2,\cdots,|\overline{\Omega}|\}$，当 $z_{j\omega}=1$ 时，$\omega\in\Omega_k$，不等式（2.52）变为

$$\sum_{i\in\mathcal{C}\backslash\mathcal{D}}y_{ij}+\sum_{i\in\mathcal{I}\backslash\mathcal{C}}\overline{\alpha}_i y_{ij}+\sum_{i\in\mathcal{D}}\overline{\beta}_i y_{ij}\leqslant|\mathcal{C}\backslash\mathcal{D}|+\sum_{i\in\mathcal{D}}\overline{\beta}_i-1 \qquad (2.53)$$

该不等式可从多维背包问题中得到。文献[11]生成了一类多维背包问题的有效不等式。下面采用文献[11]的方法来计算问题（2.53）中系数 $\overline{\alpha}_i$ 和 $\overline{\beta}_i$。

向上提升系数：对于 $l=1,2,\cdots,|\mathcal{I}\backslash\mathcal{C}|$，令 $\overline{\pi}_l$ 为集合 $\mathcal{I}\backslash\mathcal{C}$ 的一个序列。令

$$\mathrm{obj}_{\overline{\pi}_l}:=\underset{y_j}{\mathrm{maximize}}\quad\sum_{i\in\mathcal{C}\backslash\mathcal{D}}y_{ij}+\sum_{i=\overline{\pi}_1}^{\overline{\pi}_{l-1}}\overline{\alpha}_i y_{ij}$$

$$\mathrm{s.\,t.}\quad\sum_{i\in\mathcal{C}\backslash\mathcal{D}}\xi_i^\omega y_{ij}+\sum_{i=\overline{\pi}_1}^{\overline{\pi}_{l-1}}\xi_i^\omega y_{ij}\leqslant m_j^\omega(\omega)-\xi_{\overline{\pi}_l}^\omega-\sum_{i\in\mathcal{D}}\xi_i^\omega,\ \forall\omega\in\Omega_k$$

$$\sum_{i\in\mathcal{C}}y_{ij}+\sum_{i=\overline{\pi}_1}^{\overline{\pi}_{l-1}}y_{ij}\leqslant\rho_j-1-|\mathcal{D}|,\quad y_{ij}\in\{0,1\},\ \forall i\in\mathcal{C}\bigcup\{\overline{\pi}_1,\overline{\pi}_2,\cdots,\overline{\pi}_{l-1}\}$$

则 $\overline{\alpha}_{\overline{\pi}_l}=|\mathcal{C}\backslash\mathcal{D}|-1-\mathrm{obj}_{\overline{\pi}_l}$。文献[11]中松弛变量 $y_j\in[0,1]^{|\mathcal{I}|}$ 求解松弛问题得到 $\mathrm{obj}_{\overline{\pi}_l}$ 的一个上界，然后将松弛问题的目标值向下取值。本节提出一种启发式算法来计算 $\overline{\alpha}_{\overline{\pi}_l}$。对于任一的 $\omega\in\Omega_k$，令

$$\mathrm{obj}_{\overline{\pi}_l}(\omega):=\underset{y_j}{\mathrm{maximize}}\quad\sum_{i\in\mathcal{C}\backslash\mathcal{D}}y_{ij}+\sum_{i=\overline{\pi}_1}^{\overline{\pi}_{l-1}}\overline{\alpha}_i y_{ij}$$

$$\mathrm{s.\,t.}\quad\sum_{i\in\mathcal{C}\backslash\mathcal{D}}\xi_i^\omega y_{ij}+\sum_{i=\overline{\pi}_1}^{\overline{\pi}_{l-1}}\xi_i^\omega y_{ij}\leqslant m_j^\omega(\omega)-\xi_{\overline{\pi}_l}^\omega-\sum_{i\in\mathcal{D}}\xi_i^\omega$$

$$\sum_{i\in\mathcal{C}}y_{ij}+\sum_{i=\overline{\pi}_1}^{\overline{\pi}_{l-1}}y_{ij}\leqslant\rho_j-1-|\mathcal{D}|$$

$$y_{ij}\in\{0,1\},\quad\forall i\in\mathcal{C}\bigcup\{\overline{\pi}_1,\overline{\pi}_2,\cdots,\overline{\pi}_{l-1}\}$$

则 $\mathrm{obj}_{\overline{\pi}_l}(\omega)$ 为 $\mathrm{obj}_{\overline{\pi}_l}$ 的一个上界。算法 2.5 可用来求解 $\mathrm{obj}_{\overline{\pi}_l}(\omega)$，$\forall\omega\in\Omega_k$。接着，使用 $\min_{\omega\in\Omega_k}\mathrm{obj}_{\overline{\pi}_l}(\omega)$ 来得到 $\mathrm{obj}_{\overline{\pi}_l}$ 的一个最小上界值。令 $\overline{\alpha}_{\overline{\pi}_l}=|\mathcal{C}\backslash\mathcal{D}|-1-\min_{\omega\in\Omega_k}\mathrm{obj}_{\overline{\pi}_l}(\omega)$，则 $\overline{\alpha}_{\overline{\pi}_l}\leqslant|\mathcal{C}\backslash\mathcal{D}|-1-\mathrm{obj}_{\overline{\pi}_l}$。因此，$\overline{\alpha}_{\overline{\pi}_l}$ 是一个有效的向上提升系数。

向下提升系数：类似地，可得到向下提升系数 $\overline{\beta}_i$，$\forall i\in\mathcal{D}$。对于 $l=1,2,\cdots,|\mathcal{D}|$，令 $\overline{\kappa}_l$ 为集合 $\mathcal{D}$ 的一个序列，且

$$\text{obj}_{\bar{\kappa}_l} := \underset{y_j \in \{0,1\}^{|\mathcal{I}|}}{\text{maximize}} \quad \sum_{i \in \mathcal{C} \setminus \mathcal{D}} y_{ij} + \sum_{i \in \mathcal{I} \setminus \mathcal{C}} \bar{\alpha}_i y_{ij} + \sum_{i = \bar{\kappa}_l}^{\bar{\kappa}_{l-1}} \bar{\beta}_i y_{ij} \tag{2.54a}$$

$$\text{s.t.} \quad \sum_{i \in \mathcal{I}} \xi_i^\omega y_{ij} \leqslant m_j^\omega(\omega), \quad \forall \omega \in \Omega_k \tag{2.54b}$$

$$\sum_{i \in \mathcal{I}} y_{ij} \leqslant \rho_j, \ y_{\bar{\kappa}_l j} = 0, \ y_{ij} = 1, \quad \forall i \in \{\bar{\kappa}_{l+1}, \bar{\kappa}_{l+2}, \cdots, \bar{\kappa}_{|\mathcal{D}|}\} \tag{2.54c}$$

对于 $\omega \in \Omega_k$，令 $\text{obj}_{\bar{\kappa}_l}(\omega)$ 为一个最大化问题的最优目标值，该最大化问题只包括一个单行约束 ω。则 $\bar{\beta}_{\bar{\kappa}_l} = \min_{\omega \in \Omega_k} \text{obj}_{\bar{\kappa}_l}(\omega) - \sum_{i=\bar{\kappa}_l}^{\bar{\kappa}_{l-1}} \bar{\beta}_i - |\mathcal{C} \setminus \mathcal{D}| + 1$。

全局覆盖不等式：按照序列 $\tau = \{\tau_1, \tau_2, \cdots, \tau_{|\Omega_k|}\}$ 计算系数 $\bar{\gamma}_\omega$。对于 $\mathcal{G}_j$，令

$$\text{obj}_{\tau_l} = \underset{(y_j, z_j) \in \{0,1\}^{|\mathcal{I}| \times |\Omega|}}{\text{maximize}} \quad \sum_{i \in \mathcal{C} \setminus \mathcal{D}} y_{ij} + \sum_{i \in \mathcal{I} \setminus \mathcal{C}} \bar{\alpha}_i y_{ij} + \sum_{i \in \mathcal{D}} \bar{\beta}_i y_{ij} + \sum_{\omega = \tau_1}^{\tau_{l-1}} \gamma_\omega z_{j\omega} \tag{2.55a}$$

$$\text{s.t.} \quad \sum_{\omega \in \Omega} p_\omega z_{j\omega} \geqslant 1 - \varepsilon \tag{2.55b}$$

$$\sum_{i \in \mathcal{I}} \xi_i^\omega y_{ij} + \left(m_j^\omega(k_{q+1}) - m_j^\omega(\omega) \right) z_\omega \leqslant m_j^\omega(k_{q+1}), \quad \forall \omega \in \Omega \tag{2.55c}$$

$$\sum_{i \in \mathcal{I}} y_{ij} \leqslant \rho_j \tag{2.55d}$$

$$z_{j\omega} = 1, \quad \forall \omega \in \{\tau_1, \tau_2, \cdots, \tau_{|\Omega_k|}\}, z_{j\tau_1} = 0 \tag{2.55e}$$

其中，$l = 1, 2, \cdots, |\Omega_k|$。$\text{obj}_{\tau_l}$ 的计算为一个机会约束问题，其中一些变量 $z_{j\omega}$ 的值给定。本节给出一个简单的启发式方法来得到 obj_{τ_l} 的一个上界。该启发式方法松弛变量 $y_j \in [0,1]^{|\mathcal{I}|}$ 和 $z_j \in [0,1]^{|\Omega_k|}$，求解问题（2.55）的松弛问题来得到松弛问题的最优解 (y_j^r, z_j^r) 和目标值 $\text{obj}_{\tau_l}^r$，则 $\text{obj}_{\tau_l}^r$ 为 obj_{τ_l} 的一个上界值。

考虑集合 $\mathcal{G}_j'$，对于 $l = 1, 2, \cdots, |\Omega_k|$，令

$$\text{obj}_{\tau_l}' := \underset{(y_j, z_j) \in \{0,1\}^{|\mathcal{I}| \times |\Omega|}}{\text{maximize}} \quad \sum_{i \in \mathcal{C} \setminus \mathcal{D}} y_{ij} + \sum_{i \in \mathcal{I} \setminus \mathcal{C}} \bar{\alpha}_i y_{ij} + \sum_{i \in \mathcal{D}} \bar{\beta}_i y_{ij} + \sum_{\omega = \tau_1}^{\tau_{l-1}} \gamma_\omega z_{j\omega} \tag{2.56a}$$

$$\text{s.t.} \quad \text{式}(2.55d), (\text{式} 2.55e)$$

$$\inf_{p \in \mathcal{P}} \sum_{\omega \in \Omega} p_\omega z_{j\omega} \geqslant 1 - \varepsilon \tag{2.56b}$$

$$\sum_{i \in \mathcal{I}} \xi_i^\omega y_{ij} + (m_j^\omega(k_{\bar{q}}) - m_j^\omega(\omega)) z_\omega \leqslant m_j^\omega(k_{\bar{q}}), \quad \forall \omega \in \Omega \tag{2.56c}$$

同样利用启发式算法来得到 obj_{τ_l}' 的上界值。松弛变量 $y_j \in [0,1]^{|\mathcal{I}|}$ 和 $z_j \in [0,1]^{|\Omega_k|}$，利用概率不等式算法求解该松弛问题来得到最优的目标值 $\text{obj}_{\tau_l}^{r'}$。$\text{obj}_{\tau_l}^{r'}$ 为 obj_{τ_l}' 的一个上界值。算法 2.6 给出了概率不等式算法的步骤。

算法 2.6　概率不等式算法

1：初始化　$\text{obj} = 0$，迭代次数 $k = 1$，最大迭代次数 $K = 100$

2：**while**（$\text{obj} < 1 - \varepsilon \,\&\&\, k < K$）**do**

3：求解下列问题

4：$\displaystyle \operatorname*{maximize}_{(y_j, z_j) \in \{0,1\}^{|\mathcal{I}| \times |\Omega|}} \ \sum_{i \in \mathcal{C} \backslash \mathcal{D}} y_{ij} + \sum_{i \in \mathcal{I} \backslash \mathcal{C}} \bar{\alpha}_i y_{ij} + \sum_{i \in \mathcal{D}} \bar{\beta}_i y_{ij} + \sum_{\omega = \tau_1}^{\tau_{l-1}} \gamma_\omega z_{j\omega}$

5：s.t.　式(2.55d),式(2.55e),(式2.56c)

6：$\displaystyle \sum_{\omega \in \Omega} p_\omega^l z_{j\omega} \geqslant 1 - \varepsilon, \quad l = 1, 2, \cdots, k-1$

7：记录最优解 (y^k, z^k) 和最优目标值 obj^k

8：固定 z 为 z^k，求解分布分离问题

9：$\displaystyle \inf_{p \in \mathcal{P}} \sum_{\omega \in \Omega} p_\omega z_\omega^k$

10：获得最优解 p^k 及最优目标值 obj

11：$k = k + 1$

12：**end while**

13：**return** obj

定理 2.13　令 $\{\bar{\alpha}_i\}_{i \in \mathcal{I} \backslash \mathcal{C}}$ 及 $\{\bar{\beta}\}_{i \in \mathcal{D}}$ 分别如上定义。对于 $l = 1, 2, \cdots, |\Omega_k|$，令 $\bar{\gamma}_{\tau_l} = \lfloor \text{obj}_{\tau_l}^r \rfloor - |\mathcal{C} \backslash \mathcal{D}| + 1 - \sum_{i \in \mathcal{D}} \bar{\beta}_i - \sum_{\omega = \tau_1}^{\tau_{l-1}} \bar{\gamma}_\omega$，其中 $\text{obj}_{\tau_l}^r$ 为问题（2.55）的松弛问题的最优目标值。则式（2.52）是 $\text{conv}(\mathcal{G}_j)$ 的有效不等式。对于 $l = 1, 2, \cdots, |\Omega_k|$，令 $\bar{\gamma}_{\tau_l} = \lfloor \text{obj}_{\tau_l}^r \rfloor - |\mathcal{C} \backslash \mathcal{D}| + 1 - \sum_{i \in \mathcal{D}} \bar{\beta}_i - \sum_{\omega = \tau_1}^{\tau_{l-1}} \bar{\gamma}_\omega$，其中 $\text{obj}_{\tau_l}^r$ 为问题（2.56）的松弛问题的最优目标值。则式（2.52）是 $\text{conv}(\mathcal{G}_j')$ 的有效不等式。

证明：首先证明对于 CAP，不等式（2.52）是 $\text{conv}(\mathcal{G}_j)$ 的有效不等式。对于 $k \in \{1, 2, \cdots, |\bar{\Omega}|\}$，令 $(\hat{y}_j, \hat{z}_j) \in \mathcal{G}_j$。对 $\omega \in \Omega_k$，如果 $\hat{z}_{j\omega} = 1$，则式（2.52）对 $\text{conv}(\mathcal{G}_j)$ 是有效的。否则，将 Ω_k 分为两个不相交的集合 $\Omega_k^0 = \{\omega \in | \hat{z}_{j\omega} = 0\}$ 和 $\Omega_k^1 = \{\omega \in | \hat{z}_{j\omega} = 1\}$。假设 Ω_k^0 的最后一个元素为 τ_h，其中 $h \leqslant |\Omega_k|$。式（2.52）变为

$$\sum_{i \in \mathcal{C} \backslash \mathcal{D}} \hat{y}_{ij} + \sum_{i \in \mathcal{I} \backslash \mathcal{C}} \bar{\alpha}_i \hat{y}_{ij} + \sum_{i \in \mathcal{D}} \bar{\beta}_i \hat{y}_{ij} \leqslant |\mathcal{C} \backslash \mathcal{D}| + \sum_{i \in \mathcal{D}} \bar{\beta}_i - 1 + \sum_{\omega \in \Omega_k^1} \bar{\gamma}_\omega$$

考虑到

$$|\mathcal{C} \backslash \mathcal{D}| + \sum_{i \in \mathcal{D}} \bar{\beta}_i - 1 + \sum_{\omega \in \Omega_k^1} \bar{\gamma}_\omega = \text{obj}_{\tau_h} - \sum_{\omega = \tau_1}^{\tau_{h-1}} \bar{\gamma}_\omega + \sum_{\omega \in \{\Omega_k^0 \backslash \tau_h\}} \bar{\gamma}_\omega$$

由于当 $k=h$ 时，$(\hat{y}_j, \hat{z}_j)$ 满足式（2.55），有

$$\mathrm{obj}_{\tau_h} - \sum_{\omega=\tau_1}^{\tau_{h-1}} \overline{\gamma}_\omega + \sum_{\omega \in \{\Omega_k^0 \setminus h\}} \overline{\gamma}_\omega$$

$$\geqslant \sum_{i \in \mathcal{C} \setminus \mathcal{D}} \hat{y}_{ij} + \sum_{i \in \mathcal{I} \setminus \mathcal{C}} \alpha_i \hat{y}_{ij} + \sum_{i \in \mathcal{D}} \beta_i \hat{y}_{ij} + \sum_{\omega=\tau_1}^{\tau_{h-1}} \overline{\gamma}_\omega \hat{z}_{j\omega} - \sum_{\omega=\tau_1}^{\tau_{h-1}} \overline{\gamma}_\omega + \sum_{\omega \in \{\Omega_k^0 \setminus h\}} \overline{\gamma}_\omega$$

$$= \sum_{i \in \mathcal{C} \setminus \mathcal{D}} \hat{y}_{ij} + \sum_{i \in \mathcal{I} \setminus \mathcal{C}} \overline{\alpha}_i \hat{y}_{ij} + \sum_{i \in \mathcal{D}} \overline{\beta}_i \hat{y}_{ij}$$

因此，对于 $l=1,2,\cdots,|\Omega_k|$，当 $\overline{\gamma}_{\tau_l} = \mathrm{obj}_{\tau_l} - |\mathcal{C} \setminus \mathcal{D}| + 1 - \sum_{i \in \mathcal{D}} \overline{\beta}_i - \sum_{\omega=\tau_1}^{\tau_{l-1}} \overline{\gamma}_\omega$ 时，式（2.52）对 $\mathrm{conv}(\mathcal{G}_j)$ 是有效的。由于 $\mathrm{obj}_{\tau_l}^r$ 是 obj_{τ_l} 的一个上界值且式（2.52）中的所有系数是整数的，$\lfloor \mathrm{obj}_{\tau_l}^r \rfloor$ 也为 obj_{τ_l} 的一个上界值。因此，不等式（2.52）对 $\mathrm{conv}(\mathcal{G}_j)$ 是有效的。同理可得 $\mathcal{G}_j'$ 的有效不等式。

例 2.3 给出了 CAP 和 DR-CAP 的全局覆盖不等式。

例 2.3　同例 2.1，令覆盖集合 $\mathcal{C}=\{1,2,3,4,5\}$ 及 $\mathcal{D}=\{5\}$，$\Omega_k=\{1,2\}$。则对于 CAP，可得一个全局覆盖不等式为

$$y_{1j} + y_{2j} + y_{3j} + y_{4j} + 2y_{6j} + 2y_{7j} + z_{j1} + z_{j2} \leqslant 5 \tag{2.57}$$

对于 DR-CAP，集合 $\Omega_k=\{1,2,3\}$ 满足 $\inf_{p \in \mathcal{P}} \sum_{\omega \in \Omega_k} p_\omega \geqslant 1-\varepsilon$。一个全局覆盖不等式为

$$y_{1j} + y_{2j} + y_{3j} + y_{4j} + 2y_{6j} + 3y_{7j} + 2z_{j1} + 2z_{j2} + 2z_{j3} \leqslant 9 \tag{2.58}$$

分离问题用来得到违反当前松弛问题解 $(\hat{y}, \hat{z})$ 的有效不等式。本节采用文献和用来分离背包问题覆盖不等式的方法，来分离有效不等式（2.44）和式（2.52）。

式（2.44）的分离问题：算法 2.7 给出了不等式（2.44）分离问题的启发式方法。

考虑到

$$\sum_{i \in \mathcal{C} \setminus \mathcal{D}} \hat{y}_{ij} + \sum_{i \in \mathcal{I} \setminus \mathcal{C}} \alpha_i \hat{y}_{ij} + \sum_{i \in \mathcal{D}} \beta_i (\hat{y}_{ij} - 1) + \gamma(\hat{z}_{j\omega} - 1) = \sum_{i \in \mathcal{C} \setminus \mathcal{D}} \hat{y}_{ij} + \sum_{i \in \mathcal{I} \setminus (\mathcal{C} \cup \mathcal{I}_0)} \alpha_i \hat{y}_{ij} > |\mathcal{C} \setminus \mathcal{D}| - 1$$

因此，松弛问题的最优解不满足不等式（2.44）。

如果 $|\mathcal{D}| > \rho_j - 1$ 或者 $m_j^\omega(\omega) - \sum_{i \in \mathcal{D}} \xi_i^\omega - \max_{i \in \mathcal{I} \setminus \mathcal{C}} \xi_i^\omega < 0$，则对于 $\omega \in \Omega$，向下提升问题可能是不可行的，这是因为向下提升问题的约束右侧值可能为负数。在这种情况下，从 $\mathcal{D}$ 中移除元素直到 $|\mathcal{D}| \leqslant \rho_j - 1$ 且 $m_j^\omega(\omega) - \sum_{i \in \mathcal{D}} \xi_i^\omega - \max_{i \in \mathcal{I} \setminus \mathcal{C}} \xi_i^\omega \geqslant 0$ 对于 $\omega \in \Omega$。

算法 2.7　式（2.44）的分离启发式算法

1：给定线性松弛问题的最优解 $(\hat{y}, \hat{z})$

2：**for** $j = 1, 2, \cdots, |J|$ **do**

3：**for** $\omega = 1, 2, \cdots, |N|$ **do**

4：**if** $z_{j\omega} = 1$ **then**

5：对 $\hat{y}_j$ 进行排序：$\hat{y}_{i_1 j} \geqslant \cdots \geqslant \hat{y}_{i_{|I|} j}$

6：令 $C = \{i_1, i_2, \cdots, i_o\}$，其中 $o \leqslant |I|$ 为最小的数值使得 C 为一个覆盖集合

7：从集合 C 的尾部开始删除元素使得覆盖集合 C 是最小的

8：令 $\mathcal{D} = \{i \in C : \hat{y}_{ij} = 1\}$ 及 $\mathcal{I}_0 = \{i \in \mathcal{I} \setminus C \mid \hat{y}_{ij} = 0\}$

9：计算向上提升系数 α_i 对于 $i \in \mathcal{I} \setminus (C \cup \mathcal{I}_0)$

10：**if** $\sum\limits_{i \in C \setminus \mathcal{D}} \hat{y}_{ij} + \sum\limits_{i \in \mathcal{I} \setminus (C \cup \mathcal{I}_0)} \alpha_i \hat{y}_{ij} > |C \setminus \mathcal{D}| - 1$ **then**

11：计算向下提升系数 β_i 对于 $i \in \mathcal{D}$

12：计算向上提升系数 α_i 对于 $i \in \mathcal{I}_0$

13：计算 δ_k 对于 $k \in \Omega \setminus \omega$，令

14：$\gamma = \delta_{k_j}$ 对于 CAP 及 $\gamma = \delta_{k_j}$ 对于 DR-CAP

15：获得违反 $(\hat{y}, \hat{z})$ 式（2.44）

16：**end if**

17：**end if**

18：**end for**

19：**end for**

式（2.52）的分离问题：算法 2.8 给出了式（2.52）的分离问题的启发式方法。

算法 2.8　式（2.52）的分离启发式算法

1：给定线性松弛问题的最优解 $(\hat{y}, \hat{z})$

2：**for** $j = 1, 2, \cdots, |J|$ **do**

3：令 $\Omega_1 = \{\omega \in \Omega \mid \hat{z}_{j\omega} = 1\}$

4：**if** $\sum\limits_{\omega \in \Omega_1} p_\omega \hat{z}_{j\omega} \geqslant 1 - \varepsilon$（对于 CAP）或者 $\inf\limits_{p \in \mathcal{P}} \sum\limits_{\omega \in \Omega_1} p_\omega \hat{z}_{j\omega} \geqslant 1 - \varepsilon$（对于 DR-CAP）**then**

5：对 $\hat{y}_j$ 进行排序：$\hat{y}_{i_1 j} \geqslant \cdots \geqslant \hat{y}_{i_{|I|} j}$

6：**for** $\omega \in \Omega$ **do**

7：令 $C = \{i_1, i_2, \cdots, i_o\}$ 其中 $o \leqslant |I|$ 为最小的数值使得 C 为一个覆盖集合

8：从集合 $\mathcal{C}$ 的尾部开始删除元素使得覆盖集合 $\mathcal{C}$ 是最小的

9：令集合 $\mathcal{D} = \{i \in \mathcal{C} : \hat{y}_{ij} = 1\}$ 及 $\mathcal{I}_0 = \{i \in \mathcal{I} \setminus \mathcal{C} \mid \hat{y}_{ij} = 0\}$

10：计算向上提升系数 α_i 对于 $i \in \mathcal{I} \setminus (\mathcal{C} \cup \mathcal{I}_0)$

11：**if** $\displaystyle\sum_{i \in \mathcal{C} \setminus \mathcal{D}} \hat{y}_{ij} + \sum_{i \in \mathcal{I} \setminus (\mathcal{C} \cup \mathcal{I}_0)} \alpha_i \hat{y}_{ij} > |\mathcal{C} \setminus \mathcal{D}| - 1$ **then**

12：计算向下提升系数 β_i 对于 $i \in \mathcal{D}$

13：计算向上提升系数 α_i 对于 $i \in \mathcal{I}_0$

14：计算系数 γ_ω 对于 $\omega \in \Omega_1$

15：获得不等式（2.52）

16：**end if**

17：**if** 得不等式（2.52）**then**

18：转到步骤 2

19：**end if**

20：**end for**

21：**end if**

22：**end for**

如果 $|\mathcal{D}| > \rho_j - 1$ 或者 $m_j^\omega(\omega) - \displaystyle\sum_{i \in \mathcal{D}} \xi_i^\omega - \max_{i \in \mathcal{I} \setminus \mathcal{C}} \xi_i^\omega < 0$ 对于某一个 $\omega \in \Omega$，从集合 $\mathcal{D}$ 中移除元素直到 $|\mathcal{D}| \leqslant \rho_j - 1$ 及 $m_j^\omega(\omega) - \displaystyle\sum_{i \in \mathcal{D}} \xi_i^\omega - \max_{i \in \mathcal{I} \setminus \mathcal{C}} \xi_i^\omega \geqslant 0$ 对于 $\omega \in \Omega$。

利用前面提出的有效不等式结合分支切割法来求解 CAP。令 LB 和 UB 为 CAP 的上下界，且 $\mathcal{N}$ 为分支切割树剩余节点的集合。算法 2.9 给出了求解 CAP 的分支切割算法。

定义一个主问题：

$$(\text{MP}) \quad \underset{y,z}{\text{minimize}} \quad \sum_{i \in \mathcal{I}} \sum_{j \in \mathcal{J}} c_{ij} y_{ij}$$

$$\text{s.t.} \qquad 式(2.28b), 式(2.28c), 式(2.34c), 式(2.34d)$$

$$(y, z) \in \mathcal{Y}$$

其中，集合 $\mathcal{Y}$ 为问题（2.34）的可行域的补集。集合 $\mathcal{Y}$ 由一系列可行不等式和概率不等式定义。令 $(\hat{y}, \hat{z})$ 为 MP 的可行解。对于 $j \in \mathcal{J}$，分布分离问题为

$$(\text{SP}_j) \qquad \mathcal{S}_j(\hat{z}) := \underset{p \in \mathcal{P}}{\text{minimize}} \sum_{\omega \in \Omega} p_\omega \hat{z}_j \omega$$

问题 SP_j 用来验证 $(\hat{y}_j, \hat{z}_j)$ 是否为 DR-CAP 的可行解。如果 $\mathcal{S}_j(\hat{z}) \geqslant 1 - \varepsilon$，$(\hat{y}_j, \hat{z}_j)$ 是 DR-CAP 的可行解。否则，概率不等式和可行不等式添加到主问题 MP。

当 $z = \hat{z}$ 时，令 $\{\hat{p}_\omega\}_{\omega \in \Omega}$ 为 SP_j 的最优解，概率不等式如下所示：

$$\sum_{\omega \in \Omega} \hat{p}_{\omega} z_{j\omega} \geqslant 1 - \varepsilon \tag{2.59}$$

令 $\mathcal{I}_j^1 = \{i \in \mathcal{I} \mid \hat{y}_{ij} = 1\}$。变量 y 的可行不等式为

$$\sum_{i \in \mathcal{I}_j^1} y_{ij} \leqslant |\mathcal{I}_j^1| - 1 \tag{2.60}$$

算法 2.9　求解 CAP 的分支切割算法

1：初始化　$UB = +\infty$，$LB = -\infty$，迭代次数 $k = 0$

2：初始化　节点集合 $\mathcal{N} = \{o\}$，其中 o 为未分支的节点

3：**while**（$\mathcal{N}$ 为非空集合）**do**

4：选择一个节点 $o \in \mathcal{N}$，$\mathcal{N} \leftarrow \mathcal{N} / \{o\}$

5：在节点 o 处，求解（IP）的线性松弛问题. $k = k + 1$

6：获得最优解 (y^k, z^k) 及目标值 obj^k

7：**if** $obj^k < UB$ **then**

8：**if** 得到有效不等式 **then**

9：使用算法 2.7 和算法 2.8 来得到有效不等式

10：**if** 得到有效不等式

11：将该有效不等式添加到松弛问题中

12：转到步骤 5

13：**else**

14：分支，得到节点 o^* 和 o^{**}，$\mathcal{N} \leftarrow \mathcal{N} \cup \{o^*, o^{**}\}$

15：**end if**

16：**else**

17：更新上界 UB，$UB = obj^k$，$(y^*, z^*) = (y^k, z^k)$

18：**end if**

19：**end if**

20：**end while**

21：**return** UB 及相应的最优解 y^*, z^*

算法 2.10 给出了概率不等式分支切割算法的步骤。

算法 2.10　概率不等式分支切割算法

1：初始化　$\mathbb{P}^0 \in \mathcal{P}$，迭代次数 $k = 0$，$UB = +\infty$，$LB = -\infty$，$\mathcal{N} = \{o\}$ 其中 o 为未分支的节点

2：令 MP 的线性松弛问题表示为 LMP

3：**while**（$\mathcal{N}$ 为非空集合）**do**

4：选择一个节点 $o \in \mathcal{N}$ ， $\mathcal{N} \leftarrow \mathcal{N} / \{o\}$

5：在节点 o 处求解 LMP， $k = k + 1$

6：得到 LMP 的最优解 (y^k, z^k) 及最优的目标值 lobj^k

7：**if** $\mathrm{obj}^k < \mathrm{UB}$ **then**

8：**if** (y^k, z^k) 是整数 **then**

9：**for** $j \in \mathcal{J}$ **do**

10：求解 SP_j，获得最优解 (p^k) 及目标值 uobj^k

11：**if** $\mathrm{uobj}^k < 1 - \varepsilon$ **then**

12：添加不等式（2.59）和式（2.60）到（LMP）

13：**end if**

14：**end for**

15：**if** 得到不等式（2.59）和式（2.60）**then**

16：转到步骤 5

17：**else**

18：　$\mathrm{UB} = \mathrm{lobj}^k$ ， $(y^*, z^*) = (y^k, z^k)$

19：**end if**

20：**end if**

21：**if** $(\hat{y}, \hat{z})$ 为分数点 **then**

22：利用算法 2.8 和算法 2.7 来找到违反的不等式

23：**if** 得到违反的不等式 **then**

24：添加不等式到 LMP

25：转到步骤 5

26：**else**

27：分支，得到节点 o^* 及 o^{**} ， $\mathcal{N} \leftarrow \mathcal{N} \cup \{o^*, o^{**}\}$

28：**end if**

29：**end if**

30：**end if**

31：**end while**

32：**return** UB 和相应的最优解 (y^*, z^*)

定理 2.14　令不确定集合 $\mathcal{P}$ 为有限个极值点的多面体，则算法 2.10 在有限多次迭代后终止。如果 $\mathrm{UB} < +\infty$，则算法终止，UB 和 (y^*, z^*) 为 DR-CAP 的最优目标值及最优解。

证明：该算法的节点数量是有限的，因为 MP 中的二元变量是有限的且当固定分离问题中的 z 为 MP 的可行点 z^k 时，由于不确定集合 $\mathcal{P}$ 为有限个极值点的多面体，则求解的分离问题也是有限收敛的，因此算法 2.10 在有限多次迭代后终止。接下来证明不等式（2.59）和式（2.60）可以移除 DR-CAP 当前的不可行点，且不会移除 DR-CAP 的任何可行点。易知，不等式（2.59）和式（2.60）可以移除

DR-CAP 当前的不可行点。由于

$$\sum_{\omega\in\Omega} p_\omega^k z_{j\omega} \geq \inf_{p\in\mathcal{P}}\sum_{\omega\in\Omega} p_\omega z_{j\omega} \geq 1-\varepsilon$$

因此，式（2.59）不会移除 DR-CAP 的任何可行点。假设 $\hat{y}$ 为 MP 一个可行点，该可行点对应的集合为 $\hat{\mathcal{I}}_j^1$。令 $y_{ij}=\hat{y}_{ij}$，对于 $i\in\mathcal{I}$。则可行不等式（2.60）为

$$\sum_{i\in\mathcal{I}_j^1} \tilde{y}_{ij} \leq |\mathcal{I}_j^1|-1$$

可得

$$\sum_{i\in\mathcal{I}_j^1\cap\tilde{\mathcal{I}}_j^1} \tilde{y}_{ij} + \sum_{i\in\mathcal{I}_j^1\setminus\tilde{\mathcal{I}}_j^1} \tilde{y}_{ij} \leq |\mathcal{I}_j^1\cap\tilde{\mathcal{I}}_j^1|+|\mathcal{I}_j^1\setminus\tilde{\mathcal{I}}_j^1|-1 \Leftrightarrow \sum_{i\in\mathcal{I}_j^1\cap\tilde{\mathcal{I}}_j^1} \tilde{y}_{ij} \leq |\mathcal{I}_j^1\setminus\tilde{\mathcal{I}}_j^1|-1$$

如果 $\mathcal{I}_j^1\subseteq\tilde{\mathcal{I}}_j^1$，则 $\tilde{y}$ 不是 DR-CAP 的可行解，因此不满足该可行不等式。否则 $\sum_{i\in\mathcal{I}_j^1\setminus\tilde{\mathcal{I}}_j^1} \tilde{y}_{ij}=0$ 及 $|\mathcal{I}_j^1\setminus\tilde{\mathcal{I}}_j^1|-1\geq 0$。因此，可行不等式成立。

2.2.3　算例分析

本节利用北京某公立医院的实际数据来验证算法的有效性。该实际数据同 2.1 节数值实验的实际数据相同，并利用 2.1 节数值实验中相同的方法生成手术时间的数据。假设共安排 27 名手术患者（手术个数的最大值）到 8 个手术室，每个手术室的开放时长为 10 小时，手术室不区分手术类型，即每个手术室可以进行不同类型的手术。令分配成本 c_{ij} 在区间 $[0,16]$ 上均匀生成，ρ_j 在区间 $[3,5]$ 上均匀生成，对于任意的 $i\in\mathcal{I},j\in\mathcal{J}$。为了保证模型的可行性，假设存在一个虚拟手术室 j'，该手术室没有数量和容量限制，分配成本 $c_{ij'}$ 为 27，$\forall i\in\mathcal{I}$。在 CAP 问题中变化样本规模 $N\in\{500,1000,1500\}$ 及风险参数 $\varepsilon\in\{0.12,0.1,0.08,0.06\}$。每一个样本规模生成五个实例。

覆盖不等式（2.44）只在分支切割树的深度小于 2 处添加，这类不等式的添加没有数量限制。全局覆盖不等式需要相对较长的时间生成，因此，该不等式只在分支切割树深度小于 3 处添加，且添加的数量不超过 15。有效不等式将重复生成直到满足下列的停止条件之一：没有不等式满足最小的违反值 10^{-2}，或者在分支切割树根节点处的迭代次数小于 100。每次生成不等式（2.44），对于任一的 $j\in\mathcal{J}$，仅仅添加违反值最大的有效不等式。

在分支的过程中，y 优先于 z。对于所有的实例，算法运行的时间限制设置为 10 小时。对于在时间限制内不能得到最优解的实例，算例结果给出算法的平均 gap 值，其中，gap 值为 $(UB-LB)/UB$，UB 和 LB 为分支切割算法的上下界对于在时间限制内能得到最优解的实例，算例结果给出算法的运行时间（单位：秒）。

算例分析部分的计算结果使用动态规划的方法求解 $m_j^\omega(k)$ ，$\forall j \in \mathcal{J}$ 和 $\omega, k \in \Omega$ （参考问题（2.32）中的定义）。另一种计算 $m_j^\omega(k)$ 的方法为令

$$m_j^\omega(k) = \underset{y_j \in \{0,1\}^{|\mathcal{I}|}}{\text{maximize}} \left\{ \sum_{i \in \mathcal{I}} \xi_i^\omega y_{ij} \Big| \sum_{i \in \mathcal{I}} \xi_i^k y_{ij} \leqslant t_j \right\}$$

即将基数约束从问题（2.32）中移除。这种计算方法称为大 M 系数强度方法。表 2.6 为大 M 系数和分支切割算法的平均求解时间、平均节点数，得到最优解的实例个数与总实例个数的比值。

表 2.6　不同 ε 及情景数量下大 M 系数的计算结果

ε	N	AvT-M	AvT-B&C	#of nodes	solved
0.12	500	11.4	122.6	1 798	5/5
	1 000	43.8	219.7	2 088	5/5
	1 500	98.7	771.0	5 090	5/5
0.1	500	11.4	164.9	3 914	5/5
	1 000	43.8	604.7	7 192	5/5
	1 500	98.7	2 298.8	11 049	5/5
0.08	500	11.4	1 290.8	42 876	5/5
	1 000	43.8	2 777.8	25 874	5/5
	1 500	98.7	8 459.9[0.03]	103 689	4/5
0.06	500	11.4	[0.11]	2 232 748	0/5
	1 000	43.8	[0.21]	632 822	0/5
	1 500	98.7	[0.28]	362 215	0/5

从表 2.6 可知该方法求解 $m_j^\omega(k)$ 的效率更高，但是可能导致一个较大的 $m_j^\omega(k)$ 值。基于大 M 系数方法求解 CAP 的计算结果证明了这个较大的 $m_j^\omega(k)$ 值同分支切割算法求解效率之间的权衡。

接下来将讨论前面提出的有效不等式对分支切割算法求解 CAP 的影响。比较以下四种方法的求解效率：

CPX：指直接使用分支切割算法（算法 2.9）求解（CAP），未添加本节提出的有效不等式。

Cover-1：指添加单约束覆盖不等式到分支切割算法（算法 2.9）中求解 CAP。

Cover-2：指添加覆盖不等式（2.44）到分支切割算法（算法 2.9）中求解 CAP。

Cover-G：指添加全局覆盖不等式（2.52）到分支切割算法（算法 2.9）中求解 CAP。

表 2.7 为不同样本规模及风险参数下，动态规划方法求解 $m_j^\omega(k)$，不等式生成及分支切割算法的平均求解时间，分支切割算法的平均节点数，不等式的平均

数量，以及得到最优解的实例个数与总实例个数的比值。求解算例的平均总时间为分支切割算法的平均求解时间与动态规划方法求解 $m_j^\omega(k)$ 平均时间之和。

表 2.7 不同 ε 及情景数量下有效不等式对求解 CAP 的算法结果比较

ε	N	方法	AvT-M	AvT-B&C	AvT-Cut	#of nodes	# of cuts	solved
0.12	500	CPX	165.0	52.8	—	1 725	—	5/5
		Cover-1	165.0	33.3	1.7	1 446	283	5/5
		Cover-2	165.0	47.1	14.7	1 076	300	5/5
		Cover-G	165.0	65.5	8.6	1 959	9	5/5
	1 000	CPX	641.1	135.8	—	1 827	—	5/5
		Cover-1	641.1	66.5	4.4	1 557	348	5/5
		Cover-2	641.1	109.8	32.6	1 846	345	5/5
		Cover-G	641.1	219.5	37.7	2 847	9	5/5
	1 500	CPX	1 439.3	781.4	—	5 094	—	5/5
		Cover-1	1 439.3	659.4	10.9	10 788	563	5/5
		Cover-2	1 439.3	502.4	76.0	3 756	561	5/5
		Cover-G	1 439.3	739.5	101.0	3 715	12	5/5
0.1	500	CPX	165.0	140.7	—	3 477	—	5/5
		Cover-1	165.0	122.5	1.2	4 638	210	5/5
		Cover-2	165.0	126.0	10.7	3 641	224	5/5
		Cover-G	165.0	136.7	10.6	2 926	12	5/5
	1 000	CPX	641.1	523.5	—	6 492	—	5/5
		Cover-1	641.1	329.2	4.3	5 919	346	5/5
		Cover-2	641.1	305.3	29.2	5 832	320	5/5
		Cover-G	641.1	481.0	42.8	5 669	12	5/5
	1 500	CPX	1 439.3	1 868.9	—	10 308	—	5/5
		Cover-1	1 439.3	995.7	11.7	9 983	657	5/5
		Cover-2	1 439.3	983.6	95.6	7 439	689	5/5
		Cover-G	1 439.3	1 713.0	140.4	8 831	14	5/5
0.08	500	CPX	165.0	816.6	-	29 710	-	5/5
		Cover-1	165.0	470.5	1.1	18 226	192	5/5
		Cover-2	165.0	360.2	9.1	14 614	201	5/5
		Cover-G	165.0	809.9	10.1	28 151	10	5/5
	1 000	CPX	641.1	2 375.7	—	31 595	—	5/5
		Cover-1	641.1	2 024.8	4.3	29 594	307	5/5
		Cover-2	641.1	1 791.4	25.2	22 455	284	5/5
		Cover-G	641.1	2 166.4	37.4	28 596	9	5/5
	1 500	CPX	1 439.3	4 600.4[0.03]	—	65 740	—	4/5
		Cover-1	1 439.3	3 095.5 + 32 104.9*	7.6	76 573	402	5/5
		Cover-2	1 439.3	3 072.9 + 28 014.4*	55.2	69 798	413	5/5
		Cover-G	1 439.3	3 650.7 + 28 248.3*	77.4	54 969	10	5/5

续表

ε	N	方法	AvT-M	AvT-B&C	AvT-Cut	#of nodes	# of cuts	solved
0.06	500	CPX	165.0	32 178.1[0.11]	—	1 588 803	—	1/5
		Cover-1	165.0	18 923.0[0.07]	16.3	1 296 583	184	1/5
		Cover-2	165.0	20 497.6[0.09]	13.3	1 780 324	193	1/5
		Cover-G	165.0	16 313.2[0.11]	10.7	1 607 736	3	1/5
	1 000	CPX	641.1	[0.19]	—	588 891	—	0/5
		Cover-1	641.1	[0.19]	32.2	514 576	288	0/5
		Cover-2	641.1	[0.17]	27.4	531 292	313	0/5
		Cover-G	641.1	[0.19]	37.1	562 600	10	0/5
	1 500	CPX	1 439.3	[0.25]	—	267 632	—	0/5
		Cover-1	1 439.3	[0.22]	21.6	216 724	456	0/5
		Cover-2	1 439.3	[0.25]	54.9	247 320	431	0/5
		Cover-G	1 439.3	[0.31]	77.5	258 991	6	0/5

注：“—” 在 AvT-Cut 及#of cuts 列表示没有添加本节中提出的不等式。

“[·]” 在 AvT-B&C 列表示没有在规定运算时间内求解出来的实例在算法终止时平均的 gap。

“*” 在 AvT-B&C 列表示 AvT-B&C 为 CPX 求解出来实例的平均求解时间加上其他实例的平均求解时间

从表 2.7 可知添加单约束覆盖不等式及覆盖不等式能减少分支切割算法大约 55% 的平均求解时间。当 $\varepsilon = 0.08$ 及 $N = 1500$ 时，添加单约束覆盖不等式及覆盖不等式能在规定的运算时间内求解所有的五个实例，而 CPX 只能求解四个实例。当 $\varepsilon = 0.06$ 时，大部分的实例不能在规定的运算时间内求解。而对于大多数实例，添加单约束覆盖不等式和覆盖不等式在算法终止时会有较小的 gap。当 $N = 1500$ 时（$\varepsilon \in \{0.1, 0.08, 0.06\}$），对于这类难求解的问题 Cover-2 的求解效率要高于 Cover-1。注意到 $m_j^\omega(\cdot)$ 的求解时间要比分支切割算法的求解时间长（$\varepsilon \in \{0.12, 0.1\}$），然而当 $\varepsilon \in \{0.08, 0.06\}$ 时，分支切割算法的求解时间要更长，且添加单约束覆盖不等式和覆盖不等式的效果更明显。对于较简单的问题（$\varepsilon \in \{0.1, 0.12\}$），由于添加了覆盖不等式，分支切割数的节点数通常会减少。但是，它并不总是能够显著减少问题的求解时间。总的来说，添加覆盖不等式比其他的求解方法更好，并且在大多数情况下产生更稳定的算法性能。

使用全局覆盖不等式对于较简单的问题并没有显著提高算法的求解效率（$\varepsilon \geqslant 0.08$），尤其当 $\varepsilon = 0.12$。然而，对于其中一个难求解的问题（$N = 500, \varepsilon = 0.06$），同 Cover-1 及 Cover-2 相比，添加全局覆盖不等式提高了算法的求解效率。对于一些问题，Cover-G 明显地减少了节点的数量，然而算法的求解时间并没有明显减少，这可能是因为全局覆盖不等式需要较多的生成时间。对另一些问题，节点的数量增加了。这可能是因为添加全局覆盖不等式明显地改变了 CPLEX 的节点选择路径。

下面考虑利用算法 2.10 来求解 DR-CAP 的 SIP 形式。令 $\bar{q} := \hat{q}$（参考推论 2.1），对于覆盖不等式（2.44），令 γ 等于 $\delta_{k_{\hat{q}^1}}$。在概率不等式中，用新的概率值来更新 $\bar{q}$。

比较下面三种方法的求解效率。

CPX：指利用概率不等式分支切割算法（算法 2.10）来求解 DR-CAP，未添加本节提出的有效的不等式。

Cover-1：指添加单约束覆盖不等式到算法 2.10 中。

Cover-2：指添加覆盖不等式（2.44）到算法 2.10 中。

本节使用 Wasserstein 集合作为不确定集合来分析算法的求解效率。令样本规模 $N \in \{500, 1000, 1500\}$，Wasserstein 集合的半径 $\eta \in \{0.1, 0.5, 1\}$，风险参数 $\varepsilon = 0.1$。表 2.8 为不同样本规模及半径下，算法的平均求解时间、不等式的生成时间、平均节点数、平均不等式的数量，以及得到最优解的实例个数与总实例个数的比值。

表 2.8　不同 η 及情景数量下有效不等式对求解 DR-CAP 的算法结果比较

η	N	方法	B&CP	AvT-Cut	AvT-fcut	#of nodes	#of cuts	#of p&f	solved
0.1	500	CPX	272.7	—	61.9	6 277	—	3	5/5
		Cover-1	144.0	2.8	54.4	3 589	410	2	5/5
		Cover-2	147.0	11.5	45.9	3 379	250	2	5/5
	1 000	CPX	889.6	—	273.9	9 476	—	2	5/5
		Cover-1	728.6	7.2	336.6	7 274	553	2	5/5
		Cover-2	723.5	32.1	285.1	7 606	349	2	5/5
	1 500	CPX	3 051.7	—	880.9	14 650	—	2	5/5
		Cover-1	2 956.2	12.4	779.4	15 282	644	4	5/5
		Cover-2	1 658.0	96.0	700.6	7 343	716	2	5/5
0.5	500	CPX	648.6	—	101.0	18 426	—	18	5/5
		Cover-1	290.5	1.3	69.0	8 696	226	12	5/5
		Cover-2	319.5	10.8	69.4	12 446	250	14	5/5
	1 000	CPX	1 390.0	—	403.4	12 095	—	12	5/5
		Cover-1	1 021.5	5.6	346.5	12 148	447	8	5/5
		Cover-2	884.0	33.0	397.5	10 720	373	9	5/5
	1 500	CPX	4 957.9	—	1 080.9	37 824	—	12	5/5
		Cover-1	4 003.9	13.6	909.4	39 783	706	9	5/5
		Cover-2	4 598.5	100.9	1 088.9	38 227	759	14	5/5
1	500	CPX	826.9	—	104.0	31 989	—	34	5/5
		Cover-1	501.8	1.4	99.8	20 067	233	28	5/5
		Cover-2	775.8	11.1	105.2	32 536	247	30	5/5
	1 000	CPX	2 987.3	—	502.2	47 221	—	30	5/5
		Cover-1	3 173.8	6.2	483.6	42 202	482	30	5/5
		Cover-2	2 173.9	36.3	484.7	33 143	414	28	5/5
	1 500	CPX	8 091.2	—	1 268.2	61 039	—	28	5/5
		Cover-1	8 088.4	12.3	1 294.6	63 029	647	27	5/5
		Cover-2	4 962.4	98.9	1 167.3	44 377	716	26	5/5

注：　"—" 在 AvT-Cut 及#of cuts 列表明没有添加本节提出的不等式

与（CAP）的情况类似，表 2.8 的结果表明同 CPX 相比，覆盖不等式能显著提高算法的求解效率。对于较难求解的问题（$\eta=0.1$，$\eta=1$ 及 $N=1500$），覆盖不等式的求解效率高于单约束覆盖不等式，而当 $\eta=0.5$，$N=1500$ 时，单约束覆盖不等式的平均求解时间与覆盖不等式相比更短。表 2.7 和表 2.8 的结果表明，DR-CAP 的求解时间是 CAP 的最多 4 倍。

表 2.8 的计算结果利用 Wasserstein 不确定集合中的名义分布计算大 M 系数得到，本节给出了 SIP 大 M 系数加强的计算结果。由于定理 2.9 定义的大 M 求解时间较长，本节利用推论 2.1 来计算加强的大 M 系数，尤其针对规模较大的问题。本节给出了较难求解问题的计算结果，即 $\eta=1$ 和 $N=1500$。同样地，本节考虑了五个实例，这些实例用 $N-\#$ 表示，其中 $\#$ 表示实例的标号。本节比较了下列两种方法。

CPX：指利用概率不等式分支切割算法（算法 2.10）来求解 DR-CAP，未添加本节提出的有效的不等式。

CPX-UM：指利用新的 $\overline{q}$ 生成有效不等式并添加该不等式到 CPX。

对于 CPX-UM，当得到新的概率分布 $\{p_\omega\}_{\omega\in\Omega}$ 时，更新 $\hat{q}$。令 $\overline{q}=\hat{q}$，得到有效不等式（2.34c）。由于 CPLEX 不能修改初始约束的系数，因此将式（2.34c）作为有效不等式添加到 CPX。对于任意 j，仅仅添加违反值最大的有效不等式，且仅更新一次 $\hat{q}$ 的值。表 2.9 给出了算法和子问题的平均求解时间、节点数、概率和可行不等式的数量。由于有效不等式的生成时间可以忽略不计，因此表 2.9 没有呈现有效不等式的生成时间。

表 2.9　SIP 大 M 系数加强的计算结果

实例	time		time-SP		#of nodes		#of p&f	
	CPX	CPX-UM	CPX	CPX-UM	CPX	CPX-UM	CPX	CPX-UM
1 500-1	12 350.4	8 354.3	1 305.1	1 419.1	63 691	93 617	38	44
1 500-2	9 490.7	8 710.0	1 515.7	1 309.2	63 699	85 382	30	24
1 500-3	5 331.2	5 564.0	1 250.1	1 017.6	55 893	36 640	22	12
1 500-4	5 453.2	5 272.6	898.2	885.2	39 918	25 362	10	12
1 500-5	7 830.7	8 627.2	1 372.0	1 560.4	81 992	71 336	38	32
平均	8 091.2	7 305.6	1 268.2	1 238.3	61 039	62 467	28	25

对于半径 η 较大的问题（$\eta=1$），其中算法 2.10 生成了较多新的概率分布，从表 2.9 可知，同 CPX 相比 CPX-UM 能减少三个实例的求解时间，平均求解时间减少大约 800 秒。其中一个实例（1500-1）的求解时间明显减少，而其他实例的求解时间变化不明显。同 CPX 相比，CPX-UM 减少三个实例的节点数，节点数量的增加或者减少不能反映求解时间的增加或者减少。这主要是因为求解问题的复杂度不同。

　　为了验证 DR-CAP 及 CAP 解的质量，本节首先基于对数正态分布生成 150 万个测试样本，根据不同样本规模下 $N \in \{500,1000,1500\}$ CAP 和 DR-CAP 的最优分配策略，通过计算在测试样本下手术室的加班情况的相关指标，分析模型的样本外解的质量。表 2.10 为平均总成本、测试样本下的平均加班概率、最坏情况下的加班概率、平均加班时间（分钟），以及 85%、95%、99%加班时间的分位数。

表 2.10　测试样本下不同 η 及情景数量的加班结果比较

η	N	模型	Avg-cost	Avg-prob	Worst-prob	Avg-overtime	85%	95%	99%
0.1	500	（CAP）	69.9	0.070	0.122	6.1	0.0	36.4	150.4
		（DR-CAP）	70.3	0.068	0.122	6.0	0.0	36.8	147.4
	1000	（CAP）	70.2	0.069	0.122	6.1	0.0	37.9	150.0
		（DR-CAP）	70.7	0.066	0.122	5.8	0.0	33.8	148.5
	1500	（CAP）	70.7	0.067	0.117	5.8	0.0	34.5	148.1
		（DR-CAP）	71.0	0.067	0.117	5.9	0.0	35.6	147.4
0.5	500	（CAP）	69.9	0.070	0.122	6.1	0.0	36.4	150.4
		（DR-CAP）	71.7	0.066	0.121	5.8	0.0	32.3	147.8
	1000	（CAP）	70.2	0.069	0.122	6.1	0.0	37.9	150.0
		（DR-CAP）	71.2	0.065	0.088	5.6	0.0	31.9	149.3
	1500	（CAP）	70.7	0.067	0.117	5.8	0.0	34.5	148.1
		（DR-CAP）	72.0	0.065	0.096	5.6	0.0	29.6	148.1
1	500	（CAP）	69.9	0.070	0.122	6.1	0.0	36.4	150.4
		（DR-CAP）	72.8	0.065	0.121	5.6	0.0	28.9	148.1
	1000	（CAP）	70.2	0.069	0.122	6.1	0.0	37.9	150.0
		（DR-CAP）	73.1	0.064	0.089	5.5	0.0	26.6	149.3
	1500	（CAP）	70.7	0.067	0.117	5.8	0.0	34.5	148.1
		（DR-CAP）	73.3	0.064	0.082	5.4	0.0	24.4	148.1

　　表 2.10 的结果表明随着情景数量的增加及 Wasserstein 集合的半径的增加，平均加班概率及最坏情况下的加班概率降低，且加班时间的 95%、99%分位数也有相同的趋势，说明情景较多且 Wasserstein 集合的半径较大的决策在测试样本下表现较好。随着情景数量的增加，最坏情况下的加班概率的降低幅度很小。例如，当 $N = 1000$ 时，最坏情况下的加班概率为 0.122，当 $N = 1500$ 时，最坏情况下的加班概率为 0.117。然而随着 η 的增加，最坏情况下的加班概率显著降低。例如，当 $N = 1000$ 及 $\eta = 0.1$ 时，最坏情况下的加班概率为 0.122，当 $N = 1000$ 及 $\eta = 0.5$ 时，最坏情况下的加班概率为 0.088，即此时最坏情况下的加班概率小于给定的 $\varepsilon = 0.1$。DR-CAP 的解对应的平均总成本比 CAP 的解对应的平均总成本稍高一些。

当 $N=1000$ 及 $\eta=0.5$ 时，平均总成本从 CAP 的 70.2 增加到 DR-CAP 的 71.2，当 $N=1500$ 时也有同样的趋势。随着情景的增加及 Wasserstein 半径的增加，最坏情景下的加班概率降低，但是计算成本随着情景数量的增加显著提高，对于 DR-CAP，随着 Wasserstein 半径的增加，计算成本的提高幅度较小。

2.2.4 结论

本节使用大 M 系数加强的方法及有效不等式，得到了随机优化机会约束分配模型和分布式鲁棒优化机会约束模型在情景数量 $N=1500$ 下的最优解。当问题不可行或近似不可行时，分配模型的求解仍较为困难。随着情景数量的增加，模型的求解时间显著增加，然而，分布式鲁棒优化机会约束模型求解时间的增加幅度较小。当情景数量 $N=1000$ 及 Wasserstein 集合的半径较为恰当时，分布式鲁棒优化机会约束模型的分配决策表现较好，测试样本下最坏情况下的加班概率能满足机会约束的概率要求。机会约束模型的分配决策对应的最坏情况下的加班概率则不能达到相应的概率要求。结果表明使用 Wasserstein 不确定集合能以更大的概率得到随机变量真实的概率分布。同 2.1 节所强调的问题一样，本节所提出的模型、有效不等式和算法具有一般性，可以求解一类机会约束分配问题，除了手术分配问题，可以运用到资源分配等问题中。

2.3 分布式鲁棒优化手术预约调度和排程

2.3.1 研究背景

2.1 节和 2.2 节分别研究了手术室的开放和分配决策。当给定手术室的开放和分配决策后，本节研究如何合理地安排手术患者的预约服务时长和服务次序，以确定科学的预约调度和排程策略，减少患者的等待时间和手术室的加班时间，提高患者的满意度和手术室的利用效率。手术预约调度主要包括两个阶段，第一阶段为排程，给定不同类型患者的随机服务时间，确定最优的预约服务次序。第二阶段为调度，即在手术排程固定的前提下，确定患者最优的预约服务时长。在传统的预约调度问题中，往往假设患者的手术时间已知，较少考虑手术时间未知的情况。而在实际的问题中，患者的就诊数据往往不能反映手术时间的精确概率分布。此外，现有的研究大多假设手术时间是相互独立的，而在现实生活中，同一手术室中手术患者的手术时间往往是相互影响的，忽略手术时间相关性的预约调度和排程，应用在医院实际运作中可能产生较大偏差。同时，手术排程问题一直是研究的难点，大多数研究只能给出求解排程问题的启发式算法，得到最优预约服务次序的近似解，因此如何建立手术室的调度和排程模型，基于不完全的手术时间概率分布信息，考虑手术时间的相关性，设计最优的预约调度决策，是本节的研究重点。

在文献[15]的基础上，文献[16]基于手术时间概率分布一阶矩和二阶矩信息，建立了分布式鲁棒预约调度和排程模型，在一定条件下，给出了服务时长的闭式最优解并证明手术时间方差递增的服务次序最优。考虑手术时间概率分布的支撑集和一阶矩信息，得到了相似的结论。本节在文献[16]工作的基础上，进一步地，同时考虑手术时间概率分布的支撑集、一阶矩、平均绝对偏差及手术时间的相关性，并分析了不同的相关性系数对最优的预约调度和排程策略的影响。本节主要完成以下几部分工作：①考虑手术时间的不确定性，基于手术时间的支撑集和矩等部分信息，并利用绝对平均偏差刻画手术时间的相关性，分别建立分布式鲁棒优化预约调度和排程模型。②由于所建分布式模型为非线性的双层 min-max 或 max-min 问题，充分结合分布式鲁棒模型的数学性质，将其转化为易求解的等价问题，最后确定最优的预约服务时长和服务次序。③在实验设计部分，分别得到了同种类型患者的最优调度策略和不同类型患者的最优调度与排程策略。本节构建的分布式鲁棒优化模型，既在一定程度上丰富了基于分布式鲁棒优化理论的预约调度文献，也为医院管理者提供相关的决策支持。

2.3.2 　分布式鲁棒优化预约调度和排程模型

本节考虑单服务台问题，假设一个手术室同一时间只能进行一台手术，每天安排的患者人数固定，患者准时到达，不存在迟到、爽约等行为。医生不存在迟到、临时停诊等行为；手术时间精确的联合概率分布未知，仅已知手术时间的支撑集、一阶矩及平均绝对偏差的上界；不考虑急诊的手术患者。基于此，研究不同患者类型和手术时间不确定下的预约调度问题，确定患者最优的预约服务时长和服务次序，建立两个分布式鲁棒优化的模型。相关的符号说明具体如下。

（1）参数与集合。

$N = \{1,2,\cdots,n\}$：一个周期内手术的集合，$k,i \in N$。

$\tilde{s}_k$ 为非负随机变量，表示手术 k 的手术时长。

μ_k 表示手术 k 的手术时长的期望。

σ_k 表示手术 k 的手术时长平均绝对偏差的上界。

$D_{\tilde{s}_k}$ 表示手术 k 的手术时长的支撑集，$D_{\tilde{s}_k} = [\underline{s}_k, \overline{s}_k]$。

$\mathbb{P}$ 表示满足分布约束条件的随机向量 $\tilde{s} = (\tilde{s}_1, \tilde{s}_2, \cdots, \tilde{s}_n)$ 的联合概率分布。

Γ 为联合概率分布 $\mathbb{P}$ 的集合。

ω_k 为手术 k 的等待时间。

o 为手术室的加班时间。

c_k 为手术 k 的等待成本。

γ 为手术室的加班成本。

T 为一个服务周期内手术室开放时长。

（2）决策变量。

x_k 为手术 k 的预约服务时长。

y_{ik} 为 0-1 分配变量，如果手术 i 被分配到第 k 个位置，则 $y_{ik}=1$，否则为 0。按照序列 $1,2,\cdots,n$ 的顺序进行手术，给定预约服务时长 x 和随机手术时长 $\tilde{s}$，则第 1 个手术的等待时间 $\omega_1=0$，第 $k+1$ 个手术的等待时间和手术室的加班时间为

$$\omega_{k+1}=\max\left\{\omega_k+\tilde{s}_k-x_k,0\right\},\quad k=1,2,\cdots,n-1 \tag{2.61}$$

$$o=\max\left\{\omega_n+\tilde{s}_n-x_n,0\right\} \tag{2.62}$$

等待成本和手术室的加班成本为 $f(\tilde{s},x)=\sum_{k=2}^{n}c_k\omega_k+\gamma o$，由于式（2.61）和式（2.62）含有最大化问题，$f(\tilde{s},x)$ 不易求解。因此将 ω、o 松弛，引入 ω'、o' 表示松弛后变量，可得 $f(\tilde{s},x)$ 的另一种表达式，即为问题（2.63）的最优目标值。

$$f(\tilde{s},x)=\text{minimize}\sum_{k=2}^{n}c_k w_k'+\gamma o' \tag{2.63a}$$

$$\text{s.t.}\qquad w_2'\geqslant \tilde{s}_1-x_1 \tag{2.63b}$$

$$w_{k+1}'\geqslant w_k'+\tilde{s}_1-x_1,\quad k=2,3,\cdots,n-1 \tag{2.63c}$$

$$o'\geqslant w_n'+\tilde{s}_n-x_n \tag{2.63d}$$

$$w_n',o'\geqslant 0,\quad k=2,3,\cdots,n \tag{2.63e}$$

根据对偶理论，将问题（2.63）等价为最大化问题（2.64），即

$$f(\tilde{s},x)=\underset{l}{\text{minimize}}\sum_{k=1}^{n}(\tilde{s}_k-x_k)l_k \tag{2.64a}$$

$$\text{s.t.}\qquad l_k-l_{k-1}\geqslant -c_k,\quad k=2,3,\cdots,n \tag{2.64b}$$

$$l_k\leqslant \gamma,\quad k=n \tag{2.64c}$$

$$l_k\geqslant 0,\quad k=1,2,\cdots,n \tag{2.64d}$$

其中，$l=(l_1,l_2,\cdots,l_n)$ 为对偶变量。

已知手术时长的矩信息、支撑集和平均绝对偏差的上界。由于在单服务台问题中，手术时长相互影响，具体为医生在提供服务的过程中，当手术时间过长，即偏离平均手术时间较多时，医生往往会加快速度，以实现预期安排的工作量和总手术时间，导致接下来的手术时间小于平均手术时间。当手术时间过短时则情况相反，同时这种偏离程度的判断与随机手术时间的波动有关，本节不考虑单个手术

时间之间的相关性，所以用 $E_{\mathbb{P}}\left(\left|\sum_{k=1}^{n}\dfrac{\tilde{s}_k-\mu_k}{\sigma_k}\right|\right)\leqslant\delta$ 表示手术时间相关性的约束[17]，

$0\leqslant\delta\leqslant n$，$\delta$ 越小相关性越强，δ 越大相关性越弱。手术时间的联合概率分布 $\mathbb{P}$ 的不确定集合为

$$\Gamma=\left\{\mathbb{P}\mid E_{\mathbb{P}}(\tilde{s}_k)=\mu_k,\mathbb{P}(\tilde{s}_k\in S_k)=1,E_{\mathbb{P}}\left(|\tilde{s}_k-\mu_k|\right)\leqslant\sigma_k,E_{\mathbb{P}}\left(\left|\sum_{k=1}^{n}\frac{\tilde{s}_k-\mu_k}{\sigma_k}\right|\right)\leqslant\delta\ \forall k\in[n]\right\}$$

其中，$S_k=[\underline{s}_k,\overline{s}_k]$，手术预约的总服务时长应和一个服务周期内手术室的开放时长相等，最小化最坏情况下的期望等待和加班成本，可得基于期望测度的预约调度分布式鲁棒优化模型

$$\underset{x\in\mathcal{X}}{\text{minimize}}\ \underset{\mathbb{P}\in\Gamma}{\text{maximize}}\ \mathbb{E}_{\mathbb{P}}(f(\tilde{s},x)) \tag{2.65}$$

其中，$\mathcal{X}=\left\{x\geqslant 0,\displaystyle\sum_{k=1}^{n}x_k=T\right\}$。

预约调度模型（2.65）可看作一个两阶段优化问题：首先给定一个决策变量 x 的值，求得期望总成本的最大值。然后在决策变量 x 的约束下，求得期望总成本所有最大值中的最小值，从而得到分布式鲁棒优化预约调度问题的最优解。首先分析模型（2.65）的内层最大化问题，即给定一个决策变量 x 的值，求得期望总成本的最大值。

内层最大化问题

$$\underset{\mathbb{P}\in\Gamma}{\text{maximize}}\ \mathbb{E}_{\mathbb{P}}(f(\tilde{s},x)) \tag{2.66}$$

定理 2.15　对于任意给定的 x，内层优化问题（2.66）等价于问题（2.67），即

$$\text{minimize}(\rho_0+\sum_{k=1}^{n}\mu_k\alpha_k+\sum_{k=1}^{n}\alpha_k\beta_k+\delta\phi) \tag{2.67a}$$

$$\text{s.t.}\qquad \rho_0\geqslant\underset{l\in\Lambda}{\text{maximize}}\,h(l,\alpha,\beta,\phi),\ \beta_k,\ \phi\geqslant 0,\quad k=1,2,\cdots,n \tag{2.67b}$$

其中，$h(l,\alpha,\beta,\phi)=\underset{\tilde{s}\in D_s}{\text{maximize}}\left[\displaystyle\sum_{k=1}^{n}[(\tilde{s}_k-x_k)l_k-\alpha_k\tilde{s}_k-\beta_k\,|\,\tilde{s}_k-\mu_k\,|]-\phi\left|\sum_{k=1}^{n}\dfrac{\tilde{s}_k-\mu_k}{\sigma_k}\right|\right]$；

Λ 为式（2.64b）～式（2.67d）定义的关于 l 的可行域。

内层最大化问题（2.66）的对偶问题为问题（2.68），即

$$\text{minimize}\left(\rho_0+\sum_{k=1}^{n}\mu_k\alpha_k+\sum_{k=1}^{n}\alpha_k\beta_k+\delta\phi\right) \tag{2.68a}$$

$$\text{s.t.}\qquad \rho_0\geqslant f(\tilde{s},x)-\sum_{k=1}^{n}(\alpha_k\tilde{s}_k+\beta_k\,|\,\tilde{s}_k-\mu_k\,|]-\phi\left|\sum_{k=1}^{n}\dfrac{\tilde{s}_k-\mu_k}{\sigma_k}\right|,\ \ \forall\tilde{s}_k\in[\underline{s}_k,\overline{s}_k] \tag{2.68b}$$

$$\beta_k,\phi\geqslant 0,\quad k=1,2,\cdots,n \tag{2.68c}$$

其中，ρ_0，α_k，β_k，ϕ 是原问题（2.66）的对偶变量。

由强对偶理论知原问题和对偶问题等价。由于约束式（2.68b）对所有的 $\tilde{s}_k \in \left[\underline{s}_k, \overline{s}_k \right]$，$k = 1, 2, \cdots, n$ 都有不等式成立，即考虑约束

$$\rho_0 \geqslant \underset{\tilde{s} \in D_s}{\text{maximize}} \left[f(\tilde{s}, x) - \sum_{k=1}^{n} \alpha_k \tilde{s}_k - \sum_{k=1}^{n} \beta_k \mid \tilde{s}_k - \mu_k \mid - \phi \left| \sum_{k=1}^{n} \frac{\tilde{s}_k - \mu_k}{\sigma_k} \right| \right]$$

进一步有

$$\underset{\tilde{s} \in D_s}{\text{maximize}} \left[f(\tilde{s}, x) - \sum_{k=1}^{n} \alpha_k \tilde{s}_k - \sum_{k=1}^{n} \beta_k \mid \tilde{s}_k - \mu_k \mid - \phi \left| \sum_{k=1}^{n} \frac{\tilde{s}_k - \mu_k}{\sigma_k} \right| \right]$$

$$= \underset{\tilde{s} \in D_s}{\text{maximize}} \left[\underset{l \in \Lambda}{\text{minimize}} \sum_{k=1}^{n} (\tilde{s}_k - x_k) l_k - \sum_{k=1}^{n} \alpha_k \tilde{s}_k - \sum_{k=1}^{n} \beta_k \mid \tilde{s}_k - \mu_k \mid - \phi \left| \sum_{k=1}^{n} \frac{\tilde{s}_k - \mu_k}{\sigma_k} \right| \right]$$

$$= \underset{\tilde{s} \in D_s}{\text{maximize}} \ \underset{l \in \Lambda}{\text{maximize}} \left[\sum_{k=1}^{n} (\tilde{s}_k - x_k) l_k - \alpha_k \tilde{s}_k - \beta_k \mid \tilde{s}_k - \mu_k \mid - \phi \left| \sum_{k=1}^{n} \frac{\tilde{s}_k - \mu_k}{\sigma_k} \right| \right]$$

$$= \underset{l \in \Lambda}{\text{maximize}} \ \underset{\tilde{s} \in D_s}{\text{maximize}} \left[\sum_{k=1}^{n} (\tilde{s}_k - x_k) l_k - \alpha_k \tilde{s}_k - \beta_k \mid \tilde{s}_k - \mu_k \mid - \phi \left| \sum_{k=1}^{n} \frac{\tilde{s}_k - \mu_k}{\sigma_k} \right| \right]$$

$$(2.69)$$

所以定理 2.15 成立。

由于约束式（2.67b）中含有最大化问题，仍然不易求解，因此需要考虑如下最大化问题

$$\underset{l \in \Lambda}{\text{maximize}} \, h(l, \alpha, \beta, \phi) \tag{2.70}$$

对于固定的 α，β 和 ϕ，易证 $h(l, \alpha, \beta, \phi)$ 关于 l 是凸函数，即式（2.70）是一个最大化凸函数问题，求解比较复杂。在处理这个最大化问题时，主要借鉴文献[16]处理类似问题的思想。

定义变量 $\pi_{kj} = \sum_{i=k+1}^{j} c_i$，当 $1 \leqslant k \leqslant j \leqslant n$ 时，$\pi_{kj} = \gamma + \sum_{i=k+1}^{n} c_i$，当 $1 \leqslant k \leqslant n, j = n + 1$ 时，定义 $\sum_{i=n+1}^{n} c_i = 0$。由于式（2.70）在可行域 Λ 的极值点处取得最优值，对于区间 $[w, j] \subseteq [1, n+1]$，如果任意的 $k \in [w, j]$，$l_k = 0$ 当且仅当 $k = j$，则有 $l_k = \pi_{kj}$。引入 0-1 变量 t_{wj}，如果区间 $[w, j]$ 满足上述性质则 $t_{wj} = 1$，否则为 0。此时有

$$\sum_{w=1}^{i} \sum_{j=i}^{n+1} t_{wj} = 1, i = 1, 2, \cdots, n+1, \text{当} \ t_{wj} = 1 \text{时}, \sum_{k=w}^{j} \left[(\tilde{s}_k - x_k) l_k - \alpha_k \tilde{s}_k - \beta_k \left| \tilde{s}_k - \mu_k \right| \right] - \phi \left| \sum_{k=w}^{j} \frac{\tilde{s}_k - \mu_k}{\sigma_k} \right| =$$

$$\sum_{k=w}^{j} \left[(\tilde{s}_k - x_k) \pi_{kj} - \alpha_k \tilde{s}_k - \beta_k \left| \tilde{s}_k - \mu_k \right| \right] - \phi \left| \sum_{k=w}^{j} \frac{\tilde{s}_k - \mu_k}{\sigma_k} \right| \circ \ \varphi_{wj}(\pi_{kj}, \alpha_k, \beta_k, \phi) = \underset{\tilde{s} \in D_s}{\text{max imize}} \left[\sum_{k=w}^{j} \right.$$

$$[(\tilde{s}_k - x_k)\pi_{kj} - \alpha_k \tilde{s}_k - \beta_k |\tilde{s}_k - \mu_k|] - \phi \left| \sum_{k=w}^{j} \frac{\tilde{s}_k - \mu_k}{\sigma_k} \right|, \quad 1 \leqslant w \leqslant n+1, w \leqslant j \leqslant n+1, \text{ 所}$$

以问题（2.70）等价于问题（2.71），即

$$\underset{t}{\text{maximize}} \sum_{w=1}^{n+1} \sum_{j=w}^{n+1} \varphi_{w,j}(\pi_{kj}, \alpha_k, \beta_k, \phi) t_{wj} \tag{2.71a}$$

$$\text{s.t.} \qquad \sum_{w=1}^{i} \sum_{j=i}^{n+1} t_{wj} = 1, \quad i = 1, 2, \cdots, n+1, t_{wj} \in \{0,1\}, 1 \leqslant w \leqslant j \leqslant n+1 \tag{2.71b}$$

问题（2.71）是最大化 t 的线性规划问题，由于约束式（2.71b）是完全幺模的，则可将 0-1 变量 t_{wj} 松弛为 $t_{wj} \geqslant 0$，最优解不变。根据对偶理论问题（2.71）等价于问题（2.72），即

$$\underset{\lambda}{\text{maximize}} \sum_{k=1}^{n} \lambda_k \tag{2.72a}$$

$$\text{s.t.} \qquad \sum_{k=w}^{\min\{j,n\}} \lambda_k \geqslant \varphi_{w,\min\{\pi_{kj}, \alpha_k, \beta_k, \phi\}}, \quad 1 \leqslant w \leqslant n, w \leqslant j \leqslant n+1 \tag{2.72b}$$

所以对于任意给定的 $x \in x$ 内层优化问题（2.66）等价于问题（2.73），即

$$\text{minimize}\left(\rho_0 + \sum_{k=1}^{n} \mu_k \alpha_k + \sum_{k=1}^{n} \alpha_k \beta_k + \delta\phi \right) \tag{2.73a}$$

$$\text{s.t.} \qquad \rho_0 \geqslant \sum_{k=1}^{n} \lambda_k \tag{2.73b}$$

$$\sum_{k=w}^{\min\{j,n\}} \lambda_k \geqslant \varphi_{w,\min\{\pi_{kj}, \alpha_k, \beta_k, \phi\}}, \quad 1 \leqslant w \leqslant n, w \leqslant j \leqslant n+1 \tag{2.73c}$$

$$\beta_k, \phi \geqslant 0, \quad k = 1, 2, \cdots, n \tag{2.73d}$$

定理 2.16 给出了预约调度模型（2.65）的最终等价问题。

定理 2.16　预约调度模型（2.65）与问题（2.74）等价，即

$$\text{minimize}(\rho_0 + \sum_{k=1}^{n} \mu_k \alpha_k + \sum_{k=1}^{n} \alpha_k \beta_k + \delta\phi) \tag{2.74a}$$

$$\text{s.t.} \qquad \rho_0 \geqslant \sum_{k=1}^{n} \lambda_k \tag{2.74b}$$

$$\sum_{k=w}^{\min\{j,n\}} \lambda_k \geqslant \sum_{k=w}^{\min\{j,n\}} \xi_k^{w,j}, \quad 1 \leqslant w \leqslant n, w \leqslant j \leqslant n+1 \tag{2.74c}$$

$$\xi_k^{w,j} \geqslant (\overline{s}_k u_k^{w,j} - \underline{s}_k v_k^{w,j}) + \mu_k(z_k^{w,j} - q_k^{w,j}) + \mu_k(a^{w,j} - b^{w,j})/\sigma_k - x_k\pi_{kj}, \quad 1 \leqslant w \leqslant n,$$

$$w \leqslant j \leqslant n+1, w \leqslant k \leqslant \min\{j,n\}$$

$$\tag{2.74d}$$

$$u_k^{w,j} - v_k^{w,j} + z_k^{w,j} - q_k^{w,j} + (a^{w,j} - b^{w,j}) / \sigma_k \geqslant \pi_{kj} - \alpha_k, \ 1 \leqslant w \leqslant n, w \leqslant j \leqslant n+1,$$
$$w \leqslant k \leqslant \min\{j,n\}$$

$$(2.74\text{e})$$

$$z_k^{w,j} + q_k^{w,j} \leqslant \beta_k, \ 1 \leqslant w \leqslant n, w \leqslant j \leqslant n+1, w \leqslant k \leqslant \min\{j,n\} \quad (2.74\text{f})$$

$$a^{w,j} + b^{w,j} \leqslant \phi, 1 \leqslant w \leqslant n, w \leqslant j \leqslant n+1 \quad (2.74\text{g})$$

$$\sum_{k=1}^{n} x_k = T \quad (2.74\text{h})$$

$$u_k^{w,j}, v_k^{w,j}, z_k^{w,j}, q_k^{w,j}, a^{w,j}, b^{w,j}, \beta_k, \phi, x_k \geqslant 0, 1 \leqslant w \leqslant n, w \leqslant j \leqslant n+1 \quad (2.74\text{i})$$

证明： 在约束式（2.73c）中

$$\varphi_{w,\min\{j,n\}}(\pi_{kj}, \alpha_k, \beta_k, \phi) = \underset{\tilde{s} \in D_s}{\text{maximize}} \left[\sum_{k=w}^{\min\{j,n\}} [(\tilde{s}_k - x_k)\pi_{kj} - \alpha_k \tilde{s}_k - \beta_k \,|\, \tilde{s}_k - \mu_k \,|] \right.$$
$$\left. - \phi \left| \sum_{k=w}^{\min\{j,n\}} \frac{\tilde{s}_k - \mu_k}{\sigma_k} \right| \right]$$

令 $\theta_k = |\tilde{s}_k - \mu_k|$，$\eta = \left| \sum_{k=w}^{j} \dfrac{\tilde{s}_k - \mu_k}{\sigma_k} \right|$，根据对偶理论，问题（2.73）等价于问题

（2.75），即

$$\text{minimize} \sum_{k=w}^{\min\{j,n\}} [\bar{s}_k u_k - \underline{s}_k v_k] + \mu_k (z_k - q_k) + \mu_k (a - b) / \sigma_k - x_k \pi_{kj}] \quad (2.75\text{a})$$

$$\text{s.t.} \quad u_k - v_k + z_k - q_k + (a - b) / \sigma_k \geqslant \pi_{kj} - \alpha_k, \quad w \leqslant k \leqslant \min\{j,n\} \quad (2.75\text{b})$$

$$z_k + q_k \leqslant \beta_k \quad (2.75\text{c})$$

$$a + b \leqslant \phi \quad (2.75\text{d})$$

$$u_k, v_k, z_k, q_k, a, b \geqslant 0, w \leqslant k \leqslant \min\{j,n\} \quad (2.75\text{e})$$

又因为 $\varphi_{w,\min\{j,n\}}(\pi_{kj}, \alpha_k, \beta_k, \phi)$ 的值与 w 和 j 有关，引入中间变量 $\xi_k^{w,j}$，则有定理 2.16 成立。

当预约服务次序固定时，根据定理 2.16 分布式鲁棒优化预约调度模型（2.65）可转化成易求解的线性规划问题，进而可以确定最优的预约服务时长，最小化最坏分布情况下的期望总成本。

对于不同就诊类型的患者 i 和不同的服务位置 k，决策变量 y_{ik} 满足约束 $\sum_{i=1}^{n} y_{ik} = 1$，$\sum_{k=1}^{n} y_{ik} = 1$，分别表示每个位置只能安排一个手术，每个手术只能被安排在一个位置。则第 k 个位置随机手术时长为 $s_k(y) = \sum_{i=1}^{n} \tilde{s}_i y_{ik}$，给定每个位置的预约时间长度 x_k 和随机手术时长 $s_k(y)$，总的等待成本和加班成本 $f_1(\tilde{s}, x)$ 为问题（2.76）的最优目标值，即

$$f(\tilde{s}, x) = \underset{w', o'}{\text{minimize}} \sum_{k=2}^{n} c_k w_k' + \gamma o' \tag{2.76a}$$

$$\text{s.t.} w_2' \geqslant s_1(y) - x_1 \tag{2.76b}$$

$$w_{k+1}' \geqslant w_k' + s_k(y) - x_k, \quad k = 2, 3, \cdots, n-1 \tag{2.76c}$$

$$o' \geqslant w_n' + s_n(y) - x_n, \quad w_n', o' \geqslant 0, k = 2, 3, \cdots, n \tag{2.76d}$$

分布式鲁棒优化预约排程模型为

$$\underset{x \in \aleph, y \in \Upsilon}{\text{minimize}} \ \underset{\mathbb{P} \in \Gamma}{\text{maximize}} \ \mathbb{E}_{\mathbb{P}}(f_1(\tilde{s}, x)) \tag{2.77}$$

其中，$\aleph = \left\{ x \geqslant 0, \sum_{k=1}^{n} x_k = 1 \right\}$，$\Upsilon = \left\{ y \in \{0,1\}, \sum_{i=1}^{n} y_{ik} = 1, \sum_{k=1}^{n} y_{ik} = 1 \right\}$，$\Gamma = \Big\{ \mathbb{P} \mid \mathbb{E}_{\mathbb{P}}(\tilde{s}_i) = \mu_i,$

$\mathbb{P}(\tilde{s}_i \in [\underline{s}_k, \overline{s}_k]) = 1, \mathbb{E}_{\mathbb{P}}(|\tilde{s}_i - \mu_i|) \leqslant \sigma_i, \mathbb{E}_{\mathbb{P}}\left(\left| \sum_{i=1}^{n} \dfrac{\tilde{s}_i - \mu_i}{\sigma_i} \right| \right) \leqslant \delta \Big\}$。

同 2.2 节 DR-CAR 等价形式的证明过程类似，模型（2.77）的最终等价形式为问题（2.78）～问题（2.86），即

$$\text{minimize}(\rho_0 + \sum_{i=1}^{n} \mu_i \alpha_i + \sum_{i=1}^{n} \alpha_i \beta_i + \delta \phi) \tag{2.78}$$

$$\text{s.t.} \qquad \rho_0 \geqslant \sum_{k=1}^{n} \lambda_k \tag{2.79}$$

$$\sum_{k=w}^{\min\{j,n\}} \lambda_k \geqslant \xi^{w,j}, \quad 1 \leqslant w \leqslant n, w \leqslant j \leqslant n+1 \tag{2.80}$$

$$\xi^{w,j} \geqslant \left(\sum_{i=1}^{n} \overline{s}_i u_i^{w,j} - \sum_{i=1}^{n} \underline{s}_i v_i^{w,j} \right) + \sum_{i=1}^{n} \mu_i \left(z_i^{w,j} - q_i^{w,j} \right) + \sum_{i=1}^{n} \mu_i (a^{w,j} - b^{w,j}) / \sigma_i - \sum_{k=w}^{\min\{j,n\}} x_k \pi_{kj},$$

$$1 \leqslant w \leqslant n, w \leqslant j \leqslant n+1 \tag{2.81}$$

$$u_i^{w,j} - v_i^{w,j} + z_i^{w,j} - q_i^{w,j} + (a^{w,j} - b^{w,j}) / \sigma_i \geqslant \sum_{i=1}^{n} \left(y_{ik} \pi_{kj} - \dfrac{1}{n} \alpha_i \right), \tag{2.82}$$

$$1 \leqslant i \leqslant n, 1 \leqslant w \leqslant n, w \leqslant j \leqslant n+1$$

$$z_i^{w,j} + q_i^{w,j} \leqslant \sum_{k=w}^{\min\{j,n\}} \beta_i / n, 1 \leqslant i \leqslant n, 1 \leqslant w \leqslant n, w \leqslant j \leqslant n+1 \tag{2.83}$$

$$a^{w,j} + b^{w,j} \leqslant \sum_{k=w}^{\min\{j,n\}} \phi / n, 1 \leqslant w \leqslant n, w \leqslant j \leqslant n+1 \tag{2.84}$$

$$\sum_{k=1}^{n} x_k = T, \sum_{i=1}^{n} y_{ik} = 1, \sum_{k=1}^{n} y_{ik} = 1 \tag{2.85}$$

$$u_i^{w,j}, v_i^{w,j}, z_i^{w,j}, q_i^{w,j}, a^{w,j}, b^{w,j}, \beta_k, \phi, x_k \geqslant 0, y_{ik} \in \{0,1\}, 1 \leqslant i \leqslant n, 1 \leqslant w \leqslant n, w \leqslant j \leqslant n+1$$

$$\tag{2.86}$$

2.3.3　算例分析

本节的算例分析分为两部分，首先，预约服务次序固定，研究同种类型患者最优的预约服务时长。其次，存在不同就诊类型患者时，研究最优的预约服务时长和服务次序。本节同样利用了北京某公立医院的实际手术时长的数据进行分析，该数据同第 3 章的实际数据相同。部分参数设置如下：手术时间的支撑集 $D_{\bar{s}}=[0.5,3]$，一个服务周期内预约时间长度 $T=\sum_{k=1}^{n}\mu_k+R\sqrt{\sum_{k=1}^{n}\sigma_i^2}$，其中 R 是调节预约时间长度的参数[16]，手术时间单位为小时，手术的等待成本 $c_k=1,\forall k=2,3,\cdots,n$，所以手术室的加班成本 γ 即为手术室加班时间与等待时间的相对时间成本。本节的数学规划模型采用 MATLAB 编程，并调用 YALMIP 优化包和 CPLEX 数学求解器进行求解。

在预约服务次序固定的情况下，研究同种类型患者的预约调度策略。假设同种类型患者的手术时长服从相同概率分布。具体参数设置：患者的平均手术时间 $\mu=1.5$，平均绝对偏差的上界 $\sigma=0.5$，本节中，变化一个周期内预约患者的人数 $n=5:1:9$，$\delta=3:1:6$，相对时间成本 $\gamma=2:1:5$，$R=-0.5,0,0.5$。求得不同 δ 下的最优预约服务时长如图 2.1 所示。

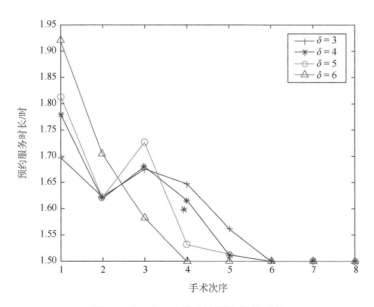

图 2.1　不同 δ 下最优的预约服务时长

当预约服务次序固定时，基于分布式鲁棒优化预约调度模型求解的最优预约服务时长呈现出递减的趋势，如图 2.1 所示。主要的原因是当序列前面的手术就诊出现延迟现象时，会对该手术之后的所有手术的实际就诊时间产生影响，即序列前面的延迟影响较大。考虑最坏分布情况下的最优服务时长时，为了减少由于序列前面延迟产生的影响，在实际安排就诊时长时，序列前面的预约服务时长应较长，序列后面的预约服务时长应较短，预约服务时长随预约次序呈现出递减的趋势。同时由于手术时间相关性的约束，在最坏分布情况下，序列开始的随机手术时长较长，此时医生会增加诊疗速度，从而最优预约服务时长出现波动。同理考虑对 δ 的不同约束，δ 越大，手术时间总体的相关性越弱，此时分布的不确定集合范围也越大，从而序列前面分配的时间越长，波动越大。具体见图 2.1。手术室的加班成本通常会高于等待成本，由于不同的手术室类型，加班成本通常不同，所以图 2.2 给出了不同相对时间成本下的最优预约服务时长。由于序列后面对加班时间的影响较大，所以当相对时间成本较高时，应适当增加序列后面手术的预约服务时长，减少序列前面的手术预约服务时长，以实现等待成本和加班成本最小。随着一个服务周期内预约时间长度的增加，序列前面的手术预约服务时长应越长，如图 2.3 所示。

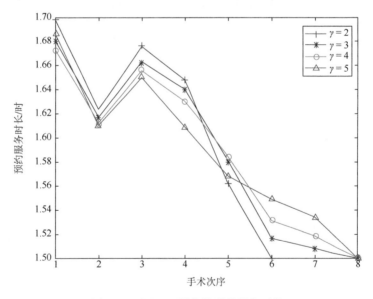

图 2.2　不同 γ 下最优的预约服务时长

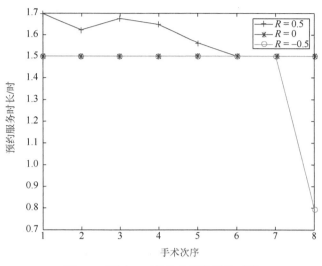

图 2.3　不同 R 下最优的预约服务时长

接下来比较是否考虑相关性的预约调度。不考虑手术时间相关性的预约调度，即预约调度模型（2.65）中仅已知手术时间的一阶矩、支撑集和平均绝对偏差的上界时，最优的预约服务时长随序列先减少随后平稳最后减少，如图 2.4 所示。由图 2.5 可知，不考虑手术时间相关性的平均成本高于考虑手术时间相关性的平均成本，且相关性越强，平均成本相差越大，同时随着患者数量的增加，成本相差百分比也逐渐增加，其中，成本相差百分比 = (不考虑相关性的平均成本/考虑相关性的平均成本)−1。

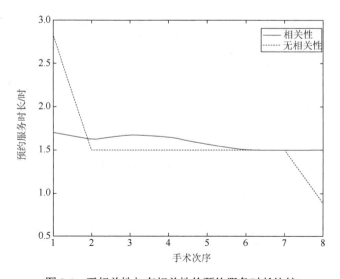

图 2.4　无相关性与有相关性的预约服务时长比较

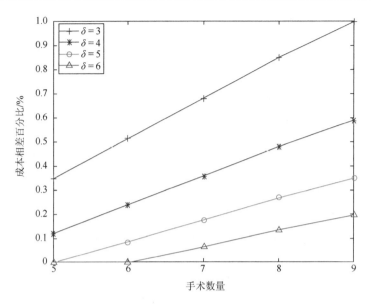

图 2.5　无相关性与不同 δ 的成本相差百分比

　　文献[18]基于已知的手术时间概率分布，指出当手术时间独立同分布时，最优的预约服务时长呈先增后减的"圆顶型"，当手术时间不独立同分布时，不具有该性质。本节研究了手术时间不独立的情况，结果表明最优的预约服务时长随序列呈递减的趋势，进一步丰富了预约的调度策略。

　　本节研究存在两种不同类型的患者情况，确定最优的预约服务时长和服务次序。假设不同类型的患者手术时间的分布不同；不同类型的患者手术时间通常是不相同的，不同患者手术时间的均值和标准差一般不同。本节的参数设置：一个周期手术数量为8，两种不同类型患者的人数比例2:3，分别编号1,2,$\cdots$,n，按人数比例第一种类型患者编号在前，第二种类型患者编号在后，第一种类型患者手术时间的均值 $\mu_1 = 1.1$，标准差 $\sigma_1 = 1.3$，第二种类型患者手术时间的均值 $\mu_2 = 1.5$，标准差 $\sigma_2 = 0.5$，$R = 0.5$，变化 δ 的范围[1, 12]，相对时间成本 γ 的变化范围[0.5, 7]。不同 δ 下的预约次序见表 2.11。

表 2.11　不同 δ 下的预约次序

δ	预约次序	δ	预约次序
无	(1, 4, 3, 2, 8, 7, 6, 5)	4	(2, 1, 8, 7, 6, 5, 4, 3)
1	(3, 2, 1, 4, 8, 7, 6, 5)	5	(2, 1, 8, 7, 6, 5, 4, 3)
2	(3, 2, 1, 4, 8, 7, 6, 5)	6	(2, 1, 8, 7, 6, 5, 4, 3)
3	(3, 2, 1, 4, 8, 7, 6, 5)	12	(1, 4, 3, 2, 8, 7, 6, 5)

当不考虑手术时间相关性时，即预约排程模型（2.77）中仅已知手术时间的一阶矩、支撑集和平均绝对偏差的上界，最优的预约服务次序是不同类型患者间隔排序。然而，考虑手术时间相关性后，相关性较强时，最优的预约服务次序将第一种类型患者安排在序列的前面，第二种类型患者安排在序列的后面，随着相关程度越来越小，考虑手术时间相关性的排程策略和不考虑相关性的排程策略相同，如表 2.11 所示。存在不同类型患者的情况下，最优的预约服务次序也与相对时间成本有关。相对时间成本较高，最优的预约服务次序把第一种类型患者安排在序列的前面，第二种类型患者安排在序列的后面。相对时间成本较低，第一种类型患者安排在序列的前面和后面，第二种类型患者安排在序列的中间，具体见表 2.12。医院管理者可根据实际情况，选择最优的手术预约服务次序。当相对时间成本适中、相关性较强时，将第一种类型患者安排在序列的前面，第二种类型患者安排在序列的后面。由图 2.6 可见，在排程模型中，不考虑手术时间相关性的平均成本要高于考虑手术时间相关性的平均成本。

表 2.12 不同 γ 下的预约次序

γ	预约次序	γ	预约次序
0.5	(2, 1, 8, 7, 6, 5, 4, 3)	4	(3, 2, 1, 4, 8, 7, 6, 5)
1	(2, 1, 8, 7, 6, 5, 4, 3)	5	(3, 2, 1, 4, 8, 7, 6, 5)
2	(3, 2, 1, 4, 8, 7, 6, 5)	6	(3, 2, 1, 4, 8, 7, 6, 5)
3	(3, 2, 1, 4, 8, 7, 6, 5)	7	(3, 2, 1, 4, 8, 7, 6, 5)

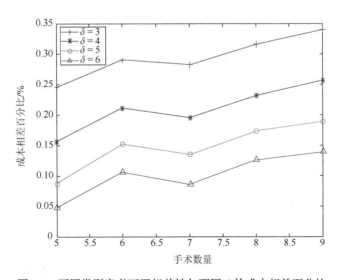

图 2.6 不同类型患者下无相关性与不同 δ 的成本相差百分比

2.3.4 结论

本节针对预约调度问题,考虑不同类型的患者及手术时间的不确定性,基于手术时间概率分布的支撑集和矩等信息,利用绝对平均偏差刻画患者手术时间的相关性,分别建立了分布式鲁棒优化预约调度和排程模型。通过对偶理论及模型的数学性质进行等价变形,将其化简成易处理的等价问题,确定最优的预约服务时长和服务次序。其不仅在一定程度上避免用协方差矩阵刻画手术时间相关性造成的难题,提高了计算效率,还能解决两种类型患者的排程问题。数值分析结果显示,当服务次序固定时,同种类型患者的预约服务时长总体呈现出递减的趋势。考虑两种不同类型的患者,最优的服务次序同手术室与患者的相对时间成本和手术时间的相关程度有关。当相对时间成本较高或手术时间相关程度较大时,应适当增加序列后面的患者预约服务时长,减少序列前面的患者预约服务时长。

2.4 考虑 ICU 病床容量约束的鲁棒手术计划调度

2.4.1 研究背景

手术室是医疗资源中关键服务资源之一,也是衔接上游门诊和下游 ICU 住院医疗资源的枢纽。因此,手术室的服务质量直接决定着医院的服务水平,手术计划调度是否高效直接影响后续部门及整个医院的运作效率。手术室资源优化配置已经成为医院改善医疗服务质量和效率、缓解医疗服务资源难题的重要切入点,与之相关的手术计划调度也成为医院管理者和学者关注的热点。其中关键的问题是手术计划调度中的不确定性,如手术时间、住院时间、患者的爽约和取消预约行为、急诊手术的到达等。不确定性不但增加手术计划决策的难度,而且降低医疗资源的利用率和服务质量。未充分考虑不确定性的手术计划会导致相关资源的闲置或加班、下游住院病房床位紧张等问题,也会引起手术病房、ICU 等其他相关资源需求的剧烈波动,从而增加医院运营成本,影响手术资源利用效率和服务质量。因此,这是一件非常耗时、错综复杂的优化问题,尤其考虑手术计划过程中存在的诸多不确定性。

手术的计划调度一般分为择期手术和急诊手术。择期手术患者是在安排某一具体的手术时间之前,在手术等待名单上的患者,而急诊手术患者随机到达,需要立即手术,不能耽搁手术开始的时间。这两类手术可能会共同使用同一个手术室，因此急诊手术的不确定性在一定程度上打乱择期手术的计划。本节从战术层面研究不确定性下的择期手术的计划调度，不考虑手术排序，基于不确定的手术时间和术后住院时间，考虑手术计划下游的 ICU 内病床等资源的容量约束，确定一个计划周期内的手术排班，为医院管理者提供决策支持。

近年来，医疗运作管理已经成为国内外学者的研究热点，如何有效合理地配置医疗卫生资源，提高医疗资源的利用率，成为研究的关键问题。手术室作为重要的医疗资源，手术的计划调度是否高效直接影响医院的运作效率。许多国外学者系统梳理了预约调度相关的文献，并指出未来研究的关键问题，着重强调基于不确定决策优化方法研究手术计划调度，尤其对于手术计划调度过程中的不确定性和考虑下游资源容量约束的模型等方面。由于手术计划调度错综复杂，存在诸多的不确定因素，如何处理不确定性成为建模优化的关键。部分学者采用鲁棒优化建模，目标多为手术的分配、加班、迟到患者的惩罚等总成本最小，但考虑的角度和采用的方法各有不同。此外，上游手术计划调度会对下游资源产生重要影响。

综上，不确定环境下的手术计划调度研究，基于随机优化模型较多，但随机优化存在一定的局限性。现有基于鲁棒优化相关的文献大多仅仅考虑不确定的手术时间或者急诊手术的随机到达，采用简单的 interval 或 box 不确定集合度量不确定性。除考虑不确定手术时间，基于鲁棒优化理论考虑术后住院时间的不确定性，构建复杂的不确定集合（如 ellispoid），考虑手术计划下游 ICU 内病床资源的容量约束的相关研究文献较少。本节所提出的模型，既丰富了相关研究文献，也为医院运作管理提供相关决策支持。

2.4.2 模型构建与求解

本节主要研究不确定环境下手术计划调度问题，不仅考虑上游的手术计划安排，还考虑手术后下游 ICU 中的病床情况，具体包括手术块和手术患者的分配、ICU 内病床容量问题。在手术计划调度中，手术块是一个非常重要的概念，它是指在同一个手术室内，同一个医生可以连续地操作一个或多个手术，这也是与实际相吻合的。手术患者分配即指将一个或多个患者分配到手术块内进行手术，这样大大提高了手术计划的效率和相关医疗资源（医生、手术室、上班时间）的利用率。该问题也可以看作一个资源的选址分配的组合优化问题，手术块的集合表示设施的候选地点，每个手术的时间可以看作顾客的需求，每天手术块有效开放时间和 ICU 内病床数量作为容量限制。但是，该问题又具有其特殊性，如手术后在 ICU 中的住院时间的不确定性、由于额外加班产生的加班成本、由于 ICU 内病床短缺产生的惩罚成本等。相关的符号说明如下。

（1）集合与参数。

T 表示给定的计划周期的长度（如一周），$t \in T$。

P 表示在给定的计划周期 T 内的手术所属科室的集合，$p \in P, p = 1, 2, \cdots, k$。

I 表示在给定的计划周期 T 内的手术患者的集合，$i \in I, i = 1, 2, \cdots, n$。

I_p 表示在给定的计划周期 T 内属于科室 p 的患者集合，$I_p \subseteq I$。

J 表示在给定的计划周期 T 内的手术块的集合，$j \in J, j = 1, 2, \cdots, m$。

J_p 表示在给定的计划周期 T 内属于科室 p 的手术块的集合，$J_p \subseteq J$。

h_j 为对于手术块 j，预先设定的在具体某一天的有效工作时间，$j \in J$。

r_t 为在时间 t 时 ICU 内病床的容量限制。

c_{ij} 为分配患者 i 到手术块 j 的单位成本，在一定程度上体现了每一个手术患者的等待时间和优先级，$i \in I, j \in J$。

v_p 为属于科室 p 类型手术的单位加班成本，$p \in P$。

φ_t 为在时间 t 时由于 ICU 内病床的容量限制导致的单位惩罚成本。

d_i 表示手术患者 i 的手术时间，$\overline{d}_i$ 为患者 i 的确定的手术时间 $i \in I$。

l_i 表示手术后，患者 i 转到 ICU 内的连续的住院时间，$\overline{l}_i$ 为确定问题下术后住院时间，$l_i, \overline{l}_i$ 为正整数，$i \in I$。

（2）决策变量。

x_{ijp} 为 0-1 变量，如果科室 p 中患者 i 被分配到手术块 j，则 $x_{ijp} = 1$，否则为 0。

y_{it} 为 0-1 分配变量，如果时间 t 时患者 i 需要 ICU 的病床，则 $y_{it} = 1$，否则为 0。

o_j 为手术块 j 的加班时间。

u_t 表示在时间 t 时由于 ICU 内病床的容量限制导致的患者不能入住的数目，实际上也是 ICU 内短缺的病床数量。

模型假设：每一个类型的手术块只能为某具体科室服务或只能做某个类型的手术；每一个手术患者只能属于某个科室；本节仅考虑手术计划调度，并不考虑手术的排序；仅考虑择期手术患者，不考虑急诊手术到达；手术患者手术后需要根据手术类别决定是否进入 ICU 中进行护理和看护。

在此背景下手术计划调度问题的确定模型，也称为名义模型，具体为

$$\min_{x,y,o,u} \sum_{p \in P} \sum_{i \in I} \sum_{j \in J} c_{ij} x_{ijp} + \sum_{j \in J_p} \sum_{p \in P} v_p o_j + \sum_{t \in T} \varphi_t u_t \tag{2.87}$$

$$\text{s.t.} \sum_{j \in J_p} x_{ijp} = 1, \quad \forall p \in P, i \in I_p \tag{2.88}$$

$$\sum_{i \in I_p} \overline{d}_i x_{ijp} \leqslant h_j + o_j, \quad \forall p \in P, j \in J_p \tag{2.89}$$

$$x_{ijp} \leqslant y_{it}, \; p \in P, j \in J_p, i \in I_p, \; \forall t = t_j, t_j + 1, t_j + \overline{l}_i - 1 \tag{2.90}$$

$$\sum_{i\in I_p} y_{it} \leqslant u_t + r_t, \quad \forall t\in T \tag{2.91}$$

$$x_{ijp}, y_{it} \in \{0,1\}, \; o_j \geqslant 0, \; u_t \in N^+, \forall p\in P, i\in I, j\in J, t\in T \tag{2.92}$$

在名义模型中，式（2.87）为使得手术计划调度过程中的总成本最小，包括三个部分，手术与手术块之间的总分配成本，安排不同手术类型的手术块的总加班成本，由于 ICU 内病床短缺而产生的总惩罚成本；式（2.88）表示对于属于某科室 p 的患者 i 只能分配到某一个手术块；式（2.89）表示属于某科室的手术患者在手术块 j 中的总时间限制，即不超过预先设定的有效工作时间与加班时间之和；式（2.90）为一个衔接约束，只有已经分配手术块的患者，才可能根据术后住院时间，确定 ICU 内病床的分配。换句话说，如果患者不在手术计划中，则该患者在 ICU 内不需要病床；式（2.91）为 ICU 内病床的容量约束，进入 ICU 内的患者分为两部分，一部分占用 ICU 的病床库存 r_t，另一部分为病床的短缺 u_t，这些患者可能被转移到其他病房或医院；式（2.92）限定了决策变量的取值范围。

在名义模型中，假设所有参数均确定，然而在实际的手术计划调度中，存在诸多不确定性。提前预测某些不确定参数的精确概率分布非常困难，如患者的手术时间、术后患者在 ICU 内住院时间、手术块的加班时间等。因此，如何刻画不确定性成为解决问题的关键。本节采用鲁棒离散优化理论，通过构建不确定集，考虑手术计划调度过程中的手术时间、术后患者的住院时间的不确定性，将患者的分配与术后 ICU 内病床分配分开，建立两阶段鲁棒优化决策模型，最小化最坏情况下的总成本，第一阶段为将手术患者分配到手术块，第二阶段为术后手术患者在 ICU 内病床分配的 recourse 决策。

文献中有学者借助 box 和 budget 不确定集合刻画不确定的手术时间[12]。由于 box 不确定集合刻画简单的线性不确定性，而且得出的鲁棒等价模型为混合线性规划问题，比较容易求解。本节引入复杂的椭球（ellipsoid）不确定集合刻画患者手术时间的不确定性，定义手术患者 i 的手术时间 d_i 的 ellipsoid 不确定集合为

$$U_d = \left\{ d\in R^n \mid \sum_{i\in I_p} \left[\frac{d_i - \bar{d}_i}{a_i} \right]^2 \leqslant \Omega_p^2 \right\}$$

等价于

$$U_d' = \{ d\in R^n \mid (d-\bar{d})^{\mathrm{T}} \Sigma^{-1} (d-\bar{d}) \leqslant \Omega_p^2 \}$$

其中，Σ 为元素 a_i^2 的对角矩阵；$\bar{d}_i$ 为名义模型中患者 i 的手术时间；a_i 为患者 i 的手术时间的扰动量，$a_i = \varepsilon_i d_i$，ε_i 为扰动比例。Ω_p 表示 ellipsoid 不确定集合的不确定水平参数，用来客观地衡量约束条件的保守程度，体现决策者的风险偏好程度，Ω_p 越大，模型越保守，患者手术时间的不确定性越大，手术时间波动越大，

可以通过随机的手术时间 d_i 偏离名义的手术时间 $\bar{d}_i$ 的程度体现。来自不同科室的手术患者具有不同的不确定水平参数,因为他们手术时间的不确定性差异较大,如普通外科与心外科。

本节同时考虑两种不确定性,考虑实际建模的求解难度,对于不确定的术后的住院时间,采用 box 不确定集合刻画不确定性,定义随机术后的住院时间为 l_i,则 $l_i = \bar{l}_i + z_i b_i$,即 $l_i \subseteq \left[\bar{l}_i, \bar{l}_i + b_i z_i \right]$,$\bar{l}_i$ 为名义模型中的术后住院时间,其不确定集为 $U_l = \left\{ z \in R^n \left| \sum\limits_{i=1}^n z_i \leqslant \varGamma_p, \forall i \in I_s, 0 \leqslant z_i \leqslant 1 \right. \right\}$,$b_i$ 为手术患者住院时间的扰动量,z_i 为定义不确定性因子。与 $\varOmega_p$ 类似,表示住院时间的不确定水平参数,$\varGamma_p$ 越大,患者术后的住院时间 l_i 偏离其名义值 $\bar{l}_i$ 越大,不确定性越大,模型越保守,这同样体现决策者的风险厌恶水平。基于不确定手术时间和术后住院时间的界定,在名义模型基础上,建立手术计划调度的两阶段鲁棒模型,具体为

$$\min_x \sum_{p \in P} \sum_{i \in I} \sum_{j \in J} c_{ij} x_{ijp} + R(y, o, u) \tag{2.93}$$

s.t. 式(2.88)

$$x_{ijp} \in \{0,1\}, i \in I, j \in J, p \in P \tag{2.94}$$

其中第二阶段决策 $R(y, o, u)$ 为

$$\max_{d \in U_d, l \in U_l} \min_{y, o, u} \sum_{j \in J_p} \sum_{p \in P} v_p o_j + \sum_{t \in T} \varphi_t u_t \tag{2.95}$$

s.t. 式(2.89)~式(2.91)

$$y_{it} \in \{0,1\}, \ o_j \geqslant 0, u_t \in N^+, i \in I, j \in J, t \in T \tag{2.96}$$

约束解释:在第一阶段确定手术患者、科室与手术块的分配决策;在第二阶段确定术后患者与 ICU 内病床容量的决策,目标为总的加班成本和由于病床短缺产生的惩罚成本最小,且手术时间和术后的住院时间的不确定性均包含在该阶段。术后不确定的住院时间 l_i 存在于手术块 j 进行手术的某一天 t_j 中,且 l_i 属于一个不确定集合,因此大大增加了模型的难度。

对于 recourse 决策 $R(y, o, u)$,手术患者与手术块的分配变量 x_{ijp} 为已知常量,由于手术块 j 的加班时间 o_j 与术后患者在时间 t 进入 ICU 中需要病床的变量 y_{it}、术后 ICU 内短缺的病床的数量 u_t 相互独立,因此可以考虑将 $R(y, o, u)$ 拆分为两个子问题。手术块加班决策 $Q_1(o)$:

$$\max_{d \in U_d} \min_x \sum_{j \in J_p} \sum_{p \in P} v_p o_j \tag{2.97}$$

s.t. 式(2.90)

$$o_j \geqslant 0, \quad j \in J \tag{2.98}$$

术后 ICU 内病床的分配决策 $Q_2(y,u)$:

$$\max_{l \in U_l} \min_{y,u} \sum_{t \in T} \varphi_t u_t \tag{2.99}$$

s.t.　　式(2.89)~式(2.90)

$$y_{it} \in \{0,1\}, \quad u_t \in N^+, i \in I, t \in T \tag{2.100}$$

因此，这样将问题分解为三个相对简单的子问题，由于在 $Q_1(o)$ 和 $Q_2(y,u)$ 中存在不易求解的 min-max 问题，因此接下来基于鲁棒优化技术，将各个子问题转化为易求解处理的鲁棒等价，如混合线性整数规划（MILP）、二次约束规划（CQP）或二阶锥规划（SOCP）等。

考虑手术块加班决策 $Q_1(o)$ 为一个 min-max 优化问题，定义随机的手术时间属于 ellipsoid 不确定集合 $U_d = \left\{ d \in R^n \left| \sum_{i \in I_p} \left[\dfrac{d_i - \bar{d}_i}{a_i} \right]^2 \leqslant \Omega_p^2 \right. \right\}$ ，也可以记作 $U_d' = \{ d \in R^n \mid (d - \bar{d})^T \Sigma^{-1}(d - \bar{d}) \leqslant \Omega_p^2 \}$ ，其中 ellipsoid 的半径 Ω_p 为属于科室 p 的患者手术时间的不确定水平参数，客观衡量了手术时间不确定性的波动程度。

命题 2.11　约束 $\tilde{a}_i^T x \leqslant b_i$ 其中 $U^E = \{ \tilde{a}_i \in R^n, (\tilde{a}_i - a_i)^T \Sigma_i^{-1}(\tilde{a}_i - a_i) \leqslant \Omega_i^2 \}$ ，Σ_i 为元素为 $\hat{a}_{ij}^2$ 的对角矩阵，与 $a_i^T x + \Omega_i \sqrt{x^T \Sigma_i x} \leqslant b_i$ 等价。

证明： 对于某约束 $\tilde{a}_i^T x \leqslant b_i$ ，正定矩阵 $\Sigma_i \in R^{n \times n}$ 为描述每个约束中波动的不确定关系矩阵，不确定集合也可表示为 $U^E = \{ \tilde{a}_i \in R^n, (\tilde{a}_i - a_i)^T \Sigma_i^{-1}(\tilde{a}_i - a_i) \leqslant \Omega_i^2 \}$ ，其中 Ω_i 为描述第 i 个约束条件不确定水平的参数。对于将该式左端根据 K-T 条件可求得 $\tilde{a}_i = a_i + \dfrac{\Omega_i}{\sqrt{x^T \Sigma_i x}}$ 则 $a_i^T x + \dfrac{\Omega_i}{\sqrt{x^T \Sigma_i x}} x^T \Sigma_i x = a_i^T x + \Omega_i \sqrt{x^T \Sigma_i x} \leqslant b_i$ ，证毕。

由于存在随机变量 d_i 和不确定集合 U_d ，根据命题 2.11，则约束式 $\sum_{i \in I_p} d_i x_{ijp} \leqslant h_j + o_j, j \in J_p, p \in P, o_j \geqslant 0$ 等价于约束式（2.101）：

$$\sum_{i \in I_p} \bar{d}_i x_{ijp} + \Omega_p \sqrt{\sum_{i \in I_p} (\varepsilon_i \bar{d}_i)^2 x_{ijp}^2} \leqslant h_j + o_j, j \in J, p \in P \tag{2.101}$$

所以，$Q_1(o)$ 可等价于：

$$\min_o \sum_{j \in J_p} \sum_{p \in P} v_p o_j : \tag{2.102}$$

s.t.　式(2.101)，$o_j \geqslant 0, j \in J$

考虑术后 ICU 内病床的容量决策 $Q_2(y,u)$ ，由于术后不确定的住院时间 l_i 不是出现在不等式约束中，而是包含于脚标 t 中，极大增加了模型的难度。本节采用 box 不确定集刻画不确定性，将脚标 t 中的术后不确定住院时间 l_i 转化为等式或不等式约束。

在 $Q_2(y,u)$ 中，引入新的 0-1 变量 π_{it}，$\pi_{it}=1$，如果患者 i 直到时间 t 开始进入 ICU 中，否则为 0。类似地，定义新的 0-1 变量 w_{it}，$w_{it}=1$，如果患者 i 在时间 t 离开 ICU，否则为 0。则存在：

$$\pi_{it} \leqslant \pi_{i,t+1}, w_{it} \leqslant w_{i,t+1}, i \in I, t \in T \tag{2.103}$$

约束（2.103）表示患者到达和离开 ICU 的限制规则。通过引入以上两个变量，则患者的术后住院时间可以重新表示为

$$l_i = \sum_{t=1}^{T}(\pi_{it} - w_{it})$$

由于 π_{it}, w_{it} 均为 0-1 变量，这正好保证了术后住院时间为整数的条件。由于引入新的变量，因此增加约束（2.104）～约束（2.107）：

$$\pi_{it} \geqslant x_{ijp}, i \in I_p, j \in J_p, p \in P, t = t_j \tag{2.104}$$

$$\pi_{it} \leqslant 1 - x_{ijp}, i \in I_p, j \in J_p, p \in P, t = 1, 2, \cdots, t_j - 1 \tag{2.105}$$

$$w_{it} \geqslant x_{ijp}, i \in I_p, j \in J_p, p \in P, t = t_j + \overline{l}_i + b_i - 1, 2, \cdots, T \tag{2.106}$$

$$w_{it} \leqslant 1 - x_{ijp}, i \in I_p, j \in J_p, p \in P, t = 1, 2, \cdots, t_j + \overline{l}_i - 1 \tag{2.107}$$

约束解释：约束（2.104）和约束（2.105）表示只有进行了手术的患者才有可能进入 ICU；约束（2.106）确保患者最多在 ICU 内停留 $\overline{l}_i + b_i$ 天，而约束（2.107）确保患者至少在 ICU 内停留 $\overline{l}_i$ 天。将 $l_i = \sum_{t=1}^{T}(\pi_{it} - w_{it})$ 代入不确定集合

$$U_l = \left\{ z \in R^n \left| \sum_{i=1}^{n} z_i \leqslant \Gamma_p, 0 \leqslant z_i \leqslant 1, i \in I \right. \right\}$$

Γ_p 为术后住院时间的不确定水平参数，衡量了属于科室 p 的患者手术后的住院时间的波动情况。其中 $z_i = \dfrac{l_i - \overline{l}_i}{b_i}$，由于未被分配患者实际上进入下一个手术计划周期，所以这里仅仅考虑一个手术计划周期内的患者。因此，得到新的不确定集合：

$$U_l' = \left\{ w \left| \sum_{i=1}^{n} \dfrac{\sum_{t=1}^{T}(\pi_{it} - w_{it}) - \overline{l}_i}{b_i} \leqslant \Gamma_p \right. \right\} \tag{2.108}$$

因此通过引入新的变量 π, w，尤其变量 w 作为第二阶段变量（由于变量 π 在 x 确定后就已知），根据约束（2.104），由于这是一个不易求解的 min-max 双层优化问题，将离散整数变量 u_t 松弛，对于外层最小化问题：

$$\min_u \sum_{t \in T} \varphi_t u_t$$

$$\text{s.t.} \sum_{i \in I} (\pi_{it} - w_{it}) \leq u_t + r_t$$

$$u_t \geq 0, \quad t \in T$$

考虑其对偶问题，引入对偶变量 η_t，将其转化为最大化问题，由于在对偶问题的目标中，存在两个决策变量的乘积项 $\eta_t w_{it}$，使得问题非线性，引入新的变量 $\rho_{it} = \eta_t w_{it}$，由于 $0 \leq \eta_t \leq \varphi_t, w_{it} \in \{0,1\}$，则

$$0 \leq \rho_{it} \leq \varphi_t w_{it}, \; i \in I, t \in T \tag{2.109}$$

$$\eta_t - \varphi_t(1 - w_{it}) \leq \rho_{it} \leq \eta_t, \; i \in I, t \in T \tag{2.110}$$

由于 $Q_2(y,u)$ 的外层同样为最大化问题，因此可等价于新的 $Q_2'(y,u)$ 问题：

$$\min_{\eta, p, w} \sum_{t \in T} \sum_{i \in I} \pi_{it} \eta_t - \sum_{i \in I} r_t \eta_t - \sum_{t \in T} \sum_{i \in I} p_{it}$$

$$\text{s.t.} \; \eta_t \leq \varphi_t \qquad \forall t \in T$$

$$式(2.103) \sim 式(2.110)$$

$$\eta_t \geq 0, p_{it} \geq 0, w_{it} \in \{0,1\}, \quad \forall i \in I, t \in T$$

综上，通过转换得到对应的鲁棒等价模型，解决了同时考虑手术时间、术后住院时间不确定的问题。当 $\Omega_p = 0$ 时，该鲁棒模型仅存在术后住院时间的不确定性；当 $\Gamma_p = 0$ 时，该鲁棒模型仅存在手术时间的不确定性；当 $\Omega_p = \Gamma_p = 0$ 时，等价于确定模型。

对于多阶段的组合优化问题，常用算法有割平面、列生成、Benders 分解等。本节采用列生成算法求解，由于模型中存在较多的复杂约束和集合，大大增加了求解的难度，因此考虑对于内层的子问题，调用 CPLEX12.71 等求解，算法采用 MATLAB 编程。注意到在本问题第二阶段的手术块加班决策 $Q_1(o)$ 与下游 ICU 内病床分配决策 $Q_2(y,u)$ 独立，考虑到算法的难度，将第一阶段手术块与患者的分配决策与子问题手术块加班决策 $Q_1(o)$ 放在一起，作为主问题（MP），而下游 ICU 内病床分配决策 $Q_2(y,u)$ 作为第二阶段决策。δ 代表迭代终止的判断，即可以用来表示上下界相差水平的阈值。主问题中决策变量 β 与 $Q_2'(y,u)$ 问题相关，会随着迭代最优值发生改变，进而影响 LB 的取值。列与约束生成算法具体步骤见算法 2.11。

算法 2.11　列与约束生成算法

1：初始化：令 $UB = +\infty, LB = -\infty$ ， $\beta = -\infty$ ， $\delta = 1.02$ ，迭代次数 $k = 0$ ；

2：while $(UB / LB > \delta)$ do

3：求解下面的主问题（MP），

$$\min_{x,y,o,u,\beta} \sum_{p\in P}\sum_{i\in I}\sum_{j\in J} c_{ij} x_{ijp} + \sum_{j\in J_p}\sum_{p\in P} v_p o_j + \beta$$

$$\text{s.t.} \quad \beta \geqslant \sum_{t\in T} \varphi_t v_t^k$$

式(2.88),式(2.90),式(2.97),式(2.101)

$$x_{ijp}, y_{it}^k \in \{0,1\}, o_j, u_t^k \geqslant 0, p \in P, i \in I, j \in J, t \in T$$

4：得到最优解 $x_{k+1}^*, \beta_{k+1}^*, o_{k+1}^*, y_1^*, \cdots, y_k^*, u_1^*, \cdots, u_k^*$ ，更新 $LB := c^{\mathrm{T}} x_{k+1}^* + v^{\mathrm{T}} o_{k+1}^* + \beta_{k+1}^*$

5：根据主问题求解得出的 x_{k+1}^* 确定 π_{it} （式（2.103）～式（2.105））。将 π_{it}, x_{k+1}^* 代入 $Q_2'(y,u)$ 问题中，调用 CPLEX 求解该问题，得到目标 $SPObj_{k+1}^*$ ，更新 $UB := \min\{UB, c^{\mathrm{T}} x_{k+1}^* + v^{\mathrm{T}} o_{k+1}^* + SPObj_{k+1}^*\}$ 。

6：增加割平面：根据 π_{it} 和问题 $Q_2'(y,u)$ 中求解得到到的 w_t^* ，则 $l_i^{k+1} = \sum_{t=1}^{T}(\pi_{it} - w_{it}^*)$ ；然后增加新的变量 y_{it}^{k+1}, u_t^{k+1} ，增加新的约束到主问题（MP）中，

$$\beta \geqslant \sum_{t\in T} \varphi_t u_t^{k+1}$$

$$x_{ijp} \leqslant y_{it}^{k+1}, \quad p \in P, j \in J_p, i \in I_p, t = t_j, t_j+1, \cdots, t_j + l_i^{k+1} - 1$$

$$\sum_{i\in I} y_{it}^{k+1} \leqslant u_t^{k+1} + r_t, \quad t \in T$$

7：$k = k+1$

8：end while

2.4.3　算例分析

本节算例实验的部分设置如下，针对一周 5 个工作日内 10 个手术块（记作 $b_1, b_2, \cdots, b_{10}$）的手术排程计划：考虑四个科室，即妇产科、普外科、血液科和心内科。假设 12 个手术患者，分别记为 $P_1, P_2, \cdots, P_{12}$。对于手术块 j，每天工作时间为 8 小时，除去急诊手术的时间和手术间的周转时间，普通择期手术患者的手术时间 h_j 为 3 小时。根据历史统计各个科室的手术的持续时间 d_i 的均值和标准差、手术所占的比例及手术的相对重要性见表 2.13。一周内 10 个手术块中各个科室对应的手术块的计划如表 2.14 所示。

表 2.13　不同科室手术的统计信息

科室	均值/分	标准差/分	所占比例/%	权重
妇产科	86	40	15	2
普外科	93	49	52.6	1
血液科	120	61	17.5	4
心内科	204	103	14.9	5

表 2.14　一周内各科室的手术块分布

	周一	周二	周三	周四	周五
A	妇产科		妇产科		妇产科
B	普外科	普外科	普外科	普外科	
C	血液科		心内科		血液科

对于名义模型中的不同类型的手术时间 $\bar{d}_i$，通过相同均值和标准差的对数正态分布生成，手术时间的扰动比例 ε 通过均匀分布 $U(0,0.6)$ 生成。假设妇产科、普外科、血液科和心内科四个科室的住院时间均值分别为 2 天、0.5 天、3.5 天和 2 天，且其标准差与均值相等，对于名义模型中的不同类型的术后住院时间 $\bar{l}_i$，通过相同均值和标准差的对数正态分布随机生成的正整数，其波动量 b_i 服从整数均匀分布 $U_{\text{int}}(1,3)$。加班成本 v_p 为不同类型手术的权重（相对重要性）的 100 倍，假定 ICU 内的病床数目 r_t 为 2 个，由于病床短缺而产生的单位惩罚成本 φ_t 为 100。考虑一个手术计划周期内的 12 个手术患者，在这里假设患者 i 被分配到手术块 j 的单位成本 c_{ij} 仅与不同类型的手术块密切相关，与手术患者无关，即 $c_j = \theta v_p, j \in J_p$，其中 θ 服从均匀分布 $U(0.6,1)$。为了降低模型和算法求解的难度，假设不确定水平参数 Ω_p 或 Γ_p 取相同的数值，也就是说不考虑针对各个科室的不确定性。

不确定参数 Ω 和 Γ 对总成本以及最优性的影响：为了能够准确地评价模型的有效性，引入相对值（rg），$\text{rg} = |\text{UB} - \text{LB}| / \text{LB}$。图 2.7（a）为当手术时间不确定水平参数 Γ 为 3 时，最优总成本（TC）和相对值 rg 随着手术时间不确定水平参数 Ω 的变化曲线。随着 Ω 增加，成本逐渐增加，且增加的趋势非常明显，由于 Ω 增加，患者的手术时间的不确定集合变大，手术时间的不确定性波动较大，可能产生较大的加班时间，进而导致较大的加班成本，此时模型较保守。因此，手术时间的不确定性对手术计划排班的成本产生较大的影响。此外，相对值呈现锯齿波动且相对值较小。随着算法迭代次数的不同，算法的上下界逐渐逼近呈现差异，但对于非线性的二次约束来说，总体上相对值较好。在其他参数下，相对值大多为 0，整体上收敛较好，这在一定程度上体现了该模型求解算法的有效性。图 2.7（b）为当住院时间不确定水平参数 Ω 为 2.5 时，成本和相对值随着住院时间不确定水平参数 Γ 的变化曲线。随着 Γ 增加，总成本整体上逐渐增加，相对值先增加后减少。当 $\Gamma \geqslant 5$ 时，最优总成本为 7251.40，然后总成本和相对值基本保持不变，此时 $\sum_{i=1}^{n} \dfrac{\sum_{t=1}^{T}(\pi_{it} - w_{it}) - \bar{l}_i}{b_i} = 5$，这说明该模型允许最多有五个患者的住院时间偏离名义值，显然模型比较保守，算例中的部分参数设置在一定程度上限制了不确定

决策的范围，最大的相对值为 2.88%，该算法的性能良好。图 2.8 为最优总成本随 Ω 和 Γ 变化的三维曲线，在整体趋势上，呈现出与图 2.7 在单一不确定因素下相似的结果，随着 Ω 和 Γ 增加，总成本整体上增加。因此，较之住院时间的不确定性，手术时间的不确定性对最小总成本影响显著，住院时间的不确定性使得模型较保守，CPU 运行的时间相对较快。

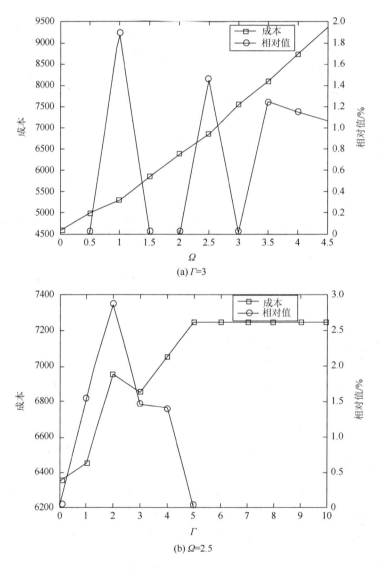

(a) $\Gamma=3$

(b) $\Omega=2.5$

图 2.7　总成本和相对值随 Ω 和 Γ 的变化

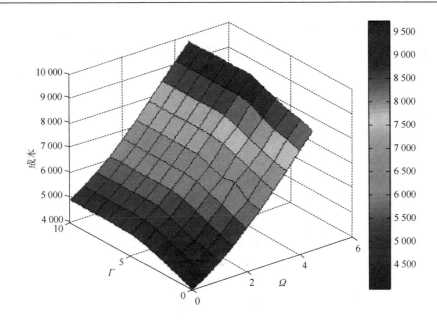

图 2.8　总成本随 Ω 和 Γ 变化的三维曲线

由于考虑 12 个手术患者，按照表 2.13 中所占的比例，妇产科、普外科、血液科和心内科的患者约为 2、6、2、2。以 $\Gamma = 3$，$\Omega = 1$ 为例，12 个手术患者具体的手术计划排程如表 2.15 所示，短缺的病床数量分别为 0、0、2、2、3，此时只有 b_9 需要加班 5.33 小时，这是由于 b_9 安排两个心内科手术，且手术时间较长，波动较大，因此需要较长的加班时间。

表 2.15　一周不同科室患者的排程（$\Gamma = 3$，$\Omega = 1$）

	周一	周二	周三	周四	周五
A			P_2		P_1
B	P_5, P_6	P_7	P_8	P_3, P_4	
C	P_9		P_{11}, P_{12}		P_{10}

不确定性对手术块的加班时间和术后 ICU 内短缺病床数量的影响：在 Γ 不变的情况下，Ω 对加班时间和 ICU 内短缺病床数量的影响见表 2.16，随着 Ω 增加，加班的 block 数量逐渐增加，加班时间增加迅速，尤其对于 b_9 持续增加，根据约束式（2.101），Ω 对加班时间产生直接的影响，然而一个周期内 ICU 内短缺的病床数量相对稳定，尽管存在非常小的波动。类似地，总加班时间和

总短缺病床数量随 Ω 变化的情况见图 2.9（a）。综合表 2.16 和图 2.9（a）可知手术时间的不确定性对加班时间有显著影响，对 ICU 短缺病床数量影响较小。同理，讨论住院时间的不确定性对手术块的加班时间和术后 ICU 内短缺病床数量的影响。在 Ω 不变的情况下，Γ 对加班时间和 ICU 内短缺病床数量的影响见表 2.17 和图 2.9（b）。与图 2.9（a）的规律类似，当 $0 \leqslant \Gamma \leqslant 5$ 时，短缺病床数量逐渐增加，当 $\Gamma \geqslant 5$ 后，模型的解趋于稳定，短缺病床数量保持 12 不变，当 Γ 较大时，更多患者的住院时间最大偏离住院时间的名义值，此时模型较保守。然而，加班时间相对稳定，尽管存在小幅度升降的波动。Γ 对手术块的加班时间影响较小，尤其 b_9 的加班时间没有变化，而对 ICU 内短缺病床数量影响非常明显，这是由于手术后不确定住院时间的波动对下游 ICU 病房内的资源产生直接影响，住院时间的不确定性越大，住院时间的波动越大，ICU 内资源短缺程度越大。由于不确定水平参数（Ω 或 Γ）在一定程度上体现了决策者的风险厌恶程度和保守性，因此，决策者或医院管理者可根据实际资源情况，选择恰当的手术时间和住院时间的不确定水平参数组合（Ω，Γ），综合权衡手术块的加班时间和 ICU 内短缺病床数量，进行周期性的手术块排程计划，尽可能最大化手术室、ICU 病床资源的利用率，进而增加医院手术室运作的效率。

表 2.16 不同 Ω 下手术块加班时间和 ICU 短缺病床数量

b/u	加班时间/小时											短缺病床数量/个					
Ω	b_1	b_2	b_3	b_4	b_5	b_6	b_7	b_8	b_9	b_{10}	总和	u_1	u_2	u_3	u_4	u_5	总和
0	0	0	0	0	0	0	0	0	3.77	0	3.77	0	0	1	0	1	2
0.5	0	0	0	0	0	0	0	0	4.55	0	4.55	0	0	1	0	1	2
1	0	0	0	0	0	0	0	0	5.33	0	5.33	0	0	2	1	0	3
1.5	0	0	0	0.24	0	0	0	0.13	6.1	0	6.47	1	1	1	0	0	3
2	0	0	0	0.66	0	0	0	0.22	6.88	0.34	8.1	1	1	1	0	0	3
2.5	0	0	0.18	0	1.08	0.38	0	0.55	7.66	0	9.85	0	0	2	1	0	3
3	0.52	0	0	0.01	0.54	1.5	0.05	0.76	8.44	0	11.82	0	0	1	1	0	3
3.5	0	0	0.86	0.34	0.7	1.92	0.13	0.97	9.21	0	14.13	1	0	1	1	0	3
4	0	0	1.2	3.14	0.24	0	0.63	1.17	9.99	0	16.37	0	0	1	1	0	3
4.5	0	0	1.54	0	0.36	3.57	0.92	1.38	10.77	0	18.54	1	0	1	1	0	3

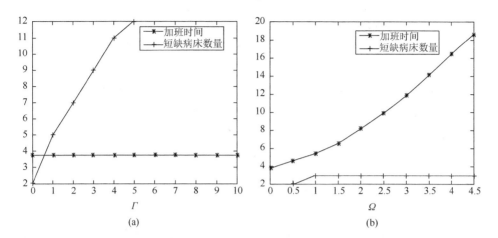

图 2.9　总加班时间和总短缺的病床数量随 Ω 和 Γ 的变化

表 2.17　不同 Γ 下手术块加班时间和 ICU 短缺病床数量

b/u	加班时间/小时											短缺病床数量/个					
Γ	b_1	b_2	b_3	b_4	b_5	b_6	b_7	b_8	b_9	b_{10}	总和	u_1	u_2	u_3	u_4	u_5	总和
0	0	0	0	0	0	0	0	0	3.77	0	3.77	0	0	1	0	1	2
1	0	0	0	0	0	0	0	0	3.77	0	3.77	0	0	1	2	2	5
2	0	0	0	0	0	0	0	0	3.77	0	3.77	1	1	2	1	2	7
3	0	0	0	0	0	0	0	0	3.77	0	3.77	1	2	2	2	2	9
4	0	0	0	0	0	0	0	0	3.77	0	3.77	1	2	3	2	3	11
5	0	0	0	0	0	0	0	0	3.77	0	3.77	1	2	3	3	3	12
6	0	0	0	0	0	0	0	0	3.77	0	3.77	1	2	3	3	3	12
7	0	0	0	0	0	0	0	0	3.77	0	3.77	1	2	3	3	3	12
8	0	0	0	0	0	0	0	0	3.77	0	3.77	1	2	3	3	3	12
9	0	0	0	0	0	0	0	0	3.77	0	3.77	1	2	3	3	3	12
10	0	0	0	0	0	0	0	0	3.77	0	3.77	1	2	3	3	3	12

2.4.4　结论

作为医疗资源优化配置的重要组成部分，手术计划调度是医疗运作优化研究的热点，尤其基于诸多的不确定性。本节考虑手术后下游的 ICU 中病床资源的容量约束，基于不确定的手术时间和 ICU 住院时间，借助 ellipsoid 和 box 不确定集合分别刻画手术时间和 ICU 住院时间的不确定性，提出一种新的处理住院时间不确定性的方法，同时引入两个不确定水平参数 Ω 和 Γ，建立手术计划调度两阶段鲁棒优化模型，并得出该问题对应的易求解处理的鲁棒等价问题。基于两阶段鲁棒等价问题的特点，提出列生成启发式算法，求解复杂的两阶段组合优化问题。算例结果表明，较之住院时间的不确定性，手术时间的不确定性对最小总成本和手术块的加班时间影响显著，而住院时间的不确定性对 ICU 内短缺病床数量有较大影响。医院管理者可根据实际资源情况，选择恰当的手术时间和住院时间的不确定水平参数组合（Ω, Γ），综合权衡手术块的加班时间和 ICU 内短缺病床数量，提高手术室、ICU 病床等资源的利用率。

2.5　本　章　小　结

手术室作为医院最大的成本和收益中心，同时也是衔接上下游医疗资源的关键枢纽，其服务质量直接决定了医院的服务水平。为了提高手术资源的利用效率，减少手术室加班的概率和患者的等待时间，提高患者的满意度，本章整合随机优化方法（如机会约束规划、随机规划、分布式鲁棒优化等），对手术室计划调度与排程问题进行定量建模，针对具体的模型，提出了多种不同种类的有效不等式，设计高效的算法求解较大规模的实际问题，得到最优的手术计划与调度方案。具体研究成果如下。

首先，手术室计划问题的随机规划机会约束模型与求解算法。在手术时间概率分布已知的情况下，针对手术室加班时间建立机会约束，以一定的概率保证手术完成的时间小于手术室开放的时间，研究了基于机会约束的手术室计划问题，将模型转化为二元双线性规划问题，并基于二元双线性规划问题的结构生成三类有效不等式。针对最小化手术室开放数量的问题，提出了一个启发式算法得到问题的下界值。算例结果表明，当风险参数 $\varepsilon = \{0 : 0.5 ; 0 : 1 ; 0 : 15\}$ 时，三类有效不等式结合下界改进启发式算法明显优于利用求解器 CPLEX 直接进行求解，且能有效地求解多达 $N = 1000$ 个情景数量的实例，并同文献[4]的方法进行比较，验证本章提出算法的有效性。算例分析中测试数据基于北京某公立医院的实际数据生成。此外，本章仍试图求解样本规模更大的问题（如 $N = 1500$ 的实例），结果显示仅能求解出部分实例。具体地，当运行时间限制设置为 10 小时时，利用三类有效不等式结合下界改进启发式算法和文献[1]的方法仅能求解 20%的实例。

其次，手术室分配问题的分布式鲁棒机会约束模型与求解算法。基于手术时间的不确定性，分别考虑手术时间的概率分布已知和属于一个不确定集合两种情形，提出手术室加班时间的概率约束，建立随机规划机会约束与分布式鲁棒优化机会约束的手术室分配模型，使用大 M 系数加强的方法及两类有效不等式，得到随机优化机会约束分配模型及分布式鲁棒优化机会约束模型在情景数量 $N = 1500$

下的最优解。当问题为不可行或近似不可行时，分配模型的求解仍较为困难。随着情景数量的增加，模型的求解时间显著增加，然而，分布式鲁棒优化机会约束模型求解时间的增加幅度较小。当情景数量 $N=1000$ 及 Wasserstein 集合的半径较为恰当时，分布式鲁棒优化机会约束模型的分配决策表现较好，测试样本下最坏情况下的加班概率能满足机会约束的概率要求。机会约束模型的分配决策对应的最坏情况下的加班概率则不能达到相应的概率要求。结果表明使用 Wasserstein 不确定集合能以更大的概率得到随机变量真实的概率分布。

再次，基于分布式鲁棒优化的手术预约调度和排程模型。针对手术预约调度问题，考虑单服务台不同类型的患者及手术时间的不确定性，在手术时间概率分布的支撑集和矩等部分信息已知的假设下，考虑手术时间的相关性，并利用绝对平均偏差来进行刻画，分别建立了分布式鲁棒优化预约调度和排程模型。通过对偶理论及模型的数学性质进行等价变形，借鉴文献[16]的方法，将非凸问题化简成易处理的线性优化等价问题，确定最优的预约服务时长和服务次序。不仅在一定程度上避免用协方差矩阵刻画手术时间相关性造成的 NP 难问题，提高了计算效率，还能解决两种类型患者的排程问题。数值分析结果显示，当服务次序固定时，同种类型患者的预约服务时长总体呈现出递减的趋势。考虑两种不同类型的患者，最优的服务次序同手术室与患者的相对时间成本和手术时间的相关程度有关。当相对时间成本较高或手术时间相关程度较大时，应适当增加序列后面的患者预约服务时长，减少序列前面的患者预约服务时长。

最后，考虑手术后下游的 ICU 中病床资源的容量约束，基于不确定的手术时间和 ICU 住院时间，借助 ellipsoid 和 box 不确定集合分别刻画手术时间和 ICU 住院时间的不确定性，提出一种新的处理住院时间不确定性的方法，同时引入两个不确定水平参数 Ω 和 Γ，建立手术计划调度两阶段鲁棒优化模型，并得出该问题对应的易求解处理的鲁棒等价问题。基于两阶段鲁棒等价问题的特点，提出列生成启发式算法，求解复杂的两阶段组合优化问题。算例结果表明，较之住院时间的不确定性，手术时间的不确定性对最小总成本和手术块的加班时间影响显著，而住院时间的不确定性对 ICU 内短缺病床数量有较大影响。医院管理者可根据实际资源情况，选择恰当的手术时间和住院时间的不确定水平参数组合（Ω，Γ），综合权衡手术块的加班时间和 ICU 内病床的短缺数量，提高手术室、ICU 病床等资源的利用率。

参 考 文 献

[1] Song Y J, Luedtke J R, Küçükyavuz S. Chance-constrained binary packing problems[J]. INFORMS Journal on Computing, 2014, 26（4）: 735-747.

[2] Luedtke J. A branch-and-cut decomposition algorithm for solving chance-constrained mathematical programs with

finite support[J]. Mathematical Programming, 2014, 146 (1/2): 219-244.

[3] Qiu F, Ahmed S, Dey S S, et al. Covering linear programming with violations[J]. INFORMS Journal on Computing, 2014, 26 (3): 531-546.

[4] Atamtürk A, Nemhauser G L, Savelsbergh M W P. The mixed vertex packing problem[J]. Mathematical Programming, 2000, 89 (1): 35-53.

[5] Günlük O, Pochet Y. Mixing mixed-integer inequalities[J]. Mathematical Programming, 2001, 90(3): 429-457.

[6] Luedtke J, Ahmed S, Nemhauser G L. An integer programming approach for linear programs with probabilistic constraints[J]. Mathematical Programming, 2010, 122 (2): 247-272.

[7] Gu Z H, Nemhauser G L, Savelsbergh M W P. Lifted cover inequalities for 0-1 integer programs: Computation[J]. INFORMS Journal on Computing, 1998, 10 (4): 427-437.

[8] Gu Z H, Nemhauser G L, Savelsbergh M W P. Sequence independent lifting in mixed integer programming[J]. Journal of Combinatorial Optimization, 2000, 4 (1): 109-129.

[9] Zemel E. Easily computable facets of the knapsack polytope[J]. Mathematics of Operations Research, 1989, 14 (4): 760-764.

[10] Padberg M W. On the facial structure of set packing polyhedra[J]. Mathematical Programming, 1973, 5 (1): 199-215.

[11] Kaparis K, Letchford A N. Local and global lifted cover inequalities for the 0-1 multidimensional knapsack problem[J]. European Journal of Operational Research, 2008, 186 (1): 91-103.

[12] Nemhauser G L, Sigismondi G. A strong cutting plane/branch-and-bound algorithm for node packing[J]. Journal of the Operational Research Society, 1992, 43 (5): 443-457.

[13] Esfahani P M, Kuhn D. Data-driven distributionally robust optimization using the Wasserstein metric: Performance guarantees and tractable reformulations[J]. Mathematical Programming, 2018, 171(1/2): 115-166.

[14] Zhao C Y, Guan Y P. Data-driven risk-averse stochastic optimization with Wasserstein metric[J]. Operations Research Letters, 2018: 46 (2): 262-267.

[15] Kong Q X, Lee C Y, Teo C P, et al. Scheduling arrivals to a stochastic service delivery system using copositive cones[J]. Operations Research, 2013, 61 (3): 711-726.

[16] Mak H Y, Rong Y, Zhang J W. Appointment scheduling with limited distributional information[J]. Management Science, 2015, 61 (2): 316-334.

[17] Jin Q. Mitigating delays and unfairness in appointment systems[J]. Management Science, 2017, 63 (2): 566-583.

[18] Denton B, Gupta D. A sequential bounding approach for optimal appointment scheduling[J]. IIE Transactions, 2003, 35 (11): 1003-1016.

第 3 章　应急医疗服务设施选址决策

3.1　不确定应急需求下应急医疗服务网络设计

3.1.1　研究背景

在过去的几十年里，EMS 在应对自然灾害、大规模突发事件以及日常生活中发挥着越来越重要的作用，无论对于北京、上海等大城市，还是我国西北部相对落后的区域。合理的应急医疗服务网络，则能够提供高效的应急医疗服务，尽量减少生命财产和损失。但建立一个完善的应急医疗服务网络体系，并不是一件容易的事情。因为应急医疗服务的过程错综复杂，存在诸多的不确定因素，如应急需求、急救车辆的可利用性、运输时间、应急请求发生的地点等，这些不确定因素增加了决策的困难。应急医疗服务网络的设计是一个中长期的战略决策，因为一旦应急医疗服务站在某一个地点开放，则在未来的几年里会一直使用。因此，在建模优化的过程中，必须充分考虑各种不确定性，确定一个更稳健、更可靠的应急医疗服务网络系统，提供更为优质、及时的应急医疗服务。

早期对于 EMS 相关的研究大多为覆盖选址模型，具体包括确定覆盖选址问题和概率覆盖选址问题[1-5]。对于确定覆盖选址问题，它们并没有考虑不确定因素；尽管概率覆盖选址考虑可利用的急救车辆的不确定性，但是并没有考虑其他更多的不确定性，在一定程度上缺乏对实际情景的刻画，如应急需求、动态性、运输时间、设施中断等。近年来，许多学者利用随机规划和鲁棒优化方法，研究不确定性下的应急医疗服务网络设计问题，他们大多强调应急需求的不确定性。在目前的文献中，考虑最多的两种不确定因素为急救车辆可利用性和应急需求。应急需求的高度不确定性，使得人们无法知道急救车辆的状态（繁忙还是空闲）。因此，从这个意义上，两者的本质是一样的，本节采用更直接的方式考虑不确定性。对于随机规划方法，假设应急服务相关参数（或概率分布）已知，或者已知大量的不确定参数的随机情景及其概率。虽然随机规划广泛应用到该领域的研究中，提供了有效的工具，但实际上，获取准确的不确定参数的数据或概率分布是非常困难。另外，求解大规模情景下的随机规划模型也十分具有挑战性，尤其对于两阶段机会约束随机规划问题。然而，随着鲁棒优化理论方法的飞速发展，一定程度上弥补了随机规划依赖精确的不确定参数的概率分布的不足。但是，鲁棒优化方法也存在一定的不足，鲁棒解往往产生过于保守的决策，这对于实际的应用问题来说，可能需要付出更高的代价（如成本、资源等）。虽然随机规划和鲁棒优化均存在一定的不足，但是这并不影响它们在设施选址、网络设计尤其应急医疗服务领域的广泛运用。

　　通过梳理目前的研究文献可以看出，大多数研究考虑容量限制的模型和应急需求的不确定性，且关于随机规划方法相关的研究较多，但采用鲁棒优化建模和机会约束的相关研究较少。其中，与本节的模型最为相关的研究为文献[6]和文献[7]，这两个文献具有共同的作者，他们同样在最小化总成本的同时，引入机会约束保证给定的服务（覆盖）水平，并提出了改进的 BB 算法。虽然均建立了随机规划模型，但具体还是有一些不同之处，首先，提出的机会约束随机规划模型中，机会约束保证每个需求节点的概率覆盖水平。此外，为了保持整个 EMS 系统的覆盖水平，引入参数 $\eta \in [0,1]$；再就是，本节提出了一个更有效的 B&BC 算法，求解两阶段机会约束随机规划模型。与文献[6]的 BB 算法相比，B&BC 算法求解效率较高，而且能求解大规模的实际问题，如 $300 \times 200 \times 800$。B&BC 算法与 BB 算法效果的比较在算例中有详细的介绍，在本节不再做过多的阐述。除了随机模型，与目前文献中采用较简单的 box，interval，polyhedron，budget 不确定集合不同，本节强调应急需求的不确定性，构建了两种不确定集合，建立鲁棒应急医疗服务网络设计模型。

　　综上，本节提出需求不确定性下静态（单阶段）的应急医疗服务网络设计模型的框架：两阶段随机规划和鲁棒优化框架。在确定模型的基础上，考虑应急需求的不确定性，引入机会约束，在保证满足一定概率覆盖的同时最小化总成本，分别建立三个新颖的随机规划、鲁棒优化模型，并推导出两阶段混合线性整数规划、二阶锥规划的等价问题。在随机规划模型中，基于离散的随机情景刻画应急需求的不确定性，进而得出两阶段混合线性整数规划的等价问题。考虑到大规模问题的求解挑战性，本节将分支切割算法与经典的 Benders 分解相结合，提出了 B&BC 算法。在鲁棒优化模型中，与目前文献中采用简单的 interval，box，polyhedron，budget 不确定集合不同，它们往往导致太过于保守的决策。本节基于对不确定参数的分布信息的已知情况，构建了对称不确定集合（symmetric uncertainty set，与 ellispoid 不确定集合类似）与非对称不确定集合（asymmetric uncertainty set），刻画应急需求的不确定性。本节提出了三个新颖的应急医疗服务网络设计的模型，并设计有效的求解算法，进一步丰富了应急医疗服务网络设计相关的文献，同时也在一定程度上拓展了鲁棒优化的应用领域。

3.1.2　两阶段机会约束随机规划模型

在一个区域网络中，存在一些离散的应急需求发生的区域和应急医疗服务站潜在选址点，本节假设所有的应急请求都集中到一个点，这也是合理的，因为在实际问题中一般按照邮政编码划分区域，而邮政编码区域一般认为是比较小的行政区域划分，所以统称应急需求节点。考虑一个给定的计划时期内，不仅要保证每个需求节点以给定的概率满足所有应急请求，还要保证整个 EMS 系统的预先设定的覆盖水平。与目前现有的文献[6]和文献[7]类似，最小化整个 EMS 网络设计的总成本。这样既要考虑成本预算，又要权衡单个节点和整个 EMS 系统的覆盖水平，因此，这产生一个权衡折中的方案。在有限的应急医疗服务资源和高度不确定的环境下，机会约束的引入，较好地保证了应急需求被满足的情况，同时有助于提高应急服务资源的利用率。基于不确定应急需求，确定最优的应急医疗服务站选址点、急救车辆的规模、分配方案。

下面给出本节相关的符号说明，介绍确定模型，并简要描述两阶段随机模型框架。本节的符号、参数和决策变量的说明如下。

（1）集合。

I 为应急请求可能发生的所有的需求节点的集合，$I = 1, 2, \cdots, |I|$，$i \in I$。

I_j 为应急医疗服务站 j 在覆盖距离 R 内的需求节点的集合，$I_j = \{i : l_{ij} \leqslant R\}$。

J 为所有的应急医疗服务站的集合，$J = 1, 2, \cdots, |J|$，$j \in J$。

J_i 为可能为需求节点 i 提供服务的应急医疗服务站的集合，$i \in I$。

（2）参数。

Ξ 为应急需求的随机情景的集合，$\xi \in \Xi$，$\xi = 1, 2, \cdots, |\Xi|$。

p_ξ 为情景 ξ 发生的概率。

f_j 为应急医疗服务站 j 的固定建设成本。

g_j 为应急医疗服务站 j 中应急车辆的维护运营成本。

c 为应急车辆的单位运输成本。

l_{ij} 为需求节点 i 与应急医疗服务站 j 之间的距离。

d_i 为需求节点 i 的应急需求；$\bar{d}_i$ 表示名义的应急需求。

β 为整个应急医疗服务系统的服务水平（覆盖水平），$\beta \in [0,1]$。

η 为约束违反的概率，即需求节点 i 的需求没有被满足的概率，$\eta \in [0,1]$。

q_j 为应急医疗服务站 j 拥有的应急车辆的最大数量。

λ 为救护车每天最多服务应急需求的个数。

（3）决策变量。

x_j 为 0-1 整数变量，如果应急医疗服务站 j 开放，则 $x_j = 1$，否则 $x_j = 0$。

v_j 为整数变量，应急医疗服务站 j 所拥有的应急车辆的数目。

z_{ij} 为整数变量，应急医疗服务站 j 服务的需求节点 i 的应急请求。

根据前面提到的符号、参数和变量说明，确定模型通常描述为式（3.1）～式（3.5）。与现有的文献[6]和文献[7]一样，确定问题的目标为最小化整个应急医疗服务网络设计过程中的总成本，包括应急医疗服务站的固定建设成本、应急服务车辆的维护运营成本和应急车辆进行服务所产生的运输成本。

$$(\text{DM}): \min_{x,v,z} \quad \sum_{j \in J} f_j x_j + \sum_{j \in J} g_j v_j + \sum_{j \in J} \sum_{i \in I} c_{ij} z_{ij} \tag{3.1}$$

$$\text{s.t.} \quad v_j \leqslant q_j x_j, \quad \forall j \in J \tag{3.2}$$

$$\sum_{i \in I_j} z_{ij} \leqslant \lambda v_j, \quad \forall j \in J \tag{3.3}$$

$$\sum_{j \in J_i} z_{ij} \geqslant d_i, \quad \forall i \in I \tag{3.4}$$

$$x_j \in \{0,1\}, \quad v_j, z_{ij} \in \mathbb{N} \quad \forall i \in I, j \in J \tag{3.5}$$

确定模型与考虑容量限制和考虑固定成本的设施选址模型类似，其目标式(3.1)最小化整个应急医疗服务网络设计过程中的总成本；约束（3.2）表明应急医疗服务站 j 中急救车辆的容量，只有已经开放应急医疗服务站 j（即 $x_j = 1$），才可以分配到急救车辆；约束（3.3）和约束（3.4）分别针对应急医疗服务站 j 和需求节点 i，约束（3.3）限制了由应急医疗服务站 j 服务的应急需求不超过它所能提供的服务的容量，这个容量为所拥有的急救车辆的个数与单位急救车辆的服务规模的乘积；约束（3.4）保证至少满足需求节点 i 的应急需求；约束（3.5）定义了变量的类型。

在确定模型中，所有的输入和参数均为事先确定的，并不受任何不确定因素的影响。因此，确定模型的一个明显的不足是，不能有效地应对未来发生的不确定性，一旦一些输入发生变化，确定模型下的最优解可能不再是最优的，也可能使得确定模型不可行或无法取得最优解。然而，应急医疗服务过程中存在较高的不确定性，如时间、运输成本、应急请求的到达、应急需求的发生地点、救护车的可利用性、交通道路的拥挤程度等。由于将整个区域划分为若干个小的子区域，每一个子区域可以看作一个需求节点。一个应急服务站可以为几个子区域提供有效服务，同时一个区域的应急请求可以被一个或多个应急医疗服务站覆盖。在诸多的不确定因素中，研究较多的不确定性来源于应急需求，因为人们不可能提前预测应急请求发生的时间和地点，即使采用最先进的技术，决策者在进行分配时可能做出不准确的决策，因此急救车辆等应急医疗服务资源的利用率过高或过低。此外，对于不确定参数，人们很难获得它们的精确的概率分布，一方面由于人们较难获得大量充分的历史数据；另一方面，即使获得了历史数据，也很难估计出不确定参数的精确的概率分布。因此，在建模的过程中考虑不确定性，借助目前流行的处理不确定决策优化的随机规划和鲁棒优化方法，建立考虑不确定需求的应急医疗服务网络设计模型。

　　考虑到有限的应急医疗服务资源（急救车辆、设备、护士、医生、时间等），再加上应急需求的高度不确定性，约束（3.4）往往很难被满足，即在实际中不能保证需求节点 i 的应急请求一定被完全满足。因此，如果在模型中强调硬约束（3.4）一直成立，则模型可能无解或者不可行。因此，下面通过机会约束将硬约束（3.4）松弛。机会约束（3.6）保证了需求节点 i 至少以概率 $1-\eta$ 满足，其中 $\eta \in [0,1]$。

$$\mathbb{P}_Q\left\{\sum_{j \in J_i} z_{ij} \geq d_i\right\} \geq 1-\eta, \quad \forall i \in I \tag{3.6}$$

其中，η 为约束不成立的概率由决策者定义的参数，Q 为随机的应急需求的真实概率分布，但通常人们无法得到它的具体形式；同时机会约束（3.6）也说明，需求节点 i 处未被完全服务的概率为 η。新的约束（3.6）是一个针对需求节点 i 的局部约束。由于约束（3.6）成立，对于需求节点 i，并不是所有的需求被满足。为了保证整个应急医疗服务网络的覆盖水平，增加一个新的约束（3.7），保证至少 β 覆盖水平的应急需求被满足，β 同样由决策者定义。这样，约束（3.6）和约束（3.7）在一定程度上增加了应急医疗服务系统的可靠性和鲁棒性。

$$\sum_{i \in I}\sum_{j \in J_i} z_{ij} \geq \beta \sum_{i \in I} d_i \tag{3.7}$$

　　尽管机会约束的提出可以追溯到 19 世纪 60 年代，但一直没有得到广泛的实际应用。原因主要有：它往往涉及多元积分的计算，这极具挑战性，尤其对于高维概率分布；即便是一个中等维数的多元积分，得到精确的概率分布也是非常困难的。在目前的文献中，一些方法用来处理机会约束，如随机规划、鲁棒优化、模糊数学规划等，但目前最流行的还是随机规划和鲁棒优化。本节基于应急需求的不确定性，分别借助随机规划和鲁棒优化建立模型与处理机会约束，推导出它们的等价问题，并设计有效的求解算法。

　　在确定模型中，所有的参数包括应急需求都是确定不变的。然而，应急医疗服务过程错综复杂，应急需求具有天然的随机性和不确定性，通过预测的方法确定精确的应急需求往往非常困难，因此，本节考虑应急需求的不确定性，采用离散的随机情景刻画该不确定性，建立两阶段机会约束随机规划模型。假设 Q 为随机应急需求的精确概率分布。在两阶段随机规划中，第一阶段为一系列即时决策，包括应急服务站是否开放(x_j)及配置应急车辆的数量(v_j)。第二阶段为 recourse 决策，即等待决策，即需求实现后确定最优的分配决策(z_{ij})。

对于两阶段随机问题，在观察到不确定参数的实现值(d_i^ξ)后，基于第一阶段做出的决策(x_j, v_j)，进行 recourse 阶段的决策。因此，将 recourse 阶段的决策变量 z_{ij} 表示为 $z_{ij} = z_{ij}(d)$。基于确定模型，联合约束（3.6）和约束（3.7），可得应急医疗网络设计两阶段随机优化机会约束模型，记作 CCM。

$$(\text{CCM}): \min_{x,v} \sum_{j \in J} f_j x_j + \sum_{j \in J} g_j v_j + \mathbb{E}_Q[R(x,v,d)] \tag{3.8}$$

$$\text{s.t.} \quad \text{式(3.2)}$$

$$x_j \in \{0,1\}, v_j \in \mathbb{N}, \quad \forall j \in J \tag{3.9}$$

$$\text{其中}, R(x,v,d) = \min_z \sum_{j \in J} \sum_{i \in I} c l_{ij} z_{ij}(d) \tag{3.10}$$

$$\sum_{i \in I_j} z_{ij}(d) \leqslant \lambda v_j, \quad \forall j \in J \tag{3.11}$$

$$\mathbb{P}_Q \left\{ \sum_{j \in J_i} z_{ij}(d) \geqslant d_i \right\} \geqslant 1 - \eta, \quad \forall i \in I \tag{3.12}$$

$$\sum_{i \in I} \sum_{j \in J_i} z_{ij}(d) \geqslant \beta \sum_{i \in I} d_i \tag{3.13}$$

$$z_{ij}(d) \in \mathbb{N}, \quad \forall i \in I, j \in J \tag{3.14}$$

约束（3.12）为机会约束，表示至少以 $1-\eta$ 的概率使得约束（3.4）成立。$\mathbb{E}$ 代表数学期望测度，d 是一个随机向量。由于 recourse 问题 $R(x,y,d)$ 和 $\mathbb{E}_Q[R(x,v,d)]$ 是非凸、非连续的，求解 $\mathbb{E}_Q[R(x,v,d)]$ 非常困难，且模型的 recourse 阶段包含机会约束的随机问题，因此 CCM 是 NP 难题。此外，机会约束的可行域通常非凸且求解复杂，这些都大大增加了求解难度，使得模型在多项式时间内求解较难实现。

考虑到上述随机模型的求解难度，本节进一步提出了基于离散情景的随机规划模型，利用离散的随机情景，将机会约束转化为显式约束，并将分支切割算法与经典的 Benders 分解结合，求解两阶段混合整数规划问题。本节引入二元 0-1 变量，将机会约束进行等价转化。假设随机应急需求 d 的支撑集有限，Ξ 为随机情景的集合，$\xi \in \Xi, \xi = 1, 2, \cdots, |\Xi|$，情景 ξ 发生的概率为 p_ξ，且满足 $\sum_{\xi \in \Xi} p_\xi = 1$。对于基于随机情景的机会约束（3.15）：

$$\mathbb{P}_Q \left\{ \sum_{j \in J_i} z_{ij}^\xi \geqslant d_i^\xi \right\} \geqslant 1 - \eta, \quad \forall i \in I, \xi \in \Xi \tag{3.15}$$

定义一个新的二元 0-1 变量 $\rho_{i\xi}$，$\rho_{i\xi} = 0$ 如果 $\sum_{j \in J_i} z_{ij}^\xi \geqslant d_i^\xi$ 成立，否则为 1。因此，机会约束（3.15）可重新表述为约束（3.16）和式（3.17）。

$$\sum_{j\in J_i} z_{ij}^{\xi} \geqslant d_i^{\xi} - M\rho_{i\xi}, \quad \forall i\in I, \xi\in\Xi \tag{3.16}$$

$$\sum_{\xi\in\Xi} \rho_{i\xi} \leqslant \theta, \quad \forall i\in I \tag{3.17}$$

其中，M 是一个很大的数，但 M 的选取在一定高度上影响求解算法的效率，$\theta = \eta|\Xi|$，$\lceil\cdot\rceil$ 表示 ceiling 取顶函数。

为了避免复杂的计算和较差的松弛上界，令 $M = d_i^{\xi}$，约束（3.16）进一步转化为约束（3.18）

$$\sum_{j\in J_i} z_{ij}^{\xi} \geqslant d_i^{\xi}(1-\rho_{i\xi}), \quad \forall i\in I, \xi\in\Xi \tag{3.18}$$

因此，基于情景的两阶段机会约束随机规划问题可等价为两阶段混合整数规划问题式（3.19）～式（3.22），记作 SCCM。

$$(\text{SCCM}): \quad \min_{x,v,\rho,z} \sum_{j\in J} f_j x_j + \sum_{j\in J} g_j v_j + \sum_{\xi\in\Xi}\sum_{j\in J}\sum_{i\in I} p_\xi cl_{ij} z_{ij}^{\xi} \tag{3.19}$$

$$\text{s.t.} \quad v_j \leqslant q_j x_j, \quad \forall j\in J$$

$$\sum_{\xi\in\Xi} \rho_{i\xi} \leqslant \theta, \quad \forall i\in I$$

$$\sum_{j\in J_i^t} z_{ij}^{\xi} \geqslant d_i^{\xi}(1-\rho_{i\xi}), \quad \forall i\in I, \xi\in\Xi$$

$$\sum_{i\in I_j} z_{ij}^{\xi} \leqslant \lambda v_j, \quad \forall j\in J, \xi\in\Xi \tag{3.20}$$

$$\sum_{i\in I}\sum_{j\in J_i^t} z_{ij}^{\xi} \geqslant \beta\sum_{i\in I} d_i^{\xi}, \quad \forall \xi\in\Xi \tag{3.21}$$

$$x_j\in\{0,1\}, v_j, z_{ij}^{\xi}\in\mathbb{N}, \quad \forall i\in I, j\in J, \xi\in\Xi \tag{3.22}$$

在两阶段混合整数规划 SCCM 中，在 recourse 阶段，决策变量 z_{ij}^{ξ} 为整数，这在一定程度上加大了求解的难度。但是 recourse 问题可以看作一个最小费用流问题，可以采取策略松弛变量。命题 3.1 给出了松弛整数变量 z_{ij}^{ξ} 的前提下，并没有改变原问题的最优解。因此，在后面的算法设计中，完全可以松弛变量 z，这给后面的 B&BC 算法的设计奠定了基础。

命题 3.1　对于给定的非负正整数 x,v,ρ，松弛的 recourse 问题

$$\left\{\min_z \sum_{\xi\in\Xi}\sum_{j\in J}\sum_{i\in I} p_\xi cl_{ij} z_{ij}^{\xi} \mid 式(3.18),式(3.20),式(3.23), z_{ij}^{\xi}\geqslant 0, \forall i\in I, j\in J, \xi\in\Xi\right\}$$

具有整数最优解。

$$\sum_{i\in I}\sum_{j\in J_i^t} z_{ij}^{\xi} \geqslant \beta\sum_{i\in I} d_i^{\xi}, \quad \forall \xi\in\Xi \tag{3.23}$$

在传统的 Benders 分解算法的基础上，与分支切割相结合，提出了 B&BC 算法，求解基于情景的机会约束随机规划模型。B&BC 算法利用分支切割算法求解

主问题，并在求解的过程中向主问题添加 Benders 割平面。由于传统的 Benders 分解算法每次迭代过程中，需要求解一个混合整数线性规划的主问题，因此，需要探索大量的分支切割树，这可能会消耗较长的时间得到最优解。本节提出的 B&BC 算法仅仅建立一个分支切割树，求解主问题，在求解过程中生成满足一定条件的 Benders 割平面，作为分支切割树的割平面。本节提出的 B&BC 算法的优点在于，仅仅在分支切割树的整数节点而不是所有点上添加 Benders 割平面，避免添加太多的割平面，降低了主问题计算的负担，同时极大地改善了主问题解的质量。这样反过来又有助于子问题产生一个更好的上界。所以，B&BC 算法能有效减少模型的求解时间，加快算法的收敛速度。在反反复复的迭代过程中，B&BC 搜索分支树直到找到最优解或达到停止的标准。

　　本节将应急医疗服务站开放决策（x_j），应急医疗服务站所拥有的应急车辆的数量（v_j）和二元 0-1 变量 $\rho_{i\xi}$ 作为主问题的决策变量，情景 ξ 下的 recourse 变量（z_{ij}^{ξ}）作为子问题 $S_{\xi}(v, \rho)$ 的变量。与传统的 Benders 分解算法仅仅添加单个 Benders 割平面到主问题不同，由于离散的随机情景 $\xi \in \Xi$ 之间相互独立，考虑子问题的分解和多 Benders 割平面策略，即将子问题分解为 $|\Xi|$ 个独立的子问题 $S_{\xi}(v, \rho)$，同时在这个过程中，每一次迭代，都会产生 $|\Xi|$ 个 Benders 割平面被添加 Benders 主问题中。对于这些子问题，可以考虑平行计算策略。

　　考虑子问题 $S_{\xi}(v, \rho)$：

$$S_{\xi}(v, \rho) := \min_{z} \sum_{j \in J} \sum_{i \in I} c l_{ij} z_{ij}^{\xi} \tag{3.24}$$

$$\text{s.t.} \sum_{i \in I} z_{ij}^{\xi} \leqslant \lambda v_j, \quad \forall j \in J, \xi \in \Xi \quad \left(\gamma_{j\xi}^{1}\right) \tag{3.25}$$

$$\sum_{j \in J_i^t} z_{ij}^{\xi} \geqslant d_i^{\xi}(1 - \rho_{i\xi}), \quad \forall i \in I, \xi \in \Xi \quad \left(\gamma_{i\xi}^{2}\right) \tag{3.26}$$

$$\sum_{i \in I} \sum_{j \in J_i} z_{ij}^{\xi} \geqslant \beta \sum_{i \in I} d_i^{\xi}, \quad \forall \xi \in \Xi \quad \left(\gamma_{\xi}^{3}\right) \tag{3.27}$$

$$z_{ij}^{\xi} \geqslant 0, \quad \forall i \in I, j \in J, \xi \in \Xi \tag{3.28}$$

　　令 $\gamma^1, \gamma^2, \gamma^3$ 为 $S_{\xi}(v, \rho)$ 的对偶变量，根据强对偶原理，$S_{\xi}(v, \rho)$ 的对偶问题（DSP）为

$$\max_{\gamma^1, \gamma^2, \gamma^3} - \sum_{j \in J} \lambda v_j \gamma_{j\xi}^{1} + \sum_{i \in I} d_i^{\xi}(1 - \rho_{i\xi}) \gamma_{i\xi}^{2} + \gamma_{\xi}^{3} \beta \sum_{i \in I} d_i^{\xi} \tag{3.29}$$

$$\text{s.t.} \quad -\gamma_{j\xi}^{1} + \gamma_{i\xi}^{2} + \gamma_{\xi}^{3} \leqslant l_{ij} c, \quad \forall i \in I, j \in J, \xi \in \Xi \tag{3.30}$$

$$\gamma_{j\xi}^{1}, \gamma_{i\xi}^{2}, \gamma_{\xi}^{3} \geqslant 0, \quad \forall i \in I, j \in J, \xi \in \Xi \tag{3.31}$$

　　在该问题中，Benders 主问题（MP）为

$$\min_{x, y, \rho} \sum_{j \in J} f_j x_j + \sum_{j \in J} g_j v_j + \sum_{\xi \in \Xi} p_{\xi} \delta_{\xi} \tag{3.32}$$

s.t. 式(3.2),式(3.17)

$$\delta_\xi \geqslant -\sum_{j\in J}\lambda v_j \overline{\gamma}_{j\xi}^{1l} + \sum_{i\in I}d_i^\xi(1-\rho_{i\xi})\overline{\gamma}_{i\xi}^{2l} + \overline{\gamma}_\xi^{3l}\beta\sum_{i\in I}d_i^\xi, \quad \forall \xi\in\Xi, l\in L \quad (3.33)$$

$$0 \geqslant -\sum_{j\in J}\lambda v_j \overline{\gamma}_{j\xi}^{1k} + \sum_{i\in I}d_i^\xi(1-\rho_{i\xi})\overline{\gamma}_{i\xi}^{2k} + \overline{\gamma}_\xi^{3k}\beta\sum_{i\in I}d_i^\xi, \quad \forall \xi\in\Xi, k\in K \quad (3.34)$$

$$x_j,\rho_{i\xi}\in\{0,1\}, v_j\in\mathbb{N}, \quad \forall i\in I, j\in J, \xi\in\Xi \quad (3.35)$$

其中，$\left(\overline{\gamma}_{j\xi}^{1l},\overline{\gamma}_{i\xi}^{2l},\overline{\gamma}_\xi^{3l}\right)$，$l\in L$ 为多面体式（3.30）～式（3.31）的极值点，约束（3.33）也称为 Benders 最优割平面；$\left(\overline{\gamma}_{j\xi}^{1k},\overline{\gamma}_{i\xi}^{2k},\overline{\gamma}_\xi^{3k}\right)$，$k\in K$ 为多面体式（3.30）～式（3.31）的极射线，约束（3.34）也称为 Benders 可行割平面。

命题 3.2 不等式（3.36）和式（3.37）是基于情景的两阶段混合整数规划问题 SCCM 的有效不等式。

$$\sum_{j\in J}\lambda v_j \geqslant \beta\sum_{i\in I}d_i^\xi, \quad \forall \xi\in\Xi \quad (3.36)$$

$$\sum_{j\in J}\lambda v_j \geqslant \sum_{i\in I}d_i^\xi(1-\rho_{i\xi}), \quad \forall \xi\in\Xi \quad (3.37)$$

命题 3.2 为 B&BC 算法提供了较好的下界有效不等式，将这一组不等式添加到主问题中，在每一次迭代的过程中，主问题能够产生高质量的解，进而子问题能够产生一个较小的上界，这样循环迭代，能够有效加快算法的收敛。由于不等式（3.36）和式（3.37）的存在，对于给定的主问题的最优解 $x_j,v_j,\rho_{i\xi}$，子问题总是可行的，总能够找到一个可行解 z_{ij}^ξ 满足子问题。因此，没有必要在每次迭代的过程中，添加 Benders 可行割平面式（3.34），这样大大减少了增加的 Benders 割平面的个数，使得主问题的约束较少，同样缓解了主问题的负担。本节提出的 B&BC 算法的基本流程见算法 3.1。为了验证所提出算法的 B&BC 效率，设计了三个算法进行比较，第一个是 CPLEX 13.71 中的 Benders 分解策略，第二个为基本的 B&BC 算法（不包括命题 3.2 中的有效不等式），第三个则为考虑有效不等式的 B&BC 算法。

算法 3.1 B&BC 算法

1: **初始化** 令割平面集合 $P=\varnothing$，$UB=+\infty$，$N=\{o\}$ 其中 o 是分支节点。初始化 Benders 主问题为线性松弛问题（LMP）。

2: 添加不等式（3.36）和式（3.37）到 LMP。

3: **While**（N 非空 &&（UB-LB）/UB$>\epsilon$ && Runtime $\leqslant$ Stoptime）**do**

4: 选择节点 $o'\in N$。

5: $N\leftarrow N/\{o'\}$。

6: 在分支节点 o' 求解 LMP，得到最优解 (x,v,ρ,δ) 和目标值 lobj。

7：**if** lobj＜UB **then**

8：**if**（x；v；）是整数 **then**

9：∀ξ∈ Ξ，求解 DSP。

10：**if** DSP 无界 **then**

11：得到极射线，添加式（3.34）到 LMP。

12：**end if**

13：**if** DSP 是有界的 **then**

14：得到最优解（$\gamma^1, \gamma^2, \gamma^3$）和当前问题的目标值 uobj。

15：**if**（uobj-lobj）/uobj＞ϵ_1 && (x, v, ρ, δ) 不满足式（3.33）**then**

16：添加相应的式（3.33）到 LMP 和 P 中，$N \leftarrow N \cup \{o'\}$

17：**end if**

18：**if**（uobj-lobj）/uobj＞ϵ_1 && (x, v, ρ, δ) 满足所有的式（3.33）**then**

19：UB=lobj，$(x^*, v^*, \rho^*, \delta^*) \leftarrow (x, v, \rho, \delta)$。

20：**end if**

21：**end if**

22：**end if**

23：**if** (x, v, ρ) 不是整数 **then**

24：更新 LB=max{LB，lobj}。

25：选择一个分数点分支，生成结点 o^* 和 o^{**}。

26：$N \leftarrow N \cup \{o^{*}, o^{(**)}\}$。

27：**end if**

28：**end if**

29：**end while**

30：得到最优解 $(x^*, v^*, \rho^*, \delta^*)$ 和目标值 UB。

3.1.3　基于对称与非对称不确定集合的鲁棒模型

　　除了前面提到的随机规划，另外一种比较流行的处理不确定决策问题的方法为基于不确定集合的鲁棒优化。这里强调基于不确定集合，是为了与另外一类基于离散情景的随机鲁棒优化[8]相区分。在应急医疗服务网络设计中，人们很难获得不确定参数的精确的概率分布信息，如不确定应急需求，人们无法做到预测应急请求发生的时间、地点和数量。尽管可能获取大量的历史数据，但基于历史数据来确定精确的应急需求概率分布同样比较困难。

　　随着鲁棒优化理论的发展，鲁棒优化俨然已经成为处理不确定性问题的主要工具之一。鲁棒优化强调,对于一个有界的不确定集合中的任意不确定参数的实现值,鲁棒解总是可行的。鲁棒优化方法通过构建具有不同几何形状的不确定参数所属的集合,探索最坏情况下使目标函数具有最优值的策略。与随机规划不同,鲁棒优化仅仅关注不确定参数的不确定集合,常见的不确定集合有 box,interval,polyhedron,budget,ellipsoid,ball 等,它并不依赖不确定参数的概率分布信息,这在一定程度上降低了相关参数信息的缺失带来的不利影响。这个不确定集合的大小,由一个不确定水平参数决定,它体现决策者的风险偏好,能合理度量参数的不确定性。

因此,构建合理的不确定集合对鲁棒模型具有重要的意义。具体来说,不确定集合的大小通常与含有不确定系数的约束成立概率密切相关,决策者需要在不确定性的保守程度和最优性之间进行权衡,如果约束成立的概率越大,与最初的解决方案相比,决策者越希望得到鲁棒解的最优性。Bertsimas 和 Sim[9]称决定不确定集合大小的参数为 price of robustness,简称为 por。

由于不确定集合决定了度量不确定参数的波动范围,与目前存在的大多数文献考虑简单的不确定集合不同,本节根据不确定参数的概率分布的偏度信息,考虑两种不同的不确定性来源,构建对称和非对称两种不确定集合。之所以选择对称与非对称不确定集合,主要因为:首先,本节选取的不确定集合是 ellispoid 不确定集合的扩展,由于在相同的问题背景下,与 ellispoid 不确定集合相比,box,budget 等不确定集合下的解更保守,可以通过它们的几何图形的形状解释;其次,由于提出的模型中含有机会约束,对于二范数 $\|\cdot\|_2$ 形式的不确定集合,如 ellispoid 或本节构建的对称与非对称不确定集合,可以很好地等价转化机会约束,这是前面提到的其他不确定集合所不具备的性质;最后,基于对不确定的应急需求的概率分布信息(如均值、偏度、峰度等)的掌握,提出了对称与非对称不确定集合,对于非对称不确定集合,则对不确定参数的信息掌握较少。在后面的内容中,基于历史的应急需求数据,建立基于数据驱动的不确定集合。

在鲁棒模型中,为了能够建立优化模型,使得等式约束(3.38)成立,假设应急需求 d 是连续的,虽然这与实际的整数应急需求有所不同,但是这对最终的应急医疗服务网络的决策影响非常小。假设不确定需求 $\tilde{d}_i$ 线性依赖独立随机因子 $\tilde{\pi}_m$,满足:

$$\tilde{d}_i = d_i + \sum_{m \in M} q_{im} \tilde{\pi}_m, \quad \forall i \in I \tag{3.38}$$

其中,$\tilde{d}_i$ 为一个随机的不确定变量,d_i 为名义上的应急需求,即应急需求的确定值,系数 q_{im},$i \in I, m \in M$ 为对于需求节点 i 在随机因素 m 下的权重。在实际问题中可以理解为节点 i 的应急需求 $\tilde{d}_i$ 来自 i 节点周围的应急需求的比例。$\mathcal{P}$ 为满足式(3.39)条件的一簇概率分布的集合。

$$\mathbb{E}_{\mathcal{P}}(\tilde{\pi}_m)=0, |\tilde{\pi}_m| \leq 1, \quad \forall m \in M \tag{3.39}$$

记不确定应急需求的不确定集合为 $\mathcal{D}$，则 $\tilde{d} \in \mathcal{D}$。基于应急需求的不确定性，引入机会约束，与 3.1.2 节的随机规划模型类似，在确定问题的基础上，建立鲁棒应急医疗服务网络设计模型，记作 RM：

$$\min \sum_{j \in J} f_j x_j + \sum_{j \in J} g_j v_j + \sum_{j \in J} \sum_{i \in I} cl_{ij} z_{ij} \tag{3.40}$$

s.t. 式(3.2),式(3.3)

$$\mathbb{P}\left\{ \sum_{j \in J_i} z_{ij} \geq \tilde{d}_i \right\} \geq 1-\eta, \quad \forall i \in I, \tilde{d} \in \mathcal{D} \tag{3.41}$$

$$\sum_{i \in I} \sum_{j \in J_i} z_{ij} \geq \beta \sum_{i \in I} \tilde{d}_i, \quad \forall \tilde{d} \in \mathcal{D} \tag{3.42}$$

$$x_j \in \{0,1\}, v_j, z_{ij} \in \mathbb{N}, \quad \forall i \in I, j \in J \tag{3.43}$$

在鲁棒模型（RM）中，机会约束（3.41）和约束（3.42）与应急需求不确定性有关，这大大增加了模型求解的难度，尤其对于机会约束（3.41）。机会约束保证了需求节点 i 在最坏情况下至少要以 $1-\eta$ 的概率满足该节点的所有应急请求；而约束（3.42）则保证了整个 EMS 系统的总的覆盖水平 β。接下来，基于两类不确定性（即对称和非对称不确定集合），利用鲁棒优化技术，将不确定参数相关的机会约束（3.41）和约束（3.42）等价转化为易求解的凸规划问题，如 LP，SOCP 和 QCP，并分析这些模型的结构定理和数学性质。

1. 基于应急需求对称不确定性的鲁棒模型

记应急需求的对称不确定集合为 $\mathcal{U}_{sy}$，$\mathcal{U}_{sy}$ 刻画了不确定应急需求的概率分布的对称性。

$$\mathcal{U}_{sy} = \left\{ \tilde{\pi} : \left\| Q^{-1/2}(\tilde{\pi}-\hat{\pi}) \right\| \leq \Omega \right\} \tag{3.44}$$

其中，Ω 表示对称不确定集合的不确定水平参数，即前面提到的 por，也可以理解为不确定集合的半径。它用来客观地衡量参数的不确定性和保守程度，体现决策者的风险态度，Ω 数值越大，模型越保守。矩阵 Q 通常指随机变量 $\tilde{\pi}$ 的协方差矩阵，如果协方差矩阵 Q 等于单位矩阵 I，则对称不确定集合 $\mathcal{U}_{sy}$ 退化为 ellipsoid 不确定集合。

考虑鲁棒不等式约束（3.45），定理 3.1 给出了鲁棒约束（3.45）在对称不确定集合 $\mathcal{U}_{sy}$ 下的等价形式。

$$\sum_{i \in I} \sum_{j \in J_i} z_{ij} \geq \beta \max_{\mathcal{U}_{sy}} \sum_{i \in I} \tilde{d}_i \tag{3.45}$$

定理 3.1　对于应急需求对称不确定集合 $\mathcal{U}_{sy}$，鲁棒不等约束（3.45）等价于确定约束（3.46）：

$$\sum_{i\in I}\sum_{j\in J_i}z_{ij}\geqslant\beta\sum_{i\in I}d_i+\beta\Omega\sqrt{\sum_{m\in M}\left(\sum_{i\in I}q_{im}\right)^2} \tag{3.46}$$

其中，Ω 为不确定水平参数（por）。

证明： 根据前面的假设，不确定参数 $\tilde{\pi}_m$ 满足一簇概率分布 $\mathcal{P}$，满足条件 $\mathbb{E}_{\mathcal{P}}(\tilde{\pi}_m)=0,|\tilde{\pi}_m|\leqslant1$。

由于 $\tilde{d}_i=d_i+\sum_m q_{im}\tilde{\pi}_m$，则考虑应急需求对称不确定集合 $\mathcal{U}_{sy}$，鲁棒不等约束（3.45）可重新表达为

$$\sum_{i\in I}\sum_{j\in J_i}z_{ij}\geqslant\beta\max_{\mathcal{D}}\sum_{i\in I}\tilde{d}_i=\beta\left(\sum_{i\in I}d_i+\max_{\tilde{\pi}\in\mathcal{U}_{sy}}\sum_{i\in I}\sum_{m\in M}q_{im}\tilde{\pi}_m\right) \tag{3.47}$$

其中，$\mathcal{U}_{sy}=\left\{\tilde{\pi}\mid\|\tilde{\pi}\|_2\leqslant\Omega\right\}$，$\|\cdot\|_2$ 表示 2 范数。

对于鲁棒约束式（3.47），则内层最大化问题可等价于优化问题：

$$\max_{\tilde{\pi}}\sum_{i\in I}\sum_{m\in M}q_{im}\tilde{\pi}_m \tag{3.48}$$

$$\text{s.t. }\|\tilde{\pi}\|_2\leqslant\Omega \tag{3.49}$$

令 $\lambda\geqslant0$ 为相应约束的拉格朗日乘子，则拉格朗日函数为

$$\Pi(\tilde{\pi},\lambda)=\sum_{i\in I}\sum_{m\in M}q_{im}\tilde{\pi}_m+\lambda\left(\Omega-\|\tilde{\pi}\|_2\right) \tag{3.50}$$

根据库恩-塔克最优性条件，令 Π 关于 $\tilde{\pi}_m$ 的偏导数等于 0，可求得对称不确定集合的随机因子 $\tilde{\pi}_m$ 的最优值。

$$\frac{\partial\Pi}{\partial\tilde{\pi}_m}=\sum_{i\in I}q_{im}-\frac{\lambda}{\|\tilde{\pi}\|_2}\tilde{\pi}_m=0 \tag{3.51}$$

如果拉格朗日乘子 $\lambda\geqslant0$，则 $\tilde{\pi}_m=\dfrac{\|\tilde{\pi}\|_2}{\lambda}\sum_{i\in I}q_{im},\forall m\in M$。根据互补松弛条件 $\lambda(\Omega-\|\tilde{\pi}\|_2)=0$，则 $\Omega-\|\tilde{\pi}\|_2=0$，即 $\lambda=\sqrt{\sum_{m\in M}\left(\sum_{i\in I}q_{im}\right)^2}$。所以有

$$\max_{\|\pi\|_2\leqslant\Omega}\sum_{i\in I}\sum_{m\in M}q_{im}\tilde{\pi}_m=\sum_{i\in I}\sum_{m\in M}q_{im}\frac{\Omega}{\sqrt{\sum_{m\in M}\left(\sum_{i\in I}q_{im}\right)^2}}\sum_{i\in I}q_{im}=\Omega\sqrt{\sum_{m\in M}\left(\sum_{i\in I}q_{im}\right)^2}$$

如果 $\lambda=0$，则 $\dfrac{\partial\Pi}{\partial\tilde{\pi}_m}=\sum_{i\in I}q_{im}>0$，不存在最优解。综上可得出最终的等价形式（3.46），证毕。

对于鲁棒版本的机会约束（3.41），定理 3.2 给出了对称不确定集合下的易求解处理的等价形式。

定理 3.2　对于需求对称不确定集合 $\mathcal{U}_{sy}$，鲁棒机会约束（3.41）等价于确定约束（3.52）：

$$\sum_{j \in J_i} z_{ij} \geq d_i + \Omega_0 \sqrt{\sum_m q_{im}^2}, \quad \forall i \in I \tag{3.52}$$

其中，安全系数 $\Omega_0 \geq \sqrt{2\ln(1/\eta)}$，$\eta$ 为约束违反的概率。

证明：由于假设（3.38）成立，机会约束（3.41）可重新表达为

$$\mathbb{P}\left\{\sum_{j \in J_i} z_{ij} - d_i - \sum_{m \in M} q_{im} \tilde{\pi}_m \geq 0\right\} \geq 1 - \eta, \quad \forall i \in I \tag{3.53}$$

根据 Ben-Tal 等[10]的定理，不确定集合 $\mathcal{U}_{sy} = \left\{\tilde{\pi} \mid \|\tilde{\pi}\|_2 \leq \Omega\right\}$ 下的机会约束可近似等价为

$$\sum_{j \in J_i} z_{ij} \geq d_i + \Omega_0 \sqrt{\sum_m q_{im}^2}, \quad \forall i \in I \tag{3.54}$$

其中，安全系数 $\Omega_0 \geq \sqrt{2\ln(1/\eta)}$，$\eta$ 为约束违反的概率。

综上，基于对称不确定集合 $\mathcal{U}_{sy}$ 下的等价问题，记作 SYRM。

$$\min \sum_{j \in J} f_j x_j + \sum_{j \in J} g_j v_j + \sum_{j \in J} \sum_{i \in I} c l_{ij} z_{ij}$$

s.t. 式(3.2),式(3.3),式(3.5),式(3.46),式(3.52)

2. 基于需求非对称不确定性的鲁棒模型

与对称不确定集合相对应的另外一种不确定集合为非对称不确定集。当不确定参数的概率分布为偏态分布时，引入随机变量的前项偏差和后项偏差，构建不确定凸集。关于更多理论知识，可参考 Chen 等[11]的相关研究。记应急需求非对称集合为 $\mathcal{U}_{asy}$：

$$\mathcal{U}_{asy} = \left\{\tilde{\pi} : \exists a, b \in R, \tilde{\pi} = a - b, \left\|\Phi^{-1/2} a + \Psi^{-1/2} b\right\| \leq \Omega\right\}, \tag{3.55}$$

其中，对角矩阵 Φ 和 Ψ 衡量随机变量 $\tilde{\pi}$ 的前项和后项偏差。为了方便建模表述，将随机变量 $\tilde{\pi}$ 分解为两个随机变量 a 和 b，使得

$$\tilde{\pi} = a - b, \quad a = \max\{\tilde{\pi}, 0\}, \quad b = \max\{-\tilde{\pi}, 0\} \tag{3.56}$$

其中，a 和 b 均为正数，且至少有一个为 0。

命题 3.3 从理论分析上给出两个不确定集合之间的包含关系，这并不像其他的 box，budget，ellipsoid 不确定集合一样，从几何形状上可以判断它们之间的大小关系，在后面的计算分析中，对该命题做出更直观的解释。

命题 3.3　如果 $\Phi = \Psi = I$，则对称不确定集合 $\mathcal{U}_{sy}$ 等价于非对称不确定集合 $\mathcal{U}_{asy}$；如果 $I \succ \Phi, \Psi \succ 0$，则 $\mathcal{U}_{sy} \supset \mathcal{U}_{asy}$；如果 $\Phi, \Psi \succ I$，则 $\mathcal{U}_{sy} \subset \mathcal{U}_{asy}$。

证明：当 $\Phi = \Psi = I$ 时，$\mathcal{U}_{sy} = \left\{\tilde{\pi} : \exists a, b \in R, \tilde{\pi} = a - b, \|a + b\|_2 \leq \Omega\right\}$。假设

$\tilde{\pi}_1 \in \mathcal{U}_{sy}$，令 $a = \max\{\tilde{\pi}_1, 0\}$ 和 $b = \max\{-\tilde{\pi}_1, 0\}$，则 $\tilde{\pi}_1 = a - b$。由于 $||\tilde{\pi}_1||_2 = ||a - b||_2 = ||a + b||_2 \leqslant \Omega$，因此 $\tilde{\pi}_1 \in \mathcal{U}_{asy}$。如果 $\tilde{\pi}_1 \in \mathcal{U}_{asy}$，则 $\tilde{\pi}_1 = a - b$。$||\tilde{\pi}_1||_2 = ||a - b||_2 \leqslant ||a + b||_2 \leqslant \Omega$，所以 $\tilde{\pi}_1 \in \mathcal{U}_{asy}$。对称不确定集合 $\mathcal{U}_{sy}$ 等价于 $\mathcal{U}_{asy}$。当 $\Phi, \Psi \prec I$，则 $\Phi^{-1/2}$，$\Psi^{-1/2} \succ I$。假设 $\tilde{\pi}_1 \in \mathcal{U}_{asy}$，则 $\tilde{\pi}_1 = a - b$，其中 $a = \max\{\tilde{\pi}_1, 0\}$，$b = \max\{-\tilde{\pi}_1, 0\}$。有 $||\tilde{\pi}_1||_2 = ||a - b||_2 < ||\Phi^{-1/2}a + \Psi^{-1/2}b||_2 \leqslant \Omega$ 成立，所以 $\tilde{\pi}_1 \in \mathcal{U}_{sy}$，即 $\mathcal{U}_{sy} \supset \mathcal{U}_{asy}$。同理可以得到，当 $\Phi, \Psi \succ I$ 时，$\mathcal{U}_{sy} \subset \mathcal{U}_{asy}$。证毕。

定理 3.3　对于非对称不确定集合 $\mathcal{U}_{asy}$，鲁棒不等式约束（3.42）等价于确定约束（3.57）：

$$\sum_{i \in I} \sum_{j \in J_i} z_{ij} \geqslant \beta \sum_{i \in I} d_i + \beta \Omega \sqrt{\sum_{m \in M} r_m^2}$$

$$r_m \geqslant \sum_{i \in I} q_{im} \phi_m, \quad \forall m \in M$$

$$r_m \geqslant -\sum_{i \in I} q_{im} \psi_m, \quad \forall m \in M \tag{3.57}$$

$$r_m \geqslant 0, \quad \forall m \in M$$

其中，Ω 为不确定水平参数 por，ϕ, ψ 分别为随机变量 $\tilde{\pi}$ 的前项和后项偏差。

证明：考虑非对称集合 $\mathcal{U}_{asy}$，鲁棒不等式约束 $\sum_{i \in I} \sum_{j \in J_i} z_{ij} \geqslant \beta \max_{\mathcal{D}} \sum_{i \in I} \tilde{d}_i$ 可表述为约束（3.58）：

$$\sum_{i \in I} \sum_{j \in J_i} z_{ij} \geqslant \beta \max_{\mathcal{D}} \sum_{i \in I} \tilde{d}_i = \beta \left(\sum_{i \in I} d_i + \max_{\tilde{\pi} \in \mathcal{U}_{asy}} \sum_{i \in I} \sum_{m \in M} q_{im} \tilde{\pi}_m \right) \tag{3.58}$$

由于约束（3.58）的第一部分表达式仅与名义应急需求 d_i 相关，是确定不变的，而第二部分则为一个内部最大化问题，可以等价于优化问题（3.59）：

$$\max_{a,b} \sum_m q_{im}(a_m - b_m)$$

$$\text{s.t.} \quad ||\Phi^{-1/2}a + \Psi^{-1/2}b||_2 \leqslant \Omega \tag{3.59}$$

$$a, b \geqslant 0$$

为了简化表述，作下列形式的变换，令 $u = \Phi^{-1/2}a, v = \Psi^{-1/2}b$，则 $a = \Phi^{1/2}u, b = \Psi^{1/2}$，则鲁棒约束（3.59）可重新表达为优化问题（3.60）：

$$\max_{||u+v||_2 \leqslant \Omega} \sum_m q_{im}(\phi_m u_m - \psi_m v_m) \tag{3.60}$$

其中，ϕ_m, ψ_m 分别为对角矩阵 $\Phi^{1/2}, \Psi^{1/2}$ 的第 m 个对角元素。

为了证明等式（3.61）成立，则引入 Chen 等[11]的定理 3.4。

$$\max_{||u+v||_2 \leqslant \Omega} \sum_m q_{im}(\phi_m u_m - \psi_m v_m) = \Omega ||\tau_i||_2^* \tag{3.61}$$

其中，$\tau_{im} = \max\{q_{im}\phi_m, -q_{im}\psi_m, 0\}$，$\|\cdot\|_2^*$ 为对偶范数，其定义为

$$\|\tau\|_2^* = \max_{\|x\|_2 \leqslant 1} \tau'x \tag{3.62}$$

定理 3.4[11]　令 $z^* = \max\limits_{\|v+w\|\leqslant \Omega, v, w \geqslant 0} a'v + b'w$，则 $\Omega\|t\|^* = z^*$，其中 $t_j = \max\{a_j, b_j, 0\}$，$j \in \{1, 2, \cdots, N\}$。

因此，基于定理 3.4，将等式（3.61）代入鲁棒约束（3.58），易得在需求非对称不确定集合 $\mathcal{U}_{\mathrm{asy}}$ 下，不等式（3.42）等价于约束（3.57）。故证之。

类似地，定理 3.5 给出了非对称不确定集合 $\mathcal{U}_{\mathrm{asy}}$ 下，鲁棒机会约束（3.42）的确定等价形式。

定理 3.5　对于需求非对称不确定集合 $\mathcal{U}_{\mathrm{asy}}$，机会约束（3.41）的鲁棒等价问题为（3.63）：

$$
\begin{aligned}
&\sum_{j \in J_i} z_{ij} \geqslant d_i + \Omega_0 \sqrt{\sum_m \tau_{im}^2}, \quad \forall i \in I \\
&\tau_{im} \geqslant q_{im}\phi_m, \quad \forall i \in I, m \in M \\
&\tau_{im} \geqslant -q_{im}\psi_m, \quad \forall i \in I, m \in M \\
&\tau_{im} \geqslant 0, \quad \forall i \in I, m \in M
\end{aligned}
\tag{3.63}
$$

其中，安全系数 $\Omega_0 \geqslant \sqrt{2\ln(1/\eta)}$，$\eta$ 为约束违反的概率，ϕ, ψ 分别为随机变量 $\tilde{\pi}$ 的前项和后项偏差。

证明： 鲁棒机会约束（3.41）可重新表达为约束（3.64）：

$$\mathbb{P}\left\{\sum_{j \in J_i} z_{ij} \geqslant d_i + \max \sum_{m \in M} q_{im}\tilde{\pi}_m\right\} \geqslant 1 - \eta, \quad \forall i \in I \tag{3.64}$$

基于非对称集合 $\mathcal{U}_{\mathrm{asy}} = \{\tilde{\pi}: \exists a, b \in R, \tilde{\pi} = a - b, \|\Phi^{-1/2}a + \Psi^{-1/2}b\| \leqslant \Omega\}$。同定理 3.2 的证明类似，并应用定理 3.3 的证明过程，可得非对称不确定集合下鲁棒版本的机会约束的确定形式（3.63），在这里就不再重复地描述该定理的证明过程。

类似地，非对称不确定集合 $\mathcal{U}_{\mathrm{asy}}$ 下的等价问题，记作 ASYRM。

$$\min \sum_{j \in J} f_j x_j + \sum_{j \in J} g_j v_j + \sum_{j \in J} \sum_{i \in I} cl_{ij} z_{ij}$$

s.t. 式(3.2), 式(3.3), 式(3.57), 式(3.63)

$$x_j \in \{0, 1\}, v_j, z_{ij} \in \mathbb{N}, \tau_{im}, r_m \geqslant 0, \quad \forall i \in I, j \in J, m \in M$$

综上所述，本节考虑应急需求的不确定性，将包含机会约束的鲁棒优化模型，转化为易求解处理的凸规划问题（如 LP 和 SOCP），由于 SOCP 属于二次规划、非线性规划，则设计精确算法进行求解往往较困难。因此对于中小规模的问题，可以直接调用常用的数学求解器（如 CPLEX、YALMIP）进行求解，在合理的时间内均可得到最优解。

3.1.4　算例分析

为了测试 B&BC 算法，随机生成了一系列规模的问题，每一个规模问题，都生成 10 组数据。考虑以下规模的随机生成的数据 $|I| - |J| = (80 - 50, 150 - 100, 300 - 200)$，其中 I 为需求节点的个数，J 为应急医疗服务站的个数，离散随机情景的个数 $\Xi = (100, 200, 300, 500, 800)$。所有随机生成的算法测试的数据例子及其规模见表 3.1。在表 3.1 中，数据 D1-D15 为机会约束随机模型的规模，除了每个测试例子的规模，还记录了第一阶段和第二阶段含有的整数变量、整数约束和连续变量、连续约束的个数。根据表 3.1，对于数据 D12-D15，则含有较大规模的整数变量和约束。所有的算例实验都在 Windows10 64 位系统，Intel（R）Xeon（R）3.30 GHz 处理器和 128 GB 内存配置的环境下进行。算法的停止条件有两个：一个是算法的最优 gap 达到 1%；另一个是达到设置的时间限制，对于机会约束随机模型，时间限制为 3600 秒。

表 3.1　随机生成的测试数据集及其规模（3.1 节）

	I	J	Ξ	第一阶段		第二阶段	
				整数变量个数	整数约束个数	连续变量个数	连续约束个数
D1	80	50	100	8 100	130	400 000	13 100
D2	80	50	200	16 100	130	800 000	26 200
D3	80	50	300	24 100	130	1 200 000	39 300
D4	80	50	500	40 100	130	2 000 000	65 500
D5	80	50	800	64 100	130	3 200 000	104 800
D6	150	100	100	15 200	250	1 500 000	25 100
D7	150	100	200	30 200	250	3 000 000	50 200
D8	150	100	300	45 200	250	4 500 000	75 300
D9	150	100	500	75 200	250	7 500 000	125 500
D10	150	100	800	120 200	250	12 000 000	200 800
D11	300	200	100	30 400	500	6 000 000	50 100
D12	300	200	200	60 400	500	12 000 000	100 200
D13	300	200	300	90 400	500	18 000 000	150 300
D14	300	200	500	150 400	500	30 000 000	250 500
D15	300	200	800	240 400	500	48 000 000	400 800

对于本节所涉及的相关的成本参数，所有参数均为平均每天的成本。固定建设成本 f_j 服从均匀分布 $U(2000, 3000)$，应急医疗服务站 j 中急救车辆的维护运营

成本 g_j 服从 $U(200,300)$，急救车辆的单位运输成本 c 服从均匀分布 $U(0.5,1)$。需求节点和应急医疗服务站之间的距离 l_{ij} 同样根据均匀分布 $U(1,15)$，在情景 ξ 下应急需求点 i 处的随机应急需求 d_i^ξ 服从均匀分布 $U(1,10)$，且 d_i^ξ 为正整数。应急医疗服务站 j 拥有的应急车辆的最大数量 q_j 服从均匀分布 $U(1,4)$。设定至少满足 90% 的整个应急医疗服务系统的应急需求，即 $\beta=0.9$，机会约束违反的概率 η 为 0.1。假设每个救护车最多服务 8 个应急请求。

表 3.2 给出了对于不同规模的算例，随机规划模型在三个算法下的结果，记录了平均的 CPU 时间（avg）、最大（max）的 CPU 时间以及在 3600 秒内未得到最优解的测试例子的比例（prop）。从表 3.2 可以看出，无论对于任何规模的例子，在这三个算法之中，就 CPU 时间而言，B&BC 算法具有较好的效果。CPLEX 12.71 中的 Benders 策略能够求解较小规模的问题（如 D1-D5），但对于较大规模的问题，则几乎 100% 不能得到最优解，而且在 3600 秒时的 gap 为 60%，所以具有非常差的效果。同时，CPLEX 12.71 中的 Benders 分解对求解环境的配置非常高，需要非常大的内存环境，这些算法是在 128GB 的计算机上运行的，所以在 3600 秒内还未出现内存不足的问题。对于 CPLEX 12.71 中的 BD 方法，基本的 B&BC 算法也具有不错的效果，至少对于中等或小规模的问题来说，对于绝大部分例子，可以在规定的时间内达到最优；然而，对于大规模的例子，如 D11-D15，则效果较差，在 3600 秒内几乎不能得出最优解。这也说明 branch-and-cut 的加入，还有分解 Benders 子问题、添加多个 Benders 割平面等策略，加快了算法的效率。本节提出的加强的 B&BC 算法即使对于大规模的问题 D15 也能在较短的平均 CPU 时间内得出最优解。说明命题 3.2 的有效不等式约束（3.36）和约束（3.37），使得子问题可行，避免了添加 Benders 可行割平面，同时使得主问题产生了高质量的解，进一步促使子问题产生更有效的 Benders 最优割平面，加快算法的收敛性，降低求解的时间。所以，本节提出的 B&BC 的效果明显优于其他两种方法，大大缩短了平均 CPU 计算时间。另外，本节的 B&BC 算法明显优于文献[6]的改进的 BB 算法。关于两个算法具体的比较分析，与 3.2 节的描述类似，在这里不再重复。

表 3.2　算法测试结果

Class	CPLEX 12.71 中的 BD 算法			基本 B&BC 算法			加强 B&BC 算法		
	avg	max	prop	avg	max	prop	avg	max	prop
D1	226	316	0	288	1924	0	5	9	0
D2	673	1058	0	520	3600	0.1	11	13	0
D3	1282	1897	0	463	3600	0.1	16	24	0
D4	2945	3600	0.1	747	3600	0.2	29	52	0

续表

Class	CPLEX 12.71 中的 BD 算法			基本 B&BC 算法			加强 B&BC 算法		
	avg	max	prop	avg	max	prop	avg	max	prop
D5	3359	3600	0.8	1074	3600	0.2	47	73	0
D6	1110	1691	0	269	1251	0	66	98	0
D7	2250	3600	0.1	303	1025	0	112	198	0
D8	3090	3600	0.6	845	3600	0.1	189	310	0
D9	*	3600	1	583	3600	0.1	351	467	0
D10	*	3600	1	1598	3600	0.3	504	637	0
D11	*	3600	1	2286	3600	0.5	552	1037	0
D12	*	3600	1	3031	3600	0.7	963	1840	0
D13	*	3600	1	*	3600	1	1819	2765	0
D14	*	3600	1	*	3600	1	2411	3600	0.1
D15	*	3600	1	*	3600	1	2877	3600	0.3

注：运行时间限制为 3600 秒；

*表示所有的测试例子在 3600 秒内没有获得最优解

除了利用随机生成的数据测试所提出的 B&BC 算法的效率外，本节还基于北爱尔兰急救服务与社会医疗信托近两年（2015/04—2017/03）的应急请求的实际数据，验证所提出的机会约束随机规划模型和两类不确定集合下的鲁棒模型，并得出一些管理的启示，为相关部门的管理者或者决策者提供支持。根据 4 位邮政编码，将整个北爱尔兰划分为 80 个区域，在本节的模型中，每一个 4 位邮政编码所代表的区域标识一个应急需求区域。在这里，假设一个邮政编码区域中的应急需求都集中到其中心点，由于对于大部分邮政编码区域来说，面积足够小，所以本节的这个假设合理。因此，80 个邮政编码代表 80 个需求点，即 $|I|=80$，并按照邮编号码进行编号，整个北爱尔兰中 63 个应急医疗服务中心将作为救护车临时站点的潜在选址点即 $|J|=63$，并依次进行编号 S01-S63。

由于假设所有应急需求都集中在区域的中心，根据这些中心和救护车潜在的选址点的经度和纬度坐标，通过 ArcGIS 可以得到它们之间的实际距离。考虑一天中的应急需求数据，则每天可以看作一个随机情景，即 d_i^ξ 为情景 ξ 下的实际的应急需求。在这里假设所有的应急医疗服务站都是同质的，应急医疗服务站的建设成本为 2350，急救车辆的运营维护成本为 240，急救车辆在提供服务的过程中产生的单位运输成本服从均匀分布 $U(0.5,1.5)$，每个应急医疗服务站的急救车辆的容量均为 3，假设每天每辆急救车辆最多服务 6 个应急请求。整个 EMS 系统的覆盖水平 β 和约束违反的概率 η 是用户定义的参数，由决策者决定。

图 3.1 给出了需求节点 i 的应急需求不被满足的概率 η 与整个选址总成的关系

曲线。η 越大，对应的确定约束不成立的概率越大，则需求节点 i 的覆盖水平越小。随着 η 增加，总成本在整体上的趋势为逐渐降低，这是由于需求节点 i 的覆盖水平较小，则开放较少的应急医疗服务站，分配较少的急救车辆，就可以满足既定的覆盖水平。当 $\eta \leqslant 0.1$ 时，总成本下降速度较快，这也说明此时约束违反概率 η 比较敏感，需求节点 i 的局部覆盖水平的边际成本较高。随后 $\eta \geqslant 0.1$ 时，趋于相对稳定。在实际问题中，当 $\eta \geqslant 0.6$ 时，解没什么意义，因为此时的覆盖水平非常低，这造成的损失比较严重，决策者并不期望这样的覆盖水平。另外，当 $\eta \geqslant 0.5$ 时，总成本曲线发生轻微上升，这是由于此时 B&BC 算法的收敛性不如之前好，在这里取上界作为最优的总成本，因此，可能出现大于之前的最优值的情况。类似地，图 3.1 给出了整个 EMS 系统的覆盖水平 β 与整个选址总成本的关系曲线。随着 β 的增加，总成本曲线先保持稳定，后持续上升，尤其当 $\beta \geqslant 0.5$，即决策者希望至少满足一半的应急请求时。同样地，在实际问题中，决策者期望较高的整个 EMS 系统的覆盖水平，如 $\eta \geqslant 0.75$。图 3.1 对总成本的影响正好相反，因此，决策者需要定义合适的（η, β）组合，在 η, β 和总成本预算之间做一个权衡。

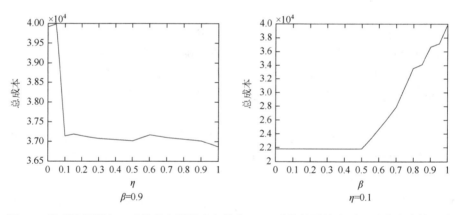

图 3.1　约束违反概率 η 对总成本的影响和整个 EMS 系统的覆盖水平 β 对总成本的影响

对于鲁棒模型，同样基于北爱尔兰的实际数据进行分析。在式（3.38）中，不确定应急需求等于名义值加上随机因子 $\tilde{\pi}$ 的线性组合形式，考虑四个随机因子（即 $m=4$），对于权重系数 q_{im} 则服从均匀分布 $U(0,1)$。对于非对称不确定集合而言，还有一对描述不确定参数的概率分布的前项和后项偏差参数。除了前、后项偏差和鲁棒不确定水平参数外，其他的参数（如成本）设置与前面的相同。Natarajan 等[12]提出了一种计算前、后项偏差的方法，并运用到投资证券组合优化问题，具体的计算为

$$\pi_{im}(\delta) = \begin{cases} \dfrac{\sqrt{\delta_i(1-\delta_i)}}{\delta_i}, & \text{概率为} \delta_i \\[3mm] -\dfrac{\sqrt{\delta_i(1-\delta_i)}}{1-\delta_i}, & \text{概率为} 1-\delta_i \end{cases} \qquad (3.65)$$

其中，δ_i 为概率参数，用来刻画概率分布的偏度。由于所有的随机因子 $\tilde{\pi}$ 属于同一簇满足条件（3.39）的概率分布 $\mathcal{P}$，具有相同的均值和标准差。δ_i 不同，则表示概率分布非对称性的程度不同。文献[12]给出了一种生成 δ_i 的方法：

$$\delta_i = \frac{1}{2}\left(1 + \frac{i}{1+|I|}\right), \quad \forall i \in I \qquad (3.66)$$

然而，无论对于对称不确定集合，还是非对称不确定集合，最终的鲁棒等价问题貌似均与随机因子 $\tilde{\pi}$ 无关，上述确定前项和后项偏差的计算方法并不适用。Chen 等[11]基于样本数据，提出了另外一种近似估计前项和后项偏差的方法。对于给定的样本数据 $\theta_n, n=1,2,\cdots,N$，N 为样本的个数，$\overline{\theta}$ 为 N 个样本的均值。根据前项偏差和后项偏差的定义，可以得到基于样本数据的前项偏差（ϕ_m）和后项偏差（ψ_m）的计算表达式（3.67）和式（3.68）：

$$\phi_m = \sup_{\Gamma'>0} \frac{1}{\gamma}\sqrt{2\ln\frac{1}{N}\sum_{n=1}^{N}\exp(\gamma(\theta_n-\overline{\theta}))} \qquad (3.67)$$

$$\psi_m = \sup_{\Gamma'>0} \frac{1}{\gamma}\sqrt{2\ln\frac{1}{N}\sum_{n=1}^{N}\exp(-\gamma(\theta_n-\overline{\theta}))} \qquad (3.68)$$

基于均匀分布[−1,1]随机生成的 $\tilde{\pi}$ 的样本数据，根据表达式（3.67）和式（3.68），不妨设 $\phi_m = \psi$，$\psi_m = \phi$。可以计算得出 ϕ,ψ。由于条件（3.39）限制，且 $m=4$，则不确定水平参数 $\Omega \in [0,2]$。当 $\Omega = 0, \eta = 0, \beta = 1$ 时，鲁棒模型与确定模型等价。根据定理 3.2 和定理 3.5，可以得出与违反概率 η 相对应的安全参数 $\Omega_0 = \sqrt{2\ln(1/(1-\eta))}$，其中 η 分别等于 0.05，0.1，0.15，0.2，0.25。Ω 和 Ω_0 的值越大，鲁棒模型越保守。

表 3.3 和表 3.4 分别给出了两个鲁棒模型在不确定水平参数 por 和约束违反概率 η 下，开放的应急医疗服务站点的总数量、所拥有的急救车辆的总数和最优的总成本。从表 3.3 可以看出，随着不确定参数 por 增加，开放的应急医疗服务站点的总数量、所拥有的急救车辆的总数基本保持稳定，总成本保持增加，具体的选址点和拥有的急救车辆数参考表 3.5。但当 por = 2 时，三个指标增加明显。这是由于 por 越大，鲁棒模型越保守，对于不确定集合中的任何一个可能的实现值，鲁棒解总可行。另外，非对称不确定集合下的三个指标都明显高

于对称不确定集合模型。因为非对称不确定集合描述了不确定参数的概率分布的偏态程度，与对称不确定集合相比，它拥有更多的概率分布信息，获取的分布信息越多，付出的代价相对也高。另外，从理论上分析，命题 3.3 给出不确定集合 $\mathcal{U}_{sy}$ 和 $\mathcal{U}_{asy}$ 之间的大小包含关系。在计算中，由于考虑所有前项偏差对角矩阵和后项偏差对角矩阵中的元素都相等，且 $\phi = 1.64, \psi = 1.63$ 均大于 1，则满足 $\Phi, \Psi \succ I$ 时（I 为单位矩阵），$\mathcal{U}_{sy} \subset \mathcal{U}_{asy}$，不确定集合越大，则保守性越高，对应的鲁棒解越保守，总成本越高。表 3.5 给出了不同约束违反概率 η 下的最优选址点和配置急救车辆的具体方案，在大多数的情况下，基于非对称不确定集合下的开放的站点与对称不确定集合不同，而对于同一类型的不确定集合下，则差别较小。

表 3.3　不同 por 下结果比较（$\eta = 0.2, \beta = 0.9$）

por	开放总数量		车辆总数量		总成本	
	对称	非对称	对称	非对称	对称	非对称
0.5	18	20	54	59	55 722	61 639
1	18	20	54	59	55 722	61 641
1.5	18	20	54	59	55 722	61 640
2	18	22	54	65	55 734	67 767

表 3.4　不同 η 下的不同指标比较（$\Omega = 0.5, \beta = 0.9$）

η	开放总数量		车辆总数量		总成本	
	对称	非对称	对称	非对称	对称	非对称
0.05	22	24	65	71	67 821	73 973
0.1	20	22	60	66	61 906	68 068
0.15	19	21	57	62	58 804	64 729
0.2	18	20	54	59	55 722	61 639
0.25	18	19	52	57	55 238	58 806

表 3.5　不同 η 下最优选址点和配置急救车辆（$\Omega = 0.5, \beta = 0.9$）

η	模型	开放的站点（配置车辆数量）
0.05	对称	2 (2), 6 (3), 7 (3), 10 (3), 11 (3), 12 (3), 15 (3), 21 (3), 24 (3), 25 (3), 27 (3), 28 (3), 34 (3), 36 (3), 38 (3), 42 (3), 43 (3), 47 (3), 48 (3), 56 (3), 62 (3), 63 (3)
	非对称	2 (2), 7 (3), 10 (3), 11 (3), 12 (3), 14 (3), 20 (3), 21 (3), 24 (3), 25 (3), 26 (3), 30 (3), 34 (3), 36 (3), 38 (3), 39 (3), 41 (3), 43 (3), 44 (3), 48 (3), 55 (3), 56 (3), 58 (3), 63 (3)

续表

η	模型	开放的站点（配置车辆数量）
0.1	对称	4（3），7（3），11（3），12（3），13（3），14（3），15（3），16（3），20（3），25（3），28（3），29（3），34（3），37（3），41（3），43（3），48（3），55（3），60（3），63（3）
	非对称	4（3），7（3），11（3），12（3），13（3），14（3），20（3），21（3），25（3），26（3），34（3），36（3），39（3），40（3），41（3），42（3），45（3），48（3），51（3），55（3），57（3），63（3）
0.15	对称	4（3），6（3），7（3），10（3），12（3），13（3），15（3），20（3），21（3），25（3），30（3），34（3），36（3），41（3），43（3），44（3），51（3），55（3），63（3）
	非对称	（3），5（3），7（3），10（3），12（3），14（3），20（3），21（3），25（3），26（3），28（3），30（3），34（3），35（3），38（3），43（3），44（3），49（3），53（3），54（3），55（3）
0.2	对称	4（3），6（3），10（3），12（3），17（3），20（3），21（3），22（3），30（3），34（3），37（3），39（3），41（3），43（3），51（3），52（3），55（3），63（3）
	非对称	4（3），7（3），11（2），12（3），13（3），14（3），15（3），20（3），25（3），29（3），30（3），34（3），37（3），41（3），43（3），51（3），52（3），55（3），57（3），63（3）
0.25	对称	4（3），11（3），12（3），14（3），18（3），20（3），25（3），34（3），35（3），36（3），39（3），41（3），43（2），51（3），52（3），53（3），55（2），57（3）
	非对称	4（3），6（3），7（3），12（3），20（3），21（3），25（3），26（3），28（3），29（3），30（3），34（3），41（3），43（3），48（3），52（3），55（3），63（3）

注：第三列的元素中第一个数字表示开放站点的编码，在这里省略 S，即 S02 简称 2；

第三列的元素中括号内的数字表示开放站点所分配的急救车辆的数量

接下来，基于北爱尔兰的实际数据，比较随机模型和鲁棒模型的最优决策。为了更具可比性，则尽可能选择相同参数设置背景，令 $\eta = 0.05, \beta = 0.9$，对于鲁棒模型，令不确定水平参数 Ω（por）为 0。随机模型开放设施的数量较少（12 个），总成本较低（36 711），鲁棒模型则比较保守，开放较多的设施，且总成本较高。在鲁棒模型中，基于非对称不确定集合的模型开放较多的设施（24 vs 22），具有较高的选址总成本（70 882 vs 59 846），具体的原因已经在前面解释过了。对于鲁棒模型比随机模型更保守，则给出三方面的解释：首先，鲁棒优化模型不依赖不确定应急需求的任何概率分布信息，仅仅已知不确定参数属于一个有界的封闭集合，很大程度上取决于不确定水平参数 por 的大小，寻找最坏情况下的决策。而对于随机规划模型，基于离散的情景刻画不确定参数，目标为最小化期望成本，对于所有的随机情景，这也是鲁棒策略比较保守的最主要的原因。其次，对于随机模型，不确定需求由情景刻画，对于每个情景下每个节点的应急请求的数目，差别较大。在鲁棒策略中，名义的应急需求为随机模型中 366 个情景的平均值，因此每个节点的应急需求相对平均，在决策优化的过程中，为了能够覆盖既定水平的应急请求，则需要开放较多的站点，而且开放设施的布局在地理分布上相对均匀。最后，随机模型为两阶段问题，recourse 阶段的决策在观察到所有情景下的不确定应急需求的实现值后，做出的等待决策，对应的鲁棒策略则为单阶段的决策优化问题，在不确定参数实现之前做出决策，这种决策属于即时决策，与前者相比，这种决策往往比较保守，灵活性较差，这也是鲁棒策略较保守的原因。但对于三个模型，最优的选址决策大多集中在应急需求较多的 downtown 地区，对于应急需求分布稀少的边远地区，则开放的应急服务站较少。图 3.2 清晰地展示了约束违反的概率 η 对三个模型的总成本之间的影响，很容易得出跟前面相同的结论，鲁棒模型较保守，随着 η 增加明显减少，而对于随机模型，则保持非常小幅度的减少，在这个图里可能不是很明显，由于纵轴标度过大，具体可以参考图 3.1。

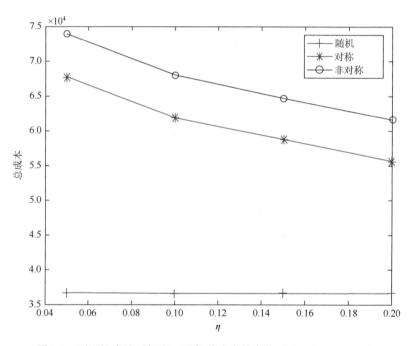

图 3.2 不同约束违反概率 η 下的总成本的变化（$\beta = 0.9, \mathrm{por} = 0$）

3.1.5 结论

本节考虑应急需求的不确定性，研究单阶段静态的应急医疗服务网络设计问题。在确定模型的基础上，引入了机会约束保证需求点的局部覆盖水平，在保证概率覆盖的同时最小化总成本。对于引入的机会约束，本节分别从随机规划和鲁棒优化处理机会约束，且最终推导出两阶段混合线性整数规划和二阶锥规划的等价问题。在鲁棒优化模型中，与目前文献中采用简单的 interval，box，polyhedron， budget 不确定集合不同，它们往往导致太过于保守的决策。基于对不确定参数的分布信息已知的情况，构建了对称不确定集合（与 ellispoid 不确定集合类似）与非对称不确定集合，刻画应急需求的不确定性。在随机规划模型中，利用离散的随机情景描述应急需求的不确定性，将机会约束等价转化为混合线性整数约束。由于最终得出的两阶段混合线性整数规划问题不易求解，尤其对于实际中较大规模的问题，本节提出了有效的 B&BC 求解算法，并与 CPLEX12.71 中的 Benders 算法比较，表现出明显的优势；最后，以北爱尔兰局部区域的实际数据，验证所提出的模型。决策者需要根据其不同的偏好程度，选择合适的参数组合，如约束违反的概率 η，整个 EMS 系统期望的覆盖水平 β 和鲁棒模型中的不确定水平参数 por，在总成本、整个 EMS 的覆盖水平和约束违反的概率之间进行权衡。本节提出了新颖的两阶段随机规划模型和鲁棒优化模型，设计有效算法，基于实际数据进行分析，进一步丰富了应急医疗服务设施选址相关的文献。此外，这些模型十分具有普遍性，适合其他的设施选址问题，如消防车、警车巡逻等。

3.2　救护车动态选址布局

3.2.1　研究背景

近年来，应急医疗服务网络设计相关的选址问题一直被高度重视，因为这在很大程度上决定了应急医疗服务的质量和效率。合理的应急医疗服务网络，能够有效地为顾客提供服务，尤其在当今高度不确定性的环境下。救护车作为应急医疗服务过程中的重要的资源之一，已经成为热门的研究主题，尤其在应急医疗服务相关的设施选址方面。在前面的章节中应急医疗服务网络设计的随机规划和鲁棒优化模型，均为静态单阶段的选址模型，强调战略性应急医疗服务设施的选址决策。这意味着一旦确定最优设施选址布局，则在较长的一段时间内不会改变。由于应急医疗服务过程错综复杂，在时间和空间维度存在高度的不确定性。人们很难预知应急需求发生的时间、地点等，急救车辆到达时间，是否空闲，交通路况等。正是这些复杂的不确定性，增加了建模决策的难度。

尽管目前关于应急医疗服务设施（尤其救护车选址）的文献较多，但大多为确定的覆盖模型或概率覆盖模型。对于确定模型，由于在该过程中存在诸多的不确定性，可能使得产生的最优解不可行或者付出较高的代价。对于概率覆盖模型，往往仅仅考虑急救车辆的可利用程度的不确定性（假设急救车辆繁忙的概率），而忽略了其他的不确定因素，且局限于过多的假设条件，人们也较难估计急救车辆繁忙的概率。本节将继续关注应急需求的不确定性。更重要的是，应急需求具有高度的时间相关性，即在一年的每月、每周、每天，甚至每天的不同时间段，应急需求波动明显，有明显的高峰和低谷，本节的实证分析中的图可以很好地解释这一点，基于 2015/04—2017/03 两年的实际应急需求的数据，可以明显地看到应急需求在 24 小时内变化情况，从凌晨到上午 8 时，应急需求相对较少，但是从上午 10 时到 12 时，应急需求达到最高的 3230 个。传统的应急医疗服务相关的设施选址模型大多关注静态的选址决策，忽略了动态性。

基于此，在前面章节的基础上，本节提出了一个多时期动态的救护车选址模型，考虑时间依赖/相关的参数（如成本、应急需求、容量）和决策（如选址、急救车辆的规模、分配和重新选址）。由于救护车的可利用程度与应急需求的数量直接关联，则在这里采用一种更直接的方式，通过考虑应急需求的不确定性，间接强调救护车的可利用性，这两者在本质上是一致的。

首先，基于确定模型，提出了一个新颖的两阶段机会约束随机规划模型，其中机会约束为满足整个 EMS 系统既定的覆盖水平提供了概率保证，同时这也是对前面章节及文献[6]和文献[7]选址模型的进一步扩展。采用离散的随机情景刻画不确定的应急需求，将两阶段机会约束随机规划模型转化为两阶段混合线性整数规划问题，并提出了 B&BC 算法求解。在此基础上，本节进一步引入了广义机会约束，即 PEC，它强调对于所有的机会约束违反的概率 $\eta \in [0,1]$ 下覆盖水平包络函数 $\beta(\eta)$，建立了两阶段概率包络约束随机模型，同样得出了两阶段混合整数规划问题。但是与机会约束模型相比，PEC 模型的求解更具挑战性。因此，B&BC 算法在求解上存在一定的不足。为了解决这个问题，本节提出了一个 PEC 的保守的近似估计。算例表明，PEC 近似估计具有较好的效果。最后基于实际的数据，验证所提出的模型。与文献[13]采用基于分布式鲁棒优化近似估计 PEC 不同，本节从随机规划的视角，基于离散的随机情景，离散化约束违反的概率 η，等价转化为一个大规模的混合线性整数规划问题。此外，与文献[13]的绝对包络函数不同，本节选取一个相对的覆盖包络函数 $\beta(\eta)$，更具有广泛的应用领域。就目前相关文献来看，本节首次从两阶段随机规划的视角，研究两阶段机会包络约束随机规划问题，且提出了求解算法，这不仅在一定程度上丰富了随机规划理论体系，还成功地运用到应急医疗服务设施选址问题。

3.2.2 问题描述

在一个网络中，存在一些离散的应急需求发生的区域和救护车临时站点的潜在选址点。考虑一个给定的计划时期，将其划分为多个时间段，救护车可以在连续相邻的两个时间段之间重新选址，这样动态优化决策，在有限的应急医疗服务资源的环境下，有助于提高资源（如救护车）的利用率。基于随机发生的不确定应急需求，同时融入时间相关的参数和决策，研究一个多时期动态的救护车选址—分配—重新选址问题，确定最优的选址点、救护车规模、分配和重新选址方案。

下面给出本节相关的符号说明，介绍确定模型，并简要描述两阶段随机模型框架。

（1）符号和参数。

I 为需求点或需求区域（如邮编）的集合，用 i 表示，其中 $i \in I$。

J_i^t 为在时间段 t 时，在响应范围内能够覆盖到需求区域 i 的救护车临时站点的集合，即 $J_i^t = \{ j \in J : l_{ij} \leq R \}$，$R$ 表示应急车辆在时间段 t 时的响应半径。

J 为救护车临时站点的候选集合，用 j 表示，其中 $j \in J$。

T 为一个计划时期内的时间段的集合，用 t 表示，其中 $t \in T$。

f_j^t 为在时间段 t 时，开设救护车临时站点 j（$j \in J$）的固定成本。

g_j 为在时间段 t 时，救护车临时站点 j（$j \in J$）中运营维护每一辆救护车的成本。

l_{ij} 为需求点 i 到救护车临时站点 j 的距离。

d_i^t 为在时间段 t 时，需求点或需求区域 i（$i \in I$）发生的应急医疗服务的请求的数量，d_i^t 是一个随机变量。

$\overline{d_i^t}$ 为在时间段 t 时，需求点或需求区域 i（$i \in I$）的名义需求量，$\overline{d_i^t}$ 是确定的。

c^t 为在时间段 t 时的单位运输成本。

β_t 为在时间段 t 时，在时间段 t 中整个 EMS 系统的服务水平，它可以用被服务的应急请求占总需求的比例，在这里不再强调时间段的差异，即 $\beta_t = \beta$，其中 $0 \leq \beta \leq 1$。

α^t 为在时间段 t 时救护车重新选址单位成本。

P^t 为在时间段 t 时，对于每一个潜在的选址点中可利用的救护车辆的总数目。

M 为一个充分大的正数。

η_t 为在时间段 t 时，EMS 系统的服务水平为能够满足的概率，不再强调时间段的差异，即 $\eta_t = \eta$，其中 $0 \leq \eta_t \leq 1$。

λ 为在某一时间段 t 内，平均每辆救护车能够服务的应急需求的数量。

（2）决策变量。

x_j^t 为 0-1 变量，如果在时间段 t 潜在的救护车临时站点 j 开放，则 $x_j^t = 1$，否则 $x_j^t = 0$。

y_j^t 为整数变量，表示在时间段 t，救护车临时站点 j 所拥有的救护车的数量。

z_{ij}^t 为整数变量，表示在时间段 t，救护车临时站点 j 服务的需求区域 i 的应急请求的数量。

r_{mj}^t 为整数变量，表示在连续的时间段 t 和 $t+1$ 间，从救护车临时站点 j 转移到救护车临时站点 m 的救护车的数量。

不可否认，实际的应急医疗服务过程中救护车的分配和调度非常复杂，需要考虑诸多的不确定因素。所以，在充分考虑建模的复杂性和实际真实性的基础上，为了方便优化建模，提出几个合理的假设：尽管本节考虑时间相关的应急需求，如对于一个特定的时间段 t，在这里仍假设不同时间段的应急需求相互独立；不同需求区域或者需求点的应急医疗服务请求的发生相互独立，这在实际中也是成立的；假设同一个救护车在时间段 t 内（如 4 小时）可以连续服务多个应急服务请求；对于救护车的服务策略，假设服从就近原则，而且救护车的调度采取先到先服务的策略；本节从一个战略和战术视角，考虑一个计划周期内的救护车临时站点的选址、救护车的分配和救护车的重新选址等决策，而对于救护车的路径优化、应急请求如何到达等问题，则超出本书所要讨论的范畴。

在确定问题中，应急医疗服务需求是确定的，且与时间相关，同时引入一些其他时间相关参数和决策，如成本、可利用的救护车数量等，建立多周期救护车动态选址模型。与一些现有文献[6]和文献[7]一样，该模型目标为最小化总成本，包括临时救护车站点开放的固定成本、救护车的维护成本、提供应急服务的运输成本和救护车重新选址的成本。基于前面的符号、变量和假设，多时期救护车选址—分配—重新选址确定模型，记为 DM，其具体形式如下：

$$\min_{x,y,z,r} \quad \sum_{t\in T}\sum_{j\in J}f_j^t x_j^t + \sum_{j\in J}\sum_{t\in T}g_j y_j^t + \sum_{t\in T}\sum_{j\in J}\sum_{i\in I}c^t l_{ij} z_{ij}^t + \sum_{t\in T}\sum_{j\in J}\sum_{m\in J}\alpha^t r_{mj}^t \tag{3.69}$$

$$\text{s.t.} \quad y_j^t \leqslant P^t, \quad \forall t \in T \tag{3.70}$$

$$x_j^t \geqslant x_j^{t-1}, \quad \forall j \in J, t \in T \tag{3.71}$$

$$y_j^t \leqslant M x_j^t, \quad \forall j \in J \tag{3.72}$$

$$\sum_{i\in I} z_{ij}^t \leqslant \lambda y_j^t, \quad \forall j \in J, t \in T \tag{3.73}$$

$$\sum_{j\in J_i^t} z_{ij}^t \leqslant d_i^t, \quad \forall i \in I, t \in T \tag{3.74}$$

$$\sum_{i\in I}\sum_{j\in J_i^t} z_{ij}^t \geqslant \beta\sum_{i\in I} d_i^t, \quad \forall t \in T \tag{3.75}$$

$$y_j^t + \sum_{m\in J} r_{mj}^t - \sum_{m\in J} r_{jm}^t = y_j^{t+1}, \quad \forall j \in J, t \in T/T^{\max} \tag{3.76}$$

$$y_j^{T^{\max}} + \sum_{m\in J} r_{mj}^{T^{\max}} - \sum_{m\in J} r_{jm}^{T^{\max}} = y_j^1, \quad \forall j \in J, t \in T^{\max} \tag{3.77}$$

$$x_j^t \in \{0,1\}, y_j^t, z_{ij}^t, r_{mj}^t \in \mathbb{N}, \quad \forall i \in I, j, m \in J, t \in T \tag{3.78}$$

确定模型（DM）可以看作一个多时期动态版本的含有容量限制的固定成本的选址问题。目标函数式（3.69）最小化整个计划时期 T 内与救护车选址—分配—重新选址相关的总成本，具体包括临时救护车站点开放的固定成本、救护车的维护运营成本、提供应急服务的运输成本和救护车重新选址的成本；约束（3.70）为急救车辆的容量约束，它限制了在时间段 t 中每一个潜在的救护车临时站点 $j \in J$ 的可利用（在职当班）的救护车的最大数量不超过 P^t；约束（3.71）保证，如果救护车临时站点 j 开放在某一时段 t，那么它将在接下来的时段 $t+1, t+2, \cdots, T$ 同时也开放，由于本节考虑一个较短的计划时期（如一天）内的急救车辆的选址、分配和重新分配问题，如果频繁地开放和关闭救护车临时站点，在一定程度上会导致较高的额外成本，以及时间资源的浪费。因此，时间段 t 时开放的救护车临时站点的数量大于或等于之前任何一个时段内开放的救护车临时站点的数量；约束（3.72）表明，救护车临时站点 $j \in J$ 能够拥有一定数量的急救车辆，当且仅当救护车临时站点 j 开放，即 $x_j^t = 1$。为了保证该约束的有效性，在约束的右端引入一个较大的数 M，它的值至少为约束式左端的取值。然而，M 的取值在一定程度上影响模型的求解时间。如果 M 过大，会导致一个较弱的线性松弛问题，增加算法求解的时间。由于 x_j^t 为 0-1 变量，令 M 等于 $\max\limits_{j,t} y_j^t$；约束（3.73）说明在时间段 t 内救护车临时站点 j（持有的救护车数量为 y_j^t）的服务容量。假设时间段 t 时每辆救护车可以服务 λ 单位应急医疗服务请求。约束（3.74）为针对单个需求点或区域 $i, i \in I$ 的局部约束，它要求在时间段 t 内由所有救护车临时站点（$j, j \in J$）服务的急救请求的数量不超过该时间段需求区域或需求点 i 的需求数量 d_i^t。这在很大程度上取决于有限的救护车等医疗服务资源，因为并非所有的应急请求都能够得到满足；与之对应的是约束（3.75），针对整个 EMS 服务系统，在时间 t 内确保整个服务系统必须满足一定的服务水平 $\beta, \beta \in [0,1]$。换言之，在时间 t 内至少有 β 比例的所有的应急医疗服务需求必须被服务。在有限的医疗资源和高度复杂不确定的环境下，这个约束是一个"硬约束"，所以在接下来的内容中，将引入机会约束或概率约束，松弛该约束；约束（3.76）和约束（3.77）是一组动态的平衡约束。它们确保在整个计划时期 T 中救护车在不同的救护车临时站点之间的重新选址。在最后一个时间段 $T^{\max}$，假设救护车的分配与重新选址应该回到起始状态（时间段1），其中 $r_{mj}^{T^{\max}}$ 表示从时间段 $T^{\max}$ 到时间段 1 在救护车临时站点 m 与 j 之间重新选址分配的救护车的数量。由于救护车的数量是与时间相关的，可以考虑加入一个虚拟的临时站点存放不在班或休整的急救车辆；最后一组约束（3.78）分别限制了决策变量的范围，0-1 整数变量 x_j^t，整数变量 $y_j^t, z_{ij}^t, r_{mj}^t$。

在确定模型 DM 中，尽管应急医疗服务请求 d_i^t 为整数，但约束（3.75）仍然不能保证模型的最优解中 z_{ij}^t 为整数，因为 EMS 系统的服务水平 β，且 $0 \leqslant \beta \leqslant 1$，为小数。然而，可以采取改进措施，在没有改变原来的最优解的前提下，松弛整数变量 z_{ij}^t。因此，在接下来的两阶段随机优化模型中，z_{ij}^t 作为第二阶段的 recourse 变量，如果是整数，则使得求解非常棘手。因为 recourse 阶段存在整数变量的两阶段随机模型，往往不易求解[14]。为了避免这个难题，这也需要采取一些技巧，松弛整数变量 z_{ij}^t，在没有改变原始最优解的前提下，这对于后面的设计求解模型的算法尤为重要。

接下来，引入 ceiling 函数取近似 $\beta \sum_{i \in I} d_i^t$，然后用 $\beta \sum_{i \in I} d_i^t$ 替代约束（3.75）中右端对应的表达式。然后，将变量 z_{ij}^t 相关的约束分离出来，记原来的问题（没有利用 ceiling 函数近似）为 $R(z)$，近似松弛整数变量 z_{ij}^t 后问题为 $\bar{R}_r(z)$。由于除了变量 z_{ij}^t 外，其他的输入参数或者变量均为整数，因此，问题为 $\bar{R}_r(z)$ 可以看作一个最小费用网络流问题，严格的证明过程参考命题 3.4。

$$\bar{R}_r(z) = \min_z c \sum_{t \in T} \sum_{j \in J} \sum_{i \in I} l_{ij} z_{ij}^t \tag{3.79}$$

$$\text{s.t.} \sum_{i \in I} z_{ij}^t \leqslant \lambda y_j^t, \quad \forall j \in J, t \in T \tag{3.80}$$

$$\sum_{j \in J_i^t} z_{ij}^t \leqslant d_i^t, \quad \forall i \in I, t \in T \tag{3.81}$$

$$\sum_{i \in I} \sum_{j \in J_i^t} z_{ij}^t \geqslant \beta \sum_{i \in I} d_i^t, \quad \forall t \in T \tag{3.82}$$

$$z_{ij}^t \geqslant 0, \quad \forall i \in I, j \in J, t \in T \tag{3.83}$$

命题 3.4 对于给定整数 x, y, r, d，$\bar{R}_r(z)$ 所定义的分配问题具有整数最优解。

对于前面的确定模型，所有输入的参数，如应急医疗服务的请求、成本等，都是确定的，并不受任何不确定因素的影响。然而，由于应急医疗服务过程错综复杂，应急需求不仅存在时间上的相关性，还具有空间数量上的不确定性。因此，即便采用先进的信息技术，人们依然很难准确地预测应急需求发生的时间、地点和数量，也不可能提前得到完全充分的应急医疗服务需求的相关信息。鉴于此，一些学者考虑应急服务中应急需求的不确定性，借助随机规划方法建立数学模型，研究应急医疗服务系统中的选址问题，如救护车的选址分配。随机优化方法在刻画不确定性上具有一定的优势，可以借助不确定参数的概率分布或者离散的概率情景。在本节中，在某一时间段 t 内，考虑需求区域或需求点 $i \in I$ 的应急医疗服务请求（以下简称应急需求）的不确定性，并且应急需求是时间相关的。假设应急需求 d 的真实的概率分布为 $\mathbb{Q}$，但是实际中，不可能获得真实概率分布 $\mathbb{Q}$ 的具体形式，然而，可以通过大量应急需求的历史数据估计得到（如 KDE）。

假设救护车与应急需求之间的分配 z_{ij}^t 在观察到应急需求后进行决策，这也就是随机优化中的等待决策，而与之相对的是在需求实现之前进行救护车的分配，它对应的是单阶段决策。在实际过程中，这样考虑更符合逻辑，因为如果在应急需求实现之前进行决策，可能会导致较大的误差，毕竟应急需求具有高度不确定性。由于将急救车辆的分配 z_{ij}^t 作为第二阶段的决策变量，在应急需求 d_i^t 实现后进行决策。因此，可表述为 $z_{ij}^t = z(d^t)$，其中 $z_{ij}^t : \mathbb{R} \to \mathbb{R}$，第一阶段的决策变量为 x_j^t, y_j^t, r_{mj}^t，两阶段随机模型 SM 如下：

$$\min_{x,y,z(\cdot),r} \ E_Q \left\{ \sum_{t \in T} \sum_{j \in J} f_j^t x_j^t + \sum_{j \in J} \sum_{t \in T} g_j y_j^t + \sum_{t \in T} \sum_{j \in J} \sum_{i \in I} c^t l_{ij} z_{ij}^t(d^t) + \sum_{t \in T} \sum_{j \in J} \sum_{m \in J} \alpha^t \gamma_{mj}^t \right\} \quad (3.84)$$

s.t. 式(3.70)～式(3.72),式(3.76),式(3.77)

$$\sum_{i \in I} z_{ij}^t(d^t) \leqslant \lambda y_j^t, \quad \forall j \in J, t \in T \quad (3.85)$$

$$\sum_{j \in J_i^t} z_{ij}^t(d^t) \leqslant d_i^t, \quad \forall i \in I, t \in T \quad (3.86)$$

$$\sum_{i \in I} \sum_{j \in J_i^t} z_{ij}^t(d^t) \geqslant \beta \sum_{i \in I} d_i^t, \quad \forall t \in T \quad (3.87)$$

$$x_j^t \in \{0,1\}, y_j^t, r_{mj}^t \in \mathbb{N}, \quad \forall i \in I, j, m \in J, t \in T \quad (3.88)$$

$$z_{ij}^t \geqslant 0, \quad \forall i \in I, j \in J, t \in T \quad (3.89)$$

在随机模型 SM 中，约束（3.85）～约束（3.87）为随机模型的第二阶段，其目标为最小化总的期望运输成本，其中不确定的参数或变量为 d_i^t 和 z_{ij}^t。与前面章节类似，本节通过引入机会约束，将硬约束（3.75）松弛，提出了一个含有机会约束的两阶段随机模型，保证至少以 $1 - \eta$ 的概率，满足 β 覆盖水平的应急需求，其中 β 为预先设定的应急医疗服务的服务水平（覆盖水平），η 确定约束（·）违反的概率，$\eta, \beta \in [0,1]$。在概率保证预先设定的服务水平的同时，基于不确定的应急需求，最小化整个应急医疗服务过程中的期望成本。根据模型 SM，提出了两阶段机会约束随机规划模型（CCSM）为

$$\min_{x,y,z(\cdot),r} \ E_Q \left\{ \sum_{t \in T} \sum_{j \in J} f_j^t x_j^t + \sum_{j \in J} \sum_{t \in T} g_j y_j^t + \sum_{t \in T} \sum_{j \in J} \sum_{i \in I} c^t l_{ij} z_{ij}^t(d^t) + \sum_{t \in T} \sum_{j \in J} \sum_{m \in J} \alpha^t r_{mj}^t \right\} \quad (3.90)$$

s.t. 式(3.70)～式(3.72),式(3.76),式(3.77),式(3.85),式(3.86)

$$Q \left\{ \sum_{i \in I} \sum_{j \in J_i^t} z_{ij}^t(d^t) \geqslant \beta \sum_{i \in I} d_i^t \right\} \geqslant 1 - \eta, \quad \forall t \in T \quad (3.91)$$

$$x_j^t \in \{0,1\}, y_j^t, r_{mj}^t \in \mathbb{N}, \quad \forall i \in I, j, m \in J, t \in T \quad (3.92)$$

$$z_{ij}^t \geqslant 0, \quad \forall i \in I, j \in J, t \in T \quad (3.93)$$

对于机会约束随机模型 CCSM，目标函数与随机模型 SM 一样，均为最小化第一阶段和第二阶段的期望总成本，包括：固定的建设成本、急救车辆的运营维护成本、总的运输成本和急救车辆的重新选址成本；约束（3.91）为机会约束，保证至少有 β 比例的应急需求以 $1 - \eta$ 的概率被服务。其他的约束与随机模型 SM 类似。由于机会约束包含在 recourse 决策中，这给求解增加了一定的难度。

3.2.3 两阶段机会约束随机规划模型

本节首先提出了基于离散情景的两阶段机会约束随机规划模型，然后将机会约束（3.87）转化为易求解的形式，进而得出两阶段混合线性规划等价模型；根据混合线性规划模型的特殊结构，将分支切割算法与传统的 Benders 分解相结合，设计有效的 B&BC 分解算法，并提出了几个改进算法的措施；最后，讨论了模型进一步延伸的方向。

在基于情景的两阶段随机模型中，设时间段 t 随机应急需求 d_i^t，其真实的概率分布为 $\mathbb{Q}$，在实际中，人们往往很难得出这个概率分布的准确的表达形式。因此，本节采用离散的情景 $\omega, \omega \in \Omega$ 刻画随机的应急需求 d_i^t，其中 N 为随机情景的数量，Ω 为情景的集合，即 $\omega = 1, 2, \cdots, N$。在情景 ω 下，不确定参数和 recource 决策变量分别为 $d_{i\omega}^t, z_{ij\omega}^t$，其概率为 p_ω，且满足 $\sum_{\omega \in \Omega} p_\omega = 1$。

与之前的机会约束随机规划模型（CCSM）类似，基于离散情景的两阶段机会约束规划随机模型（SCCSM）为

$$\min_{x,y,z,r} E_\Omega \left\{ \sum_{t \in T} \sum_{j \in J} f_j^t x_j^t + \sum_{j \in J} \sum_{t \in T} g_j y_j^t + \sum_{t \in T} \sum_{j \in J} \sum_{i \in I} c^t l_{ij} z_{ij\omega}^t + \sum_{t \in T} \sum_{j \in J} \sum_{m \in J} \alpha^t r_{mj}^t \right\} \quad (3.94)$$

s.t.　　式(3.70)～式(3.72), 式(3.76), 式(3.77), 式(3.88), 式(3.89)

$$\sum_{i \in I} z_{ij\omega}^t \leqslant \lambda y_j^t, \quad \forall j \in J, t \in T, \omega \in \Omega \quad (3.95)$$

$$\sum_{j \in J_i^t} z_{ij}^t \leqslant d_{i\omega}^t, \quad \forall i \in I, t \in T, \omega \in \Omega \quad (3.96)$$

$$\mathbb{Q}_\Omega \left\{ \sum_{i \in I} \sum_{j \in J_i^t} z_{ij\omega}^t \geqslant \beta \sum_{i \in I} d_{i\omega}^t \right\} \geqslant 1 - \eta, \quad \forall t \in T, \omega \in \Omega \quad (3.97)$$

在模型 SCCSM 中，对于所有的情景 $\omega \in \Omega$，式（3.94）同样最小化应急医疗服务过程中的期望总成本；除了与情景相关的参数 $d_{i\omega}^t, z_{ij\omega}^t$，其他的约束和参数与前面的章节类似。基于离散的应急需求情景，将机会约束（3.97）转化为其等价形式。在这里，由于将一天（24 小时）划分为 T 个时期，因此，考虑每一天的应急需求样本为一个情景。

为了保证松弛整数变量 $z_{ij\omega}^t$，并没有改变原问题最优解的前提下。结合命题 3.4，命题 3.5 给出了合理的解释。

命题 3.5　机会约束（3.97）与

$$\mathbb{Q}_\Omega \left\{ \sum_{i\in I}\sum_{j\in J_i^t} z_{ij\omega}^t \geqslant \beta\sum_{i\in I} d_i^{\omega t} \right\} \geqslant 1-\eta, \quad \forall t\in T, \omega\in\Omega \tag{3.98}$$

等价。

证明：如果约束（3.98）成立，则很容易地得出约束（3.97）也成立，根据屋顶函数的定义；反过来，对于任意满足约束（3.97）的变量 $z_{ij\omega}^t$，对于每一个情景 $\omega\in\Omega$，$\sum_{i\in I}\sum_{j\in J_i^t} z_{ij\omega}^t \geqslant \beta\sum_{i\in I} d_i^{\omega t}$ 成立，这说明 $\sum_{i\in I}\sum_{j\in J_i^t} z_{ij\omega}^t \geqslant \beta\sum_{i\in I} d_i^{\omega t}$ 也成立。因此，对任意的 $t\in T, \omega\in\Omega$：

$$\mathbb{Q}_\Omega \left\{ \sum_{i\in I}\sum_{j\in J_i^t} z_{ij\omega}^t \geqslant \beta\sum_{i\in I} d_i^{\omega t} \right\} \geqslant \mathbb{Q}_\Omega \left\{ \sum_{i\in I}\sum_{j\in J_i^t} z_{ij\omega}^t \geqslant \beta\sum_{i\in I} d_i^{\omega t} \right\} \geqslant 1-\eta \tag{3.99}$$

由命题 3.5 知，接下来用约束（3.98）代替约束（3.97），将整数变量 $z_{ij\omega}^t$ 松弛为连续变量，并没有改变原来的最优整数解，这同样适用于机会包络约束随机规划模型。

对于时间段 t，存在 N 个独立的随机应急需求的实现值（样本、情景或数据），即 $d_{i\omega}^t, \omega\in\Omega$，且各个情景之间相互独立。因此，机会约束（3.97）可以表述为

$$\sum_{\omega\in\Omega} p_\omega \mathbb{I}_{(0,\infty)} \left(\sum_{i\in I}\sum_{j\in J_i^t} z_{ij}^t - \beta\sum_{i\in I} d_{i\omega}^t \right) \geqslant 1-\eta, \quad \forall t\in T \tag{3.100}$$

其中，$\mathbb{I}_{(0,\infty)}$ 为示性函数，如果内层表达式 $\sum_{i\in I}\sum_{j\in J_i^t} z_{ij}^t - \beta\sum_{i\in I} d_{i\omega}^t \geqslant 0$，则为 1；如果内层表达式 $\sum_{i\in I}\sum_{j\in J_i^t} z_{ij}^t - \beta\sum_{i\in I} d_{i\omega}^t \leqslant 0$，则为 0。

对于任一个时间段 $t, t\in T$ 和情景 $\omega\in\Omega$，引入一个辅助的 0-1 变量 $\rho_\omega^t\in\{0,1\}$。如果 $\sum_{i\in I}\sum_{j\in J_i^t} z_{ij}^t \leqslant \beta\sum_{i\in I} d_{i\omega}^t$ 成立，则 ρ_ω^t 等于 1，否则 $\rho_\omega^t=0$。这里 ρ_ω^t 也称为大 M 参数，当 $\rho_\omega^t=1$ 时，内层不等式冗余。通过引入大 M 参数，将约束（3.100）等价转化为约束（3.101）和约束（3.102）。

$$\sum_{i\in I}\sum_{j\in J_i^t} z_{ij\omega}^t \geqslant \beta\sum_{i\in I} d_{i\omega}^t - M\rho_\omega^t, \quad \forall t\in T, \omega\in\Omega \tag{3.101}$$

$$\sum_{\omega\in\Omega} p_\omega \rho_\omega^t \leqslant \eta, \quad \forall t\in T \tag{3.102}$$

其中，M 是一个非常大的数。基数约束（3.102）表明，在 N 个情景中，至少有 $N\eta$ 个情景未满足既定的 β 服务水平，这也正是机会约束（3.97）所表达的。众所周知，大 M 约束和背包约束，对于中等规模的问题，目前现有的数学求解器（如 CPLEX）较难求解，即便是线性规划背景下，在后面的算法设计部分就很好地体现了这一点。

　　为了降低引入的辅助参数的个数，以及降低计算的复杂性，结合具体的实际问题，令 M 为 $\beta \sum_{i \in I} d_{i\omega}^{t}$，所以约束（3.101）重新表述为

$$\sum_{i \in I} \sum_{j \in J_{i}^{t}} z_{ij\omega}^{t} \geqslant \beta \sum_{i \in I} d_{i\omega}^{t}(1 - \rho_{\omega}^{t}), \quad \forall t \in T, \omega \in \Omega \qquad (3.103)$$

　　综上，基于离散的应急需求情景 $\omega \in \Omega$，将机会约束（3.97）等价转化为易求解处理的显性表达形式（3.102）和式（3.103）。尽管如此，即便通过弱松弛性，对 0-1 整数变量 ρ 解除整数性限制，尤其对于目前的 MILP 求解器（如 CPLEX）中的分支定界算法，仍然较难求解。但是，对于两阶段混合线性整数规划问题，特别地对于含有大规模情景和节点的问题，可以通过设计有效的分解算法（如 L-Shaped、BD、SAA）等求解，也可以通过添加有效不等式、加强版的大 M 约束和帕累托最优割平面等，来进一步加快算法的收敛性，这在一定程度上提供了一个更紧的松弛的差距，有效地降低了计算的复杂性。

　　类似地，SCCSM 同样可以表述为两阶段随机模型，其 recourse 变量为 $z_{ij\omega}^{t}$。尽管将机会约束转化为其等价形式，得到一个两阶段混合线性规划模型，但是随着情景数目 N 的增加，仍然具有很大的计算挑战性，由于增加了大量的 0-1 变量（ρ_{ω}^{t}）和约束，即便是中等规模的问题（$|I| \times |J| \times |T| \times N$），设计有效的求解算法成为关键问题之一。

　　为了应对所提出的随机模型的计算复杂性，本节提出了一个改进的 Benders 分解（BD）求解算法。BD 最早由 Benders 在 1962 年提出[15]，旨在处理含有复杂变量的混合整数规划问题。如果固定这些变量的值，使得剩下的问题比原来的问题容易求解，这类变量称为复杂变量。例如，在本节的两阶段随机模型中，整数变量 x, y, r 和 ρ 称为复杂变量，因为一旦已知它们的数值，剩下的问题可以分解为 N 个关于连续变量 z 的独立的线性规划问题，采用现有的数学求解器，如 CPLEX、GUROBI，很容易求解。更多关于 BD 方法的理论与应用，请参考近期的一个综述[17]，它全面梳理了 BD 在 OR&MS 领域的应用，及其一些加快算法绩效的策略。

1. 基于多个割面的 BD 分解

　　BD 的主要思想是，将原来的混合线性整数规划问题分解为一个纯整数规划问题（主问题，master problem，MP）和一个或者多个线性规划问题（子问题，sub-problem，SP）。由于主问题被松弛（每一次迭代都要增加 Benders 割平面），所以主问题为原问题提供了一个下界，而原问题的上界由子问题提供，因为在每一次迭代过程中，子问题借助主问题的最优解，为主问题生成 Benders 割平面。随着在每一次迭代过程中，添加 Benders 割平面，主问题会得出新的最优解，然

后传递给子问题，又产生新的 Benders 割平面，直到达到整个算法的收敛条件，如最优 gap 小于 0.1%，其中最优 gap 为 $\dfrac{\mathrm{UB}-\mathrm{LB}}{\mathrm{UB}}\times100\%$。

然而，对于大规模的混合线性整数规划问题，传统的 BD 方法，往往收敛速度较慢，尤其对于主问题含有大量的整数变量的问题，或者在算法迭代的最后时刻。在本节的两阶段随机规划模型中，机会约束（3.97）的存在，使得得到的混合线性整数规划模型含有大量的 0-1 整数变量，传统的 BD 方法同样较难处理。因此，为了改善 BD 算法的收敛性，结合本节具体的问题，在传统的 BD 算法的基础上，提出了一些加快 BD 算法的策略，如分解、多 Benders 割平面、分支切割、替代约束、有效不等式、帕累托割面、加强的最优割面等，而且取得了较好的效果，具体见算例分析中的算法绩效的测试部分。

对于本节的模型，传统的 BD 方法将整数变量 x, y, r 和 ρ 放到主问题中，将非复杂变量 $z_{ij\omega}^{t}$ 分离到子问题（recourse 阶段）。在这里，将机会约束（3.97）由显式约束（3.102）和约束（3.103）代替，并且分别放到主问题和子问题中。Benders 割平面分为两类，一类是 Benders 最优割平面，另一类是 Benders 可行割平面；Benders 最优割平面是基于子问题和子问题的对偶问题的极点，刻画子问题的最优性的特点，一般定义一个辅助变量表示；为了确保主问题的最优解，使得子问题可行或者有界，与之前的基于子问题的极点（或对偶子问题的最优解）的 Benders 最优割平面不同，基于子问题和子问题的对偶问题的极射线的 Benders 可行割平面生成，且添加到主问题中。如果子问题对于主问题产生的最优解总是可行，称该随机规划问题相对完全 recourse，这也就意味着在每次的迭代过程中，只有 Benders 最优割平面生成，且添加到 MP 中。通常，可以通过在主问题中添加一些替代约束条件，以保证子问题的相对完全 recourse。

本节将 0-1 变量 ρ 放到主问题中，对于 BD 方法，随着情景数量 N 的增加，大大增加了主问题求解的负担，这就导致更长的计算时间和更慢的收敛速度。因此，将重新选址的救护车的数量 r_{mj}^{t} 松弛，并将其单独分离为一个子问题，那么约束（3.76）和约束（3.77）组成了另外一个子问题。考虑到 recourse 问题的特殊结构，N 个情景相互独立，且 T 个时间段同样相互独立，将原来的子问题分解为 $N\times T$ 个独立的子问题，每一个情景 ω 与时间段 t 的组合 (ω,t) 对应一个子问题。

在这里考虑分解原来的单个割平面，产生多个 Benders 割平面。具体来说，对于每一个 (ω,t) 组合，将子问题分解，并且在每一次迭代过程中添加 $N\times T$ 个 Benders 割平面。由于情景之间独立且来自相同的分布，在每次迭代的过程中添加大量的 Benders 割平面到主问题中，其定界的效果至少等价于传统 BD 算法的单个 Benders 割平面。

为了减轻 Benders 主问题的计算负担，松弛整数变量 r_{mj}^{t}，将救护车重新选址

布局的决策分离为一个单独子问题（SP1），记为 $h_2(y)$，可表述为

$$h_2(y) := \min_r \sum_{t \in T} \sum_{m \in J} \sum_{j \in J} \alpha^t r_{mj}^t \qquad (3.104)$$

$$\text{s.t.} \quad y_j^t + \sum_{m \in J} r_{mj}^t - \sum_{m \in J} r_{jm}^t = y_j^{t+1}, \quad \forall j \in J, t \in T / T^{\max} \qquad (3.105)$$

$$y_j^{T^{\max}} + \sum_{m \in J} r_{mj}^{T^{\max}} - \sum_{m \in J} r_{jm}^{T^{\max}} = y_j^1, \quad \forall j \in J, t \in T^{\max} \qquad (3.106)$$

$$r_{mj}^t \in \mathbb{N}, \quad \forall i \in I, m \in J, t \in T \qquad (3.107)$$

由于将整数变量 r_{mj}^t 松弛，因此，在这里可直接运用强对偶理论，令 $\lambda_{jt}^1, \lambda_{jT^{\max}}^2$ 为子问题 SP1 的对偶变量，则对偶子问题（DSP1）可表述为

$$\max_{\lambda^1, \lambda^2} \sum_{j \in J} \sum_{t \in T / T^{\max}} \lambda_{jt}^1 \left(y_j^t - y_j^{t+1} \right) + \sum_{j \in J} \lambda_{jT^{\max}}^2 \left(y_j^{T^{\max}} - y_j^1 \right) \qquad (3.108)$$

$$\text{s.t.} \quad \alpha^t + \lambda_{jt}^1 - \lambda_{mt}^1 \geqslant 0, \quad \forall m, j \in J, t \in T / T^{\max} \qquad (3.109)$$

$$\alpha^{T^{\max}} + \lambda_{jT^{\max}}^2 - \lambda_{mT^{\max}}^2 \geqslant 0, \quad \forall m, j \in J \qquad (3.110)$$

$$\lambda_{jt}^1, \lambda_{jT^{\max}}^2 \in \mathbb{R} \qquad (3.111)$$

对于原来的 recourse 问题，所有的情景和时间段之间都是相互独立的，因此，$N \times T$ 个子问题（SP2）也是相互独立的，且全部为线性规划问题，记为 $h_\omega^t(y, \rho)$。子问题 SP2 表述为

$$h_\omega^t(y, \rho) =: \min_z \sum_{j \in J} \sum_{i \in I} c^t l_{ij} z_{ij\omega}^t \qquad (3.112)$$

$$\text{s.t.} \quad \sum_{i \in I} z_{ij\omega}^t \leqslant \lambda y_j^t, \quad \forall j \in J, t \in T, \omega \in \Omega \qquad (3.113)$$

$$\sum_{j \in J_i^t} z_{ij\omega}^t \leqslant d_{i\omega}^t, \quad \forall i \in I, t \in T, \omega \in \Omega \qquad (3.114)$$

$$\sum_{i \in I} \sum_{j \in J_i^t} z_{ij\omega}^t \geqslant \beta \sum_{i \in I} d_{i\omega}^t \left(1 - \rho_\omega^t \right), \quad \forall t \in T, \omega \in \Omega \qquad (3.115)$$

$$z_{ij\omega}^t \geqslant 0, \quad \forall i \in I, j \in J, t \in T, \omega \in \Omega \qquad (3.116)$$

对于子问题 SP2，引入对偶变量 μ^1, μ^2, μ^3，对偶子问题（DSP2）可表述为

$$\max_{\mu^1, \mu^2, \mu^3} - \sum_{j \in J} \lambda y_j^t \mu_{jt\omega}^1 - \sum_{i \in I} d_{i\omega}^t \mu_{it\omega}^2 + \mu_{t\omega}^3 \beta \sum_{i \in I} d_{i\omega}^t \left(1 - \rho_\omega^t \right) \qquad (3.117)$$

$$\text{s.t.} \quad -\mu_{jt\omega}^1 - \mu_{it\omega}^2 + \mu_{t\omega}^3 \leqslant p_\omega c^t l_{ij}, \quad \forall i \in I, j \in J, t \in T, \omega \in \Omega \qquad (3.118)$$

$$\mu_{jt\omega}^1, \mu_{it\omega}^2, \mu_{t\omega}^3 \geqslant 0, \quad \forall i \in I, j \in J, t \in T, \omega \in \Omega \qquad (3.119)$$

由于对原来的子问题进行分解，产生了大量新的子问题，同样在每一次迭代过程中，大量的 Benders 最优割平面和 Benders 可行割平面被添加到主问题中。添加多个 Benders 割平面有助于改善算法的下界，进而降低了总的迭代次数和计算时间，但这也等价于在主问题中同时增加 $2 \times T \times N$ 个 Benders 割平面（约束条件），

在每一次的迭代过程中，一定程度上阻碍了有效地求解主问题，增加求解时间。因此，这需要在分解与多割平面之间找到一个折中的方案。但对于本节中的问题，分解与多割平面能够有效地加速收敛，降低求解的时间。

在主问题中，针对每一个时间段 $t, t \in T$，考虑救护车站点的选址（如 x_j^t），救护车在各个站点之间的分配（如 y_j^t）和刻画机会约束（3.97）违背的 0-1 变量 ρ_ω^t。因此，主问题（MP）可表述为

$$\min_{x,y,r,\rho} \sum_{t \in T}\sum_{j \in J} f_j^t x_j^t + \sum_{j \in J}\sum_{t \in T} g_j y_j^t + \sum_{t \in T}\sum_{m \in T}\sum_{j \in J} \alpha^t r_{mj}^t + \theta^1 + \sum_{t \in T}\sum_{\omega \in \Omega} p_\omega \theta_\omega^t \quad (3.120)$$

$$\text{s.t. 式}(3.70) \sim \text{式}(3.72), \text{式}(3.76) \sim \text{式}(3.77), \text{式}(3.102)$$

$$0 \geqslant \sum_{j \in J}\sum_{t \in T/T^{\max}} \overline{\psi}_{jt}^{1h'}\left(y_j^t - y_j^{t+1}\right) + \sum_{j \in J} \overline{\psi}_{jT^{\max}}^{2h'}\left(y_j^{T^{\max}} - y_j^1\right), \ \forall h' \in H' \quad (3.121)$$

$$\theta^1 \geqslant \sum_{j \in J}\sum_{t \in T/T^{\max}} \overline{\lambda}_{jt}^{1\tau'}\left(y_j^t - y_j^{t+1}\right) + \sum_{j \in J} \overline{\lambda}_{jT^{\max}}^{2\tau'}\left(y_j^{T^{\max}} - y_j^1\right), \ \forall \tau' \in G' \quad (3.122)$$

$$0 \geqslant -\sum_{j \in J} \lambda y_j^t \overline{\phi}_{jt\omega}^{1h''} - \sum_{i \in I} d_{i\omega}^t \overline{\phi}_{it\omega}^{2h''} + \overline{\phi}_{t\omega}^{3h''} \beta \sum_{i \in I} d_{i\omega}^t(1-\rho_\omega^t), \ \forall t \in T, \omega \in \Omega, h'' \in H'' \quad (3.123)$$

$$\theta_\omega^t \geqslant -\sum_{j \in J} \lambda y_j^t \overline{\mu}_{jt\omega}^{1\tau''} - \sum_{i \in I} d_{i\omega}^t \overline{\mu}_{it\omega}^{2\tau''} + \overline{\mu}_{t\omega}^{3\tau''} \beta \sum_{i \in I} d_{i\omega}^t(1-\rho_\omega^t), \ \forall t \in T, \omega \in \Omega, \tau'' \in G'' \quad (3.124)$$

$$x_j^t, \rho_\omega^t \in \{0,1\}, r, y_j^t \in \mathbb{N}, \ \forall j \in J, t \in T, \omega \in \Omega \quad (3.125)$$

约束（3.121）和约束（3.122）分别是 DSP1 的 Benders 可行割平面和 Benders 最优割平面。同样地，约束（3.123）和约束（3.124）分别是 DSP2 的 Benders 可行割平面和 Benders 最优割平面。$(\overline{\psi}^{1h'}, \overline{\psi}^{2h'})$，$\forall h' \in H'$ 是由约束（3.109）～约束（3.111）组成的多面体的极射线，$(\overline{\lambda}^{1\tau'}, \overline{\lambda}^{2\tau'})$，$\forall \tau' \in G'$ 是由约束（3.109）～约束（3.111）组成的多面体的极点，其中 H' 和 G' 是有限的。

令 $(\overline{\phi}^{1h}, \overline{\phi}^{2h}, \overline{\phi}^{3h})$，$\forall h \in H$ 是由约束（3.113）～约束（3.116）组成的多面体的极射线，$(\overline{\mu}^{1\tau}, \overline{\mu}^{2\tau}, \overline{\mu}^{3\tau})$，$\forall \tau \in G$ 是由约束（3.113）～约束（3.116）组成的多面体的极点，其中 H 和 G 是有限的。由于极点和极射线的数目是有限的，可以将 Benders 可行割平面和 Benders 最优割平面以式（3.123）和式（3.124）的形式添加到主问题中。

BD 算法收敛比较慢的一个非常重要的原因是，在起初的几次迭代中，主问题产生了较低质量的最优解。尽管增加了大量的 Benders 割平面有助于提高解的质量，但同时也增加了大量的约束条件，这也对算法的收敛性和计算时间产生影响。因此，合理地选择 Benders 割平面，在每一次的迭代过程中产生高质量的主问题的解，这尤为重要。

2. 替代约束

对于子问题 SP1 和 SP2，给定主问题 MP 产生的任意一个最优解，并非总是

可行的，根据之前提到的相对完全 recourse 的定义，这意味着随机子问题并不是相对完全 recourse，这就需要在主问题中添加大量的 Benders 可行割平面。然而，可以通过添加替代约束到主问题，使得主问题产生的解对于子问题总是可行的，这样就避免了添加大量的 Benders 可行割平面，在一定程度上减少主问题求解的负担。所以，结合具体的问题，提出了两组替代约束。

命题 3.6 约束式

$$\sum_{j\in J} y_j^t = \sum_{j\in J} y_j^{t+1}, \quad \forall j \in J, t \in T / T^{\max}$$

$$\sum_{j\in J} y_j^{T^{\max}} = \sum_{j\in J} y_j^1, \quad \forall j \in J, t \in T^{\max}$$

(3.126)

对问题 SCCSM 总是有效的。

约束（3.76）和约束（3.77）表明，对于给定的任意时间段 $t \in T$，急救车辆的总数恒相等，即在时间段 t 时，可利用或当班的救护车的总量固定。这时不可能增加额外的急救车辆，但允许急救车辆在两个相邻的时间段内，从一个节点转移到另一个节点，这也就是所谓的重新选址决策，这个过程要付出一个相对较低的成本。所以，很容易得出，在任意时间段内，急救车辆的总数恒相等。

另外，很容易得出如下命题和推论，在这里省略其证明过程。

命题 3.7 约束式

$$\sum_{j\in J} \lambda y_j^t \geq \beta \sum_{i\in I} d_{i\omega}^t \left(1 - \rho_\omega^t\right), \quad \forall t \in T, \omega \in \Omega$$

(3.127)

是问题 SCCSM 的下界有效不等式。

对于给定满足主问题 MP 的解 (x, y, ρ)，同样也满足约束（3.126）和约束（3.127），对偶子问题 DSP1 总是可行和有界的。

对于给定满足主问题 MP 的解 (x, y, ρ)，同样也满足约束（3.126）和约束（3.127），对偶子问题 DSP2 总是可行和有界的。

对于给定的同时满足主问题 MP 和约束（3.126）和约束（3.127）的 (x, y, ρ)，在每一次迭代的过程中，不需要向主问题添加 Benders 可行割平面。

3. B&BC 算法

基于分支切割的 BD 算法的思想是，采用分支切割算法求解主问题，产生一个分支切割树，在探索分支切割树的过程中，添加 Benders 割平面。在每一次的迭代过程中，只在主问题的整数节点处添加 Benders 割平面，并不是对所有的节点都检查 Benders 割平面的满足情况和添加割平面，这样避免了探索每一个分支和节点，同时降低了添加的割平面的数量，从而极大地降低计算时间和迭代次数。在求解主问题的过程中，这种思想可以通过 CPLEX 求解器中的 lazy constraint callback 函数实现。对于 Benders 子问题，可以通过现有的数学求解器顺序或平行求解，由于子问题为典型的线性规划问题，因此，非常容易求解，并不会消耗太多的时间。

通过将传统的 BD 算法与分支切割相结合，求解 Benders 主问题，整个过程只探索单一的分支切割树，并且选择在整数节点判断是否添加 Benders 割平面，极大地改善了主问题解的质量，加快了算法收敛的速度，进而显著降低了计算时间。基于分支切割的 BD 算法（即 B&BC）的主要流程如算法 3.2 所示。

算法 3.2　　B&BC 算法

1: **初始化**　　$P = \varnothing$，$\mathrm{UB} = +\infty$，$\mathrm{LB} = -\infty$，$N = \{o\}$，其中 o 为分支节点，添加约束（3.126）和约束（3.127）到主问题中，并初始化为线性松弛问题（LMP）。

2: **while**（N 非空 && $(\mathrm{UB} - \mathrm{LB}) / \mathrm{UB} > \varepsilon$ && Runtime ≤ Stoptime）**do**

3: 选择一个节点 $o' \in N$。

4: $N \leftarrow N / \{o'\}$。

5: 求解 LMP，得到最优解 $(x, y, \rho, \theta_1, \theta)$ 和目标值 lobj。

6: **if** lobj < UB **then**

7: **if** (x, y, ρ) 是整数解 **then**

8: 求解 DSP1 和 DSP2，得到最优解 (r, z) 和当前问题的目标值 uobj

9: **if** $(\mathrm{uobj} - \mathrm{lobj}) / \mathrm{uobj} > \varepsilon_1$ && $(x, y, \rho, \theta_1, \theta)$ 不满足约束（3.122）和约束（3.124）**then**

10: 添加相应的约束（3.122）和约束（3.124）到 LMP，P。

11: $N \leftarrow N \cup \{o'\}$。

12: **end if**

13: **if** $(\mathrm{uobj} - \mathrm{lobj}) / \mathrm{uobj} \leqslant \varepsilon_1$ 或者 $(x, y, \rho, \theta_1, \theta)$ 满足约束（3.122）和约束（3.124）**then**

14: $\mathrm{UB} = \mathrm{lobj}$，$(x^*, y^*, \rho^*, \theta_1^*, \theta^*) = (x, y, \rho, \theta_1, \theta)$

15: **end if**

16: **end if**

17: **if** (x, y, ρ) 不是整数解 **then**

18: 更新 $\mathrm{LB} = \max\{\mathrm{LB}, \mathrm{lobj}\}$

19: 分支，生成节点 o^* 和 o^{**}

20: $N \leftarrow N \cup \{o^*, o^{**}\}$

21: **end if**

22: **end if**

23: **end while**

24: 返回 UB 和相应的最优解 $\{x^*, y^*, \rho^*, \theta_1^*, \theta^*\}$。

---

4. 加强版的有效不等式

尽管约束不等式（3.127）对于问题 SCCSM 有效，由于大量的 0-1 变量 ρ_ω^t 的存在，对于求解大规模的问题，仍然十分具有挑战性。其原因是机会约束的存在，尤其 recourse 阶段含有机会约束。因此，接下来提出了一个加强版的有效不等式，加速算法的收敛。这个不等式最大的优点是，它不含有 0-1 变量 ρ_ω^t，一定程度上减轻了 Benders 主问题的计算负担。对于时间段 $t, t \in T$，将总应急需求 $\sum_{i \in I} d_{i1}^t$ 按照升序排序，即 $\sum_{i\in I} d_{i1}^t \le \sum_{i\in I} d_{i2}^t \le \cdots \le \sum_{i\in I} d_{iN}^t$，则存在命题 3.8 成立。

命题 3.8　对任意 $\eta \in [0,1)$，满足 $\sum_{\omega=q}^N p_\omega > \eta$，$\sum_{\omega=q+1}^N p_\omega \le \eta$，其中 $q \in \{1,2,\cdots,N\}$，定义 $\sum_{\omega=N+1}^N p_\omega = 0$，则不等式

$$\sum_{j\in J} \lambda y_j^t \ge \beta \sum_{i\in I} d_{iq}^t, \ \forall t \in T \tag{3.128}$$

是问题 SCCSM 的一个有效下界不等式。

证明：根据约束（3.97），至少以 $1-\eta$ 的概率满足整个 EMS 系统 β 比例的覆盖水平，则可以得出约束（3.129）：

$$\mathbb{P}\left\{\sum_{j\in J} \lambda y_j^t \ge \beta \sum_{i\in I} d_{i\omega}^t\right\} \ge 1-\eta, \ \forall t \in T, \omega \in \Omega \tag{3.129}$$

然后，将约束（3.129）重新表述为约束（3.130）和约束（3.131）：

$$\sum_{j\in J} \lambda y_j^t \ge \beta \sum_{i\in I} d_{i\omega}^t \left(1-\rho_\omega^t\right), \ \forall t \in T, \omega \in \Omega \tag{3.130}$$

$$\sum_{\omega\in\Omega} p_\omega \rho_\omega^t \le \eta, \ \forall t \in T \tag{3.131}$$

不失一般性，假设将时间段 t 中的所有节点的需求之和，对于每一个离散情景 $\omega \in \Omega$，按照升序排列，如 $\sum_{i\in I} d_{i1}^t \le \sum_{i\in I} d_{i2}^t \le \cdots \le \sum_{i\in I} d_{iN}^t$。对于给定任意 $\eta \in [0,1)$，存在 $q \in \{1,2,\cdots,N\}$，满足 $\sum_{\omega=q}^N p_\omega > \eta$，$\sum_{\omega=q+1}^N p_\omega \le \eta$。不等式约束（3.130）和约束（3.131）等价于约束（3.129）。

接下来通过反证法证明，假设 $\sum_{j\in J} \lambda y_j^t < \beta \sum_{i\in I} d_{iq}^t$ 成立，这意味着 $\mathbb{P}\left\{\sum_{j\in J} \lambda y_j^t \ge \beta \sum_{i\in I} d_{i\omega}^t\right\} < 1-\eta$，因为 $\sum_{\omega=q}^N p_\omega > \eta$ 和按照各个情景在时间段 t 中的总需求升序排列，得出矛盾。因此，$\sum_{j\in J} \lambda y_j^t \ge \beta \sum_{i\in I} d_{iq}^t$ 成立，因为 $p_\omega > 0$，且 $\sum_{\omega=q}^N p_\omega$ 对于 q 严格递增。如果 $\sum_{j\in J} \lambda y_j^t \ge \beta \sum_{i\in I} d_{i,q+1}^t$ 成立，则可以得出 $\sum_{j\in J} \lambda y_j^t \ge \beta \sum_{i\in I} d_{iq}^t$。为了得到更好的解，需要满足 $\sum_{j\in J} \lambda y_j^t < \beta \sum_{i\in I} d_{i,q+1}^t$。为了满足不等式（3.130）和式（3.131），则约束式 $\sum_{\omega=q+1}^N p_\omega \le \eta$ 成立。另外，对于任意的 $q \in \{1,2,\cdots,N\}$，如果约束

$\sum\limits_{j\in J}\lambda y_j^t\geqslant\beta\sum\limits_{i\in I}d_{iq}^t,\ \forall t\in T$ 成立，则 $\sum\limits_{j\in J}\lambda y_j^t\geqslant\beta\sum\limits_{i\in I}d_{iw}^t,\ \forall t\in T,\omega=1,2,\cdots,q$ 成立，因为

$\sum\limits_{i\in I}d_{i,\omega}^t$ 递增，这说明 $\rho_\omega^t=0\ \forall t\in T,\omega=1,2,\cdots,q$。由于 $\sum\limits_{\omega=q}^N p_\omega>\eta$，$\sum\limits_{\omega=q+1}^N p_\omega\leqslant\eta$，则

$\sum\limits_{\omega\in\Omega}p_\omega\rho_\omega^t\leqslant\eta,\ \forall t\in T$。因此，对于任意的 $\eta\in[0,1)$，满足 $\sum\limits_{\omega=q}^N p_\omega>\eta$，$\sum\limits_{\omega=q+1}^N p_\omega\leqslant\eta$，

其中 $q\in\{1,2,\cdots,N\}$，如果 $\sum\limits_{j\in J}\lambda y_j^t\geqslant\beta\sum\limits_{i\in I}d_{iq}^t,\ \forall t\in T$ 成立，可以得出约束（3.130）

和约束（3.131）。所以，得出下界的有效不等式（3.129）。故证之。

5. 帕累托最优割面

当子问题 SP 退化，即子问题 SP 可能会产生多个最优解，进而产生多个可能潜在的 Benders 割平面。文献[17]提出了一种生成可能的最强割平面的问题，在这个问题里，根据下面的定义，对两个 Benders 割平面进行比较。对于给定当前主问题 MP 的最优解（y,ρ），基于子问题 SP1 的相应的对偶变量（$\mu_{t\omega}^{1v},\mu_{t\omega}^{2v},\mu_{t\omega}^{3v}$）产生的最优割平面，支配子问题 SP1 的另一个对偶变量（$\mu_{t\omega}^{1v'},\mu_{t\omega}^{2v'},\mu_{t\omega}^{3v'}$）产生的 Benders 最优割平面，当且仅当 $-\sum\limits_{j\in J}\lambda y_j^t\mu_{jt\omega}^{1v}-\sum\limits_{i\in I}d_{i\omega}^t\mu_{it\omega}^{2v}+\mu_{t\omega}^{3v}\beta\sum\limits_{i\in I}d_{i\omega}^t\left(1-\rho_\omega^t\right)\geqslant$

$-\sum\limits_{j\in J}\lambda y_j^t\mu_{jt\omega}^{1v'}-\sum\limits_{i\in I}d_{i\omega}^t\mu_{it\omega}^{2v'}+\mu_{t\omega}^{3v'}\beta\sum\limits_{i\in I}d_{i\omega}^t\left(1-\rho_\omega^t\right)$ 成立。

同理，对于子问题 SP2，基于子问题 SP1 的相应的对偶变量（$\lambda_{jt}^{1v},\lambda_{jT^{\max}}^{2v}$）产生的最优割平面，支配子问题 SP2 的另一个对偶变量（$\lambda_{jt}^{1v'},\lambda_{jT^{\max}}^{2v'}$）产生的 Benders 最优割平面，当且仅当 $\sum\limits_{j\in J}\sum\limits_{t\in T/T^{\max}}\lambda_{jt}^{1v}\left(y_j^t-y_j^{t+1}\right)+\sum\limits_{j\in J}\lambda_{jT^{\max}}^{2v}\left(y_j^{T^{\max}}-y_j^1\right)\geqslant$

$\sum\limits_{j\in J}\sum\limits_{t\in T/T^{\max}}\lambda_{jt}^{1v'}\left(y_j^t-y_j^{t+1}\right)+\sum\limits_{j\in J}\lambda_{jT^{\max}}^{2v'}\left(y_j^{T^{\max}}-y_j^1\right)$ 成立。

定义 3.1 一个 Benders 割平面是帕累托最优的，当且仅当这个割平面不受任何其他的 Benders 割平面支配[17]。

设 Y^{LP} 是由约束（3.70）～约束（3.72），约束（3.102），约束（3.126），约束（3.127）定义的多面体，$ri(Y^{LP})$ 表示多面体 Y^{LP} 的相对内点。对于给定的一个对偶子问题 DSP1 的最优解和最优目标值 obj_t^{sv}，可以通过求解下面的 Magnanti-Wong DSP1（MW-DSP1）问题得到帕累托最优割平面，对于 $y_j^{t0},\rho_\omega^{t0}\in ri(Y^{LP})$。

$$\max_{\mu^1,\mu^2,\mu^3}-\sum\limits_{j\in J}\lambda y_j^{t0}\mu_{jt\omega}^1-\sum\limits_{i\in I}d_{i\omega}^t\mu_{it\omega}^2+\mu_{t\omega}^3\beta\sum\limits_{i\in I}d_{i\omega}^t\left(1-\rho_\omega^{t0}\right) \tag{3.132}$$

$$\text{s.t.}\quad \text{式(3.118)},\text{式(3.119)}$$

$$-\sum_{j \in J} \lambda y_j^t \mu_{jt\omega}^1 - \sum_{i \in I} d_{i\omega}^t \mu_{it\omega}^2 + \mu_{t\omega}^3 \beta \sum_{i \in I} d_{i\omega}^t \left(1 - \rho_\omega^t\right) = \mathrm{obj}_t^{sv}, \quad \forall t \in T, \omega \in \Omega \quad (3.133)$$

类似地，对于给定的一个对偶子问题 DSP2 的最优解和最优目标值 obj_2^v，Magnanti-Wong DSP2（MW-DSP2）问题可以表述为

$$\max_{\lambda^1, \lambda^2} \sum_{j \in J} \sum_{t \in T/T^{\max}} \lambda_{jt}^1 \left(y_j^{t0} - y_j^{t+1,0}\right) + \sum_{j \in J} \lambda_{jT^{\max}}^2 \left(y_j^{T^{\max},0} - y_j^{1,0}\right) \quad (3.134)$$

$$\text{s.t. 式}(3.109) \sim \text{式}(3.111)$$

$$\sum_{j \in J} \sum_{t \in T/T^{\max}} \lambda_{jt}^1 \left(y_j^t - y_j^{t+1}\right) + \sum_{j \in J} \lambda_{jT^{\max}}^2 \left(y_j^{T^{\max}} - y_j^1\right) = \mathrm{obj}_2^v \quad (3.135)$$

文献[18]考虑到，Magnanti-Wong 问题的相关性可能会降低算法的效率。因此，他提出了一个修正的 Magnanti-Wong 优化问题（MMW），这个问题与子问题 SP 的解无关。在算法的执行阶段，求解目标函数由约束（3.136）和约束（3.118），约束（3.119）组成的新问题，而不是原来的 DSP1。一个帕累托最优割平面可以通过求解如下 MMW-DSP1 问题获得，对于 $y_j^{t0}, \rho_\omega^{t0} \in ri(Y^{\mathrm{LP}})$：

$$\max_{\mu^1, \mu^2, \mu^3} -\sum_{j \in J} \lambda y_j^{t0} \mu_{jt\omega}^1 - \sum_{i \in I} d_{i\omega}^t \mu_{it\omega}^2 + \mu_{t\omega}^3 \beta \sum_{i \in I} d_{i\omega}^t \left(1 - \rho_\omega^{t0}\right) \quad (3.136)$$

$$\text{s.t. 式}(3.118), \text{式}(3.119)$$

通过相同的思路，对于子问题 SP2，帕累托最优割平面可以通过求解如下 MMW-DSP2 问题获得，对于 $y_j^{t0}, \rho_\omega^{t0} \in ri(Y^{\mathrm{LP}})$：

$$\max_{\lambda^1, \lambda^2} \sum_{j \in J} \sum_{t \in T/T^{\max}} \lambda_{jt}^1 \left(y_j^{t0} - y_j^{t+1,0}\right) + \sum_{j \in J} \lambda_{jT^{\max}}^2 \left(y_j^{T^{\max},0} - y_j^{1,0}\right) \quad (3.137)$$

$$\text{s.t. 式}(3.109) \sim \text{式}(3.111)$$

6. 加强版的最优割平面

对于第 v 次迭代，给定的主问题的最优解（x^v, y^v, ρ^v），设（$\mu_{t\omega}^{1v}, \mu_{t\omega}^{2v}, \mu_{t\omega}^{3v}$）为在情景 ω 和时间段 t 时对偶子问题 DSP2 的最优解。由于在等价转化机会约束（3.97）时，引入了大 M 参数，来保证等价转化的成立。大 M 参数的选取对问题的求解产生显著的影响。不等式（3.138）是在第 v 次迭代过程中生成的 Benders 最优割平面，其中含有大 M 参数。

$$\theta_\omega^t + M_\omega^t \rho_\omega^t \geq -\sum_{j \in J} \lambda y_j^t \mu_{jt\omega}^{1v} - \sum_{i \in I} d_{i\omega}^t \mu_{it\omega}^{2v} + \mu_{t\omega}^{3v} \beta \sum_{i \in I} d_{i\omega}^t \quad (3.138)$$

大 M 是一个足够大的数，它使得不等式（3.138）在 $\rho_\omega^t = 1$ 时冗余。在前面的约束（3.103）中，选取大 M 等于 $\beta \sum_{i \in I} d_{i\omega}^t$，前面所有的方法也都是基于这个大 M 数值求解计算的。接下来，给出一种更紧的大 M Benders 最优割平面，能够进一步加快算法的收敛和减少计算时间。

注意到，当 0-1 变量 $\rho_\omega^t = 1$ 时，子问题 SP2 和 SP2′ 的最优目标值均为 0；而且，当 0-1 变量 $\rho_\omega^t = 0$ 时，子问题 SP2 和 SP2′ 具有相同的表达形式。换句话说，对于给定主问题某次迭代的最优解（x^v, y^v, ρ^v），子问题 SP2 和 SP2′ 等价。

$$(\text{SP2}':)\quad h_\omega^t(y, \rho) =: \min_z \sum_{j \in J} \sum_{i \in I} c^t l_{ij} z_{ij\omega}^t \tag{3.139}$$

$$\text{s.t. 式(3.113),式(3.115),式(3.116)} \tag{3.140}$$

$$\sum_{j \in J_i^t} z_{ij\omega}^t \leqslant d_{i\omega}^t \left(1 - \rho_\omega^t\right), \ \forall i \in I, t \in T, \omega \in \Omega \tag{3.141}$$

对于子问题（SP2′），根据强对偶性，可以得到新的 Benders 最优割平面（3.142）：

$$\theta_\omega^t \geqslant -\sum_{j \in J} \lambda y_j^t \mu_{jt\omega}^{1v} - \sum_{i \in I} d_{i\omega}^t \mu_{it\omega}^{2v} \left(1 - \rho_\omega^t\right) + \mu_{t\omega}^{3v} \beta \sum_{i \in I} d_{i\omega}^t \left(1 - \rho_\omega^t\right) \tag{3.142}$$

不等式（3.142）又可以重新表述为

$$\theta_\omega^t + \left(-\sum_{i \in I} d_{i\omega}^t \mu_{it\omega}^{2v} + \mu_{t\omega}^{3v} \beta \sum_{i \in I} d_{i\omega}^t\right) \rho_\omega^t \geqslant -\sum_{j \in J} \lambda y_j^t \mu_{jt\omega}^{1v} - \sum_{i \in I} d_{i\omega}^t \mu_{it\omega}^{2v} + \mu_{t\omega}^{3v} \beta \sum_{i \in I} d_{i\omega}^t \tag{3.143}$$

由于不等式 $\sum_{i \in I} d_{i\omega}^t \mu_{it\omega}^{2v} \geqslant 0$，所以对于 Benders 最优割平面（3.143）的右端总是大于等于 0，即 $-\sum_{i \in I} d_{i\omega}^t \mu_{it\omega}^{2v} + \mu_{t\omega}^{3v} \beta \sum_{i \in I} d_{i\omega}^t \leqslant \mu_{t\omega}^{3v} \beta \sum_{i \in I} d_{i\omega}^t$，此时 $M_\omega^t = -\sum_{i \in I} d_{i\omega}^t \mu_{it\omega}^{2v} + \mu_{t\omega}^{3v} \beta \sum_{i \in I} d_{i\omega}^t$，对于任意的 (ω, t) 组合，得到一个较小的 M_ω^t，进而得到一个更有效的 Benders 最优割平面。

3.2.4　两阶段机会包络约束随机规划模型

3.2.3 节探讨的机会约束为求解不确定优化问题提供了好的工具，它使得确定约束条件以一定的概率被满足。尽管机会约束（3.87）和约束（3.97）为满足预先设定的服务水平提供了概率保证，但是它们并没有刻画确定约束违反的界限和程度，换句话说，它们没有定量地刻画约束违反的情况。因为既定的服务水平没有被满足的情形同样非常重要，因为 EMS 决策者尤为关注整个应急医疗服务系统的服务水平最坏的绩效，即在所有可能的违反的概率情况下，整个 EMS 系统的服务水平的满足情况如何？在这种情况下应急医疗服务设施的选址情况如何？面对这样的问题，机会约束显然不能解决这个问题，这也是传统的机会约束的缺陷。

应对上述不足常用的方法是，在确定约束上强加不同概率水平的机会约束，类似不同的分段函数，对于某一条件下赋予不同的概率。但是这样会产生一系列的单个机会约束条件，计算求解同样十分具有挑战性。面对这个问题，本节提出了一个新的机会约束，简称 PEC。从字面意思上讲，与机会约束的区别在于包络，对于包络一词的理解为一簇满足一定条件的有效前沿面。与机会约束仅仅满足某一个或者多个概率水平不同，机会包络约束要求对于任意的概率水平 $\eta, \eta \in [0,1]$，定义一个覆盖包络函数 $\beta(\eta)$，$\beta(\eta)$ 是关于 η 的函数，量化确定约束违反的界限的程度。文献[13]第一次将机会包络约束在优化领域正式提出，它可以看作对传统的机会约束（3.87）和约束（3.97）的延伸，可理解为广义的机会约束。文献[13]定义了一个绝对的包络函数 $\beta(\eta)$，刻画约束违反的界限，$\mathbb{Q}\{ax \geqslant b - \beta(\eta)\} \geqslant 1-\eta$ 表明，允许机会约束内部的不等式松弛 $\beta(\eta)$ 的绝对界限，其中这个绝对界限 $\beta(\eta)$ 是关于约束违反概率 η 的函数，随着 η 的变化而变化。

本节的机会包络约束与文献[13]不同，首先，文献[13]刻画一个绝对数量的约束违反的界限 $\beta(\eta)$，而本节侧重一个相对的违反界限，这是由具体实际问题决定的。对于不同的问题，可以选择绝对包络函数（如投资组合问题），也可以选择相对的包络函数（如涉及覆盖水平、库存水平等）；其次，本节从随机规划的视角出发，采用随机离散情景方法处理机会约束，设计算法求解，文献[13]则采用分布式鲁棒优化，基于部分不确定参数的未知分布的部分信息（如均值、方差等矩信息）转化机会包络约束，或者得出机会包络约束的保守的近似估计形式，最后将绝对版本的机会包络约束转化为半定优化问题。分布式鲁棒优化作为一种较好的处理不确定问题的工具，如含有机会约束的模型，不依赖未知参数的精确概率分布，但是对于本节的应急医疗服务网络设计问题，应急需求不确定，且对于每一时间段 4 小时内的应急需求数量相对较少，采用基于分布式鲁棒优化的方法，会得到更为保守的最优解。

本节首先，提出两阶段 PEC 随机模型；其次，基于随机情景，将 PEC 模型转化为易求解处理的混合线性整数规划等价问题；再次，同样采用 B&BC 算法求解两阶段随机规划模型；最后，根据具体模型的结构和性质，得出一个 PEC 的保守的近似估计。算法测试结果表明，与精确的 B&BC 算法相比，近似估计大大提高了算法求解的效率。

由于人们较难获得随机应急需求的精确的概率分布信息，本节同样借助处理不确定问题的离散情景的方法，刻画时间段 t 中的不确定应急需求 $d_{i\omega}^t$，同样地，在情景 $\omega, \omega \in \Omega$ 下，与情景 ω 相关的参数为 $d_{i\omega}^t, z_{ij\omega}^t$，情景 ω 发生的概率为 p_ω，其中 $\sum_{\omega \in \Omega} p_\omega = 1$。类似地，可以得出机会包络约束随机规划模型（记作 SPECSM）为

$$\min_{x,y,z,r} E_\Omega \left\{ \sum_{t \in T} \sum_{j \in J} f_j^t x_j^t + \sum_{j \in J} \sum_{t \in T} g_j y_j^t + \sum_{t \in T} \sum_{j \in J} \sum_{i \in I} c^t l_{ij} z_{ij\omega}^t + \sum_{t \in T} \sum_{j \in J} \sum_{m \in J} \alpha^t r_{mj}^t \right\} \quad (3.144)$$

s.t. 式(3.70)～式(3.72),式(3.76),式(3.77),式(3.88),式(3.89),式(3.95),式(3.96)

$$\mathbb{Q}\left\{\sum_{i\in I}\sum_{j\in J_i^t}z_{ij\omega}^t\geqslant\beta(\eta)\sum_{i\in I}d_{i\omega}^t\right\}\geqslant1-\eta,\quad\forall t\in T,\omega\in\Omega,\eta\in[0,1] \tag{3.145}$$

在 SPECSM 中，目标函数同样为最小化总成本，包括第一阶段的成本和 recourse 阶段的基于所有应急需求情景 $\omega\in\Omega$ 的期望总成本。约束（3.145）是一个机会包络约束，与 3.2.3 节中的传统机会约束（3.87）和约束（3.97），保证整个 EMS 满足预先设定的 β 覆盖水平（被服务的应急需求占总应急需求的比例）的概率至少为 $1-\eta$。在这里定量刻画服务水平（增加或降低）的相对数量，通过覆盖包络函数 $\beta(\eta)$。其他的约束条件与前面章节类似。

在救护车动态选址问题中，机会约束（3.97）确保至少以 $1-\eta$ 的概率满足既定的服务水平 β，而约束（3.145）控制所有可能的未满足所有服务水平 $\beta(\eta)$ 的概率 $\eta\in[0,1]$。因此，EMS 决策者可更好地把握整个 EMS 系统整体服务水平的绩效（如最好情况和最坏情况），采取必要的措施，如增加预算、增加可利用的救护车数量等，以改善最坏情况下的服务水平。实际上，机会约束（3.87）和约束（3.97）是 PEC 约束（3.145）的特殊形式。如果固定 η，使得包络函数 $\beta(\eta)$ 为常数，则机会约束（3.87）和约束（3.97）与 PEC 约束（3.145）等价。对于包络函数 $\beta(\eta)$，注意到 η 越大，满足一个较高的服务水平 $\beta(\eta)$ 的概率就越小，这也就意味着 $\beta(\eta)$ 是关于 η 的非递减函数。下面给出几个关于函数 $\beta(\eta)$ 的例子。

连续函数，如指数函数，如 $\beta(\eta)=1-\gamma_1\mathrm{e}^{-\gamma_2\eta},\gamma_1,\gamma_2\geqslant0,\forall\eta\in[0,1]$。

分段函数，如 $\beta(\eta)=\begin{cases}\eta,&0\leqslant\eta\leqslant0.6\\1,&0.6<\eta\leqslant1\end{cases}$。

离散函数，如 $\beta\left(\dfrac{k}{N}\right)=\dfrac{k}{N},\forall k=1,2,\cdots,N$。

设角标 k 为整数，且 $k=0,1,\cdots,N-1$。利用 k 来离散化约束违反的概率 $\eta,\eta\in[0,1]$，具体为，令 $\eta_k=\dfrac{k}{N}$。在这里考虑服从均匀分布且相等的情景概率，即 $p_\omega=1/N,\forall\omega\in\Omega$。对于所有的 N 个样本或情景，k 表示确定约束 $\sum_{i\in I}\sum_{j\in J_i^t}z_{ij\omega}^t\geqslant\beta\left(\dfrac{k}{N}\right)\sum_{i\in I}d_{i\omega}^t$ 违背（不成立）的样本或情景的个数。基于随机不确定需求情景，将机会包络约束（3.145）转化为易求解处理的离散形式的机会约束（3.146）。

$$\mathbb{Q}\left\{\sum_{i\in I}\sum_{j\in J_i^t}z_{ij\omega}^t\geqslant\beta\left(\frac{k}{N}\right)\sum_{i\in I}d_{i\omega}^t\right\}\geqslant1-\frac{k}{N},\quad\forall t\in T,\omega\in\Omega,k=0,1,\cdots,N-1 \tag{3.146}$$

容易看出，随着整数 k 增加，满足较高的服务水平 $\beta(\eta)$ 越困难，因为 $\beta(\eta)$ 关于 η （或 k ）非递减。例如，当 $k=0$ 时，所有的情景都必须满足确定约束 $\sum_{i\in I}\sum_{j\in J_i^t}z_{ij\omega}^t\geqslant\beta\left(\dfrac{k}{N}\right)\sum_{i\in I}d_{i\omega}^t$ ，概率约束转化为确定约束，所能满足的覆盖水平最小 $\beta(0)$ 。

与约束（3.100）类似，采用相同的技术，将机会包络约束（3.146）等价为示性函数约束（3.147）：

$$\sum_{\omega\in\Omega}p_\omega\mathbb{I}_{[0,\infty)}\left(\sum_{i\in I}\sum_{j\in J_i^t}z_{ij}^t-\beta\left(\frac{k}{N}\right)\sum_{i\in I}d_{i\omega}^t\right)\geqslant1-\frac{k}{N},\quad\forall t\in T,\omega\in\Omega,k=0,1,\cdots,N-1$$

（3.147）

类似地，引入三维 0-1 整数变量 $\rho_{k\omega}^t$ ，如果确定约束 $\sum_{i\in I}\sum_{j\in J_i^t}z_{ij\omega}^t\geqslant\beta\left(\dfrac{k}{N}\right)\sum_{i\in I}d_{i\omega}^t$ 成立，则 $\rho_{k\omega}^t=0$ ，否则 $\rho_{k\omega}^t=1$ 。约束（3.147）可重新表述为式（3.148）和式（3.149）：

$$\sum_{i\in I}\sum_{j\in J_i^t}z_{ij\omega}^t\geqslant\beta\left(\frac{k}{N}\right)\sum_{i\in I}d_{i\omega}^t\left(1-\rho_{k\omega}^t\right),\quad\forall t\in T,\omega\in\Omega,k=0,1,\cdots,N-1\quad(3.148)$$

$$\sum_{\omega\in\Omega}\left(1-\rho_{k\omega}^t\right)\geqslant N-k,\quad\forall t\in T,k=0,1,\cdots,N-1\quad(3.149)$$

所以，基于情景的两阶段机会包络约束随机规划模型可表述为

$$\min_{x,y,z,r}\sum_{t\in T}\sum_{j\in J}f_j^tx_j^t+\sum_{j\in J}\sum_{t\in T}g_jy_j^t+\sum_{t\in T}\sum_{j\in J}\sum_{m\in J}\alpha^tr_{mj}^t+\frac{1}{N}\sum_{t\in T}\sum_{j\in J}\sum_{i\in I}\sum_{\omega\in\Omega}c^tl_{ij}z_{ij\omega}^t$$

s.t.式(3.70)～式(3.72),式(3.76),式(3.77),式(3.88),式(3.89),式(3.95),　（3.150）
　　式(3.96),式(3.148),式(3.149)

同样，尽管写出了两阶段机会包络约束随机规划模型的混合线性整数规划的等价问题，但是求解依然十分具有挑战性，尤其在引入大量的三维 0-1 整数变量 $\rho_{k\omega}^t$ 和背包约束后，与原来的问题相比，额外增加了 2^{N^2T} 个 0-1 变量和 $(N^2+N-1)\times|T|$ 约束条件。因此，接下来将提出一个 PEC 约束（3.154）的保守的近似估计表达式。

为了能够有效地降低混合线性整数规划问题的求解难度，给出下面关于三维 0-1 整数变量 $\rho_{k\omega}^t$ 的命题 3.9。

命题 3.9　关于 0-1 变量 $\rho_{k\omega}^t$ ，约束（3.151）关于与变量 z_{ij}^t 相关的约束（3.95），约束（3.96），约束（3.148），约束（3.149）是冗余的。

$$\rho_{k\omega}^t\leqslant\rho_{k'\omega}^t,\quad\forall k'\geqslant k,t\in T,\omega\in\Omega,k',k=0,1,\cdots,N-1\quad(3.151)$$

证明：对于任意给定的时间段 $t\in T$ 和随机情景 $\omega\in\Omega$ ，如果 $k'\geqslant k,k',k=$

$0,1,\cdots,N-1$，则 $\beta\left(\dfrac{k}{N}\right)$ 关于 $k=0,1,\cdots,N-1$ 递增，则 $\beta\left(\dfrac{k'}{N}\right)\sum\limits_{i\in I}d_{i\omega}^{t}\geqslant\beta\left(\dfrac{k}{N}\right)\sum\limits_{i\in I}d_{i\omega}^{t}$

成立。反过来，如果假设 $\rho_{k\omega}^{t}=1$，存在 $k'\geqslant k$ 满足 $\rho_{k'\omega}^{t}=0$，是最优解。然后，基于约束（3.148），则约束 $\sum\limits_{i\in I}\sum\limits_{j\in J_{i}^{t}}z_{ij\omega}^{t}\geqslant\beta\left(\dfrac{k'}{N}\right)\sum\limits_{i\in I}d_{i\omega}^{t}\geqslant\beta\left(\dfrac{k}{N}\right)\sum\limits_{i\in I}d_{i\omega}^{t}$ 一定成立，这表明，

$\rho_{k\omega}^{t}=0$ 或 $\rho_{k\omega}^{t}=1$ 不能减少被服务的应急请求的数量。因此，$\rho_{k\omega}^{t}=1$ 并不是最优解，这与之前的假设矛盾。所以，如果 $\rho_{k\omega}^{t}=1$，则 $\rho_{k'\omega}^{t}=1,\forall k'\geqslant k$，$\rho_{k\omega}^{t}\leqslant\rho_{k'\omega}^{t},\forall k'\geqslant k$，$t\in T,\omega\in\Omega,k',k=0,1,\cdots,N-1$ 成立。

命题 3.9 指出了三个 0-1 变量之间的占优关系，这样在一定程度上可以减少 0-1 变量 $\rho_{k\omega}^{t}$ 的个数，有助于设计精确算法求解整个混合线性整数问题。

与前面的部分类似，同样采用 B&BC 算法求解，并针对具体的模型，提出了一系列加快算法收敛速度的策略。与传统的机会约束（3.97）相比，机会包络约束的引入，使得当前的随机规划模型比之前的更加复杂，计算难度加大，因为增加了 $N-1$ 倍的 0-1 整数变量 $\rho_{k\omega}^{t}$。

在这里，同样采取分解和多 Benders 割平面策略，将 x,y,ρ 放在主问题 MP 中，将救护车重新选址决策 r 和救护车的分配决策 $z_{ij\omega}^{t}$ 放在子问题 SP1 和 SP2 中，而且对任意一对 (ω,t)，将子问题 SP2 分解为 $N\times T$ 个独立的子问题。在每一次迭代过程中，多个 Benders 割平面被添加到主问题 MP 中。在整个分支切割过程中，只产生一个分支定界树，并且只在当前的整数节点处添加相对应的 Benders 割平面到主问题 MP 中。为了保证子问题的可行性和产生更好高质量的 Benders 割平面，替代约束（3.126），约束（3.127）和约束（3.151）同样添加到 Benders 主问题中。

同约束（3.127）一样，命题 3.10 给出了问题 SPECSM 的一个下界不等式。

命题 3.10 约束

$$\sum_{j\in J}\lambda y_{j}^{t}\geqslant\beta\left(\frac{k}{N}\right)\sum_{i\in I}d_{i\omega}^{t}\left(1-\rho_{k\omega}^{t}\right),\quad\forall t\in T,\omega\in\Omega,k=0,1,\cdots,N-1 \qquad(3.152)$$

是两阶段机会约束随机规划问题 SPECSM 的下界不等式。

证明： 联合约束（3.95）和约束（3.148），很容易得出下界不等式（3.152）。

同样，命题 3.11 给出了与约束（3.128）类似的有效不等式。

命题 3.11 约束不等式

$$\sum_{j\in J}\lambda y_{j}^{t}\geqslant\beta\left(\frac{k}{N}\right)\sum_{i\in I}d_{i,N-k}^{t},\quad\forall t\in T,k=0,1,\cdots,N-1 \qquad(3.153)$$

是两阶段机会包络约束随机规划问题 SPECSM 的有效不等式。

证明过程与命题 3.8 类似，在这里不再具体阐述。

最后，结合上面的替代约束和有效不等式，B&BC 算法的基本流程与算法 3.2 类似。由于帕累托最优割平面和基于大 M 的最优割平面在该问题中不适用，所以，对于 PEC 模型，并没有讨论这两个策略。

尽管在前面提出了一些改进传统的 BD 方法的策略，如分解、多 Benders 割平面、替代约束和有效不等式等，但是由于引入的三维 0-1 变量 $\rho_{k\omega}^{t}$，B&BC 算法求解 SPECSM 的等价问题仍然较困难，在后面的算例分析中，EXP2 很好地说明了这一点。因此，对于大规模的两阶段混合线性整数规划问题，推出了 PEC 约束的近似保守估计。

与前面类似，同样假设将时间段 t 中的所有节点的需求之和，对于 $\omega \in \Omega$，按照升序排列，如 $\sum_{i \in I} d_{i1}^{t} \leqslant \sum_{i \in I} d_{i2}^{t} \leqslant \cdots \leqslant \sum_{i \in I} d_{iN}^{t}$，则可以得出命题 3.12。

命题 3.12　机会包络约束（3.146）可保守近似为

$$\sum_{i \in I} \sum_{j \in J_i^t} z_{ij\omega}^{t} \geqslant \beta\left(\frac{k}{N}\right) \sum_{i \in I} d_{i\omega}^{t}, \quad \forall t \in T, k = 0, 1, \cdots, N-1, \omega = 1, 2, \cdots, N-k \quad (3.154)$$

证明： 将 PEC 约束（3.146）等价转化为约束式（3.148）和约束（3.149）。不失一般性，均匀分布且相等的情景概率，令 $p_{\omega} = 1/N$，则有 $\sum_{\omega=N-K}^{N} p_{\omega} > \frac{k}{N}$ 和 $\sum_{\omega=N-K+1}^{N} p_{\omega} \leqslant \frac{k}{N}$ 成立。利用命题 3.8 类似的证明过程，可以得到约束（3.154）。所以，对于按照升序排列的情景，只需要保证对于情景 $\omega = 1, 2, \cdots, N-k$，约束表达式 $\sum_{i \in I} \sum_{j \in J_i^t} z_{ij\omega}^{t} \geqslant \beta\left(\frac{k}{N}\right) \sum_{i \in I} d_{i\omega}^{t}$ 成立即可。

命题 3.12 给出了机会包络约束（3.145）的一个保守的近似估计，它巧妙地避开了复杂的三维 0-1 变量 $\rho_{k\omega}^{t}$，为设计更有效的算法奠定了基础。结果表明，与精确算法求解的结果相比，近似估计（3.154）具有较好的效果，这在 3.2.5 节给出具体分析。

注意到，3.2.3 节中加强版本的有效不等式（3.153）似乎与 PEC 的保守近似估计（3.154）冗余，但实际上还是有一些区别的。由于含有 z 的 PEC 的近似保守估计约束出现在第二阶段，即 Benders 子问题 SP，而有效不等式（3.153）与 recourse 决策变量并不相关，它是作为一类割平面被添加到 Benders 主问题中，这样可以使得 Benders 主问题能够获取更多关于子问题的信息。因此，在每一次迭代的时候，Benders 主问题能够产生高质量的解，这些解将用于子问题的求解，而且有助于子问题产生一个更高的上界，从而改善算法的效果。

3.2.5　算例分析

本节主要包括两部分内容，一是利用随机生成的数据，根据不同的加强算法的策略，测试所提出的 B&BC 算法的效率；二是选取与本节研究非常接近的文献[6]提出的改进的分支定界算法，作为 benchmark 算法，与 B&BC 算法进行比较，这一部分同样也是基于随机生成的数据。

为了测试 B&BC 算法，随机生成了一系列规模的问题，每一个规模问题都生成 10 组数据。考虑以下规模 $|I|-|J|=(20-10,40-20,80-50,150-100)$，其中 I 为需求点的个数，J 为救护车临时站点的个数，离散随机情景的个数 $N=(20,40,50,60,100,150,200)$，机会约束违反的概率 $\eta=(0.01,0.05,0.1)$。对于所有的测试例子，考虑 4 小时为一个时间段，因此，一天 24 小时可以划分为 6 个相等的时间段。所有随机生成的算法测试的数据例子及其规模见表 3.6。在表 3.6 中，数据 C1-C12 对应机会约束随机模型，数据 C13-C24 对应机会包络约束模型，除了每个测试例子的规模，还记录了第一阶段和第二阶段中含有的整数变量、整数约束和连续变量、连续约束的个数。根据表 3.6，对于数据 C9-C12 和数据 C21-C24，则含有较大规模的整数变量和约束。

对于相关的成本参数都是平均每天的成本，具体说，固定建设成本 f_j' 服从均匀分布 $U(1000,1200)$，救护车临时站点 j 中急救车辆的平均维持成本 g_j 服从 $U(100,120)$，急救车辆的单位运输成本 c' 服从均匀分布 $U(0.5,1)$，且 $d_{i\omega}^t$ 为正整数，急救车辆重新选址的单位成本 α' 服从均匀分布 $U(3.5,5)$。临时站点与需求节点之间的距离 l_{ij} 同样根据均匀分布 $U(1,10)$，在情景 ω 下应急需求点 i 处的随机应急需求 $d_{i\omega}^t$ 服从均匀分布 $U(1,5)$，救护车临时站点 j 在时间段 t 内所能拥有的应急车辆的最大数量 P_j^t 服从均匀分布 $U(5,7)$。设定至少满足 90%的整个应急医疗服务系统的应急需求，即 $\beta=0.9$。假设在一个时间段 t 内（4 小时），每个救护车最多服务 4 个应急请求。此外，对于 3.2.3 节两阶段概率包络约束随机模型中的覆盖水平包络函数 $\beta(\eta)$，选择线性函数，如 $\beta\left(\dfrac{k}{N}\right)=\dfrac{k}{N}$，其中 N 为离散的随机情景的个数。

表 3.6　随机生成的测试数据集及其规模（3.2 节）

class	I	J	I	N	第一阶段		第二阶段	
					int var	int const	cont var	cont const
C1	40	20	6	50	540	366	242 400	18 420
C2	40	20	6	100	840	366	482 400	36 720

续表

class	I	J	I	N	第一阶段		第二阶段	
					int var	int const	cont var	cont const
C3	40	20	6	150	1 140	366	722 400	55 020
C4	40	20	6	200	1 440	366	962 400	73 320
C5	80	50	6	50	900	906	1 215 000	39 600
C6	80	50	6	100	1 200	906	2 415 000	78 900
C7	80	50	6	150	1 500	906	3 615 000	118 200
C8	80	50	6	200	1 800	906	4 815 000	157 500
C9	150	100	6	50	1 500	1 806	4 560 000	75 900
C10	150	100	6	100	1 800	1 806	9 060 000	151 200
C11	150	100	6	150	2 100	1 806	13 560 000	226 500
C12	150	100	6	200	2 400	1 806	18 060 000	301 800
C13	20	10	6	20	2 520	320	24 600	6 060
C14	20	10	6	40	9 720	420	48 600	16 860
C15	20	10	6	60	21 720	540	72 600	32 460
C16	20	10	6	100	60 120	780	120 600	78 060
C17	40	20	6	20	2 640	480	98 400	9 720
C18	40	20	6	40	9 840	600	194 400	24 120
C19	40	20	6	60	21 840	720	290 400	43 320
C20	40	20	6	100	60 240	960	482 400	96 120
C21	80	50	6	20	3 000	1 020	495 000	18 300
C22	80	50	6	40	10 200	1 240	975 000	41 100
C23	80	50	6	60	22 200	1 260	1 455 000	68 700
C24	80	50	6	100	60 600	1 500	2 415 000	138 300

注：int var 表示第一阶段问题中整数变量的个数；int const 表示第一阶段问题中整数约束的个数；cont var 表示第二阶段问题中连续变量的个数；cont const 表示第二阶段问题中约束的个数

　　所有的算例实验都在 Windows 10 64 位系统，Intel（R）Xeon（R）3.30 GHz 处理器和 128 GB 内存配置的环境下进行。算法的停止条件有两个，一个是算法的最优 gap 达到 1%，另一个就是达到设置的时间限制，对于机会约束随机模型，时间限制为 3600 秒，对于机会包络约束随机模型，时间限制为 7200 秒。

　　对于所提出的 B&BC 求解算法，几种基于 BD 相关的其他策略也被尝试去求解本节的模型，如单一 Benders 割平面、子问题 SP 未分解以及 CPLEX 12.71 中自带的 BD 求解算法，以上提到的几种方法效果较差，在一定合理的时间内不能够得出高质量的解，且算法停止（达到 3600 秒时间限制）时的 gap 较大，具有较差的收敛性。因此，基于提出的不同的加强算法的策略，设计了七个算法测试的实验, EXP1~EXP7, 其中 EXP1~EXP5 属于两阶段机会约束随机模型, EXP1, EXP2, EXP6, EXP7 属于两阶段概率包络约束随机模型。

EXP1: 考虑到传统的 BD 算法在合理的时间内较难求解本节所提出的模型, B&BC 与替代约束, 子问题分解和多个割平面为 EXP1, 同时也作为其他实验的 benchmark。

EXP2: 在 EXP1 的基础上, 引入加强版的有效不等式。

EXP3: 在 EXP2 的基础上, 加入帕累托最优割平面。

EXP4: 在 EXP2 的基础上, 加入另外一种加强版的最优割平面。

EXP5: 在 EXP2 的基础上, 联合 EXP3 和 EXP4。

EXP6: 在 EXP1 的基础上, 引入 PEC 的保守近似估计。

EXP7: 在 EXP6 的基础上, 加入加强版的有效不等式, 联合 EXP2 和 EXP6。

对于每个实验下的算例测试, 记录下平均的 CPU 运行时间（avg）、最大的 CPU 运行时间（max）、最小的 CPU 运行时间（min）。由于对于一些例子, 它们在一个小时的时间限制内无法收敛到 1% 内的 gap, 所以还记录下每一组算例中在所设定的时间限制内未能求出最优解的例子的比例（prop）。所有的 CPU 时间以秒为单位, 所有记录的结果均取 10 次随机仿真结果的平均值。表 3.7~表 3.10 分别给出了不同问题规模和 η 下机会约束模型（3.2.3 节）和机会包络约束模型（3.2.4 节）的计算结果。

表 3.7 给出了机会约束随机模型的算法测试结果。对于 EXP1 来说, 120 个例子中只有 17 个能够在 3600 秒内求出最优解。尽管绝大部分例子没有求解出最优解, 但其效果也没有很差, 因为算法停止时的平均 gap 在 1.18%~4.38%。因此, 可以得出基本的 B&BC 算法具有有限的能力求解含有大规模整数变量和约束的混合线性整数规划问题。与 benchmark 算法 EXP1 形成鲜明对比的是, 在平均 CPU 时间、最大 CPU 时间、未跑出最优解的例子的比例方面, EXP2~EXP5 的算法测试的效果明显优于 EXP1, 其平均 CPU 时间分别为 100、214、73、174。480 个测试的例子中, 有 474 个例子在时间限制范围内取得最优解, 而且在几百秒时间内, 即使对于数据规模较大的 C12。因此, 可以得出本节提出的不同的加速算法的策略或求解方法, 能够有效地减少计算时间。然而, 在这四个实验中, 对于所有测试的例子, EXP2 和 EXP4 明显优于 EXP3 和 EXP5, 它们能够在较短的时间内求解机会约束随机模型。当考虑两种不同的最优割平面策略时, 从表 3.7 的 EXP3 和 EXP4 两列进行比较, 可以观察到, 对于大部分的测试例子, EXP4 的算法能够小幅度地改善算法的效果（如降低 CPU 时间）, 尽管优势并不是特别明显; 对于所有的测试例子, EXP3 导致 CPU 计算时间的明显增加, 尽管在全部 120 个例子中, 仍然 118 个在合理的时间（如 600 秒）内求出最优解。当整合 EXP2, EXP3, EXP4 到 EXP5 中时, CPU 时间增加, 与仅含有加强版本的最优割平面的 EXP4

相比。因此，可以得出帕累托最优割平面策略，对本节的模型求解，产生了负面的影响，在一定程度上降低了算法的效率。对于帕累托最优割平面策略来说，由于含有大量的子问题，每个子问题可以看作一个典型的运输问题，可能会有多个最优解，帕累托最优割平面策略的思想就是确定解之间的占优情况，找到一个合理的核点，这对于算法的收敛相当重要。此外，帕累托最优割平面策略明显地减少了添加的 Benders 最优割面的数量，但反过来增加了 CPU 计算时间。

表 3.7　机会约束模型的结果

class	EXP1			EXP2			EXP3			EXP4			EXP5		
	avg	max	prop	avg	max	prop	avg	max	prop	avg	max	prop	avg	max	prop
C1	—	—	1	2	4	0.00	6	27	0.00	2	5	0.00	5	7	0.00
C2	27*	27	0.9	3	7	0.1[2.13]	7	15	0.1[2.34]	3	7	0.1[2.18]	10	19	0.00
C3	76*	76	0.9	4	6	0.00	8	13	0.00	4	6	0.00	13	25	0.00
C4	89*	281	0.6	13	60	0.00	16	36	0.00	6	11	0.00	22	52	0.00
C5	166*	212	0.8	13	16	0.00	85	199	0.00	12	15	0.00	63	127	0.00
C6	151*	151	0.9	23	38	0.00	129	237	0.00	23	45	0.00	136	253	0.00
C7	—	—	1	79	528	0.00	306	1400	0.00	74	465	0.00	393	2284	0.00
C8	77*	77	0.9		95	0.00		521	0.00		91	0.00		778	0.00
C9	554*	1280	0.6		2519	0.1[1.26]		2335	0.1[1.54]		163	0.00		437	0.1[1.10]
C10	1426*	2382	0.8		241	0.00		437	0.00		203	0.00		667	0.00
C11	—	—	1		378	0.00		813	0.00		283	0.00		811	0.00
C12	1137*	1137	0.9		279	0.00		551	0.00		208	0.00		572	0.00
avg	—	—	0.86	100	348	0.02	214	549	0.02	73	325	0.008	174	503	0.008

注：“—”表示所有的测试例子在 3600 秒内没有获得最优解；

　“*”表示超过一半的测试例子在 3600 秒内没有获得最优解；

　prop 列中[.]记录了在时间限制内没有取得最优解的例子在算法结束时的平均 gap

表 3.8 给出了机会约束随机模型在不同 η 值下的计算结果，在这个表格中，固定模型的规模为 80 个需求节点，50 个候选址点。通过表 3.8，可以观察到，除了 EXP1 中的部分例子外，几乎大部分例子能够在 1 小时内计算出最优解。所以，同样可以得出与表 3.7 类似的结论。但是对于违反概率 η 的变化，并没有十分明显的规律，尤其当固定 η，离散的随机情景个数发生变化的时候。这是由于背包约束（3.102）较难求解，特别在当假设情景发生的概率服从均匀分布且均相等（即 $p_\omega = 1/N$）的情况下。二元 0-1 变量 ρ_ω^t 取 0 或 1 的个数等于确定约束不成立的个数，这在很大程度上取决于约束违反概率 η 和离散情景的个数 N，可以通过 $\begin{pmatrix} N \\ N\eta \end{pmatrix}$

计算得到，且 $\begin{pmatrix} N \\ N\eta \end{pmatrix}$ 的大小随着 N 与 η 的变化而变化。

表 3.8 不同 η 下机会约束模型的结果

η	N	EXP1			EXP2			EXP3			EXP4			EXP5		
		avg	max	prop	avg	max	prop	avg	max	prop	avg	max	prop	avg	max	prop
0.01	50	67	233	0.1[2.34]	9	12	0	105	234	0	11	15	0	99	229	0
	100	42	76	0.3[1.94]	46	86	0	292	512	0	37	52	0	285	536	0
	150	174	664	0.1[2.82]	29	50	0	245	710	0	34	63	0	224	531	0
	200	87	281	0.5[4.09]	78	151	0	565	1233	0	78	155	0	520	1165	0
0.05	50	166*	212	0.8[2.02]	13	16	0	85	199	0	12	15	0	63	127	0
	100	151*	151	0.9[2.07]	23	38	0	129	237	0	23	45	0	136	253	0
	150	—	7	1[2.44]	79	528	0	306	1400	0	74	465	0	293	1284	0
	200	77*	77	0.9[3.15]	53	95	0	342	521	0	49	91	0	36	778	0
0.10	50	192*	415	0.7[1.73]	34	183	0	296	1849	0	35	169	—	259	1285	0
	100	355*	622	0.7[2.24]	22	43	0.1[1.05]	253	452	0.1[1.26]	28	61	0.1[1.05]	342	1181	0
	150	2688*	2747	0.8[4.46]	40	55	0	303	667	0	37	79	0	465	1077	0
	200	—	—	1[3.96]	81	226	0	563	1632	0	74	152	0	560	2265	0
avg	—	—	0.65	42	124	0.008			0.008			0.008			0	

注："—"表示所有的测试例子在 3600 秒内没有获得最优解；

"*"表示超过一半的测试例子在 3600 秒内没有获得最优解；

prop 列[.]记录了在时间限制内没有取得最优解的例子在算法结束时的平均 gap

表 3.9 给出了 B&BC 算法求解机会包络约束（PEC）模型的计算结果。对于所有的随机生成的例子（C13-C24），在四个相关的实验中，EXP6 和 EXP7 明显地优于其他的方法。从表 3.9 可以看出，几乎所有的测试例子，基本的 B&BC 算法 EXP1 不能在 2 小时内得出最优解。但是，与前面机会约束模型类似，加强版的有效不等式（EXP2）能够求解至少 70% 的测试例子。对于在 2 小时内未得出最优解的例子，同样在[.]中记录了在算法停止时的平均 gap。尽管这些例子在时间限制内未能取得最优，但是 gap 相对较小，在 1.27%~3.33%，对精确算法来说，这完全在一个可接受的范围内。更重要的是，PEC 的保守近似估计，能够大大地缩短 CPU 时间。尤其考虑到三维的 0-1 变量 $\rho_{k\omega}^t$，在情景多于 100 个时，仍然能够在几百秒内得出最优解，由此可以说明 B&BC 算法具有很好的性能。在所有 240 个测试例子中，236 个例子在半个小时内计算出最优解。然而，对于 EXP6 和 EXP7，比较这两列中 CPU 时间相关的度量参数发现，在平均 CPU 时间和未达到最优的测试例子比例方面，EXP7 优于 EXP6，尤其对于含有较多情景和节点的大规模问

题（如 C21-C24）。在前面也提到过，3.2.3 节中加强版的有效不等式（3.153）对 PEC 的保守近似估计（3.154）来说，看似冗余，但是实际上还是有一些区别的。接下来，再次简单解释为什么冗余，但仍可以提高算法的效果。注意到，含有 z 的 PEC 的近似保守估计约束出现在第二阶段，也就是 Benders 子问题中，而有效不等式（3.153）与 recourse 决策并不相关，它是作为一类割平面（有效不等式也可以看作一类特殊的割平面）添加到 Benders 主问题中，这样可以使得 Benders 主问题能够获取更多关于子问题的信息。因此，在每一次迭代的时候，Benders 主问题能够产生高质量的解，这些解有助于子问题产生一个更高的上界。这样循环迭代，直至满足最优条件。

表 3.9 机会包络约束模型的结果

class	EXP1			EXP2			EXP6			EXP7		
	avg	max	prop	avg	max	prop	avg	max	prop	avg	max	prop
C13	—	[20.3]	1[10.8]	445	2604	0.0	2	6	0.00	≤1	≤1	0.00
C14	—	[46.7]	1[33.2]	1861	6211	0.3[1.27]	4	11	0.00	1	5	0.00
C15	—	[48.2]	1[44.7]	2288*	[1.71]	0.8[1.32]	14	31	0.00	9	32	0.00
C16	—	[56.2]	1[47.9]	1398*	[13.0]	0.9[3.05]	28	134	0.00	12	35	0.00
C17	1822*	[18.2]	0.7[7.08]	1057	6558	0.3[1.24]	6	27	0.00	6	35	0.00
C18	—	[43.8]	1[36.9]	4593*	[4.59]	0.8[2.65]	96	619	0.00	5	20	0.00
C19	—	[49.0]	1[42.4]	485*	[2.47]	0.9[1.94]	25	64	0.00	6	11	0.00
C20	—	[57.6]	1[49.5]	—	[4.64]	1[2.25]	66	182	0.00	75	378	0.00
C21	—	[19.1]	1[7.67]	395	1287	0.5[1.66]	52	158	0.1[1.60]	10	15	0.1[1.18]
C22	—	[44.8]	1[40.4]	1451*	[2.05]	0.8[1.40]	65	340	0.00	45	145	0.00
C23	—	[49.6]	1[45.7]	2469*	[4.66]	0.9[3.33]	278	743	0.1[2.20]	61	142	0.00
C24	—	[65.3]	1[51.9]	5977*	[2.56]	0.9[2.03]	497	1542	0.1[1.11]	155	242	0.00
avg	—	[43.2]	0.98[34.8]	—	—	0.7[1.85]	94	321	0.03[0.4]	32	88	0.008[0.09]

注："—" 表示所有的测试例子在 3600 秒内没有获得最优解；

"*" 表示超过一半的测试例子在 3600 秒内没有获得最优解；

prop 列中[.]记录了那些在时间限制内没有取得最优解的例子在算法结束时的平均 gap

表 3.10 度量了机会包络约束随机模型的 PEC 的保守近似估计的质量。为了能够有效地评价 PEC 的保守近似估计的效果，引入了一个相对参数，记为 Δ。Δ 可以通过这个简单的式子计算：

$$\Delta = \mathbb{E}\left[\frac{\text{opt} - \text{LB}}{\text{LB}}\right] \times 100\%$$

其中，$\mathbb{E}$ 表示数学期望，opt 为 EXP6 或 EXP7 的平均目标函数值，LB 为 EXP2 的下界的平均值，之所以选取下界（LB），是因为这样可以计算出最坏情况下的

$\varDelta$ 值，因为当达到算法的停止条件时，对于 BD 算法通常选取上界作为最优的目标函数值。此外，在表 3.10 中同样记录了 EXP2 对于所有的例子的平均 CPU 时间和算法停止时的平均 gap，包括未求解出的例子（7200 秒的时间限制），注意在这里与表 3.9 计算方式不同。

从表 3.10 可以看出，除了 C20，其他所有的测试例子均能够在 7200 秒的时间限制内求解出来。对于含有保守近似估计的 EXP6 和 EXP7，可以通过比较 $\varDelta$ 与精确求解算法 EXP2 的平均 gap，来评价 PEC 保守近似估计的效果。记 $\varDelta$ 与 EXP2 的平均 gap 之间的差值为 error。如果 error ≥ 0，则说明 PEC 的保守近似估计效果优于精确的求解方法 EXP2，反过来，如果 error < 0，则说明 PEC 的保守近似估计效果次于精确的求解方法 EXP2。在表 3.10 中，大部分测试例子的 error 为正数，这说明 PEC 保守近似估计效果较好。在 error 取得负值的例子中，最大的 error 值为 0.15%，在一定范围内，可以接受。综上，与精确的求解方法 EXP2 相比，本节 PEC 的保守近似估计方法效果较好。

表 3.10　PEC 保守近似估计的结果

class	EXP2			EXP6			EXP7		
	cpu time[1]	avg LB	avg gap[2]%	opt	$\varDelta$ %	error[3]%	opt	$\varDelta$ %	error[3]%
C13	445	33 482	1.00	33 834	1.04	−0.04	33 869	1.15	−0.15
C14	3 762	32 631	1.07	32 445	1.16	−0.09	32 447	1.15	−0.08
C15	6 217	33 521	1.38	34 526	1.42	−0.04	30 901	1.47	−0.09
C16	6 620	33 739	3.15	34 834	3.07	+0.08	34 815	3.02	+0.13
C17	2 890	64 357	1.05	58 133	1.12	−0.07	64 590	1.04	+0.01
C18	6 679	64 159	2.32	65 713	2.34	−0.02	65 737	2.37	-0.05
C19	6 529	63 132	1.84	64 243	1.76	+0.08	64 282	1.83	+0.01
C20	7 200	62 539	2.25	63 910	2.14	+0.11	63 916	2.14	+0.11
C21	3 789	127 245	1.32	128 883	1.28	+0.04	128 880	1.28	+0.04
C22	6 050	125 906	1.40	127 605	1.34	+0.06	127 633	1.37	+0.03
C23	6 727	130 880	3.10	135 032	3.02	+0.08	135 110	3.07	+0.03
C24	7 078	127 190	1.93	129 146	1.51	+0.42	129 189	1.55	+0.38

注：1：cpu time 为包含 7200 秒内未取得最优解的所有测试例子的平均 CPU 时间；

2：avg gap 为包含 7200 秒内未求解出最优解的例子在内的所有测试例子的平均 gap；

3：error 为 EXP2 的平均 gap（avg gap）与 $\varDelta$ 之差

为了进一步验证所提出的 B&BC 算法的效率，同与本节研究非常相关的文献[6]提出的改进的 BB（Branch-and-Bound）算法进行比较。该文献也考虑应急需求的不确定性，提出了一个单阶段静止的应急医疗服务网络设计的随机规划模型，与本节的模型类似，同样引入了机会约束，保证满足事先预定的覆盖水平，但机会约束具体强调的侧重点与本节不同。同时，提出了改进的 BB 算

法求解混合线性整数规划问题。由于本节的模型为多周期动态的急救车辆的选址布局问题，所以，将本节的模型简化为单阶段静止（如 $T=1$）的模型，这样就可以与改进的 BB 算法进行比较。与前面的测试例子的节点的规模类似，选取 $|I| - |J| = (40 - 20, 80 - 50, 150 - 100)$，约束违反的概率 $\eta = (0.05, 0.10, 0.15)$。与文献[6]一样，选取离散的随机情景的个数 $N = (10, 20, 30, 40, 100, 200)$，考虑更大规模的随机情景，如 $N = 200, 300$。其他的参数设置与 3.2.4 节相同。两个算法的计算结果如表 3.11 所示，在表 3.11 中，记录了平均的 CPU 时间（avg）、最大（max）与最小（min）的 CPU 时间以及在 3600 秒内未得到最优解的测试例子的比例（prop）。对于 BB 算法，在求解的过程中，设置使用 4 个线程。

　　表 3.11 给出了 B&BC 算法与 BB 算法的计算结果。在所有的各个度量指标方面（avg, max, min, prop），尤其对于较大规模的情景，本节的 B&BC 算法明显优于 BB 算法。对于 BB 算法来说，大约 66% 的测试例子在 1 小时的规定时间内取得最优解。BB 算法仅可能求解含有小规模情景和较小的违反概率 η（如 $\eta = 0.01, 0.025, 0.05$），正如文献[6]一样。本节简化的单阶段静止问题，对于超过 40 个情景的问题，BB 算法较难求解。对于本节所提出的 BB 算法，几乎所有的例子都能在较短的时间内达到 1% 的最优 gap，除了个别的例子。对于文献[6]的 BB 算法，其原理大体为，BB 算法首先对每一个情景（也就是判定每个情景下是否满足确定约束的 0-1 变量 ρ_ω）进行分支，找到使得背包约束 $\sum_{\omega \in \Omega_s} \rho_\omega p_\omega \geq 1 - \eta$ 成立的 0-1 变量 ρ_ω，然后固定 ρ_ω，求解一系列整数规划问题。与 B&BC 算法相比，求解本节的简化的单阶段问题效率较差，原因主要有三个：首先，对每一个情景的分支会花费大量的时间，尤其对于每个情景发生的概率服从均匀分布且相等的情况（如 $p_\omega = 1/N$）；其次，在本节的模型中，可以将第二阶段的决策变量 z_{ij}^ω 松弛为连续的变量，但是由于含有 z_{ij}^ω 变量的子问题的约束矩阵具有完全幺模性。这种对变量的松弛并没有影响最优整数解的质量。然而，对于 BB 算法，则把变量 z_{ij}^ω 当作整数变量，而不是单一的 0-1 分配变量[6]，因此，数学求解器如 CPLEX 求解含有大量的整数变量的问题，也需要大量的时间，占用较大的内存；最后，对于违反的概率 η 越大，则 ρ_ω 中取 1 的个数就越多，这也导致更多分支的混合线性整数规划问题。因此，随着情景个数的增加和 η 的变大，CPU 时间也会不断增加。而对于 B&BC 算法，在每一次的分支定界树中，会添加许多 Benders 割平面，这些割平面能够使得主问题产生较高质量的解，进而使得子问题产生一个较好的上界，且在整个 B&BC 算法中，只生成一个大的分支定界树，Benders 割平面只有在整数节点被添加，这样就大大降低了对其他没有作用的节点的探索，同时避免了由于添加大量的 Benders 割平面而给主问题求解带来较大的负担。综上，B&BC

算法的计算效果明显优于文献[6]的 BB 求解方法，B&BC 算法可以在合理的时间内求解本节的两个机会约束随机规划模型，尤其对于较大规模的节点和情景数量的含有机会约束随机问题。另外，B&BC 算法不仅适用于本节提出的两个模型，还可以扩展到一般意义上的两阶段机会约束随机规划模型的求解，在这一定程度上丰富了两阶段随机规划的方法体系。

表 3.11　算法比较（BB vs B&BC）

I	J	η	N	Beraldi & Bruni（2009）			B&BC		
				avg	max	min	avg	max	min
40	20	0.05	10	70	134	2	0.21	0.24	0.17
			20	60	177	41	0.23	0.34	0.16
			30	1483	352	189	0.25	0.42	0.19
			40	3005*	3600[0.4]	1672	0.31	0.39	0.19
			100	—	—	—	0.70	1.15	0.35
			200	—	—	—	1.36	1.69	0.96
		0.10	10	144	379	5	0.22	0.28	0.13
			20	489	1374	115	0.31	0.54	0.13
			30	—	—	—	0.14	0.18	0.11
			40	—	—	—	0.29	0.37	0.19
			100	—	—	—	0.56	0.94	0.30
			200	—	—	—	1.28	2.65	0.80
		0.15	10	141	332	3	0.17	0.22	0.12
			20	1761*	3600[0.4]	317	0.21	0.25	0.20
			30	—	—	—	0.19	0.25	0.14
			40	—	—	—	0.46	0.60	0.31
			100	—	—	—	1.14	2.85	0.51
			200	—	—	—	1.31	1.86	0.79
80	50	0.05	10	106	253	4	1.18	1.97	0.55
			20	301	1276	29	1.22	1.61	0.79
			30	2791*	3600[0.6]	1271	2.66	4.11	1.23
			40	—	—	—	5.48	8.80	1.99
			100	—	—	—	10.7	15.5	4.60
			200	—	—	—	59.6	200	13.1
		0.10	10	107	323	11	0.58	0.69	0.50
			20	1577*	3600[0.2]	412	1.17	1.40	1.02
			30	—	—	—	1.78	2.18	1.35
			40	—	—	—	2.70	4.14	1.93
			100	—	—	—	8.37	11.9	6.38
			200	—	—	—	737*	3600[0.2]	17.8

续表

I	J	η	N	Beraldi & Bruni（2009）			B&BC		
				avg	max	min	avg	max	min
80	50	0.15	10	144	593	11	0.65	0.92	0.41
			20	2236*	3600[0.2]	1328	1.12	1.31	0.87
			30	—	—	—	2.35	3.47	1.97
			40	—	—	—	3.23	4.42	2.49
			100	—	—	—	7.27	14.5	2.98
			200	—	—	—	731*	3600[0.2]	9.00
150	100	0.05	10	779	1900	157	16.8	32.3	7.94
			20	1133	3054	307	27	43.7	17.8
			30	3061*	3600[0.8]	906	48.5	120	22.1
			40	—	—	—	67.1	127	31.1
			100	—	—	—	108	211	65.6
			200	—	—	—	277	543	156
		0.10	10	927	2830	25	8.38	12.8	3.51
			20	2472	2980	1277	14.3	16.1	11.9
			30	—	—	—	25.4	34.7	19.8
			40	—	—	—	34	42.9	20.0
			100	—	—	—	128	224	49.5
			200	—	—	—	842*	3600[0.2]	65.6
		0.15	10	1587	2672	109	15.6	32.2	5.35
			20	3384*	3600[0.6]	2901	22.5	36.2	16.2
			30	—	—	—	47.9	77.4	32.7
			40	—	—	—	46.3	60.5	36.3
			100	—	—	—	145	203	73.9
			200	—	—	—	243	314	186

注："—"表示所有的测试例子在 3600 秒内未取得最优解；

"*"表示部分比例的例子在 3600 秒内未取得最优解，[.]为其比例

3.2.6 结论

本节考虑应急需求时间相关性和地理空间数量的不确定性，同时引入时间相关参数和决策，增加急救车辆的重新选址决策，将前面静态的选址模型扩展为多周期动态模型。引入机会约束来保证给定的覆盖水平，以一定的概率满足给定的覆盖水平，同时最小化整个应急医疗服务设施选址布局过程中的总成本，提出了两阶段机会约束随机规划模型，基于离散的随机情景，得出了复杂的两阶段混合整数规划问题，设计 B&BC 算法，并提出了几点改进的策略，算法测试表明，所提出的算法取得较好的效果；在此基础上，对任意的违反概率 $\eta \in [0,1]$，将机会

约束延伸为广义的机会包络约束，进一步提出了两阶段机会包络约束随机模型，且给出了机会包络约束的保守的近似估计表达形式，同样采用 B&BC 算法求解。本节提出的模型具有广泛的应用，同时也适用于其他的公共服务的布局，如消防车、警察巡逻车等。此外，本节提出了一个两阶段机会约束随机规划的框架，通过对模型的等价转化，设计有效的精确算法求解。然后，将传统的机会约束延伸为广义的机会包络约束，这是在随机规划背景下第一个相关的研究，一定程度上丰富了随机规划、机会约束规划的理论方法体系，同时也弥补了研究的空白。

3.3　多种不确定性下两阶段应急物资鲁棒配置

3.3.1　研究背景

设施选址一直为学者研究的热门主题，它涉及许多实际的问题，如前面提到的应急医疗服务设施（如医疗健康中心、救护车、消防站、移动警务站）的选址、新能源电动汽车、供应链网络、应急物资配置、电力系统、血液运输等。设施选址也常常与路径优化、库存优化等问题相结合。随着数学优化建模方法的不断壮大，设施选址模型也日渐丰富，尤其对于处理不确定环境下的设施选址问题。近年来，世界各地自然灾害频繁发生，给人们造成了巨大的损失和影响，因此，越来越多的学者着手研究应急物资配置网络或应急物流。根据计划时间的不同，应急物资配置网络可以分为两种，一种为灾前应急物资配置物流[3, 19-22]，另一种为灾后应急物资配置物流。在文献中对于这两者均有较多的研究，灾前应急物资配置强调预防性，通过对历史数据或者统计数据来提前确定应急物资的临时供应点和物资的分配网络；而灾后则强调灾害发生后的救灾响应能力，尤其在错综复杂的不确定环境下。无论哪一种类型，应急物资配置均属于一类设施选址问题，如分配中心、应急物资的临时供应点、仓库、避难场所等。

在应急物资配置的背景下，设施选址的过程中存在更多的不确定性，如应急物资的需求、成本、运输时间、设施中断、风险等。这些不确定因素很可能对决策的结果产生较大的影响，例如，按照确定模型下的方案，可能导致超出预算和不合理的物资分配方案，尤其在突发的不确定因素下（如设施中断）。因此，将更多的不确定因素融入设施选址的建模中，才能得出更具有灵活性和鲁棒性的配置方案，进而能够更有效地应对各种不确定性。目前，对于应急物资配置相关的文献，主要分为确定模型、动态模型、随机规划模型和鲁棒优化模型四类，除了确定模型，其他三类模型在一定程度上都考虑了不确定性，尤其研究较多的随机规划模型和鲁棒优化模型。尽管随机规划为设施选址提供了较好的方法，但也存在一定的弊端，即对不确定参数的概率分布的依赖性比较强，而对于有些不确定参数，人们很难获得精确或近似估计的概率分布，如设施发生中断。鲁棒优化模型完全不依赖不确定参数的概率分布信息，在一定程度上克服了该不足。

目前，尽管对于基于鲁棒优化对传统的设施选址的研究相对较多。对于不确定条件下的应急物资配置领域的鲁棒设施选址问题，国内外学者研究均相对较少，且大多是基于离散鲁棒随机情景优化[8]。对于基于不确定集合的相关研究则更少，且大多考虑某单一不确定因素，大多采用较简单的不确定集合，如interval，box，polyhedron，ellipsoid 等，而同时考虑两个不确定因素且两个独立不确定参数以乘积的形式出现的研究几乎没有，国内学者鲁棒选址建模研究还处于相对缓慢阶段。

本节运用鲁棒离散优化理论，基于传统设施选址问题，在分别考虑单一不确定因素的基础上，建立新颖的同时含有需求和运输成本乘积不确定性的鲁棒选址模型，引入两个不确定水平参数，调节解的最优性和鲁棒性。然后，在此基础上考虑设施发生中断，与现有文献[23-27]等假设已知设施发生中断概率不同，本节从另外一个角度考虑设施中断，在文献的基础上，采用一个 budget 不确定集合刻画发生中断的设施数目，建立了两阶段鲁棒优化设施选址模型，其中设施中断后的决策为 recourse 阶段，且推导出了两阶段混合线性整数规划，并提出了 C&CG 算法求解；最后，以自然灾害频发的四川西北地区为例，进行了算例分析。虽然本节强调的问题与文献[27]类似，但除了考虑设施中断外，还要考虑需求和运输成本的不确定性，且这两个不确定参数在模型中以乘积的形式存在，这是两者最大的不同。这不仅丰富应急物资配置的相关研究，也进一步拓展了鲁棒优化的应用领域。

3.3.2　考虑不确定需求和成本的鲁棒模型

本节考虑一个典型考虑容量的固定成本的设施选址问题与 p 中值问题的结合，在自然灾害或者突发事件发生前，进行灾前应急物资配置网络的预配置。在一系列潜在的应急物资的临时供应点和需求点中，确定最优的选址（ x_j ）、运输配送方案（ y_{ij} ），以最小化整个应急物资配送的总成本。该问题为一个长期的战略性决策，这就需要充分考虑各种不确定性，得出一个更鲁棒的配置方案。由于属于长期战略决策，这就决定了设施一旦建立开放，在短期不可能改变。接下来，简单地给出本节的符号和参数说明，并阐述确定模型。

本章不考虑设施库存持有成本，各选址设施点一次性供应顾客需求。设 $i \in I$ ，$i = 1, 2, \cdots, n$ 为需求顾客的集合； $j \in J, j = 1, 2, \cdots, m$ 为候选设施集合； a_i 为顾客 i

的需求量，在这里不明确阐述具体的应急物资种类，如饮用水、药品、帐篷和食物等，这里的需求是指饮用水、药品、帐篷和食物等的组合单位；f_j 为开放 j 设施的固定成本；h_j 为设施 j 的容量限制；c_{ij} 为设施 j 供应顾客 i 的单位运输成本；y_{ij} 为设施 j 供应顾客 i 的需求的比例，若 $y_{ij}=1$，则顾客 i 的所有需求全部来自设施 j 供应；若 $x_j=1$，则决定开放（新建）设施 j，否则 $x_j=0$。

基于上面的符号和参数说明，名义模型（即确定模型，DM）为

$$(\text{DM}): \min \sum_{j=1}^{m} f_j x_j + \sum_{i=1}^{n} \sum_{j=1}^{m} c_{ij} d_i y_{ij} \qquad (3.155)$$

$$\text{s.t.} \sum_{j=1}^{m} y_{ij}=1, \quad \forall i \in I \qquad (3.156)$$

$$\sum_{i=1}^{n} d_i y_{ij} \leqslant h_j, \quad \forall j \in J \qquad (3.157)$$

$$y_{ij} \leqslant x_j, \quad \forall i \in I, j \in J \qquad (3.158)$$

$$x_j \in \{0,1\}, 0 \leqslant y_{ij} \leqslant 1, \quad \forall i \in I, j \in J \qquad (3.159)$$

该名义模型为一个典型的有容量限制的固定建设成本的设施选址问题的变式，式(3.155)为最小化总成本，包括建立设施的固定成本和运输成本；约束(3.156)表示每个顾客的需求都要满足；约束（3.157）确保设施的库存限制能力；约束（3.158）为一个连接约束，说明只有已开放的设施才能够提供需求；约束（3.159）为 0-1 整数变量和非负变量。

目前物流运输网络中存在诸多的不确定因素，如需求、成本、风险、运输时间等，导致无法获取不确定参数的准确信息或者精确的概率分布。本节在传统选址模型基础上，建立鲁棒选址模型。由于在实际中很难准确地获得 a_i 和 c_{ij} 的准确数据或不确定参数的概率分布，本节考虑顾客需求 a_i 和运输成本 c_{ij} 存在不确定性，假设顾客需求和运输成本并没有直接的影响，即两者相互独立。

在鲁棒选址问题中，顾客需求为 $\tilde{d}_i$，且 $\tilde{d}_i \subseteq [d_i - a_i u_i, d_i + a_i u_i]$，$d_i$ 为名义模型中的顾客需求，a_i 为需求的扰动量，其不确定集为

$$U=\left\{u: \sum_{i=1}^{n} u_i \leqslant \Gamma_u, \forall i=1,2,\cdots,n, 0 \leqslant u_i \leqslant 1\right\}$$

单位运输成本为 $\tilde{c}_{ij}$，且 $\tilde{c}_{ij} \subseteq [c_{ij} - b_{ij} v_{ij}, c_{ij} + b_{ij} v_{ij}]$，$c_{ij}$ 为名义模型中的单位运输成本，b_{ij} 为运输成本的扰动量，其不确定集合为

$$V=\left\{v: \sum_{i=1}^{n} v_{ij} \leqslant \Gamma_{vj}, \forall j=1,2,\cdots,m, 0 \leqslant v_{ij} \leqslant 1\right\}$$

其中，Γ_u, Γ_{vj} 分别为顾客需求和单位运输成本的不确定集合的不确定预算水平，用来客观地衡量约束条件的保守程度，体现决策者的风险偏好程度；Γ_u, Γ_{vj} 的数

值越大，决策者的风险厌恶程度越高。

基于需求和运输成本的不确定性，接下来先讨论单一不确定因素的设施选址问题，然后给出同时考虑两个不确定因素下的选址模型。

若仅考虑单位运输成本为 $\tilde{c}_{ij}$ 存在不确定性，由于约束条件中不含 $\tilde{c}_{ij}$，则鲁棒模型仅目标函数（3.160）发生变化，鲁棒选址模型记为 RM_{tc}：

$$(\mathrm{RM}_{tc}): \min \sum_{j=1}^{m} f_j x_j + \max_{v \in V} \sum_{i=1}^{n} \sum_{j=1}^{m} (c_{ij} + b_{ij} v_{ij}) d_i y_{ij} \tag{3.160}$$

$$\mathrm{s.t.} \quad \sum_{j=1}^{m} y_{ij} = 1, \quad \forall i \in I$$

$$\sum_{i=1}^{n} d_i y_{ij} \leq h_j, \quad \forall j \in J$$

$$y_{ij} \leq x_j, \quad \forall i \in I, j \in J$$

$$x_j \in \{0,1\}, 0 \leq y_{ij} \leq 1, \quad \forall i \in I, j \in J$$

根据鲁棒优化和对偶理论，易得如下命题。

命题 3.13　鲁棒选址问题（3.160）与混合线性整数问题（3.161）～问题（3.167）等价。

$$\min \sum_{j=1}^{m} f_j x_j + \sum_{j=1}^{m} \sum_{i=1}^{n} c_{ij} d_i y_{ij} + t \tag{3.161}$$

$$\mathrm{s.t.} \quad \sum_{j=1}^{m} y_{ij} = 1, \quad \forall i \in I \tag{3.162}$$

$$\sum_{i=1}^{n} d_i y_{ij} \leq h_j, \quad \forall j \in J \tag{3.163}$$

$$y_{ij} \leq x_j, \quad \forall i \in I, j \in J \tag{3.164}$$

$$t \geq \sum_{j=1}^{m} \sum_{i=1}^{n} \theta_{ij} + \sum_{j=1}^{m} \beta_j \Gamma_{vj} \tag{3.165}$$

$$\theta_{ij} + \beta_j \geq b_{ij} d_i y_{ij}, \quad \forall i \in I, j \in J \tag{3.166}$$

$$t, \theta_{ij}, \beta_j \geq 0, \quad \forall i \in I, j \in J \tag{3.167}$$

$$x_j \in \{0,1\}, 0 \leq y_{ij} \leq 1, \quad \forall i \in I, j \in J. \tag{3.168}$$

若仅考虑顾客需求为 $\tilde{d}_i$ 存在不确定性，由于约束条件中仅约束（3.157）含有 $\tilde{d}_i$，则鲁棒模型目标函数和约束均发生变化，约束（3.157）为不确定需求限制，此模型记为 RM_d：

$$\min \sum_{j=1}^{m} f_j x_j + \max_{\boldsymbol{u} \in U} \sum_{i=1}^{n} \sum_{j=1}^{m} c_{ij} \left(d_i + a_i u_i \right) y_{ij} \tag{3.169}$$

$$\text{s.t.} \quad \max_{\boldsymbol{u} \in U} \sum_{i=1}^{n} (d_i + a_i u_i) y_{ij} \leqslant h_j, \quad \forall j \in J \tag{3.170}$$

$$\sum_{j=1}^{m} y_{ij} = 1, \quad \forall i \in I \tag{3.171}$$

$$y_{ij} \leqslant x_j, \quad \forall i \in I, j \in J \tag{3.172}$$

$$x_j \in \{0,1\}, 0 \leqslant y_{ij} \leqslant 1, \quad \forall i \in I, j \in J \tag{3.173}$$

命题 3.14 鲁棒约束（3.170）与问题（3.174）～问题（3.176）等价：

$$\sum_{i=1}^{n} d_i y_{ij} + \sum_{i=1}^{n} \rho_i^1 + \Gamma_u \theta_u^1 \leqslant h_j, \quad \forall j \in J \tag{3.174}$$

$$\rho_i^1 + \theta_u^1 \geqslant a_i y_{ij}, \quad \forall i \in I, j \in J \tag{3.175}$$

$$\rho_i^1, \theta_u^1 \geqslant 0, \quad \forall i \in I \tag{3.176}$$

命题 3.15 鲁棒选址问题（3.169）与混合线性整数问题（3.177）～问题（3.180）等价：

$$\min \sum_{j=1}^{m} f_j x_j + \sum_{j=1}^{m} \sum_{i=1}^{n} c_{ij} d_i y_{ij} + t \tag{3.177}$$

$$\text{s.t.} \quad t \geqslant \sum_{i=1}^{n} \alpha_i + \Gamma_u \gamma \tag{3.178}$$

$$\alpha_i + \Gamma \geqslant a_i c_{ij} y_{ij}, \quad \forall i \in I, j \in J \tag{3.179}$$

$$t, \alpha_i, \Gamma \geqslant 0, \quad \forall i \in I, j \in J \tag{3.180}$$

$$\sum_{i=1}^{n} v_{ij} \leqslant \Gamma_{vj}, \quad \forall j \in J$$

$$v_{ij} \leqslant 1, \quad \forall j \in J$$

$$\sum_{i=1}^{n} d_i y_{ij} + \sum_{i=1}^{n} \rho_i^1 + \Gamma_u \theta_u^1 \leqslant h_j, \quad \forall j \in J$$

$$\rho_i^1 + \theta_u^1 \geqslant a_i y_{ij}, \quad \forall i \in I, j \in J$$

$$\rho_i^1, \theta_u^1 \geqslant 0, \quad \forall i \in I$$

$$v_{ij} \geqslant 0, \quad \forall i \in I, j \in J$$

综合命题 3.14 和命题 3.15，除了目标函数中存在不确定性，约束（3.157）或约束（3.170）中也含有不确定需求，命题 3.14 给出了含有不确定需求的约束（3.170）的等价形式，相比之前的确定约束（3.157），约束（3.174）～约束（3.176）明显被加强，这使得鲁棒选址问题 RM_d 更为保守，这在一定程度上也体现出需求的不确定性对模型有更大的影响，与鲁棒选址模型 RM_{tc} 相比，这在算例分析中也可以看出，具体见图 3.5、表 3.15 和表 3.16。

在考虑单一不确定因素的基础上，接下来同时考虑顾客需求为 $\tilde{d}_i$ 和运输成本为 $\tilde{c}_{ij}$ 同时存在不确定性，则鲁棒设施选址决策模型记作 $\mathrm{RM}_{\mathrm{Both}}$：

$$(\mathrm{RM}_{\mathrm{Both}})\quad \min \sum_{j=1}^{m} f_j x_j + \max_{\boldsymbol{u}\in U, \boldsymbol{v}\in V} \sum_{i=1}^{n}\sum_{j=1}^{m}\tilde{c}_{ij}\tilde{d}_{ij} y_{ij} \qquad (3.181)$$

$$\mathrm{s.t.}\ \sum_{j=1}^{m} y_{ij}=1,\quad \forall i\in I$$

$$y_{ij}\leqslant x_j,\quad \forall i\in I, j\in J$$

$$t\geqslant \sum_{j=1}^{m}\sum_{i=1}^{n}\theta_{ij}+\sum_{j=1}^{m}\beta_j \varGamma_{vj}$$

$$\max_{\boldsymbol{u}\in U}\sum_{i=1}^{n}(d_i+a_i u_i)y_{ij}\leqslant h_j,\quad \forall j\in J$$

$$x_j\in\{0,1\}, 0\leqslant y_{ij}\leqslant 1,\quad \forall i\in I, j\in J$$

由于顾客需求和运输成本同时不确定，且问题（3.181）的需求与运输成本以乘积的形式存在，这在一定程度上增加了模型的难度。易知，问题（3.181）为非凸的双层非线性规划模型，但由于不确定集合均为 box 不确定集，此问题可转化为单层混合线性整数规划问题。顾客需求为 $\tilde{d}_i$ 和单位运输成本为 $\tilde{c}_{ij}$ 分别包含于一个对称的有界闭区间，则引入辅助变量 t：

$$t\geqslant \max_{\boldsymbol{u}\in U, \boldsymbol{v}\in V}\sum_{i=1}^{n}\sum_{j=1}^{m}\tilde{c}_{ij}\tilde{d}_i y_{ij}\sum_{i=1}^{n}\sum_{j=1}^{m}c_{ij}d_i y_{ij}+\max_{\boldsymbol{u}\in U, \boldsymbol{v}\in V}\sum_{i=1}^{n}\sum_{j=1}^{m}(c_{ij}a_i u_i+b_{ij}v_{ij}d_i+a_i b_{ij}u_i v_{ij})y_{ij}$$

$$(3.182)$$

对于任意固定的 y_{ij} 值，$\sum_{i=1}^{n}\sum_{j=1}^{m}c_{ij}d_i y_{ij}$ 为名义问题的总运输成本，故式（3.182）等价于固定总运输成本加上后半部分的最大化问题，引入辅助决策变量 w_{ij}，将非线性表达式线性化，不妨令 $w_{ij}=u_i v_{ij}$，由于 $0\leqslant u_i\leqslant 1$，则式（3.182）可重新表达为问题（3.183）～问题（3.189）：

$$\max_{\boldsymbol{u},\boldsymbol{v},\boldsymbol{w}}\sum_{i=1}^{n}\sum_{j=1}^{m}(c_{ij}a_i u_i+b_{ij}v_{ij}d_i+a_i b_{ij}w_{ij})y_{ij} \qquad (3.183)$$

$$\mathrm{s.t.}\ u_i\leqslant 1,\quad \forall i\in I \qquad (3.184)$$

$$v_{ij}\leqslant 1,\quad \forall i\in I, j\in J \qquad (3.185)$$

$$-u_i+w_{ij}\leqslant 0,\quad \forall i\in I, j\in J \qquad (3.186)$$

$$\sum_{i=1}^{n}u_i\leqslant \varGamma_u \qquad (3.187)$$

$$\sum_{i=1}^{n} v_{ij} \leqslant \Gamma_{vj}, \quad \forall i \in I, j \in J \tag{3.188}$$

$$u_i, v_{ij}, w_{ij} \geqslant 0, \quad \forall i \in I, j \in J \tag{3.189}$$

命题 3.16　对于固定的分配 $y_{ij} \in [0,1]$，则任意给定的整数 Γ_u 和 Γ_{vj}，问题（3.183）～问题（3.189）的最优解 $(u^*,\ v^*,\ w^*)$ 也为整数。

要想证明命题 3.16 成立，只需证明约束条件的矩阵具有完全幺模性，这个概念与前面的类似。命题 3.16 从理论分析问题（3.183）～问题（3.189）的最优解仅在由约束（3.184）～约束（3.189）组成的多面体顶点取得。

由于问题（3.183）～问题（3.189）的最优目标为总成本最小化，根据强对偶性，以 u_i, v_{ij}, w_{ij} 为决策变量，对于约束（3.184）～约束（3.189），分别引入对偶变量 $\alpha_i, \theta_{ij}, h_{ij}, \pi_{ij}, \gamma, \beta_j$，则模型（3.183）～模型（3.189）的对偶问题为式（3.190）～式（3.194）：

$$\min \Gamma_u \Gamma' + \sum_{j=1}^{m} \Gamma_{vj} \beta_j + \sum_{i=1}^{n} \alpha_i + \sum_{i=1}^{n} \sum_{j=1}^{m} \theta_{ij} \tag{3.190}$$

$$\text{s.t.} \quad -\sum_{j=1}^{m} h_{ij} + \Gamma' + \alpha_i \geqslant \sum_{j=1}^{m} c_{ij} a_i y_{ij}, \quad \forall i \in I \tag{3.191}$$

$$-\pi_{ij} + \beta_j + \theta_{ij} \geqslant b_{ij} d_i y_{ij}, \quad \forall i \in I, j \in J \tag{3.192}$$

$$h_{ij} + \pi_{ij} \geqslant b_{ij} a_i y_{ij}, \quad \forall i \in I, j \in J \tag{3.193}$$

$$h_{ij}, \pi_{ij}, \Gamma, \beta_j, \alpha_i, \theta_{ij} \geqslant 0, \quad \forall i \in I, j \in J \tag{3.194}$$

命题 3.17　鲁棒选址问题（3.181）与混合线性整数问题（3.195）等价。

证明：结合命题 3.13 和命题 3.14 的证明过程，加上问题（3.183）～问题（3.189）的等价转化，易得出命题 3.17 的结论，在这里不再重复陈述。

因此，将非凸的双层线性规划模型（3.181），转化为易求解的单层混合整数线性规划问题（3.195），且在多项式时间内易求解，则可以调用目前现有的数学求解器（如 CPLEX，GUROBI，GAMS）求解。

$$\min \sum_{j=1}^{m} f_j x_j + \sum_{i=1}^{n} \sum_{j=1}^{m} c_{ij} d_i y_{ij} + \Gamma_u \Gamma' + \sum_{j=1}^{m} \Gamma_{vj} \beta_j + \sum_{i=1}^{n} \alpha_i + \sum_{i=1}^{n} \sum_{j=1}^{m} \theta_{ij} \tag{3.195}$$

$$\text{s.t.} \ \text{式}(3.156), \text{式}(3.158), \text{式}(3.159), \text{式}(3.191) \sim \text{式}(3.194)$$

命题 3.18　当 $\Gamma_u = \Gamma_{vj} = 0$ 时，RM_{Both} 等价于确定模型（DM）；当 $\Gamma_u = 0$ 时，RM_{Both} 等价于 RM_{tc}；当 $\Gamma_{vj} = 0$ 时，RM_{Both} 等价于确定模型 RM_d。

根据不确定集合的定义，很容易推出命题 3.18，它给出了各个模型之间的等价关系，有助于分析各个不确定因素对模型的影响。

3.3.3 考虑设施中断的两阶段鲁棒模型

在选址的过程中，可能由于人为蓄意破坏或者自然灾害，某些设施发生中断，全部丧失其提供服务的功能。这时在正常情况下由这些中断设施提供服务的顾客，需要重新选择新的供应点和分配。在本节中，除了前面考虑需求和运输成本的不确定性，还考虑设施发生中断的不确定性。考虑两种情景，正常情况下和中断情况下。在 2.3.2 节的设施选址模型为正常情况下的决策，与之相对的是中断情况下，假设设施发生中断情景下的选址决策。目前考虑中断的设施选址的大部分文献，假设已知设施发生中断的概率，实际人们很难得到设施发生中断的概率分布。与这些文献中刻画中断的思路不同，本节引入一个 0-1 变量 z_j 描述设施 j 的状态。如果 $z_j = 1$，则表明设施 j 发生中断；如果 $z_j = 0$，则表明设施 j 正常。利用一个特殊的 budget 不确定集合 $\mathcal{Z}$ 刻画设施发生中断的状态，其中 k 控制发生中断的设施的最大数目，显然，如果 $k = 0$，则模型等价于正常情况下的模型。这种方法的优势在于完全不依赖设施中断相关参数的概率分布信息，不需要知道设施发生中断的概率，只关心设施发生中断的状态和个数，这也正是鲁棒优化的思想，对于不确定集合中的任何的实现值，在一定的不确定水平下，鲁棒解均可行。

$$\mathcal{Z} = \left\{ z : \sum_{j \in J} z_j \leqslant k, z_j \in \{0,1\} \right\}$$

对于设施发生中断情况下，需求和运输成本仍然存在不确定性，这也是与文献[27]最大的不同。与前面一样，仍然借助 budget 不确定集合刻画不确定需求和运输成本，此时需求和运输成本的不确定程度与 3.3.2 节的可能不同，因此考虑新的参数和符号，$\tilde{d}'_i$ 表示中断情况下不确定需求，$\tilde{c}'_{ij}$ 表示中断情况下的运输成本，类似地，不确定需求 $\tilde{d}'_i \subseteq \left[d'_i - a'_i u'_i, d'_i + a'_i u'_i \right]$，不确定运输成本 $\tilde{c}'_{ij} \subseteq \left[c'_{ij} - b'_{ij} v'_{ij}, c'_{ij} + b'_{ij} v'_{ij} \right]$，其不确定集合分别为

$$U' = \left\{ u' : \sum_{i \in I} u'_i \leqslant \Gamma'_u, \forall i \in I, 0 \leqslant u'_i \leqslant 1 \right\}$$

$$V' = \left\{ v' : \sum_{i \in I} v'_{ij} \leqslant \Gamma'_{vj}, \forall i \in I, j \in J, 0 \leqslant v'_{ij} \leqslant 1 \right\}$$

在 3.3.2 节，$\Gamma_u(\Gamma_v)$ 为 budget 不确定水平参数，它在一定程度上体现了决策者的风险偏好和保守程度。$\Gamma_u(\Gamma_v)$ 越大，说明模型越保守，当 $\Gamma_u = \Gamma_v = 0$ 时，模型不受不确定性的影响，与确定模型（DM）等价。在中断发生后，人们仍然不知道需求和运输成本如何变化，增加、降低，还是不变，因为很难估计这些参数

的概率分布。所以，仍然采用鲁棒不确定集合（Γ'_u, Γ'_v）来描述需求和运输成本的不确定性。

本节，考虑一个没有容量限制的 p 中值设施选址问题，p 为计划开放的设施的个数。在中断情况下，新的决策变量 w_{ij} 表示顾客 i 由设施 j 提供的需求的比例（$w_{ij} \in [0,1]$），决策变量 q_i 表示未被满足的需求的比例，再加上描述设施中断状态的 0-1 变量 z_j。基于正常情况下和中断情况下，引入一个风险测度参数 $\rho, 0 \leqslant \rho \leqslant 1$ 来权衡正常情况下和中断情况下的成本。ρ 在一定程度上反映了中断程度的影响，ρ 越大，表明设施发生中断的影响程度越大。此外，ρ 也客观体现了在两阶段鲁棒选址问题中，设施选址的组成结构，即正常情况和中断情况下的比例。

基于上面的描述，同时考虑需求、运输成本和设施发生中断的不确定性，提出了一个两阶段鲁棒选址模型，其中第二阶段决策为中断情况下的选址，具体表示为

$$(\text{2-RPLP}): \quad TC = (1-\rho)\text{obj}_1 + \rho\text{obj}_2 \tag{3.196}$$

其中，obj_1 和 obj_2 分别为正常情况下和中断情况下的成本：

$$\text{obj}_1 = \min \sum_{j \in J} f_j x_j + \max_{\tilde{c}, \tilde{d}} \sum_{i \in I} \sum_{j \in J} \tilde{c}_{ij} \tilde{d}_i y_{ij} \tag{3.197}$$

$$\text{s.t.} \quad y_{ij} \leqslant x_j, \quad \forall i \in I, j \in J \tag{3.198}$$

$$\sum_{j \in J} y_{ij} = 1, \quad \forall i \in I \tag{3.199}$$

$$\sum_{j \in J} x_j = p \tag{3.200}$$

$$y_{ij} \geqslant 0, x_j \in \{0,1\}, \quad \forall i \in I, j \in J \tag{3.201}$$

对于第二阶段决策：

$$\text{obj}_2 = \min_{x,y} \max_{e',d',z} \min_{w,q \in R(y,z)} \sum_{i \in I} \sum_{j \in J} \tilde{c}'_{ij} \tilde{d}'_i w_{ij} + \sum_{i \in I} M \tilde{d}'_i q_i \tag{3.202}$$

$$R(y,z) = w_{ij} \leqslant 1 - z_j, \quad \forall i \in I, j \in J \tag{3.203}$$

$$w_{ij} \leqslant x_j, \quad \forall i \in I, j \in J \tag{3.204}$$

$$\sum_{j \in J} w_{ij} + q_i = 1, \quad \forall i \in I \tag{3.205}$$

$$w_{ij}, q_i \geqslant 0, \quad \forall i \in I, j \in J \tag{3.206}$$

其中

$$z \in \mathcal{Z} = \left\{ z : \sum_{j \in J} z_j \leqslant k, z_j \in \{0,1\} \right\}$$

对两阶段鲁棒模型（2-RPLP），其目标为最小化加权正常情况（第一阶段）下的成本和设施发生中断情况（第二阶段）下的成本。对于 recourse 阶段；约束（3.203）确保只有幸存的设施才能够提供需求服务；约束（3.204）意味着只有开放的设施才能够提供服务；约束（3.205）表明为满足部分需求 q_i 需要受到惩罚，在目标函数中，最后一项为对未满足的部分需求的惩罚，M 为惩罚因子，在该模型中设置 M 为 $\max\limits_{i \in I, j \in J} c_{ij}$；约束（3.206）限制了决策 recourse 阶段决策变量的范围。

显然，对于第一阶段 obj_1 来说，是一个双层的 min-max 优化问题，对于内层最大化问题，可以参考 3.3.2 节同时考虑需求和运输成本不确定的情况，根据对偶理论，引入辅助变量将非线性表达式线性化。命题 3.19 给出了最终的混合线性整数规划的等价问题，在这里就不再陈述详细的证明过程。

命题 3.19　第一阶段 obj_1 等价于混合线性整数规划的鲁棒等价问题（3.207）～问题（3.211）。

证明：该命题的证明推导过程与前面小节中的类似，在这里不再重复阐述。

$$\min \sum_{j \in J} f_j x_j + \Gamma_u \gamma + \sum_{j \in J} \Gamma_{vj} \beta_j + \sum_{i \in I} \alpha_i + \sum_{i \in I} \sum_{j \in J} (\theta_{ij} + c_{ij} d_i y_{ij}) \qquad (3.207)$$

$$\text{s.t.}\quad y_{ij} \leqslant x_j, \quad \forall i \in I, j \in J$$

$$\sum_{j \in J} y_{ij} = 1, \quad \forall i \in I$$

$$\sum_{j \in J} x_j = p$$

$$y_{ij} \geqslant 0, x_j \in \{0,1\}, \quad \forall i \in I, j \in J$$

$$-\sum_{j \in J} h_{ij} + \gamma + \alpha_i \geqslant \sum_{j \in J} c_{ij} a_i x_{ij}, \quad \forall i \in I \qquad (3.208)$$

$$-\pi_{ij} + \beta_j + \theta_{ij} \geqslant b_{ij} d_i x_{ij}, \quad \forall i \in I, j \in J \qquad (3.209)$$

$$h_{ij} + \pi_{ij} \geqslant b_{ij} a_i x_{ij}, \quad \forall i \in I, j \in J \qquad (3.210)$$

$$h_{ij}, \pi_{ij}, \gamma, \beta_j, \alpha_i, \theta_{ij} \geqslant 0, \quad \forall i \in I, j \in J \qquad (3.211)$$

对于中断情况下 recourse 问题 obj_2，注意到 obj_2 为一个更为复杂的问题，它是一个三层 min-max-min 优化问题。对于这个问题，中间的 max 仍然可以采用之前相同的技巧，利用线性化技术和对偶理论来等价转化，对于最内层的 min 问题，注意到决策变量 w_{ij}, q_i 均为连续变量。因此，利用对偶理论，将最内层的 min 转化为 max 问题。引入对偶变量 ξ_{ij}, ϕ_{ij}，则最内层问题可等价为问题（3.212）～问题（3.215）。

$$\max \sum_{i \in I} \sum_{j \in J} (1 - z_j) \xi_{ij} + \sum_{i \in I} \sum_{j \in J} x_j \phi_{ij} + \sum_{i \in I} s_i \qquad (3.212)$$

$$\text{s.t.} \quad \xi_{ij} + \phi_{ij} + s_i \leq \tilde{c}_{ij}\tilde{d}_i, \quad \forall i \in I, j \in J \tag{3.213}$$

$$s_i \leq M\tilde{d}_i, \quad \forall i \in I \tag{3.214}$$

$$\xi_{ij}, \phi_{ij} \leq 0, \quad \forall i \in I, j \in J \tag{3.215}$$

在问题（3.212）～问题（3.215）中，含有不确定需求和不确定运输成本，与 2.3.2 节中的命题 3.14 和命题 3.17 类似，将鲁棒约束（3.212）和约束（3.213）转化为易求解处理的鲁棒等价形式，在这里同样不再阐述细节。此时，recourse 问题 obj_2 变为 $\min\limits_{x,y} \max\limits_{u \in \mathcal{U}, v \in \mathcal{V}, \xi_{ij}, \phi_{ij}}$。由于 max 问题中含有 0-1 变量 z_j，不能直接采用前面的技巧（对偶理论），重新将 max 内层问题转化为 min。所以，将不确定集合中的约束添加到约束中，得到新的 min-max recourse 阶段问题（3.216）～问题（3.229）：

$$\text{obj}_2 = \max \sum_{i \in I}\sum_{j \in J}(\xi_{ij} - \delta_{ij}) + \sum_{i \in I}\sum_{j \in J}x_j\phi_{ij} + \sum_{i \in I}s_i \tag{3.216}$$

$$\text{s.t} \ -u_i' + \zeta_{ij} \leq 0, \quad \forall i \in I, j \in J \tag{3.217}$$

$$-v_{ij}' + \zeta_{ij} \leq 0, \quad \forall i \in I, j \in J \tag{3.218}$$

$$\sum_{i \in I}u_i' \leq \Gamma_u' \tag{3.219}$$

$$\sum_{i \in I}v_{ij}' \leq \Gamma_{vj}', \quad \forall j \in J \tag{3.220}$$

$$0 \leq u_i' \leq 1, \quad \forall i \in I \tag{3.221}$$

$$0 \leq v_{ij}' \leq 1, \quad \forall i \in I, j \in J \tag{3.222}$$

$$\sum_{j \in J}z_j \leq k \tag{3.223}$$

$$\xi_{ij} + \phi_{ij} + s_i \leq c_{ij}'d_i' + c_{ij}'a_i'u_i' + b_{ij}'d_i'v_{ij}' + b_{ij}'a_i'\zeta_{ij}, \quad \forall i \in I, j \in J \tag{3.224}$$

$$s_i \leq M(d_i' + a_i'u_i'), \quad \forall i \in I \tag{3.225}$$

$$\delta_{ij} \leq \xi_{ij} + N(1 - z_j), \quad \forall i \in I, j \in J \tag{3.226}$$

$$\delta_{ij} \geq \xi_{ij}, \quad \forall i \in I, j \in J \tag{3.227}$$

$$\delta_{ij} \geq -Nz_j, \quad \forall i \in I, j \in J \tag{3.228}$$

$$z_j \in \{0,1\}, \xi_{ij}, \phi_{ij}, \delta_{ij} \leq 0, \quad \forall i \in I, j \in J \tag{3.229}$$

根据命题 3.19 可以得出，第一阶段模型可以等价转化为单一的 min 问题（3.207）～问题（3.211），由于第二阶段的 recourse 问题为一个复杂的双层 min-max 模型，所以，两阶段鲁棒问题为一个 min-max 问题，无法直接采用现有的数学求解器直接求解。目前文献中对于含有 recourse 决策的两阶段模型，常见的求解方法有样本均值近似、Benders 分解、L-Shaped 等方法。由于 recourse 子问题中含有整数变量，则这给 benders 分解或者 L-Shaped 方法带来了挑战，这也是 Benders 分解算法的不足之处。基于文献中的列与约束生成算法，针对本节中的 min-max 双层优化模型，提出了 C&CG 算法。

　　C&CG 算法中，将原问题分为主问题（MP）和子问题（SP），对于两阶段鲁棒设施选址模型，第一阶段的决策为主问题 MP，内层的 max 问题为子问题 SP。对于 SP，即为中断情况下的模型式（3.216）~式（3.229），对于 MP 可以表示为

$$(\text{MP}):\min(1-\rho)\mu+\rho\eta \tag{3.230}$$

$$\text{s.t.} \quad y_{ij} \leqslant x_j, \quad \forall i \in I, j \in J \tag{3.231}$$

$$\mu \geqslant f_j x_j + \Gamma_u \gamma + \sum_{j \in J} \Gamma_{vj} \beta_j + \sum_{i \in I} \alpha_i + \sum_{i \in I} \sum_{j \in J} (\theta_{ij} + c_{ij} d_i y_{ij}) \tag{3.232}$$

$$\sum_{j \in J} y_{ij} = 1, \quad \forall i \in I \tag{3.233}$$

$$\sum_{j \in J} x_j \leqslant p \tag{3.234}$$

$$-\sum_{j \in J} h_{ij} + \gamma + \alpha_i \geqslant \sum_{j \in J} c_{ij} a_i y_{ij}, \quad \forall i \in I \tag{3.235}$$

$$-\pi_{ij} + \beta_j + \theta_{ij} \geqslant b_{ij} d_i y_{ij}, \quad \forall i \in I, j \in J \tag{3.236}$$

$$h_{ij} + \pi_{ij} \geqslant b_{ij} a_i y_{ij}, \quad \forall i \in I, j \in J \tag{3.237}$$

$$\eta \geqslant \sum_{i \in I} \sum_{j \in J} \tilde{c}_{ij}^{\ k} \tilde{d}_i^{\ k} w_{ij}^k + \sum_{i \in I} M \tilde{d}_i'^k q_i^k \tag{3.238}$$

$$w_{ij}^k \leqslant 1 - z_j^k, \quad \forall i \in I, j \in J \tag{3.239}$$

$$w_{ij}^k \leqslant x_j, \quad \forall i \in I, j \in J \tag{3.240}$$

$$\sum_{j \in J} w_{ij}^k + q_i^k = 1, \quad \forall i \in I \tag{3.241}$$

$$h_{ij}, \pi_{ij}, \gamma, \beta_j, \alpha_i, \theta_{ij}, y_{ij}, w_{ij}^k, q_i^k \geqslant 0, \quad \forall i \in I, j \in J \tag{3.242}$$

$$x_j \in \{0,1\}, \quad \forall j \in J \tag{3.243}$$

$$\eta \geqslant \sum_{i \in I} \sum_{j \in J} \tilde{c}_{ij}^{\ k+1} \tilde{d}_i^{\ k+1} w_{ij}^{k+1} + \sum_{i \in I} M \tilde{d}_i'^{k+1} q_i^k + 1 \tag{3.244}$$

$$w_{ij}^{k+1} \leqslant 1 - z_j^{k+1}, \quad \forall i \in I, j \in J \tag{3.245}$$

$$w_{ij}^{k+1} \leqslant x_j, \quad \forall i \in I, j \in J \tag{3.246}$$

$$\sum_{j \in J} w_{ij}^{k+1} + q_i^{k+1} = 1, \quad \forall i \in I \tag{3.247}$$

$$w_{ij}^{k+1}, q_i^{k+1} \geqslant 0, \quad \forall i \in I, j \in J \tag{3.248}$$

　　算法 3.3 给出了 C&CG 算法的基本流程，与 BD 算法相比，C&CG 算法具有

一定的优越性，它并不对子问题及其变量有严格的限制，如必须连续变量等。

算法 3.3　列与约束生成（C&CG）算法

1：初始化 UB $= +\infty$ ，LB $= -\infty$ ， $k = 0$ 。

2：求解主问题（MP）

3：得到最优解 μ_{k+1} ， $y^{k+1}, x^{k+1}, h^{k+1}, \pi^{k+1}, \Gamma^{k+1}, \beta^{k+1}, \alpha^{k+1}, \theta^{k+1}, \eta^{k+1}, w^1, \cdots, w^{k+1}$ ， $q^1, \cdots, q^{k+1}$ 和目标值 MPObj^{k+1} ；

4：更新 LB $= \max\left\{\mathrm{LB}, \mathrm{MPObj}^{k+1}\right\}$ 。

5： y 固定为 y^{k+1} ，求解子问题（3.216）~问题（3.229），得到最优解 SPObj^{k+1} 。

6：更新 UB ， UB $= \min\left\{\mathrm{UB}, (1-\rho)\mu_{k+1} + \rho \cdot \mathrm{SPObj}^{k+1}\right\}$ 。

7：**If then** $(\mathrm{UB} - \mathrm{LB})/\mathrm{LB} \leqslant \varepsilon$

8：算法停止，得到最优解。

9：**End if**

10：**If then** $(\mathrm{UB} - \mathrm{LB})/\mathrm{LB} > \varepsilon$

11：利用 $z^{k+1}, u'_{k+1}, v'_{k+1}, \tilde{d}'_{k+1} = d' + a'u'_{k+1}, \tilde{c}'_{k+1} = c' + b'v'_{k+1}$ 。添加变量 w^{k+1} 和 q^{k+1} 和下面的约束到主问题中。

12：令 $k = k + 1$ ，返回步骤 2.

13：**End if**

3.3.4　算例分析

四川西北部是地震、泥石流、滑坡等自然灾害发生比较密集的区域，选取龙门山断裂带及其邻区作为地震等自然灾害发生的潜在区域。在该实例中，潜在的受灾点同时也是应急资源临时供应的候选地点，选取可能的受灾点有理县、汶川、茂县、都江堰、成都市郫都区、彭州、什邡、绵竹、绵阳市安州区、北川、广汉、中江、三台共 13 个县市区，分别标号为 1, 2, $\cdots$, 13。根据 2014 年四川省统计年鉴、物价水平以及各地区的人均 GDP，考虑饮用水、食品、药品和帐篷等应急资源，各潜在的受灾点的建设成本和临时供应点的仓库容量见表 3.12，在 3.3.3 节考虑设施发生中断的两阶段鲁棒模型中，不考虑每个设施容量的限制，即属于无容量限制版本的设施选址问题。应急资源的名义需求和扰动量见表 3.13，其中各受灾点的名义需求是根据各地区人口密度估计的，扰动量的比例分别为 2%、5%、10%，表 3.13 为需求 5% 的扰动；表 3.14 为需求点到受灾点的名义运输成本；在该问题中同样考虑运输成本的扰动比例为 5%。在考虑不确定水平 Γ_{vj} 时，假设相对应各约束的变化幅度相等，即 $\Gamma_{vj} = \Gamma_v$ ， $\Gamma'_{vj} = \Gamma'_v$ ，且不妨设 $\Gamma_u, \Gamma_v, \Gamma'_u, \Gamma'_v$ 均为整数。其他相关参数的设置参考具体分析。

表 3.12　各候选设施的固定成本（万元）及容量限制（单位）

f	1	2	3	4	5	6	7	8	9	10	11	12	13
f_j	3.06	3.83	4.2	2.75	3.75	3.13	3.97	3.23	1.94	1.36	3.7	1.78	1.36
z_j	1135	1207	1163	1101	1250	1392	1377	1097	1312	1139	1347	1105	1352

表 3.13　各需求点的名义需求量 d_i（单位）及其扰动量（5%）

i	1	2	3	4	5	6	7	8	9	10	11	12	13
d_i	179	267	290	421	569	467	421	348	417	336	435	561	545
a_i	8.95	13.35	14.5	21.05	28.45	23.35	21.05	17.4	20.85	16.8	21.75	28.05	27.25

表 3.14　各需求点到各候选设施的名义运输成本 c_{ij}（元/单位）

(i,j)	1	2	3	4	5	6	7	8	9	10	11	12	13
1	0	57	97	132	161	183	212	230	274	286	209	273	313
2	57	0	40	76	105	127	156	174	219	230	153	213	258
3	97	40	0	116	146	167	196	153	127	117	193	258	216
4	132	76	116	0	34	36	84	103	147	159	81	142	187
5	161	105	146	34	0	24	60	78	123	134	57	117	158
6	183	127	167	36	24	0	32	54	98	109	38	98	156
7	212	156	196	84	60	32	0	27	76	88	25	64	134
8	230	174	153	103	78	54	27	0	48	56	56	78	118
9	274	219	127	147	123	98	76	48	0	13	83	73	82
10	286	230	117	159	134	109	88	56	13	0	94	83	143
11	209	153	193	81	57	38	25	56	83	94	0	65	122
12	273	213	258	142	117	98	64	78	73	83	65	0	49
13	313	258	216	187	158	156	134	118	82	143	122	49	0

在 3.3.2 节基于需求和运输成本不确定性的鲁棒选址模型，由于其最终的鲁棒等价问题为混合线性整数规划问题，因此直接可以用数学求解器求解。本节的模型用 GAMS 编程，并调用 CPLEX 12.7 为求解器，在 Intel i7 2.7GHz 16GB RAM 的环境下进行求解，对于本节的模型，利用 GAMS 调用 CPLEX 12.7 求解器，均可在十秒内得到最优解。记 Z^D 为名义模型的最优总成本，Z^R 为鲁棒模型的最优总成本，$\alpha = (Z^R - Z^D) / Z^D \times 100\%$ 为在不同不确定水平和扰动比例下的相对鲁棒

指标，在一定程度上可衡量最优解的鲁棒性。根据命题 3.18，当不确定水平 $\Gamma_u = \Gamma_v = 0$ 时，鲁棒选址问题 RM_{Both} 等价于名义选址模型 DM，$Z^D = 232160$；当 $\Gamma_u = 0$ 时，等价于仅考虑运输成本不确定问题 RM_{tc}；当 $\Gamma_v = 0$ 时，等价于仅考虑需求不确定问题 RM_d。图 3.3 为仅考虑需求或运输成本不确定时，总成本随不确定水平参数 Γ_u 或 Γ_v 的变化趋势。结果表明，当不确定水平参数 $\Gamma_v \leqslant 2$ 时，随着 Γ_v 逐渐增加，最优总成本增加，当 $\Gamma_v \geqslant 2$ 时，最优总成本趋于不变；然而，对于需求不确定水平参数 Γ_u 的增加，最优总成本持续增加，且总成本明显高于仅考虑不确定运输成本下的最优总成本。因此，一定程度上说明需求的不确定性比运输成本的不确定性对最优的总成本影响大。

当 $\Gamma_u = \Gamma_v = 13$ 时，问题为绝对鲁棒选址问题，最坏情况下的最优成本为 $Z^R(13,13) = 250092$。表 3.15 为在不同不确定水平组合 (Γ_u, Γ_v) 下，需求和运输成本的扰动比例均 5% 时的最优选址总成本，不确定参数组合 (Γ_u, Γ_v) 和总成本变化趋势。根据表 3.15 可知，当需求量的扰动比例为 5% 时，随着不确定水平组合 Γ_u 和 Γ_v 的增加，最小成本非递减，但是增长的幅度不同，当 Γ_u 和 Γ_v 较小时，最优成本增加平缓或保持不变，当 Γ_u 和 Γ_v 较大时，最优总成本增加效果明显，尤其 $Z^R(13,13) = 250092$，此时 $\alpha = 0.0772$，较之名义模型，最优成本增加 7.72%。同样地，当 Γ_v 较小且固定时，随着 Γ_u 的增加，最优总成本增加显著，这说明需求的不确定性对最优总成本的影响较大。同理当 Γ_u 较小且固定时，随着 Γ_v 的增加，最优总成本先逐渐缓慢增加后几乎保持不变，这说明运输成本的不确定性对最优解的影响较小，在这里得出与前面同样的结论。所以，较之运输成本的不确定性，需求的不确定性对总成本的影响占主导地位，这也比较容易解释，在鲁棒设施选址模型中，运输成本仅出现在目标中，然而需求不仅出现在目标中，某一选址点容量的约束中也存在不确定需求，正如命题 3.14 所表述的，这在一定程度上加剧需求的不确定性对总成本的影响。换句话说，需求的波动与候选点库存容量的约束有关，这会直接影响候选点的选择。由于临近点之间的名义运输成本相差不是很大，运输成本对总成本的影响较小。

表 3.15　不同（Γ_u, Γ_v）组合下的最优总成本（十万元）

	0	1	2	3	4	5	6	7	8	9	10	11	12	13
0	2.322	2.343	2.36	2.361	2.361	2.361	2.361	2.361	2.361	2.361	2.361	2.361	2.361	2.361
1	2.338	2.36	2.377	2.378	2.378	2.378	2.378	2.378	2.378	2.378	2.378	2.378	2.378	2.378
2	2.354	2.376	2.393	2.395	2.395	2.395	2.395	2.395	2.395	2.395	2.395	2.395	2.395	2.395
3	2.374	2.396	2.412	2.416	2.416	2.416	2.416	2.416	2.416	2.416	2.416	2.416	2.416	2.416
4	2.391	2.413	2.429	2.434	2.434	2.434	2.434	2.434	2.434	2.434	2.434	2.434	2.434	2.434

	0	1	2	3	4	5	6	7	8	9	10	11	12	13
5	2.408	2.429	2.445	2.451	2.451	2.451	2.451	2.451	2.451	2.451	2.451	2.451	2.451	2.451
6	2.424	2.447	2.462	2.468	2.468	2.468	2.468	2.468	2.468	2.468	2.468	2.468	2.468	2.468
7	2.438	2.463	2.477	2.483	2.483	2.483	2.483	2.483	2.483	2.483	2.483	2.483	2.483	2.483
8	2.45	2.476	2.49	2.491	2.491	2.491	2.491	2.491	2.491	2.491	2.491	2.491	2.491	2.491
9	2.461	2.483	2.494	2.494	2.494	2.494	2.494	2.494	2.494	2.494	2.494	2.494	2.494	2.494
10	2.464	2.485	2.496	2.496	2.496	2.496	2.496	2.496	2.496	2.496	2.496	2.496	2.496	2.496
11	2.465	2.486	2.498	2.498	2.498	2.498	2.498	2.498	2.498	2.498	2.498	2.498	2.498	2.498
12	2.467	2.488	2.5	2.5	2.5	2.5	2.5	2.5	2.5	2.5	2.5	2.5	2.5	2.5
13	2.468	2.489	2.501	2.501	2.501	2.501	2.501	2.501	2.501	2.501	2.501	2.501	2.501	2.501

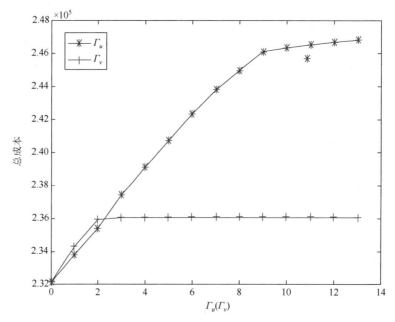

图 3.3 单一不确定因素下最优总成本随 Γ_u 或 Γ_v 变化

对于不同的不确定水平 Γ_u 和 Γ_v 及需求量的扰动比例（2%，5%，10%）的各种组合的计算结果见表 3.16，其中运输成本的扰动比例为 5%。由表 3.16 知，随着 Γ_u 和 Γ_v 的增加，模型解的保守性增强，最优总成本增加。当需求的扰动比例相同时，最优总成本随着不确定水平的增加而增加，决策者可根据自己对不确定性的风险偏好程度选择最佳的不确定水平组合 (Γ_u, Γ_v)；当不确定水平组合

(Γ_u, Γ_v) 相同时，随着需求的扰动比例增加，最优总成本也大幅度增加，这意味着不确定程度越大，付出的代价也越大。以 $\Gamma_v = 0$ 为例，不同需求扰动比例下最优总成本 Γ_u 的变化如图 3.4 所示。表 3.16 中随着 (Γ_u, Γ_v) 的增加，α 的值逐渐增加，反映了模型保守性较强，但当需求扰动比例为 10%，且 (Γ_u, Γ_v) 较大时，$\alpha \leq 0.147$，这体现了偏离名义模型最优值的相对比例，同时也反映了模型的鲁棒性较好。由于不确定水平 Γ_u 和 Γ_v 在一定程度上可以衡量决策者的风险偏好和保守性，因此，决策者可根据自己对不确定性的风险偏好程度选择最佳的不确定水平组合和需求扰动比例，使得总成本最小。

表 3.16　不同不确定水平及需求量扰动比例组合下的计算结果比较（十万元）

Γ_u	扰动比例	$\Gamma_v = 0$		$\Gamma_v = 2$		$\Gamma_v = 4$		$\Gamma_v = 6$		$\Gamma_v = 8$	
		Z^R	α	Z^R	α	Z^R	α	Z^R	α	Z^R	α
0	2%	2.322	0	2.360	1.64	2.361	1.68	2.361	1.68	2.361	1.68
	5%	2.322	0	2.360	1.64	2.361	1.68	2.361	1.68	2.361	1.68
	10%	2.322	0	2.360	1.64	2.361	1.68	2.361	1.68	2.361	1.68
2	2%	2.334	0.55	2.373	2.20	2.374	2.26	2.374	2.26	2.374	2.26
	5%	2.354	1.41	2.393	3.07	2.395	3.16	2.395	3.16	2.395	3.16
	10%	2.401	3.40	2.438	5.00	2.444	5.25	2.444	5.25	2.444	5.25
4	2%	2.345	1.02	2.384	2.68	2.385	2.75	2.385	2.75	2.385	2.75
	5%	2.391	3.01	2.429	4.61	2.434	4.84	2.434	4.84	2.434	4.84
	10%	2.478	6.76	2.512	8.18	2.512	8.18	2.512	8.18	2.512	8.18
6	2%	2.355	1.45	2.394	3.11	2.396	3.21	2.396	3.21	2.396	3.21
	5%	2.424	4.40	2.462	6.06	2.468	6.30	2.468	6.30	2.468	6.30
	10%	2.510	8.13	2.545	9.63	2.545	9.63	2.545	9.63	2.545	9.63
8	2%	2.365	1.85	2.403	3.49	2.406	3.62	2.406	3.62	2.406	3.62
	5%	2.450	5.53	2.490	7.25	2.491	7.31	2.491	7.31	2.491	7.31
	10%	2.534	9.13	2.569	10.67	2.569	10.7	2.569	10.7	2.569	10.7
10	2%	2.371	2.14	2.409	3.75	2.413	3.92	2.413	3.92	2.413	3.92
	5%	2.464	6.12	2.496	7.51	2.496	7.51	2.496	7.51	2.496	7.51
	10%	2.570	10.67	2.606	12.24	2.607	12.3	2.607	12.3	2.607	12.3
12	2%	2.377	2.37	2.414	3.97	2.418	4.17	2.418	4.17	2.418	4.17
	5%	2.467	6.27	2.500	7.67	2.500	7.67	2.500	7.67	2.500	7.67
	10%	2.626	13.12	2.664	14.74	2.664	14.7	2.664	14.7	2.664	14.7

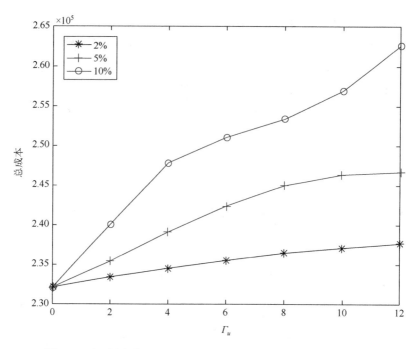

图 3.4　不同需求扰动比例下最优总成本随 Γ_u 的变化（$\Gamma_v = 0$）

接下来分析不确定水平组合 (Γ_u, Γ_v) 下，需求的不确定性对应急物资临时供应点的选址布局和物资分配网络的影响。以需求的扰动比例为 5%，$\Gamma_u = 4$ 和 $\Gamma_v = 5$ 为例，从 13 个候选点中选取汶川、彭州、什邡、北川、中江和三台 6 个临时供应点。例如，汶川作为一个应急物资的临时供应点，除提供自身的需求外，还为理县、都江堰和茂县提供需求。比较需求扰动比例为 2% 和 10% 时应急物资临时供应点的选址布局和分配网络图发现，随着需求扰动比例的增加，选取的临时供应点发生变化，且数量增多，由 6 个增加到 7 个，物资的分配情况也会发生变化。即使当需求扰动比例为 2% 和 5% 时，同样选取相同的 6 个供应点，但物资的分配发生变化。

此外，当扰动比例不变（如 10%）时，随着不确定水平 Γ_u 和 Γ_v 逐渐增加，选取的供应点的数量逐渐增多，这说明随着需求和运输成本的不确定性增加，需要建立更多的物资供应点满足需求，降低不确定带来的影响。

在 3.3.3 节的选址模型为无容量限制的版本，这一点与 3.3.2 节的问题不同。在两阶段鲁棒模型中，不仅考虑设施发生中断的不确定性，还考虑了设施发生中断前后的需求和运输成本的不确定性。由于这里考虑无容量限制版本的设施选址问题，在约束中不存在容量限制的约束条件，则对于单独分析需求和运输成本的不确定性时，这两者的变化趋势一致。因此，在接下来的分析中，设 $\Gamma_{vj} = \Gamma_v$，$\Gamma'_{vj} = \Gamma'_v$。

由于设施发生中断后，很可能会引起需求和运输成本的变化，但与正常情况下相比，中断后的需求和运输成本是增加、降低，还是基本不变，人们很难准确地预测。考虑到原本正常情况下的需求和运输成本同样不确定，为了简化模型的复杂性，假设中断前后需求和运输成本的不确定参数相同，即 $\Gamma_u = \Gamma_v$，$\Gamma_u' = \Gamma_v'$。接下来设计不同参数下的计算，研究设施中断发生后对正常情况、中断情况以及总成本随着风险参数 ρ 的变化。假设正常情况下 $\Gamma_u = \Gamma_v = 4$，分别考虑中断发生后，不确定性降低 $\Gamma_u' = \Gamma_v' = 1$，不确定性基本保持不变 $\Gamma_u' = \Gamma_v' = 4$，不确定性增加 $\Gamma_u' = \Gamma_v' = 8$，三个状态。其他参数设置为开放设施的最大个数 p 为 6，中断设施的最大个数 k 为 2，需求和运输成本的扰动比例均为 5%。图 3.5 给出了三种状态下的变化曲线。通过图 3.5 可以观察到，对于正常情况下的成本，三个曲线的结果在很多部分吻合，这是由于固定正常情况下的不确定性 $\Gamma_u = \Gamma_v = 4$，且随着 ρ 增加而增加。对于中断情况下的成本，随着 ρ 变化，中断发生后需求和运输成本的不确定程度基本保持不变时的曲线总体上位于其他两种状态之间，且呈现增

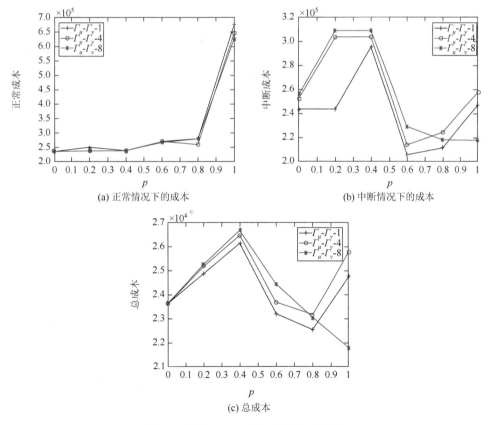

(a) 正常情况下的成本

(b) 中断情况下的成本

(c) 总成本

图 3.5 不同 Γ_u' 和 Γ_v' 下成本随 ρ 的变化

加、不变、降低、增加等一系列的变化，这是由于中断情况为两阶段鲁棒模型中recourse 决策，根据第一阶段正常情况下最优解 x_j, y_{ij} 以及不确定需求和运输成本的实现值共同作用，过程较复杂，因此会产生反复的变化。由于在第一阶段决策中考虑新开放设施的固定成本 f_j，因此正常情况下的成本整体上高于中断情况下的成本。随着权重 ρ 的增加，中断情况下的成本占较高的比重，因此总成本也呈现出与中断成本类似的趋势。中断后的不确定程度变大，总成本也随着变大。总而言之，设施发生中断后，引起新的不同程度的需求和运输成本的不确定性，对正常情况下的成本、中断情况下的成本和总成本产生较大的影响。

图 3.6 给出了当 $\Gamma_u = \Gamma_v = 0$ 时，至多开放 6 个设施，至多 2 个设施发生中断，需求和运输成本的扰动比例均为 5%，权重参数 $\rho = 0.2$ 下，设施选址的总成本与中断后的不确定水平参数 Γ'_u 或 Γ'_v 的变化关系。由于此时 ρ 为 0.2，中断情况下所占的比重较小，两阶段模型的目标为最小化总成本，因此，中断情况下的成本高于正常情况下的成本。只有这样，才能使得总成本最小。随着 Γ'_u 或 Γ'_v 增加，即中断后需求与成本的不确定性增加，中断情况下的成本以及总成本逐渐增加。由于正常情况下为名义问题，即不考虑不确定性，$\Gamma_u = \Gamma_v = 0$，则图 3.6 中正常情况下的成本基本保持不变。然而，当 $\Gamma'_u = \Gamma'_v \geqslant 11$ 时，中断情况下的成本急剧下降，这是因为全部 13 个设施相关的参数中，有 11 个成本和需求参数偏离其名义值，另外的两个发生设施中断，此时需要增加开放设施的数目来满足全部两个设施中断带来的相关的供给的短缺，正常情况下的成本增加，考虑到此时权重较低，且目标为最小化总成本，因此中断成本下降，固定成本增加，总成本紧跟着增加。由此可见，由于考虑多个不确定性，在决策的过程中，它们之间会发生相互作用，共同主导成本的变化。

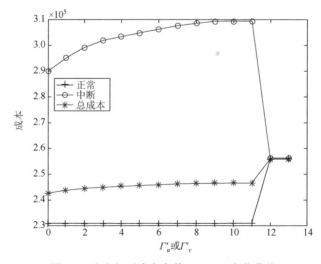

图 3.6 成本与不确定参数 Γ'_u，Γ'_v 变化曲线

表 3.17 给出了不同参数组合下成本、选址点和中断设施的解。当其他参数固定时，随着设施中断个数 k 增加，总成本有所增加；但当固定 ρ, p 时，总成本并没有呈现十分明显的一直增加或减小的趋势，这是因为对于两阶段问题，需求和运输成本的不确定性、权重参数等在相互作用的过程中相互影响。在 $p=6, k=2$ 参数设置下，当 $\rho=0.2$ 时开放汶川、都江堰、绵竹、北川、中江和三台 6 个设施点，其中中江和三台只需要满足自己本身的需求即可。当 $\rho=0.5$ 时，与 $\rho=0.2$ 相比，新开放彭州和广汉两个设施，关闭了都江堰和中江。当 $\rho=0.8$ 时，又发生了新的变化。因此，权重 ρ 对第一阶段决策中设施选址网络的组成有较大的影响。

表 3.17　不同参数下最优解比较

ρ	p	k	x_j	z_j	总成本	正常	中断
0.2	5	0	2, 6, 10, 12, 13	0	201 983	225 205	109 094
		1	2, 5, 10, 12, 13	5	250 948	251 651	248 136
		2	3, 6, 7, 10, 13	6, 7	269 369	257 955	315 029
		3	2, 4, 6, 10, 13	4, 6, 10	275 932	249 092	383 291
	6	0	2, 6, 8, 10, 12, 13	0	207 005	236 648	88 430
		1	2, 6, 7, 10, 12, 13	10	216 448	235 986	138 298
		2	2, 4, 8, 10, 12, 13	4, 8	249 377	249 687	248 136
		3	2, 5, 9, 11, 12, 13	5, 9, 11	260 194	248 324	307 677
	7	0	2, 4, 6, 8, 10, 12, 13	0	213 277	248 277	73 277
		1	2, 4, 6, 7, 10, 12, 13	10	222 571	247 573	122 561
		2	2, 4, 6, 7, 10, 12, 13	2, 10	231 602	247 573	167 715
		3	2, 4, 5, 6, 9, 12, 13	9, 12, 13	264 233	264 304	263 949
0.5	5	0	2, 6, 10, 12, 13	0	167 150	225 205	109 094
		1	2, 6, 7, 9, 12	12	211 224	255 647	166 802
		2	2, 6, 7, 10, 12	6, 7	262 750	250 933	274 568
		3	2, 5, 9, 12, 13	5, 9, 12	318 312	253 334	383 291
	6	0	2, 6, 8, 10, 12, 13	0	162 539	236 648	88 430
		1	2, 6, 7, 10, 12, 13	10	187 142	235 986	138 298
		2	2, 6, 8, 10, 11, 12	6, 12	245 812	270 353	221 272
		3	3, 5, 8, 9, 12, 13	5, 8, 9	293 073	263 137	323 009
	7	0	2, 4, 6, 8, 10, 12, 13	0	160 777	248 277	73 277
		1	2, 4, 6, 8, 10, 12, 13	2	183 827	248 277	119 377
		2	2, 5, 8, 9, 11, 12, 13	2, 5	221 270	262 756	179 785
		3	2, 4, 5, 6, 7, 9, 13	7, 9, 13	275 589	287 228	263 949

续表

ρ	p	k	x_j	z_j	总成本	正常	中断
0.8	5	0	2, 6, 9, 12, 13	0	131 005	228 478	106 636
		1	2, 5, 7, 9, 13	9	183 371	254 963	165 473
		2	2, 5, 7, 9, 11	5, 9	283 725	325 035	273 398
		3	2, 5, 6, 9, 13	5, 6, 9	359 256	263 119	383 291
	6	0	2, 6, 8, 10, 12, 13	0	118 074	236 648	88 430
		1	2, 5, 7, 10, 12, 13	5	156 927	238 622	136 503
		2	4, 6, 7, 9, 12, 13	9, 12	213 540	274 538	198 291
		3	3, 4, 9, 11, 12, 13	4, 9, 11	310 460	260 265	323 009
	7	0	2, 5, 8, 9, 11, 12, 13	0	105 652	262 756	66 377
		1	2, 4, 6, 8, 9, 12, 13	2	145 222	252 991	118 279
		2	2, 5, 6, 7, 9, 10, 13	2, 13	215 096	283 759	197 931
		3	3, 4, 6, 7, 8, 12, 13	3, 12, 13	245 440	302 884	231 079

3.3.5 结论

本节围绕设施选址过程中的多个不确定因素，如需求、运输成本、设施中断等，主要探讨了两个问题，一是基于需求和运输成本不确定性的单阶段鲁棒设施选址，在此基础上，考虑设施发生中断后的两阶段鲁棒设施选址问题。

对于第一个问题，基于传统的名义设施选址模型，在分别考虑设施选址中单一不确定因素（需求和运输成本）的基础上，同时考虑顾客需求和运输成本两个乘积参数的不确定性，引入两个不确定水平参数 Γ_u 和 Γ_v 度量不确定性，建立了一个新颖的鲁棒设施选址模型。由于两个不确定参数为乘积形式，所建鲁棒模型为非线性模型，这增加了求解模型的难度。本节利用鲁棒优化理论，将非线性表达式线性化处理，最终得出易求解的混合线性整数规划鲁棒等价问题，并通过 GAMS 编程，调用 CPLEX 实现求解。最后，以四川西北地区的 13 个县市区的应急物资临时供应点的选址和分配为例，确定最优的选址布局和物资分配方案，并从不确定性对选址总成本和最优的选址分配方案两个角度进行分析。第二个问题则在第一个问题的基础上，考虑一个无容量限制的固定成本的设施选址问题，引入设施中断的不确定性，与以往文献假设设施发生中断的概率已知不同，该问题借助不确定集合刻画设施中断的状态，这样做的优点是完全不依赖设施中断参数的概率分布信息。基于正常情况下和中断情况下两种情景，引入权重参数 ρ，提出了一个新颖的两阶段鲁棒设施选址模型，第一阶段为正常情况下的选址决策，第二阶段为中断情况下的选址。由于该问题为一个多层的 min-max 问题，不能直接采用目前的数学求解器直接求解，因此提出了高效的 C&CG 求解算法。最后，同样以四川西北地区的 13 个县市区的应急物资临时供应点的选址和分配为例，对所提出的模型进行分析。

3.4　本　章　小　结

本章围绕应急医疗服务过程中的诸多不确定因素，如应急需求、时间依赖的相关参数、设施发生中断风险等，强调应急医疗服务网络设计问题中的相关设施选址决策优化。基于应急医疗服务设施选址中的诸多不确定性，借助随机规划、鲁棒优化和机会约束规划理论，从理论方法、模型和实际应用三个方面，建立新颖的应急医疗服务设施选址决策的数学模型，并设计了有效的求解算法，并基于实际的数据，确定最优的应急医疗服务设施的选址布局、急救车辆的规模、急救车辆的分配以及应急物资的分配等，同时满足最小总成本和既定的覆盖水平。具体如下。

首先，需求不确定下应急医疗服务网络设计。考虑应急需求的不确定性，本章提出了一个单阶段静态的应急服务网络设计优化问题。在确定模型的基础上，引入了机会约束保证需求节点的局部覆盖水平，在保证概率覆盖的同时最小化总成本。本章采用目前流行的随机规划和鲁棒优化方法处理机会约束，并推导出两阶段混合线性整数规划、二阶锥规划的等价问题。在鲁棒模型中，与目前文献中采用简单的 interval，box，polyhedron，budget 不确定集合不同，基于获取的不确定参数概率分布的偏度信息，构建了对称不确定集合与非对称不确定集合，刻画应急需求的不确定性。对于随机模型，采用离散的随机情景刻画不确定性，提出了有效的 BBC 算法求解实际中的较大规模的问题，并与 CPLEX 12.71 中的 Benders 策略比较；最后，以北爱尔兰区域的实际数据，验证所提出的模型。结果表明，与随机模型相比，鲁棒模型较保守，但随机模型需要不确定参数的概率分布信息，因此，决策者可根据自己的偏好，选取合适的优化模型。

其次，救护车动态选址。将单阶段静态的设施选址问题延伸为多阶段动态选址，考虑更多实际的因素，如时间依赖的相关参数、急救车辆的重新选址等。不同的是，在两阶段机会约束随机规划模型中，机会约束为满足整个应急医疗服务系统既定的覆盖水平提供了概率保证。采用离散的随机情景刻画不确定的应急需求，考虑 T 个时间段，将两阶段机会约束随机规划模型转化为两阶段混合线性整数规划的等价问题，提出了 BBC 求解算法，并与文献中改进的 BB 算法进行比较。在此基础上，进一步引入了广义的机会包络约束，它强调对于所有的机会约束违反概率下覆盖包络水平，刻画了违反界限的相对程度，建立了两阶段机会包络约束随机模型，并提出了机会包络约束（PEC）的保守的近似估计，克服了 PEC 模型求解的挑战性。最后，基于实际的数据进行分析。就目前文献来看，本章首次从随机规划的视角研究概率包络约束规划问题，并成功运用到应急医疗服务设施选址领域。

最后，多种不确定性下的两阶段鲁棒应急物资配置。本章同时考虑需求、运输成本和设施中断等不确定因素，提出了两阶段鲁棒优化设施选址框架，并应用到灾前应急物资配置。考虑不确定需求和成本，利用 budget 不确定集合刻画不确定性，建立新颖的鲁棒设施选址模型，且两不确定参数在目标函数中以乘积的形式存在；然后，假设设施可能发生中断的不确定性，与目前现有的大部分文献假设已知中断概率不同，采用 budget 不确定集合刻画发生中断的状态，它完全不依赖不确定参数的概率分布信息。基于多种来源的不确定性，提出了两阶段鲁棒优化设施选址模型，其中设施中断下的决策为 recourse 阶段，并推导出了 min-max 两阶段混合线性整数规划，提出了列与约束算法求解。以自然灾害频发的四川西北地区为例，应用到灾前应急物资配置。

本章的研究工作不仅在一定程度上降低了不确定性带来的风险，提高应急医疗设施选址和配置效率，同时为相关应急医疗部门提供决策支持。此外，本章不仅进一步拓宽了随机规划、鲁棒优化和机会约束规划等理论的应用，首次从随机规划的视角研究机会包络约束随机规划问题，且提出有效的求解算法，成功运用到应急医疗服务设施选址，填补了目前相关研究的空白，并结合实际问题分析，具有重要的理论和实践意义。

参 考 文 献

[1]　Ahmadi-Javid A，Seyedi P，Syam S S. A survey of healthcare facility location [J]. Computers and Operations Research，2017，79：223-263.

[2]　Reuter-Oppermann M，van den Berg P L，Vile J L. Logistics for emergency medical service systems [J]. Health Systems，2017，6（3）：187-208.

[3]　Boonmee C，Arimura M，Asada T. Facility location optimization model for emergency humanitarian logistics [J]. International Journal of Disaster Risk Reduction，2017，24：485-498.

[4]　Bélanger V，Ruiz A，Soriano P. Recent advances in emergency medical services management [M]. Faculté des sciences de l'administration，Université Laval，2015.

[5]　Aringhieri R，Bruni M E，Khodaparasti S，et al. Emergency medical services and beyond：Addressing new challenges through a wide literature review[J]. Computers and Operations Research，2017，78：349-368.

[6]　Beraldi P，Bruni M E. A probabilistic model applied to emergency service vehicle location[J].European Journal of Operational Research，2009，196（1）：323-331.

[7]　Beraldi P，Bruni M E，Conforti D. Designing robust emergency medical service via stochastic programming[J]. European Journal of Operational Research，2004，158（1）：183-193.

[8]　Mulvey J M，Vanderbei R J，Zenios S A. Robust optimization of large-scale systems[J]. Operations Research，1995，43（2）：264-281.

[9]　Bertsimas D，Sim M. The price of robustness[J]. Operations Research，2004，52（1）：35-53.

[10]　Ben-Tal A，El Ghaoui L，Nemirovski A. Robust Optimization[M]. Princeton University Press，2009.

[11]　Chen X，Sim M，Sun P. A robust optimization perspective on stochastic programming[J]. Operations Research，2007，55（6）：1058-1071.

[12]　Natarajan K，Pachamanova D，Sim M. Incorporating asymmetric distributional information in robust value-at-risk optimization[J]. Management Science，2008，54（3）：573-585.

[13]　Xu H，Caramanis C，Mannor S. Optimization under probabilistic envelope constraints [J]. Operations Research，2012，60（3）：682-699.

[14]　Birge J R，Louveaux F. Introduction to stochastic programming[M]. New York：Springer，2011. 10.1007/978-1-4614-0237-4.

[15]　Benders J F. Partitioning procedures for solving mixed-variables programming problems[J]. Numerische Mathematik，1962. 4（1）：238-252.

[16]　Rahmaniani R，Crainic T G，Gendreau M，et al. The Benders decomposition algorithm：A literature review[J]. European Journal of Operational Research，2017，259（3）：801-817.

[17]　Magnanti T L，Wong R T. Accelerating benders' decomposition：Algorithmic enhancements and model selection criteria[J]. Operations Research，1981，29（3）：464-484.

[18]　Papadakos N. Practical enhancements to the Magnanti-Wong method[J]. Operations Research Letters，2008，36（4）：444-449.

[19]　Altay N，Green W G Ⅲ. OR/MS research in disaster operations management[J]. European Journal of Operational Research，2006，175（1）：475-493.

[20]　Caunhye A M，Nie X F，Pokharel S. Optimization models in emergency logistics：A literature review[J]. Socio-Economic Planning Sciences，2012，46（1）：4-13.

[21]　Galindo G，Batta R. Review of recent developments in OR/MS research in disaster operations management[J]. European Journal of Operational Research，2013，230（2）：201-211.

[22]　Özdamar L，Ertem M A. Models，solutions and enabling technologies in humanitarian logistics[J]. European Journal of Operational Research，2015，244（1）：55-65.

[23]　Snyder L V，Daskin M S. Reliability models for facility location：The expected failure cost case[J]. Transportation Science，2005，39（3）：400-416.

[24]　Berman O，Krass D，Menezes M B C. Facility reliability issues in network p-median problems：Strategic centralization and co-location effects[J]. Operations Research，2007，55（2）：332-350.

[25]　Li X P，Ouyang Y F. A continuum approximation approach to reliable facility location design under correlated probabilistic disruptions[J]. Transportation Research Part B：Methodological，2010，44（4）：535-548.

[26]　Cui T T，Ouyang Y F，Shen Z J M. Reliable facility location design under the risk of disruptions[J]. Operations Research，2010，58（4-part-1）：998-1011.

[27]　An Y，Zeng B，Zhang Y，et al. Reliable p-median facility location problem：Two-stage robust models and algorithms[J]. Transportation Research Part B：Methodological，2014，64：54-72.

第4章 远程医疗资源配置优化

经过 50 余年的发展，远程医疗已得到全球卫生行业的广泛重视和应用，逐渐成为政府、医院管理者、医学专家、患者及其家属普遍接受的新型医疗服务模式。各国远程医疗因发展历史和国情不同而呈现不同的特点。在国外特别是发达国家，由于医疗资源较为丰富，远程医疗多局限于专科领域和一定区域，投入规模较小，主要由政府或私营机构实施运营，对效率和持续发展的关注不足。目前基于远程医疗相关的研究大都集中在远程医疗的临床可行性分析，定量的数学优化模型分析远程医疗资源调度的成本效率的相关研究较少。相较于国外，我国在远程医疗领域起步较晚，实施的过程中也存在诸多问题，如运行成本较高、资源利用效率低、患者满意度不高、医疗质量难以把握、医疗政策不够完善等。因此，亟须从成本效率的角度，研究远程医疗资源调度优化问题，从而提升远程医疗资源利用率，最大化满足更多患者的医疗服务需求。

4.1 远程医疗及其特点

我国人口众多、地域辽阔，但医疗资源总量不足、分布不均，特别是偏远山区、落后地区的人们存在大量因病致贫、因病返贫的问题。尤其在 2019 年末至 2020 年初突如其来的新冠肺炎疫情，打乱了我们正常的工作和生活秩序，造成医疗机构超负荷运转，交通管制、小区隔离等，使正常的医疗服务受到严重影响，患者就医面临诸多困难。远程医疗作为"互联网+"时代的一种新型医疗服务模式，依托先进的远程通信技术、信息技术、医疗技术和设备，突破了医疗服务地域、时间的限制，改变了患者必须亲自去医院看病的传统的医疗服务模式，使患者在原地、原医院即可接受远程专家异地"面对面"会诊，能够有效实现高水平的医疗服务在更广范围内、更多患者人群中的开放共享，是目前实现优质资源辐射和带动基层医疗发展的有效和可实现的手段与工具，也是化解我国医疗资源分布不均衡的有效途径。

远程医疗是指以计算机、遥感、遥测、遥控技术为依托，充分发挥大医院或专科医疗中心的医疗技术和医疗设备优势，对医疗卫生条件较差的边远地区及特殊环境下的人群提供远距离诊断、治疗或提供医疗咨询服务，主要包括远程会诊、远程咨询、远程教育、远程医疗信息服务等活动。其中远程会诊是远程医疗技术应用最广泛的领域，在医学专家和患者之间建立起全新的联系，使患者在原地、原医院即可接受远地专家的会诊并在其指导下进行治疗和护理，改变了传统门诊的服务模式。

与传统门诊服务相比，远程会诊具有多主体、多需求、多阶段、多流动、多因素等特点。远程会诊与传统门诊对比如表 4.1 所示。

（1）多主体：远程会诊打破了传统的医生与患者"一对一"的服务模式，变成了"多对一"的服务模式，即多名医疗服务人员（包括申请会诊的医生、提供会诊服务的专家医生、双方会诊中心的技术人员等）为一名患者服务。同时，远程专家医生来自不同科室，远程医疗参与主体多样。

（2）多需求：传统门诊患者大部分来自当地常住居民，同一诊室患者属于相同科室，而远程会诊的服务对象则大多数来自不同区域、不同科室且具有不同会诊需求，患者需求具有很大的随机性。

（3）多阶段：与传统门诊只需要对患者预约时间进行调度排程不同，远程会诊服务涉及两个阶段，首先需要基于患者偏好匹配专家医生，然后根据专家医生排班表确定患者远程会诊时间和顺序。因此，远程会诊既需要来自不同科室的不同专家医生进行调度排程，还需要研究患者预约调度问题。

（4）多流动：与传统门诊相比，远程会诊专家并非传统固定的坐班制，每个远程会诊诊室的专家医生是不断流动的，即在不同时段是由不同科室的不同医生在为不同区域的不同患者提供异地"面对面"诊疗服务。

（5）多因素：与传统医疗最大的不同，远程医疗是基于通信技术、远程设备开展的，在远程医疗服务中，远程设备的正常运转起着至关重要的作用。设备一旦发生故障，就会导致远程医疗服务的中断，增加远程会诊资源调度的不确定性。因此，远程会诊服务运营除了受到患者和医生行为特征的影响，还受远程会诊设备的影响。

表 4.1　远程会诊与传统门诊对比表

	远程会诊	传统门诊
参与主体	多个医生、一个患者	一个医生、一个患者
患者类型	不同区域、不同科室、不同需求、不同时间期望	多为常住居民，相同科室
服务阶段	多阶段，包括远程专家调度和患者预约调度	单阶段，患者预约调度
影响因素	患者与医生行为特征、远程设备运行情况、患者与基层医生相关关系等	患者与医生行为特征等
医生流动性	多流动，不同时段由不同科室的不同医生提供服务	医生坐班制，不流动

从远程会诊的特点可以发现，当前在远程会诊服务运营管理方面，存在一定的困难和问题，制约着远程医疗的快速、高效发展。

（1）远程会诊服务面临不同类型、不同区域、不同相应时间期望、不同科室专家医生参与的多级复杂需求，患者预约调度复杂困难。远程会诊患者大多数来自不同区域，且具有不同类型（患病种类不同）、不同紧急程度（一般患者、疑难杂症患者、急症患者等）、不同相应时间期望的会诊需求，患者需求多样而复杂。同时，由于患者对远程会诊申请的时间、专家选择都会受到基层医生的影响，因此，患者预约调度还将受到由基层医生和患者之间的相关关系所带来的患者选择偏好、患者行为特征（患者爽约、取消预约等）和远程专家医生行为特征等因素的影响。这些都将会对患者预约调度带来一定的挑战。

（2）远程会诊服务受到更多不确定因素的影响，远程会诊服务时间具有更强的随机性。远程医疗服务不仅受到患者患病程度、专家医生业务水平等因素的影响，还因为远程医疗特有的多流动性导致的不同专家服务水平和服务习惯具有的明显差异性，以及远程设备中断等不确定性因素，所以远程医疗服务时间具有更强的随机性。不确定的服务时间容易引起专家安排变动或者增加远程专家医生的加班时间，因此远程患者预约调度和远程专家医生调度更为复杂。

（3）远程会诊资源调度不仅需要科学地静态配置资源，更需要基于多维度实时信息，高效快速地动态调度资源。远程会诊资源的调度不仅需要衡量资源利用率，更是对调度实时性提出了非常高的要求。远程会诊资源调度不仅需要对专家医生排班、患者就诊时间和顺序进行合理的规划，更需要利用实时需求信息、正在进行中的会诊任务信息，对处于空闲、会诊中、已安排会诊任务等各种状态的专家医生进行统一快速调度，为远程急诊患者提供即时服务，具有较大难度。

本章针对远程医疗的特点，研究了远程会诊排队网络优化问题及远程医疗患者预约调度优化问题，建立了相应的分析模型，给出了优化方案。

4.2　远程会诊资源优化

4.2.1　研究背景

远程医疗作为互联时代下新的医疗模式，可以有效地解决患者就医的距离问题，促使优质的医疗资源向基层下沉。近年来，在一些省份的远程医学中心，远程会诊的请求量逐步增大，然而远程会诊所需的诊室、专家医生等医疗资源却是有限的，产生了拥挤的问题，如何合理地安排远程会诊诊室和专家，成为医院运营管理中新的问题。

很多学者建立数学规划模型来求解此类问题，然而相关模型非常复杂并且难以求解[1-3]。因此，便捷实时的仿真方法运用于描述远程医疗会诊流程。Babashov 等[4]开发了一个离散事件仿真模型来描述癌症患者就诊全过程，并通过尝试不同的医疗资源分配量和改变到达患者的数量来观察患者等待时间的变化。Lina[5]构建了一个离散事件仿真模型来评估当前法国某医院急诊服务的水平，并通过更改某些输入参数的值进行敏感性分析来找到最佳资源配置。El-Darzi 等[6]运用一个两阶段排队网络模型来模拟老年患者住院过程。Werker 等[7]建立了一个放射治疗过程的离散事件仿真模型，仿真结果与实际数据吻合度较好，仿真模型降低了不同场景下患者的治疗时间和平均等待时间。Reynolds 等[8]使用置信区间作为衡量指标来衡量仿真模型的可信度。本章基于远程医疗的特点，考虑不同大类科室的诊断差异，结合大量历史数据，构建了一个两阶段排队网络离散事件仿真模型，并通过改变诊室数量和医生数量进行敏感性分析找到最优诊室数量和医生数量。

4.2.2　模型构建

现阶段中国的远程会诊是处于基层医院的医生针对疑难杂症对三级医院的医生申请远程会诊，患者并不参与其中。远程会诊的整体流程由基层医院、上级医院和远程医学中心平台协调配合完成。首先，基层医院的医生登录系统发出远程会诊请求，远程医学中心的工作人员在收到会诊请求后，根据基层医院医生和上级医院专家的共同可行的时间以及诊室的空闲情况对此请求进行调度安排。在远程会诊当天，基层医院医生和上级医院医生在各自医院的远程会诊诊室中，通过视频会议、电子病历传输、医学影像传输等技术手段进行远程会诊。会诊结束后，上级医院专家填写书面诊断书，远程医学中心工作人员根据诊断书及会诊评价上传会诊报告，由基层医院医生下载查看。至此，远程会诊结束。其流程如图 4.1 所示。

本章根据流程图建立了远程会诊排队网络模型。它是基于 $G/G/s/\infty/K/FCFS$ 模型的多服务台混合制排队模型。根据远程会诊的实际情况，组建了排队网络，如图 4.2 所示。整个远程会诊排队模型的流程分为两次排队，在第一次排队过程中，可以再次分为两部分排队。第一部分是基层医院会诊请求排队，目的是能匹配到所需科室的专家。基层医院提出会诊请求相当于顾客，匹配到所需的专家即为完成服务，之后与专家一起进行合并进入下一个排队环节中。第二部分是科室专家的排队，产生有限数量的会诊专家，相当于顾客，匹配到会诊的申请即为完成服务。这些专家在整个会诊完成后会回到自己的队列中。第二次排队是进行会诊的排队，请求会诊的基层医院医生和匹配到的科室专家一起作为顾客，远程会诊诊室作为服务台，进行远程会诊作为接受服务。

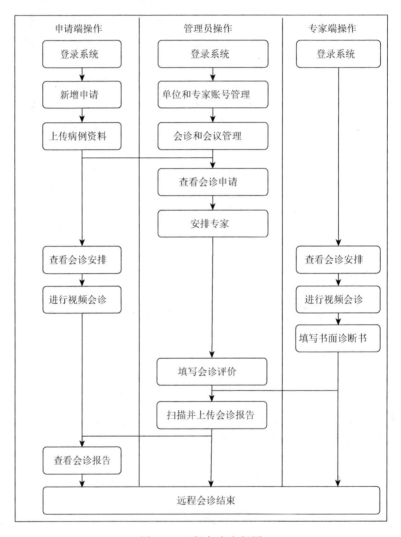

图 4.1　远程会诊流程图

在排队过程中，顾客的到达过程和服务过程是需要重点关注的部分。在排队论基本模型中，到达率和服务率是按照服从指数分布来计算的。但是医院的实际到达过程往往不会是泊松过程，服务过程同样如此。

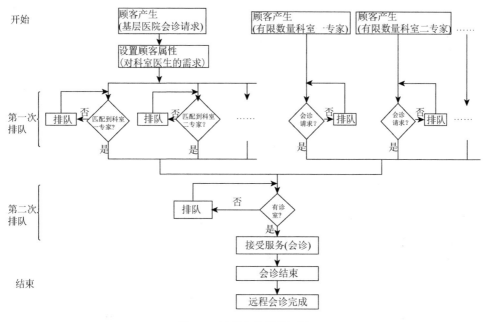

图 4.2 远程会诊排队网络

在远程会诊的到达率上目前还缺乏相关的文献研究。本章用核密度函数来估计到达时间间隔服从的分布。记 $X_1, X_2, \cdots, X_n$ 是取自基层医院申请会诊间隔时间总体 X 的样本， $x_1, x_2, \cdots, x_n$ 表示样本观测值。

$$\hat{f}_n(x) = \begin{cases} \dfrac{f_i}{h_i} = \dfrac{n_i}{nh_i}, & x \in I_i, i = 1, 2, \cdots, k \\ 0, & \text{其他} \end{cases} \qquad (4.1)$$

$\hat{f}_n(x)$ 为样本的经验密度函数，它可以作为总体密度函数的一个非参数估计。$\hat{f}_n(x)$ 中的 $h_i (i = 1, 2, \cdots, k)$ 表示窗宽，它决定了经验密度函数的形状。某一点 x 处的密度函数估计值的大小与该点附近包含的样本的数量有关。$\hat{f}_n(x)$ 依赖区间的划分，$\hat{f}_n(x)$ 是不连续的阶梯函数，这不利于后续的分析计算。Parzen[9]提出以 x 为中心，以 $h/2$ 为半径的邻域，当 x 变动时，邻域的位置也跟着变动，用落在这个邻域内的样本点的个数去估计点 x 处的密度函数值。

$$H(u) = \begin{cases} 1, & |u| \leqslant \dfrac{1}{2} \\ 0, & \text{其他} \end{cases} \qquad (4.2)$$

并给出了最早的核密度估计函数：

$$f_h(x) = \frac{1}{nh}\sum_{i=1}^{n}H\left(\frac{x-x_i}{h}\right) \tag{4.3}$$

Parzen 窗密度估计把 x 邻域内的所有的点看作同等重要是不太合理的，应该按照邻域内各点距离 x 的远近来确定它们对 $\hat{f}_n(x)$ 的贡献。因此，将 Parzen 窗密度估计加以推广，定义为

$$f_h(x) = \frac{1}{nh}\sum_{i=1}^{n}K\left(\frac{x-x_i}{h}\right) \tag{4.4}$$

$K()$ 为核函数，h 为窗宽。本章选取高斯核函数对基层医院申请会诊间隔时间进行核密度估计，并得出该密度函数的累积分布函数。

图 4.3（a）为间隔时间的核密度估计函数，图 4.3（b）为核密度估计累计分布函数和经验分布函数的对比，两者非常接近。

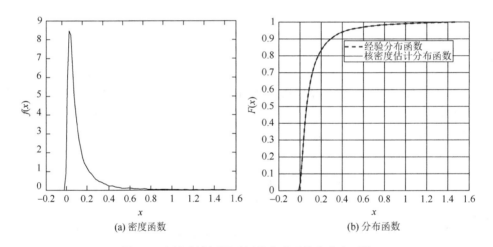

(a) 密度函数　　　　　　　　　　　(b) 分布函数

图 4.3　会诊申请间隔时间的密度函数和分布函数

在仿真系统中，采用反变换法根据到达时间间隔的分布函数来获得随机变量。记随机变量 X 为到达间隔时间，$F(x)$ 为到随机变量 X 的分布函数，则 $F(x) \in [0,1]$，随机变量 $\xi \sim U(0,1)$。根据分布函数的性质，可知其分布函数的反函数 $F^{-1}(x)$ 必然满足：

$$F^{-1}(\zeta) = X \tag{4.5}$$

但是由于无法求解出累积分布函数的解析式，就无法得到随机变量 X，因此本章对分布函数进行多项式拟合。

从图 4.4 可以看出，7 次多项式对分布函数拟合最佳，记为

$$\hat{f}_{it}(x) = a_1 x^7 + a_2 x^6 + a_3 x^5 + a_4 x^4 + a_5 x^3 + a_6 x^2 + a_7 x + a_8, \quad x > 0 \qquad (4.6)$$

令 $\hat{F}_{it}(x) = \hat{f}_{it} - \zeta = 0$，其中，$\xi \sim U(0,1)$，求解得到的 x 值即为通过拟合得到的核密度估计会诊申请间隔时间。同理得到会诊服务时间。

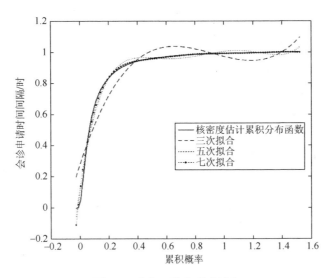

图 4.4　分布函数多项式拟合

4.2.3　求解算法

本章采用数据驱动的离散事件仿真方法来建立模型并探索最佳资源配置方案。

在原始数据中，进行远程会诊的科室是按照郑州大学第一附属医院的科室进行划分的，划分比较细密，多达几十个，然而在建立排队系统中，不可能设置如此多的科室来进行计算。因此需要将细分的科室归类，参照郑州大学第一附属医院的科室划分，将所有的科室分为五个医学部，如表 4.2 所示。

表 4.2　各医学部会诊数量和所占比重

医学部	内科医学部	外科医学部	妇儿医学部	综合医学部	医技医学部
会诊数量	11 392	5 163	2 450	1 106	1 169
所占比重	0.535	0.243	0.115	0.052	0.055

根据仿真框架，利用 Simulink 仿真平台建立远程会诊排队仿真模型。在模型

中，又分为预约专家和预约诊室两个子系统。模型的参数设置采用河南省远程医学中心现有的资源配置，模拟仿真参数设置如表 4.3 所示。

表 4.3　模拟仿真参数设置

参数/单位	值
仿真时间单位/个	8640
工作时间	每天的 9～12；15～18
会诊申请率 λ	分布函数提供
医学部数量/个	5
内科医学部专家数量/个	15
外科医学部专家数量/个	12
妇儿医学部专家数量/个	5
综合医学部专家数量/个	3
医技医学部专家数量/个	3
申请与专家匹配时间/小时	3/4
会诊申请匹配各科室专家系统空间	10
会诊申请匹配各医学部概率	0.535；0.243；0.115；0.052；0.055
远程会诊诊室数量/个	4
远程会诊诊室系统空间	20
服务规则	队长最短优先，先到先服务
会诊服务率 μ	分布函数提供

其中，申请与专家匹配时间是指基层医院提出会诊申请后，远程医学中心平台与专家联系确定会诊时间，以及专家接受申请从门诊或病房进入远程会诊诊室开始会诊这一部分的总时间。

在远程会诊申请中，大部分都是非急诊病例，因此，远程医学中心只在工作时间接受和进行远程会诊服务。本书设定一个仿真时间为 1 小时，模型根据实际情况，在每 24 个仿真时间中，只在第 9～12 和 15～18 个仿真时间内接受远程会诊申请和提供远程会诊服务。为了验证该模型，数值实验仿真了 8640 个单位时间，相当于模拟一年的远程会诊。

仿真得出各诊室总共的平均时间（从提出会诊申请到会诊完成），与采集到的数据得出的总的平均时间进行对比，如图 4.5 所示。

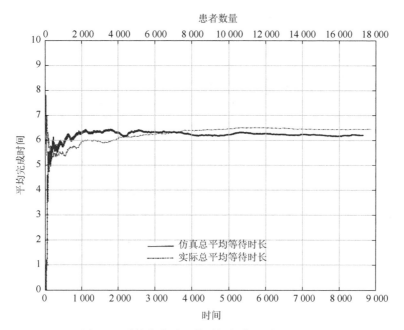

图 4.5　系统仿真总平均时间与实际时间对比图

从图 4.5 可以看出，仿真模型与现有资源配置下的总平均等待时长契合较好。可以认为模型是有价值的。

为了找到资源优化的方向，需要观察各个医学部和诊室的平均等待时长。

在当前参数设置下，由图 4.6 可以得出以下结论。

（1）从整体来看，各次各医学部和各诊室排队在经历了前期的增长和波动之后都趋于稳定。

（2）整个排队系统运行比较流畅，在匹配医学部的过程中，内科的排队时长较长，明显高于其他医学部。

（3）从等待时长的稳定性上来看，专家数量少更容易造成在预约专家时等待时长浮动变大。

（4）在远程会诊诊室的排队中，等待时长都不高且比较平稳，说明目前的远程会诊诊室数量基本足够。

4.2.4　灵敏度分析

为了让系统能为更多的远程会诊申请方服务，需要通过调整参数来测试系统的性能，寻找更加优化的参数组合，提高系统的通过率。

由于整个系统的参数组合都互相关联，想要全面地分析各资源参数对整个排队系统的影响，需要得出七维数组，即五个医学部的专家数量、诊室数量和排队时长

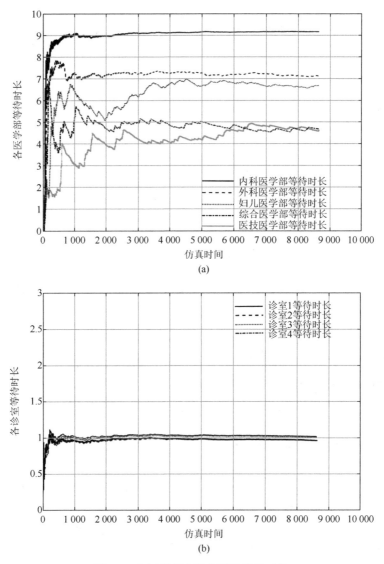

图 4.6　各医学部和诊室平均等待时长

互相之间的关系，非常复杂，也不便于分析。因此需要进行降维处理。通过以上分析，在各医学部和诊室的平均排队时长中，内科医学部的排队时长最高，对整个排队系统影响最大。因此，本书只对内科医学部专家数量、诊室数量参数组合进行实验分析。在其他所有参数均不变的前提下，通过调整内科医学部的专家数量，在不同诊室数量的条件下，模拟出每个排队系统的内科医学部的平均排队时长。仿真实验选取了每组资源组合仿真 720 个单位时间，相当于模拟一个月的远程会诊，并仿真 50 次，得出平均的等待时长、方差和平均会诊完成率，如表 4.4 所示。

表 4.4　内科医学部专家数量和诊室数量参数组合下的平均排队时长

	内科专家	8	9	10	11	12	13	14	15	16	17	18	19	20	21
2 诊室	时长	17.6166	17.7187	17.6602	17.7213	17.9996	17.7284	17.8693	17.6124	17.7139	18.1819	17.9501	17.892	17.8718	18.0214
	方差	0.5638	0.55993	0.7176	0.8613	0.9537	0.759	0.8052	1.1583	1.0657	0.5653	0.7366	1.39	1.0483	1.1577
	完成率	0.9754	0.9764	0.9771	0.9755	0.9753	0.9755	0.9753	0.9761	0.9753	0.9744	0.9748	0.9752	0.975	0.9747
3 诊室	内科专家	8	9	10	11	12	13	14	15	16	17	18	19	20	21
	时长	17.1348	16.9551	17.0853	16.894	16.9322	16.8542	16.8605	16.8044	16.7532	17.1009	16.8601	16.8114	16.988	16.7914
	方差	0.7508	0.6894	0.8407	0.8147	0.7311	0.924	1.1981	1.0423	0.9742	0.937	0.9486	0.956	1.0504	0.6659
	完成率	0.976	0.9771	0.9771	0.9764	0.9762	0.9765	0.9762	0.9761	0.9775	0.9758	0.9765	0.9761	0.9761	0.9752
4 诊室	内科专家	8	9	10	11	12	13	14	15	16	17	18	19	20	21
	时长	9.1606	8.8543	8.5307	8.3117	8.0276	7.7144	7.4469	7.4825	7.1767	6.9607	6.7363	6.367	6.1184	5.9002
	方差	0.141	0.2582	0.172	0.2314	0.2378	0.3199	0.2078	0.2407	0.2636	0.2867	0.2285	0.2367	0.1821	0.2249
	完成率	0.9872	0.9864	0.9872	0.9874	0.9891	0.9895	0.9899	0.9891	0.9887	0.9898	0.9916	0.9903	0.9916	0.9922
5 诊室	内科专家	8	9	10	11	12	13	14	15	16	17	18	19	20	21
	时长	8.7812	8.4742	8.3554	7.9601	7.6575	7.4406	7.2335	7.2451	6.8544	6.6785	6.5324	6.1165	5.8569	5.6499
	方差	0.2331	0.192	0.1949	0.2063	0.1791	0.158	0.1493	0.2451	0.283	0.1939	0.1908	0.159	0.1479	0.2201
	完成率	0.9869	0.9873	0.9874	0.9875	0.9878	0.9882	0.9889	0.9893	0.9898	0.9901	0.9906	0.9899	0.9903	0.9917

续表

内科专家		8	9	10	11	12	13	14	15	16	17	18	19	20	21
6诊室	时长	7.2849	7.1235	6.9609	6.7345	6.5892	6.372	6.2202	6.2664	6.0154	5.9118	5.7128	5.6	5.2326	5.4149
	方差	0.1147	0.06	0.0767	0.0671	0.0987	0.0899	0.0755	0.098	0.0855	0.0986	0.0935	0.0637	0.0919	0.1103
	完成率	0.9901	0.9908	0.9909	0.9907	0.9916	0.9917	0.9913	0.992	0.9914	0.9914	0.9925	0.9921	0.9926	0.9929
内科专家		8	9	10	11	12	13	14	15	16	17	18	19	20	21
7诊室	时长	7.5067	7.3143	7.22	6.9598	6.7851	6.6358	6.4077	6.4956	6.2347	6.121	5.9089	5.7464	5.6121	5.4043
	方差	0.1014	0.089	0.0839	0.071	0.0806	0.1034	0.0762	0.0871	0.075	0.073	0.084	0.0536	0.0789	0.0683
	完成率	0.9906	0.9902	0.9905	0.9912	0.9911	0.9916	0.9913	0.9914	0.9921	0.9922	0.9928	0.9919	0.9929	0.993

从方差可以看到，资源紧缺会造成平均排队时长的不稳定。因此适当地增加诊室和专家的数量可以使排队时长更稳定，使患者更精确地安排就诊时间。

从远程会诊完成率可以看到，资源越充足，完成率越高。

为了更直观地分析这两个参数对排队系统的影响，采用三维网格和等高线图进行表示，如图 4.7 所示。

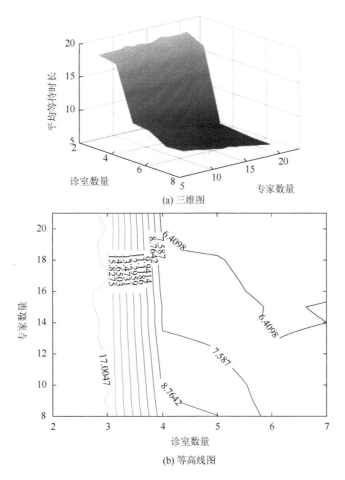

(a) 三维图

(b) 等高线图

图 4.7　诊室数量、专家数量与内科平均等待时长三维图和等高线图

从图 4.7 可以得出以下结论。

（1）内科医学部专家数量和远程会诊诊室数量都会对平均等待时长造成影响，但是在不同的数量范围内对等待时长的影响不同。

（2）从等值线图的位置和密度可以看出，专家数量一定时，在 2～3 个诊室和4～7 个诊室数量变化范围内，诊室数量的变化对等待时长影响很小；但是在 3～4

个诊室数量变化范围内，诊室数量的变化对等待时长影响非常大。因此诊室数量的安排应不低于 4 个。

（3）从等高线图的位置和密度可以看出，在诊室数量一定且少于 4 个时，专家数量的变化对等待时长几乎没有影响；在诊室数量一定且多于 4 个时，专家数量的变化对等待时长有少量的影响。因此，在成本不会大幅增加的情况下，内科医学部专家数量的安排可以增加 3～4 人。

4.2.5 结论

图 4.6 中内科平均等待时长的结果不只是与专家数量和诊室数量有关，只是在分析的时候控制了其他的变量，但是其他变量的影响并不能忽视。在整个排队系统中，还有其他四个医学部的专家数量、申请与专家匹配时间、会诊申请匹配各科室专家系统空间和远程会诊诊室系统空间有关。其中，由于其他四个医学部平均排队时长原本就较短，因此对内科平均排队时长影响有限。申请与专家匹配时间、会诊申请匹配各科室专家系统空间和远程会诊诊室系统空间对内科平均排队时长就会有较大影响，而且不仅是内科，对所有医学部都会有较大影响。匹配专家排队和诊室排队的系统空间表示的是基层医院对远程会诊排队的忍耐度，如果排队时长超过系统空间就会自动离队，是不可控因素。而申请与专家匹配时间则可以通过提高远程医学中心平台运作效率、改善医院内部设施布置来优化，使专家在接受远程会诊申请后能够在短时间内从门诊或病房到达远程会诊诊室。

本书提出的远程会诊排队仿真模型与实际具有较好的贴合度。在我国范围内远程会诊模式基本成型，因此在新的医联体环境下只需要根据实际数据对参数进行调整，通过调试可以对新环境下的远程会诊排队系统进行模拟仿真，具有较强的普适性。

随着国家积极引导远程医疗体系的建设，在未来一段时间内，全国各地远程医学中心的会诊量必将迅速增长，现有的远程会诊资源配置很可能不能满足日益增长的远程会诊需求。如何合理地对远程医疗资源进行配置，既能保障远程会诊的服务率，又不至于空置和浪费诊室、专家等优质资源，将成为医院管理中的一个重要的研究课题。本书在此背景下，提出了利用排队理论来对远程会诊流程进行建模分析，并利用 Simulink 模拟仿真得出动态的等待时长的变化图，避免了理论推导时不能更好地贴近实际的桎梏，也避免了在求解相关数量指标时烦琐的运算。为远程医学中心优化资源配置、提高服务效率提供参考，提出可行性建议，使本书具有一定的实际意义。

4.3　远程医疗同质患者预约调度

4.3.1　研究背景

通过对国家远程医疗中心的实地调研，发现国家远程医疗中心在患者预约调度中，属于相同科室的患者（如皮肤科、疼痛科、肾脏内科、神经内科、磁共振科等）被安排在同一个时间段，并指派一名专家医生进行诊治。对于一些科室，由于患者病情种类和相应的服务时间差异不大，因此可以将这些患者视为同质患者（服务时间分布相同）。同质患者一直是传统门诊预约调度的重点研究对象，考虑到远程医疗和传统医疗的差异性，需要对远程医疗中同质患者的预约调度问题进行进一步的研究。

由于远程医疗突破了时空的限制，当专家医生提前完成当前患者的诊治时，远程医疗平台可以通过通信技术及时安排下一位患者进行提前响应（即早于预约时间进行诊治），而不是使专家医生空闲以等待下一位患者的到达。这种通过通信技术使患者及时提前响应的预约调度模式是传统门诊预约调度所无法实现的。提前响应预约调度模式可以有效降低甚至消除系统中专家医生的空闲成本，但是当患者提前响应时，亦会产生相应的患者提前响应成本。因此需要对提前响应预约调度模式进行进一步的研究，探索其适用范围。

此外，固定预约时间间隔的预约调度模式在预约调度理论研究和传统门诊预约调度中得到了广泛的应用[10-13]。考虑到该模式实施比较简单，所以本书将在此基础上进行研究，以设计操作简单、易于实施的远程医疗同质患者预约调度方案。

4.3.2　问题描述与符号规定

本书所建立的模型针对单一服务台的资源调度过程，研究对象为服务时间随机的同质患者，采取固定预约时间间隔的预约调度模式，患者的服务顺序按照先到先服务进行排序。

1. 基本假设

基于以上背景，依据本书研究问题的特点，做出以下假设。

（1）假设患者是同质的，并且可以根据以往相同病情的服务数据，统计得到同质患者服务时间的分布和相关的参数，同时患者服务时间分布相互独立。

（2）假设患者的服务顺序按照先到先服务的排序策略。

（3）假设患者数量已知，即本书不对患者数量进行决策。

（4）假设所有患者可以按时参加远程会诊，不存在迟到的情况。

（5）假设所有患者可以提前响应远程会诊，并且提前响应患者可以在上一位患者结束诊治时同时到达系统，即不产生医生空闲时间。

（6）假设单位时间患者等待成本相同。

（7）假设单位时间患者提前响应成本相同。

（8）假设患者等待成本与等待时间呈正比例关系，即不考虑阈值效应[14]。

（9）假设患者提前响应成本与提前响应时间呈正比例关系。

（10）假设系统超时成本与系统超时时间呈正比例关系。

（11）不考虑患者爽约的情况。

2. 符号设定

1）参数

c_w 为单位时间患者等待成本。

c_o 为单位时间系统超时成本。

c_u 为单位时间专家医生空闲成本。

s 为单位时间患者提前响应成本。

N 为患者数量。

T 为一个远程会诊时间段长度，称为会诊时间段时长。

2）决策变量

l 为分配给同质患者的固定预约时间间隔。

3）状态变量

$x = (x_1, x_2, \cdots, x_N)$ 为第 i 个患者的实际服务时间。

$w_i(l, x)$ 为第 i 个患者的等待时间。

$u_i(l, x)$ 为第 i 个到第 $i+1$ 个患者的专家医生空闲时间。

$v_i(l, x)$ 为第 i 个患者的提前响应时间。

$o(l, x)$ 为系统超时时间。

$f(x)$ 为同质患者服务时间的概率密度函数。

$F(x)$ 为同质患者服务时间的概率分布函数。

4.3.3　模型构建与求解

1. 远程医疗基础预约调度模型

在传统门诊预约调度中，主要存在三类利益相关者，即医疗机构拥有者、医生和患者，而传统门诊预约调度建模的主要目标本质上是平衡这三类利益相关者的利益[15]。因此传统门诊预约调度的建模经常采用以最小化患者期望等待时间、医生期望空闲时间和医生期望加班时间的线性加权表达式作为目标函数，并将单位时间响应的成本作为权重。在远程医疗中，由于本书将申请医生和患者视为一体，统称为患者。因此，远程医疗的利益相关者包括远程医疗机构所有者、远程医疗专家医生和患者。所以远程医疗预约调度模型同样需要平衡三者的利益，下面将首先对患者的等待时间、专家医生空闲时间和系统超时时间进行分析，并给出相应的表达式。

1）患者等待时间

患者等待时间是医疗预约调度研究中普遍采用的衡量患者满意度的方式[15]，调查显示，过长的等待时间往往是患者对门诊服务不满的主要原因[16]。因此，本书也采取患者等待时间作为衡量患者满意度的指标。目前较为普遍的患者等待时间的表达式为

$$w_{i+1} = (w_i + x_i - l)^+, \quad i = 1, 2, \cdots, N-1 \tag{4.7}$$

$$w_1 = 0 \tag{4.8}$$

其中，$(x)^+ = \max\{x, 0\}$。式（4.7）表达了各个患者等待时间的关系，如果在实际的调度过程中，每位患者的预约间隔时间比较小，那么队列可能会产生等待时间的累积效应，而且队列后方的患者需要等待更长的时间。式（4.8）限制了第一个患者准时到达系统。

2）专家医生空闲时间

在医疗系统中，由于患者服务时间的随机性，可能产生提前完成诊治的情况。在这种情况下，医生需要等待下一位患者按时到达，并且会产生相应的医生空闲时间[10]。Denton 和 Gupta[17]将医生空闲成本和诊室的空闲成本统称为空闲成本。还有研究认为设施的空闲成本可以忽略不计，而只计算了医生空闲成本[18]。本书基于实地调研，发现目前国家远程医疗中心共有 9 个远程诊室，但是由于专家医生资源的稀缺，平时大概只有 4~6 个诊室被充分利用，远程诊室的资源比较充裕。而且，与手术室相比，远程诊室因空闲而引起的损失比较小。因此本书的空闲成本只计算专家医生的空闲成本。目前普遍使用的医生空闲时间计算方式为

$$u_i = (l - w_i - x_i)^+, \quad i = 1, 2, \cdots, N \tag{4.9}$$

可以看到，当为患者安排更长的预约时间间隔时，专家医生将可能面临更长的空闲时间。

3）系统超时时间

在 Bailey 的开创研究[10]中，实际上没有考虑系统超时时间，而只是对医生的空闲成本和患者的等待成本进行了研究。目前仍然存在一些研究忽略了系统的超时成本。但是考虑到远程医疗的实际运营情况，由于专家医生的资源比较紧缺，当系统发生超时时，将会对专家医生的下一步行动造成影响，并且由于远程诊室

处于共享的状态，系统超时也可能对下一个会诊时间段造成影响，因此本书将系统超时纳入模型之中。同时，由于系统超时在现实中可能会面临非常复杂的情况，因此本书对此做出简化，假设系统的超时成本与超时时间呈正比例关系。在考虑系统超时的研究中，Denton 和 Gupta[17]将手术时长安排成均值之和，并指出在实际应用过程中，由于患者服务时间的随机性，在手术结束后会设置一定的缓冲时间。还有研究将诊治时间段时长设成一天的工作时间[19]。在远程医疗中，由于专家医生需要共享远程诊室，并且每个专家医生所指派的患者数量有所不同，因此本书将会诊时间段时长设置为患者预约时间间隔之和，在此情况下，系统的会诊时间段时长即

$$T = N \times l \tag{4.10}$$

则系统的超时时间为

$$o = (w_N + x_N - l)^+ \tag{4.11}$$

对于服务时间随机的患者，传统门诊预约调度问题的大多数建模方法都是利用随机规划和随机动态规划来解决门诊预约调度的随机性[15]。因此，下面将在 Denton 和 Gupta[17]的两阶段（2-LSP）随机规划模型的基础上建立预约调度模型。

通过以上分析，本书以同质患者为研究对象，建立以最小化患者等待成本、医生空闲成本和系统超时成本的远程医疗基础预约调度模型（telemedicine basic appointment scheduling model，TBASM），简称 TB 模型。

$$(\text{TB}) \quad \min_l C(l, x) = \min_l E\left[\sum_{i=1}^{N}(c_w w_i + c_u u_i) + c_o o\right] \tag{4.12}$$

$$\text{s.t.} \quad w_{i+1} = (w_i + x_i - l)^+, \quad i = 1, 2, \cdots, N-1 \tag{4.13}$$

$$u_i = (l - w_i - x_i)^+, \quad i = 1, 2, \cdots, N \tag{4.14}$$

$$o = (w_N + x_N - l)^+ \tag{4.15}$$

$$w_1 = 0 \tag{4.16}$$

$$x_i > 0, \quad i = 1, 2, \cdots, N \tag{4.17}$$

$$l > 0\text{且为整数} \tag{4.18}$$

该模型包括两个阶段，第一阶段的变量为患者的固定预约时间间隔，第二阶段的变量则是患者的等待时间、专家医生的空闲时间和系统的超时时间。式（4.12）为患者等待成本、专家医生空闲成本和系统超时成本的线性加权和，这也是传统门诊建模中考虑多个性能标准的常用方式[15]。式（4.13）～式（4.15）分别为患者等待时间、医生空闲时间和系统超时时间的表达式。式（4.16）为第一个患者按时到达系统，并且等待时间为 0。式（4.17）为每一位患者的实际服务时间大于0，即不考虑患者爽约或专家医生拒绝服务的情况。式（4.18）为固定预约时间间隔大于 0，并且考虑到在现实的会诊中，服务时间基本以分钟为单位，因此本书

预约时间间隔的单位默认为分钟。同时，考虑到现实的操作性，对上述的预约时间间隔 l 取整数，即 TB 模型为随机混合整数规划模型。值得注意的是，由于 TB 模型和固定预约时间间隔的传统门诊预约调度模型相同，因此 TB 模型的预约调度方案亦可被视为相应的传统门诊预约调度方案。

对于系统的超时时间，可以在系统中增加一个虚拟的患者并且该虚拟患者的预约时间为系统结束的时间，此时系统的超时时间可以用 w_{N+1} 表示。因此 TB 模型的目标函数可以改写为

$$(\text{TB}) \quad \min_l C(l,x) = \min_l E\left[\sum_{i=1}^{N}(c_w w_i + c_u u_i) + c_o w_{N+1}\right] \tag{4.19}$$

$$\text{s.t.} \qquad w_{N+1} = o \tag{4.20}$$

$$\text{式}(4.13)\sim\text{式}(4.18)$$

对于以上的随机混合整数规划模型，有两种主要的解决方法。第一种是解析方法，即通过期望求出函数的解，给出函数的最优表达。虽然解析方法在门诊预约调度文献中受到了相当大的关注，但很少能求解出封闭形式的最优解[15]。第二种是经过随机模拟，将随机规划问题转化成确定性规划问题，然后对该确定性问题进行求解。

基于第二种方法，本书采取一种蒙特卡罗仿真优化算法[20-22]对 TB 模型进行求解，该算法采取样本平均近似方法[23]将随机规划问题转化成确定性规划问题。蒙特卡罗仿真优化算法主要包括以下几个步骤：①根据分布函数对随机变量生成 K 个样本；②利用样本值计算式（4.13）～式（4.15）的结果；③将步骤②中的结果代入目标函数，计算每个样本的目标函数值，并将每个样本的目标函数值取平均以表示原问题目标函数的期望值。

基于蒙特卡罗仿真优化算法，令第 k 个样本中的患者实际服务时间 x_{ik} 替代 x_i，所以本书的 TB 模型可以转化为 TBM 模型。

$$(\text{TBM}) \quad \min_l C = \min_l \sum_{k=1}^{K}\frac{1}{K}\left[\sum_{i=1}^{N}(c_w w_{ik} + c_u u_{ik}) + c_o w_{N+1,k}\right] \tag{4.21}$$

$$\text{s.t.} \quad w_{i+1,k} = (w_{ik} + x_{ik} - l)^+, \quad i = 1,2,\cdots,N, k = 1,2,\cdots,K \tag{4.22}$$

$$u_{ik} = (l - w_{ik} - x_{ik})^+, \quad i = 1,2,\cdots,N, k = 1,2,\cdots,K \tag{4.23}$$

$$w_{1,k} = 0, \quad k = 1,2,\cdots,K \tag{4.24}$$

$$x_{ik} > 0, \quad i = 1,2,\cdots,N, k = 1,2,\cdots,K \tag{4.25}$$

$$l > 0\text{且为整数} \tag{4.26}$$

其中，目标函数式（4.21）是式（4.12）的近似值。式（4.22）和式（4.23）中 w_i, u_i 亦被替换成 w_{ik}, u_{ik}，表示第 k 个样本的相应值。

根据上面的分析，可以给出求解 TB 模型的蒙特卡罗仿真优化算法，即算法 4.1。

算法 4.1

步骤 1. 利用随机数发生器按照患者的服务时间分布生成 K 个患者实际服务时间样本：$x_{1,k}, x_{2,k}, \cdots, x_{N,k}, k = 1, 2, \cdots, K$。

步骤 2. 确定预约时间间隔 l 的取值范围和取值间隔。

步骤 3. 将样本 $x_{1,k}, x_{2,k}, \cdots, x_{N,k}$ 和 l 值代入式（4.22）～式（4.25）求出 w_{ik}, u_{ik}。

步骤 4. 将步骤 3 的结果代入式（4.19）求出单个样本的目标函数值。

步骤 5. 将 K 个样本的目标函数值取均值，作为目标函数的近似值。

步骤 6. 将不同 l 下的目标函数值进行比较，选择最优的目标函数值并确定最优的预约时间间隔 l^*。

上述方法可以根据实际的需求设置 l 的取值范围和取值间隔。并且取值范围和取值间隔可以根据实际经验进行设置，这样可以进一步提高算法的性能。

2. 远程医疗提前响应预约调度模型

本书将在传统门诊预约模型的基础上，结合远程医疗的特点，构建远程医疗提前响应预约调度模型。

在远程医疗中，由于其突破了时空的限制，所以可以采取新的方式降低医生的空闲成本。即当专家医生提前完成当前患者的诊治时，远程医疗平台可以通过信息通信技术及时通知和安排下一位患者进行提前响应，这是区别于传统门诊预约调度的特点，本书将此称为提前响应预约调度模式。与传统门诊降低专家医生空闲时间的方式相比，提前响应预约调度模式可以在不增加患者等待时间的基础上有效地降低甚至是完全消除专家医生的空闲时间。但是，提前响应预约调度模式也会产生患者提前响应时间和提前响应成本，提前响应时间表达式如下：

$$v_{i+1} = (l + v_i - w_i - x_i)^+, \quad i = 1, 2, \cdots, N-1 \tag{4.27}$$

在提前响应预约调度模式下，当专家医生提前完成会诊时间段的会诊任务时，其可以提前离开远程会诊室，同时担任门诊的专家医生可以去开诊分流，而其他的专家医生可以去完成其他的事务，因此可以认为此时系统没有产生专家医生空闲时间和空闲成本。

通过以上分析，本书采用患者提前响应成本替代 TB 模型中的专家医生空闲成本，在此基础上给出远程医疗提前响应预约调度模型（telemedicine early response appointment scheduling model，TERASM），简称 TER 模型。

$$(\text{TER}) \quad \min_l C(l, x) = \min_l E\left[\sum_{i=1}^{N} (c_w w_i + s v_i) + c_o w_{N+1} \right] \tag{4.28}$$

$$\text{s.t.} \quad w_{i+1} = (w_i + x_i - v_i - l)^+, \quad i = 1, 2, \cdots, N \quad (4.29)$$

$$v_{i+1} = (l + v_i - w_i - x_i)^+, \quad i = 1, 2, \cdots, N-1 \quad (4.30)$$

$$w_1 = 0 \quad (4.31)$$

$$v_1 = 0 \quad (4.32)$$

$$x_i > 0, \quad i = 1, 2, \cdots, N \quad (4.33)$$

$$l > 0 \text{且为整数} \quad (4.34)$$

其中，式（4.28）为 TER 模型的目标函数，其为患者等待成本、患者提前响应成本和系统超时成本的线性加权和。式（4.29）为患者等待时间的表达式，其中 w_{N+1} 则表示系统的超时时间。式（4.30）为患者提前响应时间的表达式。式（4.31）和式（4.32）为第一位患者按时到达系统，既不产生等待时间，也不产生提前响应时间。

对于 TER 模型，同样可以使用算法 4.1 进行求解。首先将 TER 模型转化成 TERM 模型。

$$\text{(TERM)} \quad \min_l C = \min_l \sum_{k=1}^{K} \frac{1}{K} \left[\sum_{i=1}^{N} (c_w w_{ik} + s v_{ik}) + c_o w_{N+1,k} \right] \quad (4.35)$$

$$\text{s.t.} \quad w_{i+1,k} = (w_{ik} + x_{ik} - v_{ik} - l)^+, i = 1, 2, \cdots, N, k = 1, 2, \cdots, K \quad (4.36)$$

$$v_{i+1,k} = (l + v_{ik} - w_{ik} - x_{ik})^+, i = 1, 2, \cdots, N-1, k = 1, 2, \cdots, K \quad (4.37)$$

$$w_{1,k} = 0, k = 1, 2, \cdots, K \quad (4.38)$$

$$v_{1,k} = 0, k = 1, 2, \cdots, K \quad (4.39)$$

$$x_{ik} > 0, \quad i = 1, 2, \cdots, N, k = 1, 2, \cdots, K \quad (4.40)$$

$$l > 0 \text{且为整数} \quad (4.41)$$

下面将进行数值实验，以验证算法 4.1 的有效性，并对 TB 模型和 TER 模型的结果进行对比分析。

4.3.4 数值算例

1. 模型结果分析

考虑系统中存在 10 位同质患者，$i = 1, 2, \cdots, 10$。已知 10 位患者服务时间服从均值为 10 的指数分布，$f(x)$ 是患者服务时间的概率密度函数，即

$$f(x) = \begin{cases} \dfrac{1}{10} e^{-\frac{1}{10}x}, & x > 0 \\ 0, & \text{其他} \end{cases}$$

下面将首先对各种成本参数的关系进行分析。在实际中，由于专家医生资源比较稀缺，因此专家医生的单位时间的空闲成本往往要高于单位时间患者等

待成本。在以往的研究中，单位时间空闲成本/等待成本的相对成本比在 1～100[11]。同时，考虑到系统超时所带来的影响往往要大于专家医生空闲的影响，因此单位时间系统超时成本要大于单位时间专家医生空闲成本。此外，与提前响应相比，等待可能会更为严重地降低患者的满意度。因此，假设单位时间患者提前响应成本 $s=1$，单位时间患者等待成本 $c_w=2$；单位时间专家医生空闲成本 $c_u=3$；单位时间系统超时成本 $c_o=4$。利用以上参数，选择样本数量 $K=10\,000$，通过 Matlab 对算法 4.1 进行编程，分别对 TB 模型和 TER 模型进行求解，最终求解结果如下。

1）TB 模型求解结果

如图 4.8 所示，患者最优预约时间间隔为 14，系统最小期望运营成本为 280.89。当将患者固定预约时间间隔安排为患者服务时间均值，即等于 10 时，系统运营成本为 351.16，高于系统最小期望运营成本。此外，随着患者预约时间间隔的增加，系统期望运营成本呈现先快速下降后缓慢上升的趋势。

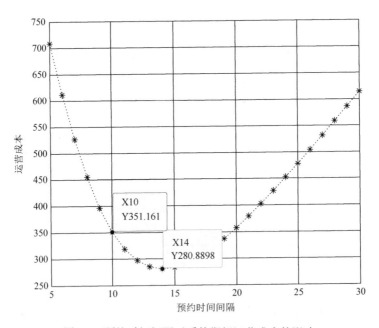

图 4.8　预约时间间隔对系统期望运营成本的影响

具体来说，通过图 4.9 可以看到预约时间间隔对三种成本的影响。随着预约时间间隔的增加，患者等待成本和系统超时成本逐渐降低，并且患者等待成本和系统超时成本对系统运营成本的边际贡献率逐渐降低。同时，随着预约时间间隔的增加，专家医生空闲成本及其对系统运营成本的边际贡献率逐渐增加。

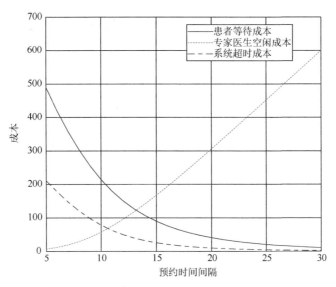

图 4.9　预约时间间隔变化对三种成本的影响

2）TER 模型求解结果

如图 4.10 所示，患者最优预约时间间隔为 12。系统最小期望运营成本为 245.37，该值比 TB 模型的相应值低 11.8%。并且当将患者固定预约时间间隔安排为患者服务时间均值，即等于 10 时，系统运营成本为 279.33，高于系统最小期望运营成本。

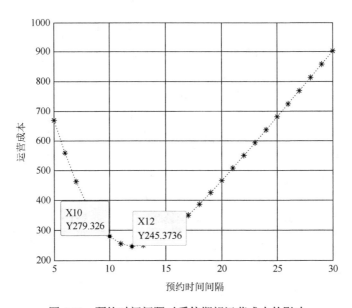

图 4.10　预约时间间隔对系统期望运营成本的影响

如图 4.11 所示，预约时间间隔对三种成本的影响，同 TB 模型类似，具有相同的特点。

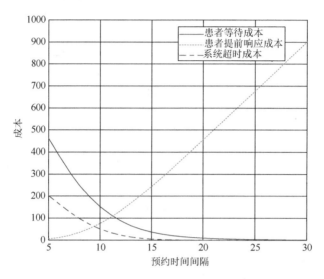

图 4.11　预约时间间隔对三种成本的影响

3）会诊时间段时长模式分析

由于本书选择将会诊时间段时长安排为患者预约时间间隔之和，而在以往门诊和手术室患者的预约调度研究中，多将诊治或手术时间段时长安排为患者服务时间的均值之和或固定值。因此，下面将对此进行对比分析。

考虑三种情况：①会诊时间段时长 $T_1 = N \times l$，即会诊时间段时长为预约时间间隔之和；②会诊时间段时长 $T_2 = N \times 10$，即会诊时间段时长为患者服务时间均值之和；③会诊时间段时长 $T_3 = 120$，即会诊时间段时长为固定值 120。通过表 4.5 可以看到，对于 TB 模型，当会诊时间段时长为 T_1 时，系统最小期望运营成本最小。这是因为相比于 T_2 和 T_3，T_1 模式为患者安排了更长的预约时间间隔从而避免系统产生较高的患者等待成本。并且相比于 T_2 模式，T_1 和 T_3 模式的系统超时成本也比较小。因此，对于 TB 模型，T_1 模式更为适合。

表 4.5　TB 模型三种会诊时间段时长模式对比

会诊时间段时长模式	最优预约时间间隔	最小期望运营成本	患者等待成本	专家医生空闲成本	系统超时成本
T_1	14	280.89	106.35	142.64	31.90
T_2	10	342.89	207.11	59.28	76.50
T_3	11	291.35	175.81	76.41	39.14

通过表 4.6 可以看到，对于 TER 模型，相比于 T_2 模式，T_1 和 T_3 模式的系统最小期望运营成本更小，这是因为这两种模式可以避免产生较高的系统超时成本。同时，T_1 和 T_3 模式的系统最小期望运营成本却没有显著的差异。T_1 和 T_3 模式的会诊时间段时长实际上是相同的，这也说明将会诊时间段时长安排为患者预约时间间隔之和更加有利于降低远程医疗机构的运营成本。

表 4.6　TER 模型三种会诊时间段时长模式对比

会诊时间段时长模式	最优预约时间间隔	最小期望运营成本	患者等待成本	患者提前响应成本	系统超时成本
T_1	12	245.37	87.94	134.45	22.98
T_2	11	268.24	115.73	102.15	50.37
T_3	11	241.49	115.71	103.15	22.64

4）算法收敛性分析

蒙特卡罗仿真优化算法具有随机性，并且采用不同的样本数量目标函数将会有不同的波动范围。下面将对算法 4.1 的收敛性进行分析，取样本数量

$$K = (10, 20, 50, 100, 200, 500, 1000, 10\,000)$$

对于每个样本数量 K 运行 100 次，目标函数求解结果如图 4.12 所示，随着样本数量的增加，目标函数值的波动范围逐渐减小。

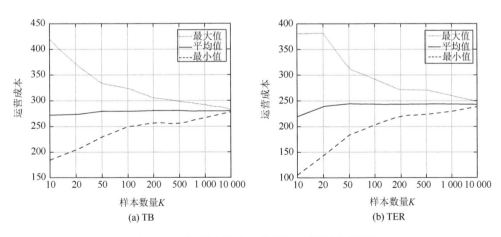

图 4.12　不同样本数量 K 的目标函数值波动情况

其中，当样本数量 $K = 10\,000$ 时，目标函数值的结果如表 4.7 所示，此时 TB 模型和 TER 模型目标函数值的波动范围比较小，这说明当样本数量 $K = 10\,000$ 时，算法 4.1 具有较好的收敛性。

表 4.7　样本数量 $K = 10\ 000$ 的模型结果

	最大值	平均值	最小值
TB 模型	283.83	280.20	277.24
TER 模型	248.28	243.65	238.81

2. 参数分析

下面对两种模型的参数进行分析，相关参数的设置同上。此外，对于模型中共同包含的参数，本书将进行对比分析，而对于两种模型中的不同的参数，将进行单独分析。

1）单位时间患者等待成本对系统最小期望运营成本和最优预约时间间隔的影响

如图 4.13 所示，随着单位时间患者等待成本 c_w 的增加，TB 模型和 TER 模型的系统最小期望运营成本皆出现递增的趋势，并且增速逐渐降低。同时，随着 c_w 的增加，TER 模型的系统最小期望运营成本始终低于 TB 模型，并且 TER 模型系统最小期望运营成本增速也小于 TB 模型，这说明 TB 模型对于 c_w 的变化更加敏感。因此，在其他参数不变的情况下，随着 c_w 的增加，与 TB 模型相比，TER 模型在降低系统运营成本方面更有优势。

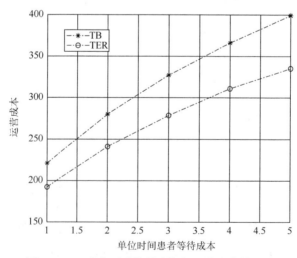

图 4.13　c_w 变化对系统最小期望运营成本的影响

如图 4.14 所示，随着 c_w 的增加，TB 模型和 TER 模型的最优预约时间间隔皆逐渐增加。这是因为随着 c_w 的增加，远程医疗机构将会为患者安排更长的预约时间间隔以降低患者的等待时间。同时，随着 c_w 的增加，TB 模型的最优预约时间间隔增长幅度要大于 TER 模型,这是因为随着预约时间间隔的增加,TER 模型将会产生更高的提前响应成本,因此其增幅要小于 TB 模型。这表明随着 c_w 的增加,与 TB 模型相比,TER 模型在提高系统服务容量方面更有优势。

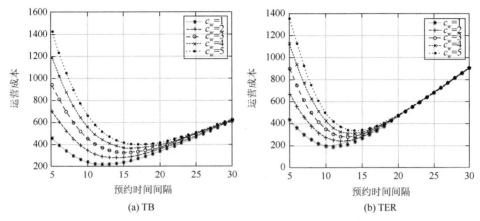

图 4.14　c_w 变化对系统最小期望运营成本和最优预约时间间隔的影响

2)单位时间系统超时成本对系统最小期望运营成本和最优预约时间间隔的影响

如图 4.15 所示,随着单位时间系统超时成本 c_o 的增加,系统最小期望运营成本呈现逐渐增加的趋势,并且 TB 模型的增速要大于 TER 模型。相比于 TER 模型,TB 模型对于 c_o 更加敏感。因此,在其他参数不变的情况下,随着 c_o 的增加,与 TB 模型相比,TER 模型在降低系统最小期望运营成本方面更有优势。

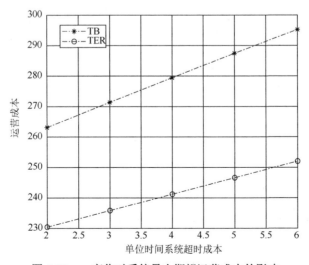

图 4.15　c_o 变化对系统最小期望运营成本的影响

图 4.16 展示了不同 c_o 下 TB 模型和 TER 模型的最优预约时间间隔的变化，随着 c_o 的增加，TB 模型的最优预约时间间隔变化幅度要大于 TER 模型。因此，随着 c_o 的增加，相比于 TB 模型，TER 模型在提高系统服务容量方面更有优势。

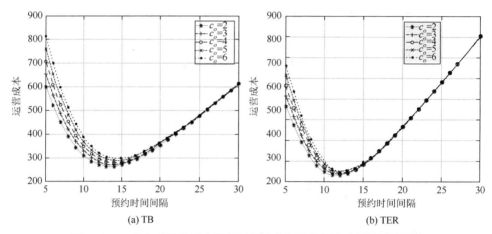

图 4.16　c_o 变化对系统最小期望运营成本和最优预约时间间隔的影响

3）患者服务时间分布均值变化对系统最小期望运营成本和最优预约时间间隔的影响

此处参数分析的患者服务时间分布仍旧采用指数分布。如图 4.17 所示，随着患者服务时间均值 r 的增加，两种模型的系统最小期望运营成本皆呈现线性增加的趋势，并且两种模型的增速基本相同。因此，随着 r 的增加，两种模型表现相当。

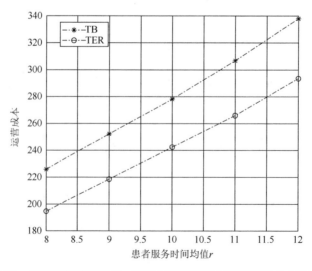

图 4.17　患者服务时间均值 r 的变化对系统最小期望运营成本的影响

如图 4.18 所示,随着 r 的增加,患者最优预约时间间隔将逐渐增加,并且 TB 模型最优预约时间间隔的增加幅度要大于 TER 模型。

因此,随着 r 的增加,相比于 TB 模型,TER 模型在提高系统服务容量方面更有优势。

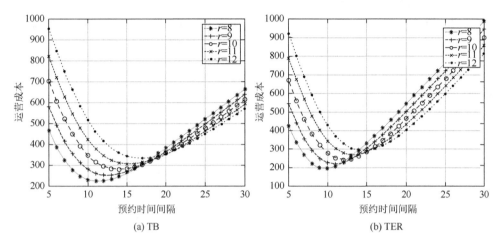

(a) TB　　　　　　　　　　　　(b) TER

图 4.18　r 的变化对系统最小期望运营成本和最优预约时间间隔的影响

4) 患者人数变化对系统最小期望运营成本和最优预约时间间隔的影响

如图 4.19 所示,随着患者人数 N 的增加,TB 模型呈现线性增长的趋势,而 TER 模型则呈现超线性增长趋势。当患者人数为 15 时,TB 模型的系统最小期望

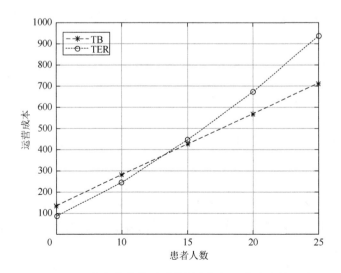

图 4.19　患者人数变化对系统最小期望运营成本的影响

运营成本小于 TER 模型。这说明 TER 模型对于患者人数更加敏感，这是因为随着患者人数的增加，在提前响应时间的累积效应下，系统将可能面临更高的患者提前响应成本。因此，当系统中患者人数 N 越多时，相比于 TER 模型，TB 模型在降低系统运营成本方面更有优势。

如图 4.20 所示，随着患者人数 N 的增加，系统最小期望运营成本随预约时间间隔的边际变化幅度逐渐增加。因此，系统中患者人数 N 越多，越有必要求解最优的患者预约时间间隔。

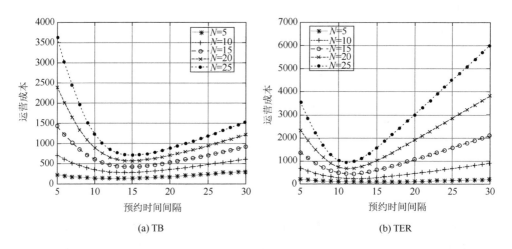

图 4.20　患者人数变化对系统最小期望运营成本和最优预约时间间隔的影响

5）单位时间专家医生空闲成本变化对系统最小期望运营成本和最优预约时间间隔的影响

如图 4.21 所示，随着单位时间专家医生空闲成本 c_u 的增加，系统最小期望运营成本呈增速递减的上升趋势。这是因为随着 c_u 的增加，远程医疗机构将为患者安排更少的预约时间间隔以降低专家医生空闲成本，通过图 4.22 可以看到这种变化趋势。

6）单位时间患者提前响应成本对系统最小期望运营成本和最优预约时间间隔的影响。

如图 4.23 所示，随着单位时间患者提前响应成本 s 的增加，系统最小期望运营成本呈增速递减的上升趋势，并且最优预约时间间隔逐渐降低。这是因为随着 s 的增加，系统需要降低患者预约时间间隔以降低可能的患者提前响应成本，如图 4.24 所示。

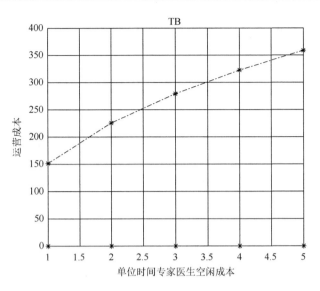

图 4.21　c_u 变化对系统最小期望运营成本的影响

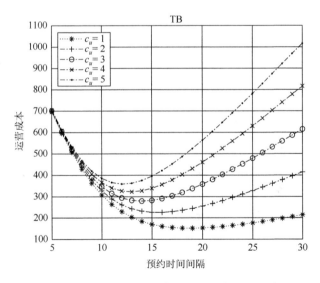

图 4.22　c_u 变化对系统最小期望运营成本和最优预约时间间隔的影响

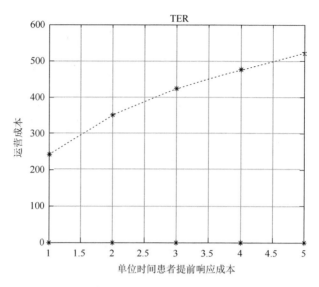

图 4.23　s 变化对系统最小期望运营成本的影响

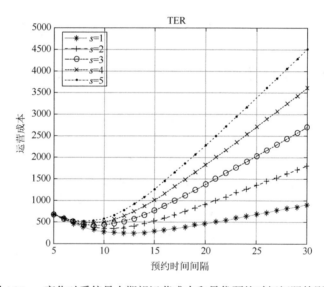

图 4.24　s 变化对系统最小期望运营成本和最优预约时间间隔的影响

对比图 4.23 和图 4.21 可以发现，在其他参数不变的前提下，当单位时间专家医生空闲成本和单位时间患者的成本比率为 1 和 2 时，TER 模型的系统最小期望运营成本高于 TB 模型，而当上述成本比率大于等于 3 时，TER 模型的系统最小期望运营成本低于 TB 模型。并且相比于 TB 模型，当单位时间患者提前响应成本与专家医生空闲成本的比值越小时，TER 模型在降低系统运营成本方面越有优势。

同时，对比图 4.22 和图 4.24 可以看到，单位时间患者提前响应成本与专家医生空闲成本的比值越小，与 TB 模型相比，TER 模型在提高系统服务容量方面同样越有优势。

4.3.5　结论

本节研究了单服务器的远程医疗同质患者预约调度问题，以服务时间随机的同质患者为研究对象，在传统门诊预约调度模型的基础上构建了固定预约时间间隔的远程医疗基础预约调度（TB）模型。进一步，在 TB 模型的基础上结合远程医疗突破时空限制的特点构建了固定预约时间间隔的远程医疗提前响应预约调度（TER）模型。给定患者服务顺序，采用蒙特卡罗仿真优化算法求解 TB 模型和 TER 模型，该算法采取样本平均近似方法将随机混合整数规划模型转化成确定性混合整数规划模型，并通过数值求解方法得到最优的患者固定预约时间间隔。最后，通过数值实验对 TB 模型和 TER 模型进行了相关成本比较分析与参数分析。

在数值算例中，TER 模型和 TB 模型的系统最小期望运营成本皆低于将预约时间间隔设置为患者服务时间均值的系统期望运营成本。同时，TER 模型的系统最小期望运营成本和患者最优预约时间间隔均低于 TB 模型，这表明与 TB 模型相比，TER 模型不仅可以更为有效地降低系统的运营成本也可以提高系统的服务容量。单位时间患者提前响应成本与专家医生空闲成本的比值越小，与 TB 模型相比，TER 模型在降低系统运营成本和提高系统服务容量方面越有优势。此外，随着单位时间患者等待成本、单位时间系统超时成本的增加，与 TB 模型相比，TER 模型在降低系统运营成本和提高系统服务容量方面亦更有优势。但是，TER 模型对于患者人数更为敏感，随着系统中患者人数的增加，TER 模型的系统最小期望运营成本将高于 TB 模型。在远程医疗的实践中，由于专家医生的单位时间空闲成本往往比较高，而单位时间患者提前响应成本比较低甚至有时可以忽略，并且每一个会诊时间段所安排的患者人数比较少，因此建议对于采取固定预约时间间隔的远程医疗机构，可以采取提前响应预约调度模式对同质患者进行调度，并使用 TER 模型求解最优的患者预约时间间隔。

除此之外，本书对相关参数对患者最优预约时间间隔的影响进行了分析，发现当单位时间患者等待成本、单位时间系统超时成本和患者服务时间均值增加时，TB 模型和 TER 模型的患者最优预约时间间隔均相应增加。对于 TB 模型，当单位时间专家医生空闲成本增加时，其最优预约时间间隔将会相应减少。而当单位时间患者提前响应成本增加时，TER 模型的最优预约时间间隔会相应减少。因此，在实践中，远程医疗机构需要根据同质患者病情的种类和相关的成本参数，灵活地设计不同的固定预约时间间隔，而非对所有的患者采取统一的预约时间间隔。

4.4　本 章 小 结

本章研究了远程医疗资源配置优化问题，设计了远程医疗专家和诊室安排策略与患者预约调度方案。

首先，本章基于远程医疗会诊流程，建立了基于 $G/G/s/\infty/K$/FCFS 模型的多服务台混合制排队模型。在假设医院的实际到达过程不是泊松过程的情形下，选取了高斯核函数对基层医院申请会诊间隔时间进行核密度估计，得出该密度函数的累积分布函数，并运用多项式函数拟合进行了函数逼近。在对数据进行预处理和对科室进行划分后，采用了数据驱动的离散事件仿真方法来建立模型并探索最佳资源配置方案，仿真得到了各诊室总共的平均时间（从提出会诊申请到会诊完成），并与采集到的数据得出的总的平均时间进行了对比，验证了模型的有效性。进一步分析了参数变动对整个排队系统的影响，挖掘出了影响排队系统的关键因素，分析了专家数量和诊室数量的相互影响情况。

然后，以服务时间随机的同质患者为研究对象，在传统门诊预约调度模型的基础上构建了固定预约时间间隔的远程医疗基础预约调度（TB）模型，研究了单服务器的远程医疗同质患者预约调度问题。进一步，在 TB 模型的基础上构建了固定预约时间间隔的远程医疗提前响应预约调度（TER）模型。在患者服务顺序给定的情形下，采用蒙特卡罗仿真优化算法将随机混合整数规划模型转化成确定性混合整数规划模型，并通过数值求解方法得到最优的患者固定预约时间间隔。最后，通过数值实验对 TB 模型和 TER 模型进行了相关成本比较分析与参数分析。

本章针对远程医疗资源配置优化的问题，考虑了基层医院申请会诊间隔时间、患者爽约和医生加班时间等因素，运用收益管理、随机优化、随机过程、离散事件仿真等理论和方法，结合模型性质设计了启发式算法，提出了远程医疗专家和诊室安排策略与患者预约调度方案。所得结果为远程医学中心优化资源配置、提高服务效率提供参考，有助于降低远程医疗患者等待时间，提高患者满意度，提升医院整体服务水平。

参 考 文 献

[1]　Denton B T. Handbook of healthcare operations management[M]. 2nd ed. New York：Springer，2013.

[2]　Hall R W. Handbook of healthcare system scheduling[M]. New York：Springer，2012.

[3]　Hall R W. Patient flow：Reducing delay in healthcare delivery[M]. 2nd ed. New York：Springer，2013.

[4]　Babashov V，Aivas I，Begen M A，et al. Reducing patient waiting times for radiation therapy and improving the treatment planning process：A discrete-event simulation model（radiation treatment planning）[J]. Clinical Oncology，2017，29（6）：385-391.

[5]　Lina A，Evren S，Zied J. A simulation model of french emergency medical service. Stochastic modeling and analytics in healthcare delivery systems[M]. Singapore：World Scientific，2017：31-56.

[6]　El-Darzi E，Vasilakis C，Chaussalet T，et al. A simulation modelling approach to evaluating length of stay，occupancy，emptiness and bed blocking in a hospital geriatric department[J]. Health Care Management Science，1998，1（2）：143-149.

[7]　Werker G，Saure´ A，French J，et al. The use of discrete-event simulation modelling to improve radiation therapy planning processes[J]. Radiotherapy and Oncology，2009，92（1）：76-82.

[8]　Reynolds M，Vasilakis C，McLeod M，et al. Using discrete event simulation to design a more efficient hospital pharmacy for outpatients[J]. Health Care Management Science，2011，14（3）：223-236.

[9]　Parzen E. On Estimation of a probability density function and mode[J]. The Annals of Mathematical Statistics，1962，33（3）：1065-1076.

[10]　Bailey N T J. A study of queues and appointment systems in hospital out-patient departments，with special reference to waiting-times[J]. Journal of the Royal Statistical Society：Series B（Methodological），1952，14（2）：185-199.

[11]　Cayirli T，Veral E. Outpatient scheduling in health care：A review of literature[J]. Production and Operations Management，2003，12（4）：519-549.

[12]　Huang Y，Hanauer D A. Patient no-show predictive model development using multiple data sources for an effective overbooking approach[J]. Applied Clinical Informatics，2014，5（3）：836-860.

[13]　Lee S J，Heim G R，Sriskandarajah C，et al. Outpatient appointment block scheduling under patient heterogeneity and patient no-shows[J]. Production and Operations Management，2018，27（1）：28-48.

[14]　Jin Q. Mitigating delays and unfairness in appointment systems[J]. Management Science，2017，63（2）：566-583.

[15]　Ahmadi-Javid A，Jalali Z，Klassen K J. Outpatient appointment systems in healthcare：A review of optimization studies [J]. European Journal of Operational Research，2017，258（1）：3-34.

[16]　Huang X M. Patient attitude towards waiting in an outpatient clinic and its applications [J]. Health Services Management Research，1994，7（1）：2-8.

[17]　Denton B，Gupta D. A sequential bounding approach for optimal appointment scheduling[J]. IIE Transactions，2003，35（11）：1003-1016.

[18]　Mandelbaum A，Momčilović P，Trichakis N，et al. Data-driven appointment-scheduling under uncertainty：The case of an infusion unit in a cancer center[J]. Management Science，2020，66（1）：243-270.

[19]　Erdogan S A，Krupski T L，Lobo J M. Optimization of telemedicine appointments in rural areas [J]. Service Science，2018，10（3）：261-276.

[20]　Lamiri M，Xie X L，Dolgui A，et al. A stochastic model for operating room planning with elective and emergency demand for surgery[J]. European Journal of Operational Research，2008，185（3）：1026-1037.

[21]　张政，谢晓岚，耿娜. 多目标优化下的手术室分派调度问题[J]. 上海交通大学学报，2012，46（12）：1983-1988.

[22]　郭孟宇. 手术室资源优化调度方法研究[D]. 北京：清华大学，2014.

[23]　Kim S，Pasupathy R，Henderson S G. A guide to sample average approximation. Handbook of Simulation Optimization[M]. New York：Springer，2014：207-243.

第二部分　数据驱动的
医疗风险预测

第 5 章　数据驱动的疾病风险预测

依照当前医疗健康服务正从疾病治疗向重视疾病预防和健康管理转变的趋势，基于数据的挖掘与分析，本章开展了疾病风险预测研究。由于疾病种类较多，且疾病数据存在获取和使用的限制，本章对研究意义较大且能获取数据的四种疾病（结直肠息肉、前列腺癌、胎心异常、心血管疾病）进行了风险预测研究。数据驱动的疾病风险预测研究主要包括数据预处理、特征选择、预测模型构建等步骤。通过重要特征的筛选和准确风险预测模型的构建为疾病的预防与控制提供决策依据。

5.1　结直肠息肉风险预测

5.1.1　研究背景

在全球范围内，癌症已经成为人口死亡的主要因素，2015 年统计报告显示，在所有的癌症中，结直肠癌的病死率在男性中排名第三，在女性中排名第二[1]。过去的十年中，我国的结直肠癌发病率以每年 3%～4%的速度在增长[2]。目前，我国每年约有 30 万人确诊患有结直肠癌，其中约一半的人因为结直肠癌而去世[3]。如此高并且还在继续增长的发病率，在某程度上是中国人偏辛辣油腻的饮食偏好所造成的。其他的风险因素包括吸烟、嗜酒以及缺乏活动等[4]。

结直肠癌的疾病发展过程一般持续 5～10 年的时间，过程较为缓慢，可以分为息肉、腺瘤、原位癌、早期浸润癌、进展期癌症[5]。研究表明结直肠癌多数是由结直肠息肉病变而来的[6, 7]。移除息肉能够大幅降低结直肠癌发病率的 76%～90%[8]。但是由于结直肠癌在早期阶段缺乏特异的临床症状，大部分的结直肠癌患者直到转移期才被确诊。如果在早期就对结直肠息肉进行筛查，发现并切除息肉，将极大地降低我国人口结直肠癌的发病率，降低结直肠癌发病给整个社会带来的经济负担。

当前，检查患者是否有息肉主要通过结直肠镜检。但是由于我国医疗资源有限以及患者的依从率较低，开展全人群息肉筛查存在较大的困难。因此，确定结直肠息肉和各种潜在风险因素之间的关系，确认高危人群，然后再对这些高危人群进行结直肠镜检具有一定的现实意义。国外有越来越多的学者将机器学习的方法应用于癌症的预测和预后研究当中[9]。当前针对结直肠息肉风险预测这一研问题，还没有大规模的人群队列研究。本书基于中国人群体检数据使用传统的生物统计学方法和机器学习方法构建了结直肠息肉风险预测模型，从而可以准确预测结直肠息肉的发病风险，为后续开展人群筛查和预防提供指导建议。

5.1.2　数据与方法

1. 数据的介绍

本书的源数据集包含体检结果和问卷调查结果两部分。体检结果的记录分类如表 5.1 所示，共有 962 条记录。其中息肉与无异常的记录占据了整体数据集的88%。本书主要探究结直肠息肉的风险因素及预测模型构建，因而将因变量定义为有无息肉，故剔除检查结果为其他病症的数据，剩余 849 条数据。

表 5.1　结肠镜检查结果类别统计

结肠镜检查结果分类	个数
无异常	466
结肠黑病变	8
息肉	383
毛细血管扩张	11
克罗恩病	4
结肠炎	17
结肠癌	14
炎性病变	20
其他病变	7
憩室	10
肿物性质待定	14
混合	8

问卷包含患者的五大类信息：基本信息、并发症信息、生活习惯信息、家族史和情绪评分。基本信息包括年龄、性别、身高、体重、BMI（身体质量指数，body mass index）、重大不良事件、婚姻状况等；并发症信息包括血便、腹泻、高血压、高血脂、糖尿病、结肠炎等；生活习惯信息包括劳动强度、吸烟、饮酒、饮食结构等；家族史信息包括家族癌症史、家族结直肠癌史；情绪评分包括正向情绪评分、负向情绪评分和情绪倾向。

如表 5.2 所示，与无息肉组人群相比，有息肉组人群正向情绪得分较低，负面情绪得分较高，情绪倾向偏消极。由此可以看出，情绪因素与患息肉具有相关性，情绪因素应该包含在研究范围之内。

表 5.2　有无息肉组别下个体情绪比较

变量名	有息肉组（383） 均值（标准差）/水平（比例）	无息肉组（466） 均值（标准差）/水平（比例）
正面情绪	30.47（10%）	26.62（9.44%）
负面情绪	25.22（11.34%）	31.51（10.41%）
情绪倾向	0.92（0.57%）	0.97（0.54%）

2. 数据的预处理

1）缺失值处理

数据缺失情况统计如表 5.3 所示。从表 5.3 得出含有缺失值的记录比例为 19.79%，其中缺失单一属性的记录比例为 12.01%，缺失两项属性的记录比例为 4.36%。含有缺失数据的变量之间不存在相关性，数据为随机缺失。在缺失数据插补的可选模式中，多重插补对于随机缺失的插补有很好的效果，同时考虑了不确定性[10]。

表 5.3　数据缺失情况统计

缺失属性数	记录数	百分比
0	681	80.21%
1	102	12.01%
2	37	4.36%
3	8	0.94%
4	8	0.94%
5	4	0.47%
6	3	0.35%
7	3	0.35%
8	2	0.24%
16	1	0.12%

根据不同的变量类型采用不同的形式插值。针对数值型变量，采用 PMM 方法，针对二分类类别变量，则采用 logreg 方法，针对多分类变量，则采用 polyreg 方法。为了减小误差，取五重插补的均值进行最终插补。

2）异常值检测

通过检测发现数据中的异常值。图 5.1、图 5.2、图 5.3 分别描述了年龄、身高与体重三个数值型变量的分布情况。通过图 5.3 可以发现体重变量出现了明显的异常。数据记录的单位为千克，因此推测是在记录个体体重时，体重的度量单位千克与斤被混淆了。故找出超出正常范围的体重，并做出修正——将其变为记录值的 1/2。修正后的体重信息如图 5.4 所示。

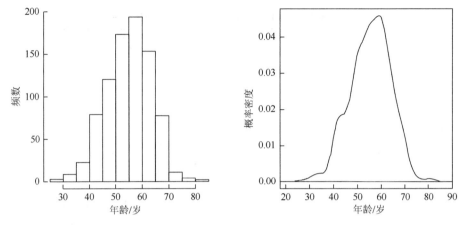

图 5.1 年龄分布直方图与概率密度曲线

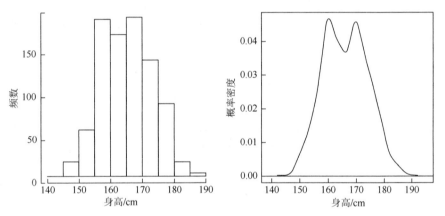

图 5.2 身高分布直方图与概率密度曲线

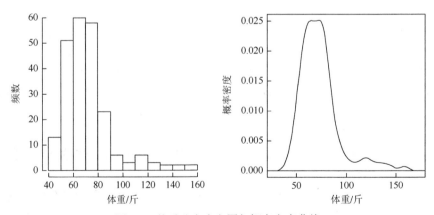

图 5.3 体重分布直方图与概率密度曲线

1 斤 = 0.5kg

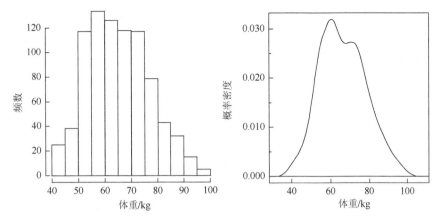

图 5.4　修正后的体重分布直方图与概率密度曲线

3. 方法

经过预处理的数据集，数据的质量得到了保障，在此基础上开展模型构建。使用的机器学习技术包括逻辑回归、决策树、Boosting Tree、人工神经网络等。在构建模型时，将数据集划分为训练集（80%）和测试集（20%）。训练集用于构建模型，测试集用于比较不同模型的预测效果。不同的方法将在同一个训练集上进行构建，将在同一个测试集上进行测试。最后，比较这些模型在测试集上的准确度、特异度、灵敏度，从而挑选出最佳的结直肠息肉风险预测模型。与此同时，通过分析变量的相对重要性以及部分依赖情况，确认高危人群所具备的特点。

5.1.3　结直肠息肉风险预测模型

1. 基于逻辑回归的息肉风险预测模型构建

逻辑回归在流行病学中比较常用的情形是探索某疾病的危险因素，根据危险因素预测某疾病发生的概率。考虑到逻辑回归方法程序运行时间较短，计算复杂度较低，使用训练集的每一个子集用于模型训练，最后使用测试集上的准确度作为衡量标准挑选出使用逻辑回归方法所构建的最佳的模型。不同变量维度下，逻辑回归方法的最佳表现如表 5.4 所示。

表 5.4　逻辑回归模型在测试集上的表现

方法	数据集	准确度	灵敏度	特异度
逻辑回归	测试集	0.678	0.562	0.760

当变量个数为 16 和 17 时取得了一致的效果，考虑到模型的简单性，选择变量个数 16 的模型作为最终模型。在该模型中用到的变量为性别、劳动强度、吸烟、饮酒、年龄、体重、不良事件、腹泻、肠炎、高血压、结直肠癌家族史、正向情绪评分、负向情绪评分、情绪倾向、BMI。经过显著性检验分析，显著的变量为年龄、性别、正向情绪评分、负向情绪评分。

2. 基于决策树的息肉风险预测模型构建

决策树是把对一个事物的观察值（用分支表示）与该事物的目标值（用叶子节点表示）映射起来的一种关系。在本书中，息肉的最终预测结果只能取"有"或"无"，因此本书使用 R 语言中 rpart 包构建分类决策树预测模型。最终得到的模型如图 5.5 所示。在最终的模型中，共使用了身高、年龄、正向情绪评分、负向情绪评分、体重、BMI 和饮酒这七个变量。如图 5.5 所示，叶子节点代表分类结果，其中"0"代表不患有息肉，"1"代表患有息肉，分支代表通往这些分类结果的特征组合，判断条件标注在每个分叉点上。该模型可以用于逐步判断个体患有息肉的风险，同时也表明在决策树模型中，身高、年龄和情绪评分这三个变量在模型分类中起到了较大的作用。决策树模型在测试集上的表现情况如表 5.5 所示。

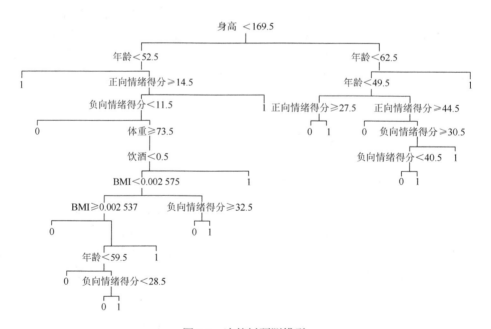

图 5.5　决策树预测模型

表 5.5　决策树模型在测试集上的表现

方法	数据集	准确度	灵敏度	特异度
决策树	测试集	0.684	0.644	0.712

3. 基于随机森林的息肉风险预测模型构建

20 世纪 80 年代 Breiman 等发明了分类树的算法[11]，随后又提出了随机森林思想。随机森林是用于分类、回归或者其他任务的一种集成学习的方法。该算法能够对决策树做预测时出现过拟合的情况进行改善，且对多元线性不敏感，结果对缺失数据和非平衡的数据比较稳健。在构建模型之前，首先应用 R 语言中的 Boruta 包进行特征提取，其选取变量的结果如图 5.6 所示。最终确认的变量为年龄、性别、身高、吸烟、负向情绪评分、饮食、情绪倾向和正向情绪评分等。

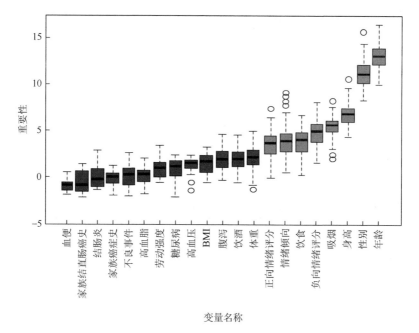

图 5.6　Boruta 算法特征选取结果

使用 R 语言中的 randomForests 包训练随机森林方法模型。对于随机森林训练，节点的深度（M）和所使用的树的数量（N）影响着模型训练的效果。图 5.7 描述了测试集上的误差在不同的 M 和 N 下的收敛情况。通过图 5.7 可以发现，当 $M=2$ 时，训练得到的模型在测试集上的效果最好。模型稳定在 625 棵树左右，得到最好的随机森林训练模型，其表现如表 5.6 所示。进一步通过基尼指数衡量模型中所使用的变量的重要性，如图 5.8 所示。可以发现最重要的两个变量为年龄和情绪倾向。身高在模型中的重要性也较高。在其他重要性较低的三个变量中，饮食排在了第一位。

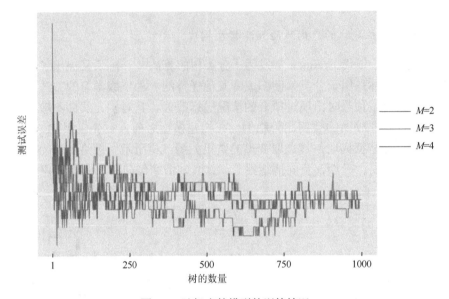

图 5.7　随机森林模型的训练情况

表 5.6　随机森林模型在测试集上的表现

方法	数据集	准确度	灵敏度	特异度
随机森林	测试集	0.638	0.589	0.673

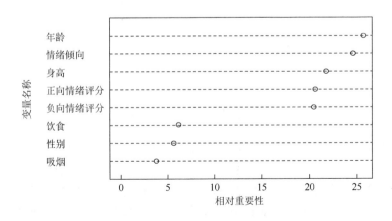

图 5.8　随机森林模型中变量的重要性排序

4. 基于 Boosting Tree 的息肉风险预测模型构建

Boosting 的原理是将许多"弱"的分类器的结果联合起来产生一个更加大的"委员会"。将 Boosting 思想应用于决策树就产生了 Boosting Tree。Gradient Boosting Decision Tree 是利用最速下降的近似方法，即利用损失函数的负梯度在当前模型的值，作为回归问题中提升树算法的残差的近似值，拟合一个回归树。使用 R 语言中的 gbm 包进行模型的训练。由于随机森林和 Boosting Tree 两种方法都是基于树的模型，在训练 Boosting Tree 模型时也使用 Boruta 特征选取的结果用于模型的构建。Boosting Tree 模型在测试集上的表现如表 5.7 所示。

表 5.7　Boosting Tree 模型在测试集上的表现

方法	数据集	准确度	灵敏度	特异度
Boosting Tree	测试集	0.633	0.493	0.731

在训练模型之后，进一步衡量模型中所使用的变量的相对重要性，如图 5.9 所示。通过图 5.9 可以发现最重要的三个变量为年龄、情绪倾向、身高。

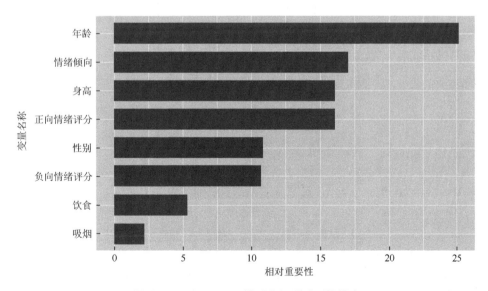

图 5.9　Boosting Tree 模型中相对重要性排序

对比较重要的三个自变量的部分依赖情况进行分析，如图 5.10 所示。可以发现，当年龄大于 45 岁时，结直肠息肉的发病风险显著上升。身高大于 170cm 时，结直肠息肉的发病风险显著上升。当情绪倾向的取值在 0.7 和 1.7 左右时，发病风险较高。或者说年龄在 45 岁以上、身高在 170cm 以上、情绪倾向在 0.7 和 1.7 左右的人群，患有结直肠息肉的风险显著增加，为高危人群。

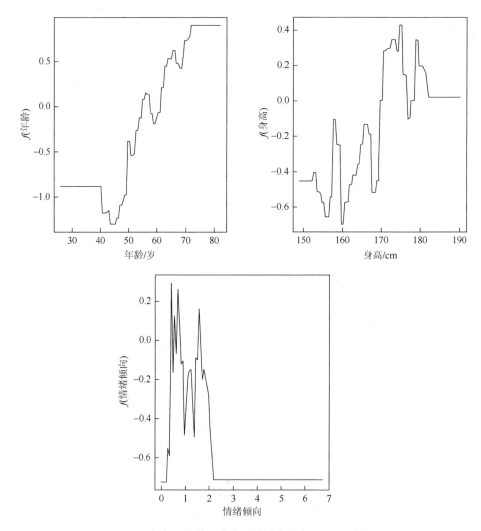

图 5.10　息肉对年龄、身高、情绪倾向的部分依赖情况

　　进一步还考察了息肉对于双变量的部分依赖情况，图 5.11、图 5.12、图 5.13 分别展示了息肉对年龄和身高的部分依赖情况、息肉对年龄和情绪倾向、息肉对身高和情绪倾向的部分依赖情况。可以发现，年龄、身高、情绪倾向这三个变量之间的相互作用是明显的。在三幅图中，灰度越深区域，患有息肉的风险越高；灰度越浅的区域，患有息肉的风险越低。从图 5.11 可以发现息肉对年龄的依赖性

更高，年龄大于 70 岁时，息肉风险显著上升。年龄分布在 70～80 岁，身高分布在 165～175cm 的为高危人群。从图 5.12 可以发现息肉对年龄的依赖性更高。年龄分布在 65～80 岁，情绪倾向分布在 1.5～2.5 的为高危人群。从图 5.13 可以发现息肉随身高的变化更为明显，对身高的依赖性更高。情绪倾向分布在 1.5～2.5 的，身高分布在 165cm 和 175cm 左右的为高危人群。

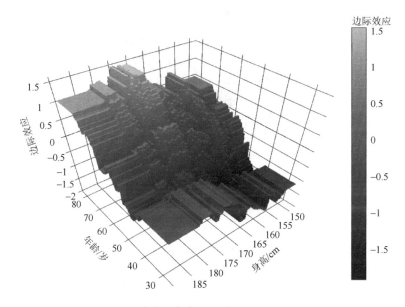

图 5.11　息肉对年龄和身高的部分依赖情况

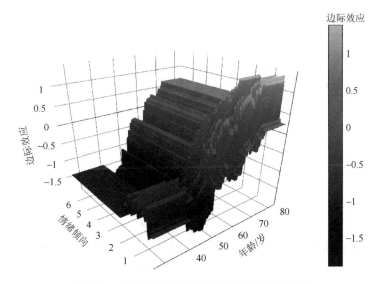

图 5.12　息肉对年龄和情绪倾向的部分依赖情况

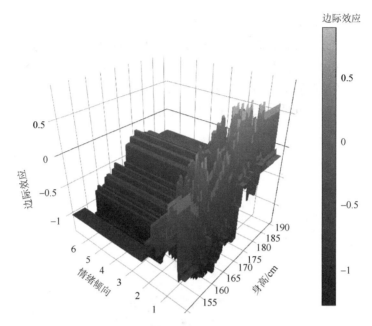

图 5.13　息肉对身高和情绪倾向的部分依赖情况

5. 基于人工神经网络的息肉风险预测模型构建

人工神经网络是一种模仿生物神经网络的结构和功能的数学模型或计算模型，用于对函数进行估计或近似。至今，学者已经提出了各种类型的神经网络。在进行神经网络模型训练之前，先使用 Lasso 方法进行特征选取。使用 R 语言中的 glmnet 包进行 Lasso 特征选取。Lasso 选取了 11 个变量分别为性别、身高、年龄、血便、腹泻、饮食、正向情绪评分、情绪倾向、结直肠癌家族史、饮酒、吸烟。采用 R 语言中的 nnet 包训练神经网络模型，训练得到的模型在测试集上的表现如表 5.8 所示。

表 5.8　神经网络模型在测试集上的表现

方法	数据集	准确度	灵敏度	特异度
神经网络	测试集	0.692	0.671	0.710

6. 模型比较

本书使用传统的生物统计学方法和机器学习的方法进行了结直肠息肉风险预测模型的构建，包括逻辑回归、决策树、随机森林、Boosting Tree、神经网络。这些方法在测试集上的效果如表 5.9 所示。

表 5.9　风险预测模型的效果比较

方法	数据集	准确度	灵敏度	特异度
逻辑回归	测试集	0.678	0.562	0.760
决策树	测试集	0.684	0.644	0.712
随机森林	测试集	0.638	0.589	0.673
Boosting Tree	测试集	0.633	0.493	0.731
神经网络	测试集	0.692	0.671	0.710

通过比较可以发现神经网络取得了最好的表现，其在测试集上取得了最高的准确度，达到了 0.692。文献[12]总结了 45 个结直肠息肉风险预测模型。这些模型的准确率基本都在 0.65 左右。考虑到结直肠息肉没有特异的临床表现，对结直肠息肉进行风险评估更加困难，而且本书所使用的是常见的体检数据。因此，可以说取得了一些令人鼓舞的成果。

其次，随机森林和 Boosting Tree 方法的效果不如其他方法那么好，甚至不如决策树算法的表现。这是因为训练决策树模型时考虑了全部的子集，最后挑出最好的一种变量子集。这表明在进行特征选取的过程中会产生误差，且难以避免。

如果从解释能力的角度考虑，决策树算法具有最高的解释能力，易于理解，并且也取得了不错的效果，易于在实践中使用。

5.1.4　结论

疾病风险预测历来都是引起较多关注的领域，结直肠癌的高发值得引起更高的关注。考虑医疗资源的有限性和结直肠镜检的低依从率，有必要开展对结直肠息肉高风险人群的定向筛查。本书基于体检数据和调查问卷数据，利用机器学习和传统生物统计学的方法，进行结直肠息肉风险预测研究，提出一个具有较高预测准确度的结直肠息肉风险预测模型，用于指导实际的高危人群筛查。

本书使用五种不同类型的方法构建了机器学习模型。通过比较所构建的结直肠息肉风险预测模型在测试集上的表现，发现神经网络模型取得了最好的测试集预测准确率，达到了 0.692。决策树算法也取得了不错的表现，考虑到其在解释能力、易于理解方面的优势，这种基于决策树算法的结直肠息肉预测模型更易于在实践中使用。

通过变量分析发现在构建模型时较为重要的变量为年龄、身高和情绪倾向。因此，当试图降低个体结直肠息肉发病概率时，一种有效的做法是关注几个较为主要的变量。因此，可以推行一些初级预防措施，如控制 BMI、调节情绪状况等。

相较于以往研究，较少的研究会关注情绪相关的变量与结直肠息肉之间的相关关系。结果表明，情绪相关的因素是影响是否患有结直肠息肉的重要因素；年龄在45 岁以上、身高在 170cm 以上、情绪倾向在 0.7 和 1.7 左右的人群，患有结直肠息肉的风险显著增加，为高危人群。

基于本书的研究成果，可以识别结直肠息肉的高风险人群，为个性化的筛查项目提供决策支持，提高我国医疗资源的利用率，降低结直肠癌的发病率，填补了结直肠息肉风险预测研究的空白。同时民众可以利用自己普通的体检数据进行预测，较为容易地获得自己患有结直肠息肉的可能性，有助于提升民众对于结直肠癌、结直肠息肉的重视程度，推行一些初级预防保健策略，养成更加健康的生活方式，提高我国国民的健康指数。

5.2　血清前列腺特异性抗原值的预测

5.2.1　研究背景

前列腺癌（Prostate Cancer）是老年男性最容易患的一种生殖系统癌症，并且已经成为病死率第三的癌症，仅次于肺癌和结直肠癌[13]。虽然我国的前列腺癌发病率比西方国家较低，但是随着我国经济的发展，生活条件的改善、饮食结构的变化以及人口老龄化问题日趋严重，我国的前列腺癌发病率有稳步增长的趋势[14]。前列腺癌常见于 50 岁以上老年男性，由于前列腺癌前期并无明显症状，一般确诊时已经是晚期，失去了早治疗的机会，因此老年男性的生活质量降低，预期寿命变短[15]。

为了使前列腺癌能够早发现、早治疗，以提高前列腺癌患者的生活质量和预期寿命，医学界做了大量的尝试去寻找适合前列腺癌的早期诊断方法。随着医疗科技的发展，科学家找到了一种肿瘤性标志物前列腺特异性抗原（Prostate Specific Antigen，PSA），其在前列腺癌的早期诊断中起到了非常重要的作用，越来越受到医学界的重视[16]。

PSA 是一种由前列腺细胞分泌的糖蛋白，其检测方便、经济，并且敏感性高，90%以上的前列腺癌患者体内的 PSA 值异常，因此成为前列腺癌早期诊断最重要的筛选因素[17]。目前医学界一般认为老年男性体内 PSA 以 4ng/mL 为阈值，当大于 4ng/mL 时，将进行活体穿刺确诊[18]。

PSA 虽然是前列腺组织的特异性抗原，但不是前列腺癌的特异性抗原，所以虽然其值对前列腺癌敏感性好，但特异性低，有研究发现，PSA＞4ng/mL 的老年男性中，大约有 70%的男性并未患前列腺癌[19]。所以普遍使用该阈值，不考虑患者自身的其他因素会导致较高的假阳性率，使得前列腺癌低风险患者进行本不必要的活体穿刺检查。

前列腺活体穿刺是指医生通过直肠从前列腺获得组织样本。其为有创体检，有一系列并发症，包括血尿、疼痛、感染和脓毒血症以及可能造成心理负担使得勃起障碍[20]。研究报告指出，约有 55% 的男性在前列腺活体穿刺检查期间报告不适[21]。

从理论上来说，使用 PSA 进行初步筛选，然后使用活体穿刺确诊可以提高前列腺癌的早期确诊率，但是由于 PSA 的特异性差，低风险患者有可能因活体穿刺造成一系列身心伤害。因此，研究正常老年男性的 PSA 值主要受哪些因素影响，建立正常老年男性 PSA 值的预测模型，以提高 PSA 的筛选准确率有重要的实际意义。

本书基于北京市某体检中心的老年男性体检数据，使用数据挖掘的方法，建立正常老年男性的 PSA 指标预测模型，识别 PSA 的主要影响因素，对医生的决策提供辅助支持。

5.2.2　数据与方法

1. 数据

1）数据来源及描述

本书所用到原始数据来自北京市某体检中心，因为研究的是前列腺癌，此疾病主要集中发生在老年男性人群中，所以提取数据均为老年男性的体检数据，包括常规体检数据、血常规数据以及前列腺的体检数据。

最原始的数据涉及 119 997 个体检的老年男性，在用文本分析和关键词提取后，仍然存在大量的数据缺失，应该是有大量体检者并没有进行 PSA 值的检测，故这些缺失 PSA 值的数据对预测模型没有很大的利用价值。在此基础上剔除异常值，排除患有或者曾经患有前列腺癌人群的体检数据（原始数据中包括 PSA 值大于 4ng/mL 的人群，但是认为这部分人群患前列腺癌的风险很大，防止对正常老年男性的 PSA 预测模型造成负面影响，所以剔除了这些数据），最后建模能够用到的数据为 32 649 条。数据的特征属性共有 15 个（除 PSA 值外），分别为年龄（Age）、身高（Height）、体重（Weight）、BMI、腰围（Waist）、收缩压（SBP）、舒张压（DBP）、空腹血糖（FBG）、甘油三酯（TG）、高密度脂蛋白（HDL）、低密度脂蛋白（LDL）、血清总胆固醇（TC）、尿酸碱度（pH）、尿比重（SG）、前列腺体积（Ps_Vol）。

2）数据预处理

数据的预处理，即对数据中的异常值、缺失值、噪声等进行一些必要的处理，以提高数据的质量；然后进行一些基本的统计分析，包括单变量分析与双变量分析，主要是这些连续值的分布，变量之间存在的相关性关系，尽可能地得到一些有用的信息。

首先，由于本书用到的数据来自北京市某体检中心，而在体检过程中，医生对患者的一些体检指标会使用描述性的自然语言，对于不同的个体对其描述方式也不尽相同，属于非结构化数据，所以在进行数据挖掘前，需要进行文本分析与关键词提取，得到建模所需的重要数据。研究过程中使用 Python 及其工具包进行文本分析，对文本数据进行预处理，其次使用特殊结构（包括符号与可能需要提取的关键词）进行分词，让文本成为一个分开的分支结构，然后进行关键词查找，查找到关键词后，在关键词的前后进行结构的匹配，最后提出与需要的关键词相关的数据。本书采用的关键词就是前列腺，而匹配的结构就是长径（mm）、宽径（mm）、厚径（mm）等结构。这部分的缺失值使用正常值进行填充，基于处理后的数据，计算得出前列腺的体积。

在优化提取了本书部分使用的数据后，对总体的数据开展了缺失值的处理。由于本书的研究对象为 PSA 指标，所以以 PSA 指标属性为主键，从初始数据中提取可以作为研究对象的数据。在数据以 PSA 指标为键进行提取后，数据项能够有比较好的完整性，目前数据条数为 34 386 条，对于 PSA 指标、ID、年龄三项属性，数据完整。常规体检数据和血检、尿检数据缺失情况也在正常的范围内。对于其他缺失值，根据缺失相关性可以认为其是随机缺失，对于这些数值变量缺失，研究采用 PMM（predictive mean matching）方法进行补全填充，并且使用五个不同数据集下对应的值取均值进行填充，使得填充值不出现异常，并具有更高的可信度。

处理了数据缺失值以后，需要处理数据的异常值，主要分为单属性处理和多属性处理。对于单属性处理，就是观察数据的明显异常值；对于多属性处理就是利用聚类分析的方法，离群点视为异常值。本书通过应用箱线图进行分析和剔除。

2. 方法

数据在进行了预处理后，其质量得到了明显的改善，缺失值与异常值都得到了处理，此时适合建模，进行数据挖掘，发掘出有价值的信息。因为 PSA 值是连续值，所以模型本质上是回归模型，与普遍用到的机器学习模型来预测分类稍有差异，但是本质是同源的。本书建立预测模型，从线性回归开始，为了解决多重共线性问题引入岭回归算法进行修正，然后使用决策回归树（包括基于决策树的Adaboost 决策回归树和随机森林）模型，更加直观地展示各变量的重要程度，同时建立支持向量回归模型和神经网络回归模型，最后进行预测结果的对比。从各种预测模型中，找到解释性最好的模型，同时通过建模的过程，进行信息探索，确认正常的老年男性中除了前列腺癌，对 PSA 重要的影响因素，为医生能够做出准确判断提供依据。

5.2.3 PSA 值预测模型

1. 基于线性回归的 PSA 预测模型构建

1）基于普通线性回归的 PSA 预测模型构建

线性回归的目标是从数据中提取出因变量与自变量之间的线性模型，在建模过程中确定拟合系数的方式一般采用普通最小二乘法（ordinary least square，OLS），其要求因变量的实际值与线性模型的预测值之间的残差的平方和最小。对数据进行简单的线性回归，得到结果如表 5.10 所示，可以看出各个变量之间的关系。

表 5.10 数据进行归一化前使用普通线性回归的协变量系数

变量	归一化前线性回归模型的协变量系数
Age	0.016 203
Height	0.002 984
Weight	−0.005 67
BMI	−0.006 08
Waist	0.002 832
SBP	−0.000 91
DBP	0.002 757
FBG	−0.018 26
TG	−0.023 99
HDL	−0.050 05
LDL	−0.039 87
TC	0.071 773
pH	0.009 104
SG	1.239 7
Ps_Vol	0.028 097

为了使得没有可比性的变量具有可比性，数据在进行回归前，可以进行归一化处理。在数据归一化以后，各自变量的系数虽然失去了对应的实际意义，但是具有了可比性，系数的绝对值大小就代表其对 PSA 值影响的重要程度。如

表 5.11 所示，前列腺体积、血清总胆固醇、甘油三酯、年龄对 PSA 值具有非常重要的影响，PSA 的重要影响因素同样也会在之后的机器学习模型中进行进一步的探索。

表 5.11　数据进行归一化后使用普通线性回归的协变量系数

变量	归一化后线性回归模型的协变量系数
Age	0.170 347
Height	0.037 348
Weight	−0.160 5
BMI	−0.045 7
Waist	0.061 664
SBP	−0.034 16
DBP	0.062 113
FBG	−0.110 14
TG	−0.226 13
HDL	−0.047 24
LDL	−0.112 24
TC	0.253 318
pH	0.010 255
SG	0.014 895
Ps_Vol	0.813 577

为考虑模型的预测效果，采用了 K 值交叉验证，K 取 3 到 10，看模型的均方误差（mean squared error，MSE）结果是否有剧烈的波动。普通线性回归模型预测的效果如表 5.12 所示，总的来说归一化对于模型预测的影响不是很大。

表 5.12　普通线性回归模型取不同 K 值时交叉验证的 MSE 值

项目	普通线性回归模型测试集上 MSE 值			
	$K=3$	$K=5$	$K=7$	$K=9$
数据归一化前	（0.528 72）	（0.528 81）	（0.528 83）	（0.528 57）
数据归一化后	（0.033 13）	（0.033 13）	（0.033 13）	（0.033 12）

2）基于岭回归的 PSA 预测模型构建

在岭回归方法中，最重要的就是选择正则化参数。本书在选择正则化参数时，使用了遍历的方法，给定一个参数集，每一个参数均进行交叉检验，然后记录它们每一个模型的表现效果（即损失函数的值），取损失函数最小时正则化参数作为岭回归的参数。选取正则化参数后对数据进行预测。岭回归模型预测的效果如表 5.13 所示。

表 5.13　岭回归模型取不同 *K* 值时交叉验证的 MSE 值

项目	岭回归模型测试集上 MSE 值			
	K=3	*K*=5	*K*=7	*K*=9
数据归一化前	（0.528 62）	（0.528 78）	（0.528 81）	（0.528 54）
数据归一化后	（0.033 13）	（0.033 13）	（0.033 13）	（0.033 12）

3）基于 Lasso 回归的 PSA 预测模型构建

与岭回归相似的是，Lasso 回归也需要对正则化参数进行选择。Lasso 回归实现了变量的选择。当数据归一化以后，在进行 Lasso 回归时，有十个变量被排除了，只选择出来五个重要的变量，因此前列腺体积、年龄、尿 pH、血糖、BMI 这五个变量是值得关注的重要因素。并且血糖过高、肥胖对 PSA 有负向影响，会隐藏实际的 PSA 值，这点与以往的医学研究是具有统一性的。Lasso 回归模型预测的效果如表 5.14 所示。

表 5.14　Lasso 回归模型取不同 *K* 值时交叉验证的 MSE 值

项目	Lasso 回归模型测试集上 MSE 值			
	K=3	*K*=5	*K*=7	*K*=9
数据归一化前	（0.528 65）	（0.528 88）	（0.528 92）	（0.528 61）
数据归一化后	（0.033 68）	（0.033 66）	（0.033 69）	（0.033 66）

2. 基于决策树回归的 PSA 预测模型构建

1）基于普通决策树回归的 PSA 预测模型构建

本书采用的模型是 1984 年提出的分类与回归树（classification and regression tree，CART）模型，可以用于分类也可以用于回归。在建立决策树模型时，涉及一个重要的参数——决策树的最大深度，所以本书使用此参数遍历，通过对训练集和测试集进行打分，得到合适的参数。在最优参数下，构建的决策树模型如图 5.14 所示。

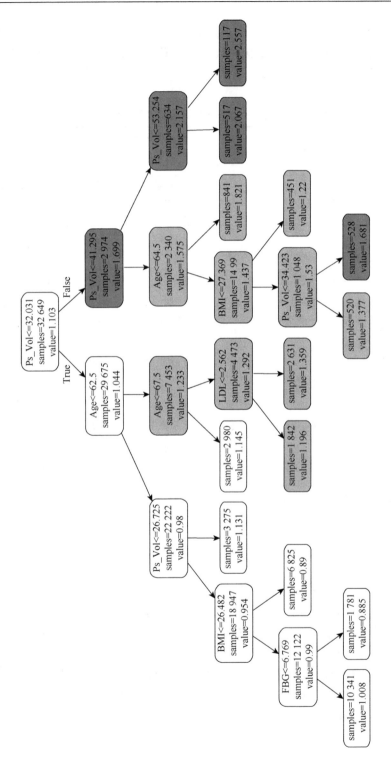

图 5.14　决策树模型可视化图

建立了决策树模型后,可以通过此决策树分析对 PSA 值各属性的重要性程度,可以明显地看出各属性的重要程度,在正常老年男性人群中,前列腺体积、年龄、BMI、低密度脂蛋白、空腹血糖、高密度脂蛋白、体重等是影响 PSA 值的重要因素。属性的重要性程度如图 5.15 所示。

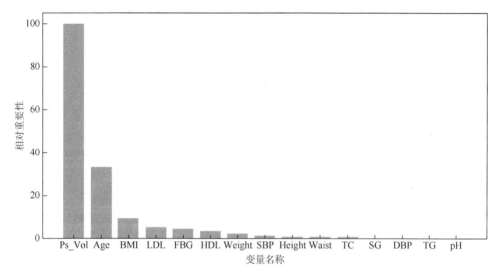

图 5.15　决策树模型筛选出各变量对 PSA 值影响的重要程度

决策树回归模型预测的效果如表 5.15 所示。

表 5.15　决策树回归模型取不同 *K* 值时交叉验证的 MSE 值

项目	决策树回归模型测试集上 MSE 值			
	$K=3$	$K=5$	$K=7$	$K=9$
数据归一化前	(0.541 47)	(0.542 39)	(0.540 85)	(0.542 13)
数据归一化后	(0.033 91)	(0.034 02)	(0.033 88)	(0.033 96)

2）基于 Adaboost 决策树回归的 PSA 预测构建

根据 Adaboost 的回归过程建立了 Adaboost 决策树后,可以通过此 Adaboost 决策树分析对 PSA 值而言各属性的重要性程度,属性的重要性程度如图 5.16 所示。可以明显看出 PSA 值的重要影响因素。与之前决策树的分析结果相同的是,前列腺体积、年龄、BMI、低密度脂蛋白、空腹血糖、高密度脂蛋白、体重等是影响 PSA 值的重要因素,但是通过 Adaboost 模型发现胆固醇也是重要影响因素,并且各属性重要性的程度排名不尽相同,所以重要的影响因素需要通过多个模型综合分析。

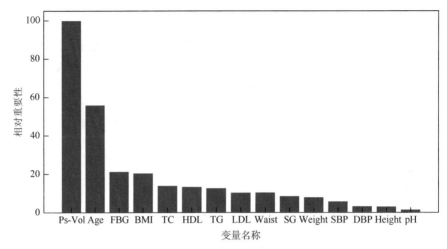

图 5.16　Adaboost 决策树模型筛选出各变量对 PSA 值影响的重要程度

Adaboost 决策树回归模型预测的效果如表 5.16 所示。

表 5.16　Adaboost 决策树回归模型取不同 *K* 值时交叉验证的 MSE 值

项目	Adaboost 决策树回归模型测试集上 MSE 值			
	K = 3	*K* = 5	*K* = 7	*K* = 9
数据归一化前	（0.569 98）	（0.567 41）	（0.568 47）	（0.567 75）
数据归一化后	（0.038 48）	（0.038 17）	（0.038 08）	（0.037 76）

3）基于随机森林 PSA 预测模型构建

依据随机森林的方法对模型进行构建。属性的重要性程度如图 5.17 所示。

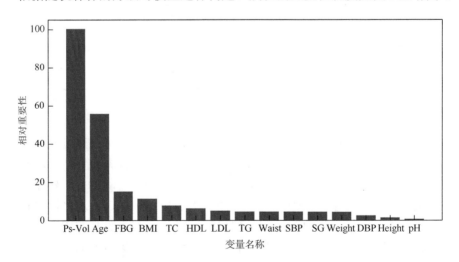

图 5.17　随机森林模型筛选出各变量对 PSA 值影响的重要程度

随机森林回归模型预测的效果如表 5.17 所示。

表 5.17　随机森林回归模型取不同 K 值时交叉验证的 MSE 值

项目	随机森林回归模型测试集上 MSE 值			
	$K=3$	$K=5$	$K=7$	$K=9$
数据归一化前	(0.528 29)	(0.529 57)	(0.529 27)	(0.529 11)
数据归一化后	(0.033 10)	(0.033 18)	(0.033 16)	(0.033 15)

3. 基于支持向量回归的 PSA 预测模型构建

核函数的选择是影响支持向量机模型性能的最重要的因素之一，因为在实际应用中，简单的线性可分的样本空间几乎不存在。所以采用不同的核函数就得到不同的支持向量机模型。基于此，支持向量回归模型预测的效果如表 5.18 所示。

表 5.18　支持向量回归模型取不同 K 值时交叉验证的 MSE 值

项目	支持向量回归模型测试集上 MSE 值			
	$K=3$	$K=5$	$K=7$	$K=9$
数据归一化前	(0.589 97)	(0.556 76)	(0.580 18)	(0.586 29)
数据归一化后	(0.033 84)	(0.033 83)	(0.033 84)	(0.033 82)

4. 基于神经网络回归的 PSA 预测模型构建

对于神经网络回归模型，输入层和输出层均为一层，但是可以做到多输入和多输出；隐含层可以是一层也可以是多层，层数越多，模型越复杂，求解也就更加麻烦，所以使用时需要选择合适的模型参数。在这个基础上，神经网络回归模型预测的效果如表 5.19 所示。

表 5.19　神经网络回归模型取不同 K 值时交叉验证的 MSE 值

项目	神经网络回归模型测试集上 MSE 值			
	$K=3$	$K=5$	$K=7$	$K=9$
数据归一化前	(0.574 29)	(0.541 08)	(0.564 50)	(0.570 61)
数据归一化后	(0.028 20)	(0.028 91)	(0.028 71)	(0.029 79)

5. 模型预测结果对比分析

通过这些建模方法在交叉验证时，其效果表现如表 5.20 和表 5.21 所示。表 5.20 为数据归一化前的各模型在测试集上的 MSE 值，表 5.21 为数据归一化后的各模型在测试集上的 MSE 值。

表 5.20　数据归一化前的各模型交叉验证取不同 *K* 值时的 MSE 值

	数据归一化前各个模型在测试集上的 MSE 值			
	$K = 3$	$K = 5$	$K = 7$	$K = 9$
普通线性回归	（0.528 72）	（0.528 81）	（0.528 83）	（0.528 57）
岭回归	（0.528 62）	（0.528 78）	（0.528 81）	（0.528 54）
Lasso 回归	（0.528 65）	（0.528 88）	（0.528 92）	（0.528 61）
决策树回归	（0.541 47）	（0.542 39）	（0.540 85）	（0.542 13）
Adaboost 决策树回归	（0.569 98）	（0.567 41）	（0.568 47）	（0.567 75）
随机森林回归	（0.528 29）	（0.529 57）	（0.529 27）	（0.529 11）
支持向量回归	（0.589 97）	（0.556 76）	（0.580 18）	（0.586 29）
神经网络回归	（0.574 29）	（0.541 08）	（0.564 50）	（0.570 61）

表 5.21　数据归一化后的各模型交叉验证取不同 *K* 值时的 MSE 值

	数据归一化后各个模型在测试集上的 MSE 值			
	$K = 3$	$K = 5$	$K = 7$	$K = 9$
普通线性回归	（0.033 13）	（0.033 13）	（0.033 13）	（0.033 12）
岭回归	（0.033 13）	（0.033 13）	（0.033 13）	（0.033 12）
Lasso 回归	（0.033 68）	（0.033 66）	（0.033 69）	（0.033 66）
决策树回归	（0.033 91）	（0.034 02）	（0.033 88）	（0.033 96）
Adaboost 决策树回归	（0.038 48）	（0.038 17）	（0.038 08）	（0.037 76）
随机森林回归	（0.033 10）	（0.033 18）	（0.033 16）	（0.033 15）
支持向量回归	（0.033 84）	（0.033 83）	（0.033 84）	（0.033 82）
神经网络回归	**（0.028 20）**	**（0.028 91）**	**（0.028 71）**	**（0.029 79）**

通过表 5.21 可以知道神经网络回归模型得到了比较好的表现效果。在数据归一化后，其 MSE 值小于 0.03，不仅比其他模型的表现效果好，同时误差较小，能够满足实际用途——辅助医生进行决策。表 5.21 中数据表明，普通线性回归的效果只是略差于神经网络回归，甚至好于一些基于机器学习的非线性模型，这可能是因为该数据确实具有偏线性的关系。同时，通过表 5.20 发现，支持向量回归与神经网络回归确实对输入数值的不平衡非常敏感，在数据归一化前，表现效果不尽如人意。

在建模过程中，也得出了一些对 PSA 值重要的影响因素。从以上各个模型分析，可以初步得出一些结论：在正常老年男性人群中，前列腺体积和年龄是影响 PSA 值最重要的因素，且影响为正，即随着前列腺体积增大和年龄的增长，PSA 的值会增加；除此之外，血清总胆固醇、高密度脂蛋白、低密度脂蛋白等是 PSA 值的正向影响因素；而 BMI、体重、腰围、空腹血糖、甘油三酯等是 PSA 值的主要负向影响因素。

5.2.4　结论

在本书建立的几种预测模型中，神经网络回归模型取得了最好的预测效果，由于神经网络是黑箱模型，对变量的作用过程很难探究清楚，其他的模型建立也是有价值的。决策树回归这一类的模型有更好的解释性，使用起来更加易于理解，更加方便辅助医生做出决策。除此之外，在建模过程中识别了影响 PSA 值的因素：前列腺体积、年龄、血清总胆固醇、高密度脂蛋白、低密度脂蛋白等是 PSA 值的正向影响因素，即 PSA 值会随着这些指标升高而升高；而 BMI、体重、腰围、空腹血糖、甘油三酯等是 PSA 值的负向影响因素。

从 PSA 的影响因素出发，经过与北京市某医院院长、泌尿科医生多次交流探讨，得到了医学专业方面的指导，关注到一种疾病——代谢综合征。代谢综合征是以中心性肥胖、高血压、血脂紊乱、血糖异常以及胰岛素抵抗为主要临床表现的一组症候群，发病率逐年攀升。按照中国成人血脂异常防治委员会的标准，代谢综合征的诊断标准为以下 5 项中任意 3 项或者更多：腰围（亚太地区男性）大于等于 90cm；空腹血糖大于等于 6.1mol/L；甘油三酯大于等于 1.7mol/L；高密度脂蛋白小于等于 1.04mol/L；血压大于 130/85mmHg。判断代谢综合征的因素与影响 PSA 的重要因素有很大的重合，并且这些因素都会使 PSA 值降低，其中虽然高密度脂蛋白是 PSA 值的正向影响因素，但是代谢综合征的表现正是高密度脂蛋白指标过低，只是模型中高血压对 PSA 值降低不是很明显，暂时没有准确的论断，可能是数据集的问题，需要扩大数据集做进一步研究。

到此，本书的结论变得更加有实际意义：前列腺体积、年龄、血清总胆固醇、高密度脂蛋白、低密度脂蛋白等指标的升高会使 PSA 值增加，尤其是前列腺体积和年龄非常显著，这是医生需要关注的因素，尽量不对低风险前列腺患者进行穿刺活检，以免造成不必要的伤害；但是代谢综合征（暂不能包含高血压）会对 PSA 值有负向影响，并且随着代谢综合征的表现症状越多，会有叠加的效果，也就是说代谢综合征越严重越隐藏了 PSA 的"真实值"，所以对于代谢综合征的患者需要重点关注，尽量避免因为代谢综合征隐藏了 PSA 值而失去了早确诊、早治疗的机会。

5.3　胎儿健康风险预测

5.3.1　研究背景

胎儿心脏是供氧及输送营养物质的器官,受到中枢神经控制以及血流状态激素等液体的调节,如果出现问题可致使胎儿窘迫、发育迟缓,甚至早产、难产。而胎儿窘迫是导致新生儿窒息的主要原因,在新生儿中有很高的发生率[22, 23]。

国际妇产科联合会等组织将胎儿心率(fetal heart rate,FHR)与孕妇子宫收缩(uterine contraction,UC)信号联合使用,称为胎心宫缩图(cardiotocogram,CTG)[24, 25],用于妊娠 24 周到分娩期间,通常是从妊娠第 35 周开始使用,用以优化孕妇和胎儿的诊断与治疗效果。

然而不同的 CTG 具有完整而不同的判读方法,传统的判读方法是通过肉眼凭借经验对胎心宫缩曲线进行分析,受到医务人员的主观因素影响[26],错误解读做出的错误决定可能导致不良的围产期结果。近几年胎心电子监护系统得到了快速的发展,其中计算机辅助分析 CTG 曲线特征临床参数技术的引入可及时发现由低血压和缺氧引起的胎心率的改变,这为利用新的数据挖掘方法提升胎儿健康状态预测水平提供了可能。

随机森林和 XGBoost 是目前最高效的两种集成学习算法,在很多领域都取得了巨大的成功,显著提高了分类集成学习器的准确率和鲁棒性。但目前在胎儿健康状态模型的研究上,尚未有人使用这两种集成学习算法来对胎儿状态进行预测。因此,本书尝试将集成学习算法应用于胎儿健康风险预测模型的构建,同时建立基于逻辑回归和支持向量机的胎儿健康风险预测模型,对比四种机器学习算法在研究样本上的泛化性能,得出本书最适合的模型。

利用从 CTG 图像中提取的相关特征结合机器学习相关算法[27, 28]对胎儿状态进行预测评估,有利于解决以往人工解释 CTG 图像过程中错误诊断、假阳性率过高等问题。可以提高预测能力,减少负面效应,结合现有的诊断措施为产科医生提供一个更完善的决策支持系统,提升医院的管理运行效率。

5.3.2　数据与方法

1. 数据描述

本次研究选取加州大学机器学习库的 Cardiotocography 数据集[29],包含对 2126 张胎心宫缩图测量后生成的诊断特征,这些特征由 SISPORTO 2.0 软件自动处理后获得。包含 21 个特征变量，其中 8 个为连续特征变量，13 个为离散特征变量。数据集的分类特征为胎儿的状态，共有三种取值：正常（N）、可疑（S）和病态（P），分别用 1，2，3 进行重编码。经 SISPORTO 2.0 软件处理后的数据既包括 FHR 基线、加速、减速、变异性这些传统的监测指标，也包括对 FHR 直方图更加深入的指标描述，这使得可以在传统的规则或者统计描述方法之外应用更加高效准确的机器学习方法解决胎儿监护问题。特征解释如表 5.22 所示。

表 5.22　Cardiotocography 数据集的特征变量

特征名称	特征含义	特征类型	取值范围
LB	FHR 基线（每分钟节拍）	离散	（106，160）
AC	每秒加速度	连续	（0.000，0.019）
FM	每秒胎动次数	连续	（0.000，0.481）
UC	每秒子宫收缩次数	连续	（0.000，0.015）
DL	每秒减速次数	连续	（0.000，0.015）
DS	每秒剧烈减速次数	连续	（0.000，0.001）
DP	每秒长时间减速次数	连续	（0.000，0.005）
ASTV	短期变异时间百分比	离散	（12，87）
MSTV	短期变异平均值	连续	（0.200，7.000）
ALTV	长期变异时间百分比	离散	（0，91）
MLTV	长期变异平均值	连续	（0.000，50.700）
Width	FHR 直方图宽度	离散	（3，180）
Min	FHR 直方图最小值	离散	（50，159）
Max	FHR 直方图最大值	离散	（122，238）
Nmax	FHR 直方图峰值	离散	（0，18）
Nzeros	FHR 直方图 0 值个数	离散	（0，10）
Mode	FHR 直方图模式	离散	（60，187）
Mean	FHR 直方图均值	离散	（73，182）
Median	FHR 直方图中位数	离散	（77，186）
Variance	FHR 直方图方差	离散	（0，269）
Tendency	FHR 直方图趋势	离散	（−1，1）

对数据集进行描述性分析，可以看出其数据质量较高，没有缺失值存在。但是各特征变量的取值范围差别很大，如特征变量 DL（decelerations per second，每秒减速次数）取值主要分布在（0，0.015），Variance 的取值区间为（0，269）。取值

范围相差过大不仅会影响对数据集的后续探索，也会使得预测模型求解的迭代速度变慢，所以应该对数据进行标准化处理。

对数据进行进一步的分析可以发现，特征变量 ALTV（percentage of time with abnormal long term variability，长期变异时间百分比）最小取值为 0，75% 分位数取值为 11，最大值为 91，这表明原始数据集可能存在噪声数据，需要对数据集进行降噪处理。

2. 数据清洗

对 Cardiotocography 数据应用 Python 语言 pandas 库中的 isnull() 函数进行空缺值识别，未发现缺失数据。应用 pandas 库中的 isduplicated() 函数对重复数据进行查找。CTG 在拍摄过程中因仪器摆放位置、仪器灵敏度等客观因素，可能会产生噪声数据，传统的数据分析方法常采用箱线图对特征变量进行噪声数据识别，但 Cardiotocography 数据集包含 21 条特征，采用传统的箱线图很难对噪声数据进行识别。本书采用机器学习算法中的局部异常因子（local outlier factor，LOF）识别算法对噪声数据进行识别，LOF 算法是基于密度的经典算法[30]。图 5.18 是 LOF 的图形化展示，数据点旁的数值为其 LOF 得分。其中有 99.76% 的数据得分在（0, 1.8），说明数据有很好的聚集性。得分大于 2 的数据有 3 条，将其识别为噪声点，删去。

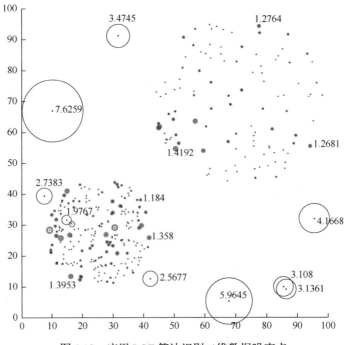

图 5.18　应用 LOF 算法识别二维数据噪声点

对 Cardiotocography 数据集中的数据进行 Z-score 标准化变换,将所有特征变量缩放到较小的相同尺度。

3. 特征选择

特征选择是构建模型前的重要步骤,常见的特征选择方法大致可分为过滤式、包裹式和嵌入式[31]。首先对预处理完成后的特征变量绘制散点分布图(图 5.19),分别用不同深浅的灰度表示分类变量取值为正常、可疑和病态三种状态。

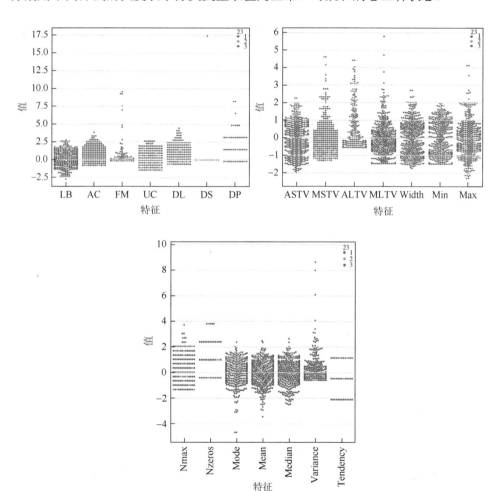

图 5.19　特征变量散点分布图

可以看到特征变量 DS、Nzeros、Tendency 等取值个数较少,数据分布相对集中,这几个变量的分类性能可能较弱。而特征变量 LB、AC、FM、ASTV

等取值数量较多，分布较发散，可能具有很好的分类性能。另外，不同类别变量散点的分离程度，可以看到在 LB、AC、UC、DP 等特征上，不同类别变量取值有明显的分离性，Median、Variance、Tendency 等特征变量的分离性则比较差。

对 Cardiotocography 数据集中的 21 个特征变量计算它们之间的皮尔逊相关系数，并将结果绘制成相关系数热力图，如图 5.20 所示。

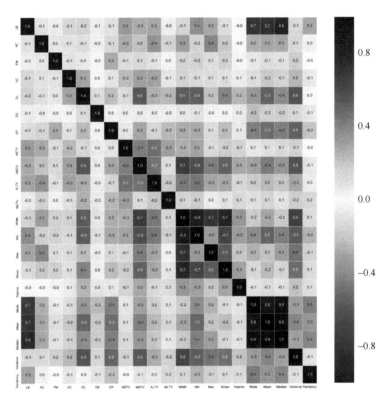

图 5.20　特征变量相关性热力图

其中 Width 和 Min 相关系数为 0.9，具有极高的线性相关性，随机选择 Min 保留。特征 Mode、Mean 和 Median 三者相互之间也具有极高的线性相关性，随机选择 Median 保留。经过对特征的分类性能分析和线性相关性分析，保留 18 条特征进行下一步的特征筛选工作。

RFECV 由于其出色的性能表现而广泛应用于特征筛选。分别利用逻辑回归、支持向量机（support vector machine，SVM）、随机森林和 XGBoost 作为基分类器，利用 RFECV 算法对特征进行筛选，将特征重要性进行排名，结果如表 5.23 所示。

表 5.23　RFECV 特征重要性筛选排名

特征	排名			
	逻辑回归	支持向量机	随机森林	XGBoost
LB	1	1	1	1
AC	1	1	1	1
FM	1	1	1	1
UC	1	1	1	1
DL	1	1	2	2
DS	3	4	5	5
DP	1	1	1	1
ASTV	1	1	1	1
MSTV	1	5	1	1
ALTV	1	1	1	1
MLTV	2	1	1	1
Min	1	1	1	1
Max	1	2	1	1
Nmax	1	1	1	1
Nzeros	1	1	4	4
Median	1	1	1	1
Variance	1	1	1	1
Tendency	4	3	3	3
变量个数	15	14	14	14

排名为 1 的特征变量组合即为构建分类模型所需选用的特征变量。所有 18 个特征变量中有 11 个特征变量被四个模型选用，分别为 LB、AC、FM、UC、DP、ASTV、ALTV、Min、Nmax、Median、Variance，这些特征变量是对胎儿状态分类预测最为重要的特征变量。

4. 方法

将预处理后的数据集进行划分，70%为训练集，共 1486 条；30%为测试集，共 637 条。构建两种集成学习算法（随机森林、XGBoost）模型，同时构建两种以往文献中应用广泛的逻辑回归和支持向量机模型与两种集成算法模型的分类效果进行对比。为了充分利用数据中包含的信息，在训练数据集上利用十折交叉验证方法对模型进行拟合。将训练完成的模型分别应用于测试集，对不同模型的预测性能进行分析比较。

此外还需考虑数据集的样本不平衡问题。单纯以分类准确度为优化目标会使得训练出来的模型更倾向将样本分类为多数类样本以获得更高的模型得分，进而导致模型对少数类样本的分类准确度变得很差。所使用的 Cardiotocography 数据集经过数据预处理后，其中正常、可疑、病态胎儿的样本数量分别为1653、294、176。为消除不平衡样本集给模型训练带来的影响，本书对不同类别的样本赋予相应的权重，使不同类别的样本总权重相等。

5.3.3　胎儿健康风险预测模型

1. 基于逻辑回归的胎儿健康风险预测模型

根据建模步骤，为了解决过拟合问题常在模型中增加正则项来控制模型复杂度，常用的惩罚项为 L1 和 L2 惩罚项。参数 C 为正则化项系数的倒数，可以用来控制模型的复杂程度。较小的 C 会使得模型趋于简单。因此，主要对模型的参数 C 进行调整。模型选用 L2 范数作为正则项，即设置 penalty 为 l2；选用 liblinear 算法作为模型求解的迭代算法；为了保证实验结果的重复性，将 random_state 设置为 0；其他参数均选用默认值；class_weight 参数设置为 balanced，对样本数据设置不同权重以解决样本类别不平衡问题。

将 C 的取值范围设置为（0.001, 0.01, 0.1, 1, 10, 50, 100, 200, 500），利用交叉验证的网格参数寻优法对参数 C 进行参数寻优，参数优化如图 5.21 所示。可以看到在参数 C 设置为 1 时，模型在训练集上的准确率为 88%，而在验证集上的准确

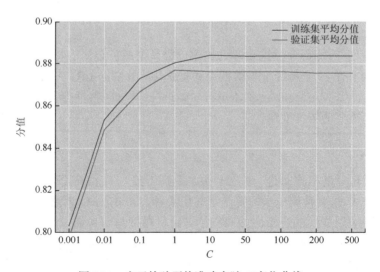

图 5.21　交叉检验平均准确率随 C 变化曲线

率为 87.7%，模型在训练集和验证集上的准确率非常接近，并且 87.7%的验证集准确率为所有不同的 C 取值中的最大验证集准确率，这说明最优参数 C 的取值范围在 1 附近。而随着参数 C 取值的进一步增大，模型在训练集上的准确率进一步提升，但是在验证集上的准确率却不断降低，说明此时模型出现了轻微的过拟合问题。因此将逻辑回归模型的参数 C 设置为 1。

应用十折交叉验证对所选取的参数进行验证，在训练集上取得了 88.3%的平均准确率，而在验证集上取得了 87.7%的平均准确率，如表 5.24 所示。

表 5.24　逻辑回归最优参数十折交叉验证准确率

Splits	Split_0	Split_1	Split_2	Split_3	Split_4	Split_5	Split_6	Split_7	Split_8	Split_9	均值
Train	0.88	0.88	0.89	0.88	0.88	0.88	0.89	0.88	0.88	0.89	0.883
Test	0.93	0.87	0.84	0.86	0.88	0.91	0.83	0.93	0.84	0.84	0.877

将逻辑回归模型应用于测试集，可得模型的准确率为 90.4%，这比在验证集上的平均准确率略高。混淆矩阵如图 5.22 所示。

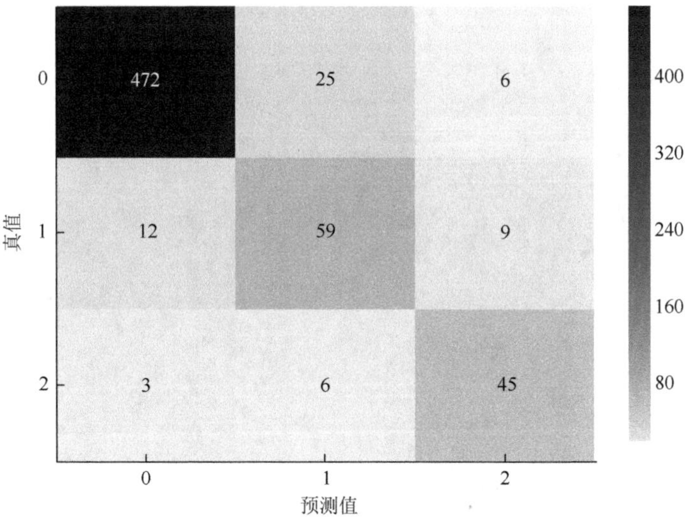

图 5.22　逻辑回归模型在测试集上混淆矩阵

模型预测错误主要发生在将正常状态的胎儿预测为可疑状态的胎儿。整体准确率相对较低，要想继续提升模型表现需要增加样本数量并构造新的特征变量以构造更复杂的逻辑回归模型。

2. 基于支持向量机的胎儿风险预测模型

在数据集上分别应用四种核函数构建模型分析后，发现基于高斯核函数的支持向量机模型的分类效果更好，决定构建基于高斯核函数的支持向量机分类诊断模型并对参数进行优化。根据建模步骤，支持向量机主要调整两个参数：C 和 γ。参数 C 是分类错误的数据惩罚项的参数，增大参数 C 的值则模型更加复杂。γ 是模型中核函数参数，合适的 γ 可以使得支持向量机模型取得更好的拟合效果。

为对模型的 C 和 γ 参数进行调整。利用 sklearn 包中的 SVM.SVC 建立支持向量机模型；将 kernel 设置为 'rbf'，即构建基于高斯核函数的支持向量机模型；为了保证实验结果的重复性，将 random_state 设置为 0；其他参数均选用默认值；class_weight 参数设置为 'balanced'，对样本数据设置不同权重可以解决样本类别不平衡问题。

将 C 的取值范围设置为（0.01, 0.1, 1, 10, 20, 40, 60），γ 的取值范围设置为（0.01, 0.1, 1, 10），利用交叉验证的网格参数寻优法对 C 和 γ 进行参数寻优，网格搜索遍历参数的所有组合，从中选取最优的参数组合。参数优化如图 5.23 和图 5.24 所示。

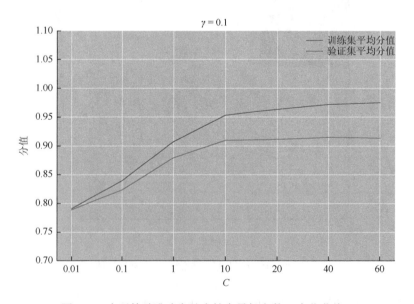

图 5.23　交叉检验准确率随支持向量机参数 C 变化曲线 1

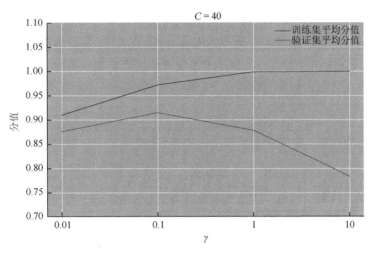

图 5.24　交叉检验准确率随 γ 变化曲线

参数 C 小于 10 时，随着 C 的增大，模型在训练集和验证集上的准确率提升明显。在参数 C 大于 10 以后，模型表现趋于稳定。在 $C=40$ 时在验证集上取得最好的分类准确率。参数 $\gamma=0.1$ 时，模型在验证集上取得最好的分类准确率，而 γ 的不断增大使得模型反而变差。在 $C=40$，$\gamma=0.1$ 时，取得最优模型。十折交叉验证在训练集上取得了 97.2% 的平均准确率，而在验证集上取得了 91.5% 的平均准确率。由于参数 C 的取值范围变化较大，仍需在 $C=40$ 附近寻找可能的最优参数。将 C 取值范围设置为（38, 40, 42, 44, 46, 48, 50, 52, 54, 56），继续寻找最优的参数 C（图 5.25）。

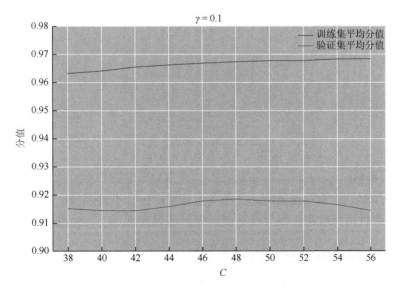

图 5.25　交叉检验准确率随支持向量机参数 C 变化曲线 2

可以看到随着 C 的变化,模型在验证集上的平均准确率变化不大。参数 $C = 48$ 时取得最优,此时在验证集上的平均准确率为 91.9%。支持向量机模型的最终参数设置如下:$C = 48$,$\gamma = 0.1$。应用十折交叉验证,其在训练集上取得了 96.8% 的平均准确率,而在验证集上取得了 91.9% 的平均准确率,如表 5.25 所示。

表 5.25　支持向量机最优参数十折交叉验证准确率

Splits	Split_0	Split_1	Split_2	Split_3	Split_4	Split_5	Split_6	Split_7	Split_8	Split_9	均值
Train	0.96	0.97	0.97	0.97	0.97	0.97	0.97	0.97	0.97	0.96	0.968
Test	0.94	0.90	0.91	0.91	0.93	0.95	0.90	0.94	0.90	0.89	0.919

利用测试集进行检验,可以求得模型的准确率为 92.2%,与模型在验证集上的准确率相近(91.5%)。模型在测试集上的混淆矩阵如图 5.26 所示。

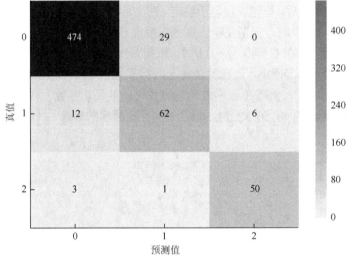

图 5.26　最优支持向量机模型在测试集混淆矩阵

模型预测错误主要为将健康状态的胎儿预测为可疑状态的胎儿,这一现象出现的原因主要是正常和可疑状态的胎儿生理指标区分不够明确,而病态和健康状态的胎儿生理指标有比较明显的区别,划分相对容易。

3. 基于随机森林的胎儿风险预测模型

根据建模步骤,随机森林主要调整两个参数:n_estimators 和 max_features。

max_features 是随机森林中构建子树选择的最大特征数，增加 max_features 可以提升单棵决策树的预测准确率，但也会使得随机森林内部决策树间的差异性降低。n_estimators 是随机森林中构建的子树的棵数，一般来说构建更多的子树会提升模型的准确率，但也会降低模型的拟合速度。

在此主要对模型的 n_estimators 和 max_features 参数进行调整。模型选用 Gini 指数作为内部树的分裂指标；将 oob_score 参数设置为 True，即采用袋外数据对模型的准确率进行估计；为了保证实验结果的重复性，将 random_state 设置为 0；其他参数均选用默认值；class_weight 参数设置为 balanced。

将 n_estimators 的取值范围设置为（50，150），max_features 的取值范围设置为（4，14），利用交叉验证的网格参数寻优法对 n_estimators 和 max_features 进行参数寻优，网格搜索考虑所有可能的参数组合并从中选取最优的参数组合。参数优化如图 5.27 所示。

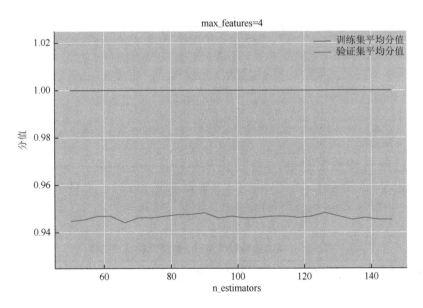

图 5.27　交叉检验准确率随 n_estimators 变化曲线

图 5.27 显示的是在 max_features 等于 4 时，模型在训练集和验证集上的得分图。可以看到基于随机森林算法的分类模型可以完全拟合训练数据，n_estimators 从 50 到 150 变化时，模型在训练集上十折交叉检验后的平均准确率都能到达 1，在验证集上的准确率在 94% 以上，且得分变化幅度也很小，说明模型已经到达稳定状态。即随机森林模型在 n_estimators 大于 50 时，模型已经接近最优。

将 n_estimators 设定为 50，观察模型随 max_features 增大的表现。模型在训练集上依旧表现出了非常好的性能，其准确率约为 1。如图 5.28 所示，在验证集上即使将 max_features 设置为 4，依然取得了大于 94%的准确率。在 max_features 等于 9 时取得最优的测试结果。

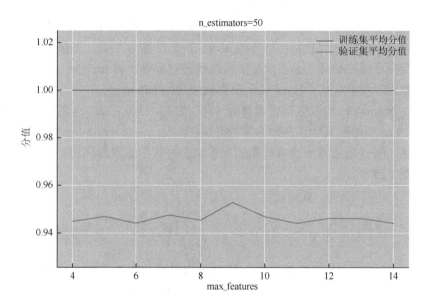

图 5.28　交叉检验准确率随 max_features 变化曲线

通过网格搜索算法将参数设置如下：criterion=gini，max_features=9，n_estimators=86。应用十折交叉验证，其在训练集上取得了 1 的平均准确率，而在验证集上取得了 95.4%的平均准确率，如表 5.26 所示。

表 5.26　随机森林最优参数十折交叉验证准确率

Splits	Split_0	Split_1	Split_2	Split_3	Split_4	Split_5	Split_6	Split_7	Split_8	Split_9	均值
Train	1	1	1	1	1	1	1	1	1	1	1
Test	0.95	0.94	0.94	0.92	0.95	0.95	0.94	0.99	0.96	0.93	0.954

利用测试集对模型的预测效果进行检验，准确率为 93.9%，与模型在验证集上的准确率相近，说明模型预测效果很好。混淆矩阵如图 5.29 所示。

随机森林诊断模型对正常和病态胎儿的健康状态识别非常准确，对可疑状态胎儿的识别效果较差。预测错误主要是将正常状态的胎儿识别为可疑状态的胎儿，或者将可疑状态的胎儿识别为正常状态的胎儿。这两种错误数量占所有错误识别数量的 80%。

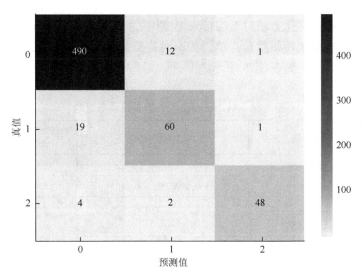

图 5.29　最优随机森林模型在测试集的混淆矩阵

4. 基于 XGBoost 的胎儿风险预测模型

影响 XGBoost 模型预测效果的参数主要分为 Booster 参数和学习目标参数，参数的详细说明如表 5.27 所示。

表 5.27　XGBoost 算法主要参数

参数类型	参数名称	默认值	说明
Booster 参数	n_estimators	100	XGBoost 模型内构建决策树的数量
	learning_rate	0.1	学习率：控制降低每一次生成模型的权重，可以提升整体的鲁棒性
	min_child_weight	1	叶节点权重和需要满足的最小值。取值过高则容易欠拟合
	max_depth	3	树的最大深度
	gamma	0	下一步分裂满足的最小损失减少
	subsample	1	决策树随机采样比例
	colsample_bytree	1	每棵树随机采样的列数的占比
	reg_lambda	1	L2 正则化项系数
	scale_pos_weight	1	数据类别不平衡时加快模型拟合速度
学习目标参数	objective	binary: logistic	模型损失函数
	eval_metric	error	最优模型度量标准
	random_state	None	随机数种子

使用逐步参数优化方法对 XGBoost 模型中的关键参数逐步调节。第一步，确定学习速率和理想决策树数量；第二步，对决策树特定参数寻优；第三步，对模型正则化系数寻优，如表 5.28 所示。

表 5.28　XGBoost 模型关键参数调节过程

步骤	调节参数	参数取值范围	验证集平均准确率	最优参数选择
1	n_estimators	(100, 200, 500, 1 000)	95.4%	200
	n_estimators	(150, 200, 250, 300, 400)	95.4%	150
2	max_depth	(3, 5, 7, 9)	95.4%	5
	min_child_weight	(1, 3, 5)		1
	gamma	(0, 0.1, 0.2, 0.3, 0.4, 0.5)	95.5%	0
	subsample	(0.75, 0.8, 0.85, 0.9)	95.6%	0.8
	colsample_bytree	(0.75, 0.8, 0.85, 0.9)		0.75
3	reg_lambda	(0.000 01, 0.001, 0.1, 1, 100)	95.7%	0.1
	learning_rate	(0.01, 0.1, 1, 10)		0.1

应用十折交叉验证，每一步寻找到的最优参数在训练集上的平均准确率都为1，而在验证集上的平均准确率变化较小，从最初的 95.4%提升为 95.7%。最终各参数最优选择如表 5.28 所示，其十折交叉验证结果如表 5.29 所示。

表 5.29　XGBoost 最优参数十折交叉验证准确率

Splits	Split_0	Split_1	Split_2	Split_3	Split_4	Split_5	Split_6	Split_7	Split_8	Split_9	均值
Train	1	1	1	1	1	1	1	1	1	1	1
Test	0.95	0.95	0.96	0.94	0.96	0.97	0.96	0.97	0.97	0.94	0.957

利用测试集对模型的预测效果进行检验，可以求得模型的准确率为 96.6%，模型混淆矩阵如图 5.30 所示。

模型对正常、可疑、病态预测正确的数量分别为 497、69、49，可以看出模型对正常和病态的预测都非常准确，而对可疑状态的预测相对较弱。

5. 模型比较

为每一个类别分别绘制 ROC 曲线，利用宏平均和微平均为模型计算整体的ROC 曲线。

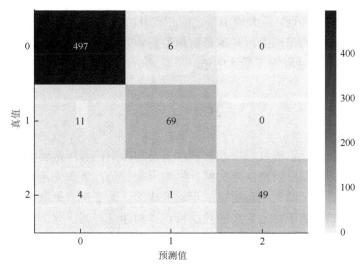

图 5.30 最优 XGBoost 模型在测试集混淆矩阵

对于多分类问题，宏平均 ROC 曲线和微平均 ROC 曲线可用来对模型的整体性能做出评价。如表 5.30 所示，四种机器学习模型的宏平均 ROC 曲线下面积和微平均 ROC 曲线下面积都在 0.95 以上，说明四种模型的预测准确性都非常好。其中，逻辑回归模型和支持向量机的宏平均 ROC 曲线下面积和微平均 ROC 曲线下面积差距非常小，这表明二者总体的分类性能非常相近；而随机森林模型和 XGBoost 模型的宏平均 ROC 曲线下面积和微平均 ROC 曲线下面积则略高于前两者，也体现出了集成学习算法在预测性能上的优势；XGBoost 模型的宏平均 ROC 曲线下面积和微平均 ROC 曲线下面积是四种模型中最大的，分别为0.991 和 0.996。

表 5.30 四种模型 ROC 曲线下面积

模型	ROC 曲线下面积					准确率
	类别 1	类别 2	类别 3	宏平均 ROC	微平均 ROC	
逻辑回归	0.979	0.944	0.989	0.972	0.984	0.904
支持向量机	0.980	0.925	0.996	0.968	0.982	0.922
随机森林	0.984	0.972	0.999	0.985	0.993	0.939
XGBoost	0.990	0.981	0.999	0.991	0.996	0.966

某一类别的 ROC 曲线下面积可以用来反映模型对于这一类别的预测能力。四种模型对病态胎儿识别都非常准确，病态类别 ROC 曲线下面积最大的模型和最小的模型相差最多也只有 0.01；在对类别 1 也就是正常状态的胎儿的识别上，四种

模型的表现也非常接近，最大最小值之间相差 0.011；而模型性能的主要区别体现在对可疑状态胎儿的识别上，其也是对模型整体效果最大的一部分，在这一项上仍然是 XGBoost 模型取得了最大的值。

5.3.4　结论

疾病预测在医疗管理过程中起着非常关键的作用。利用机器学习算法对疾病进行辅助诊断可以及早发现疾病症状，做到未病先防，未病先治，提升医疗系统的健康管理水平，辅助医生做出更加正确的决策。鉴于疾病诊断关于准确率有十分高的要求，如何基于特定疾病的数据特点，构建具有强泛化能力的诊断模型是机器学习方法在医疗领域的发展重点。

本节以胎儿健康状态风险预测问题为导向，构造具有强泛化能力的分类诊断模型，从而为胎儿状态诊断提供更加准确的结果。在同一数据集上通过构建两种集成学习算法模型，并与逻辑回归模型和支持向量机模型进行分类效果对比，找出最适合胎儿状态诊断的模型。虽然本书对胎儿健康诊断机器学习模型方面的研究做出了一定实践上的贡献，仍有部分问题有待进一步探讨和研究。本书构建的分类模型对于胎儿健康状态识别的准确率非常高，但在对可疑状态胎儿的识别上尚有改进空间，后续研究应寻找方法以改进对可疑状态胎儿的识别。本书意在帮助医疗人士对相关疾病做出更加准确有效的诊断，下一步应该开发到平台使用中，希望可以根据个体监测数据及时预测发病风险，帮助患者进行预防。

5.4　中国北方城乡心血管疾病高危人群识别
及关键危险因素比较

5.4.1　研究背景

在非传染性疾病中，心血管疾病导致的死亡数是最多的。尽管心血管疾病的预防、诊断和治疗取得了较大的进展，病死率有所下降，但近十年来该病的世界总死亡人数却增加了 21.1%，造成了沉重的经济负担[32]。在我国，心血管疾病的患病率和病死率一直在上升，目前约有 2.9 亿患者。近年来农村地区的心血管疾病病死率已经超过并一直高于城市地区，已成为严重的公共健康问题[33]。

目前，许多研究已经明确了心血管疾病的危险因素，包括高血压[34-36]、高血脂[37, 38]、基因[39]、并发症[40-43]、生活习惯[44-46]、社会因素[47]。心血管疾病，如心脏病和中风,已被证明可以进行预防和控制。导致心血管疾病的可干预危险因素也已被识别。因此,实施更有针对性的预防和干预措施对心血管疾病的预防与控制至关重要。

本书的重点是中国区域性心血管疾病的预防。本书从更宏观的角度评估了疾病风险,其中考虑了属于心血管疾病的多种疾病和导致心血管疾病的多种风险因素。基于心血管疾病调查数据集,决策树(decision tree,DT)用来改进心血管疾病高风险人群识别模型。通过随机森林确定了关键风险因素,并分析了城乡高危人群主要危险因素的差异,显示了心血管疾病的区域特征。研究数据集中,有关生活习惯的数据包括吸烟、饮酒和药物服用。这些生活习惯属于心血管疾病可干预的因素。通过可干预因素的比较,提出了区域化、人群化的疾病预防建议。其中对于药物服用习惯的分析,试图完善先前有关城乡患者在遵守药方方面是否存在差异的研究。

5.4.2　数据与方法

1. 数据

研究数据集由我国北方某地区的疾病控制与预防中心开展的高风险心血管疾病筛查和干预项目收集。2016~2018 年,项目对农村的 13 021 名成年人和城市的14 738 名成年人进行了调查。数据集分别标记为农村数据集和城市数据集。

在数据集中,筛查结果显示每个人是否患有心血管疾病的高风险。数据集共有 53 个特征,包括基本个人信息、生活习惯信息、疾病史、当前疾病信息、历史和当前药物治疗。

2. 数据预处理

数据预处理主要涉及缺失数据处理和非数值结果转换。缺少的信息分别用每个特征的众数填充。在原始数据集中,不成立的问卷调查结果标记为"0",成立的问卷调查结果标记为"1"。所有检查结果均为数字。将血脂风险结果转化为数值后获得纯数值的数据集。血脂风险包括低、中、高和极高四个等级,可以分别转换为 0、1、2 和 3。农村和城市两个数据集的男女性别比例相似:农村数据集为 0.68,城市数据集为 0.66。此外,高风险人群在两个数据集中占比相近,农村数据集为 0.28,城市数据集为 0.25。

3. 分类模型

在预处理后的数据集上,决策树方法用于建立二分类器。为了建立分类器,通过分层抽样将预处理后的数据集随机分为训练数据集（70%）和测试数据集（30%）。分层抽样使得高风险人员在训练集和测试集中所占的比例相同。其他分类方法也用来构建分类器，包括逻辑回归、k 近邻、朴素贝叶斯、支持向量机和神经网络。分类器的性能是通过三种性能指标的 30 次试验的平均值来测量的。三种性能指标为准确性、召回率和精度。

4. 特征重要性

更多的特征意味着分类实验更长的耗时、数据收集更多的成本以及数据分析更多的工作量。并且，数据的高维性可能会降低分类器的性能。因此，对特征的重要性进行评价并根据重要性进行特征筛选对提高模型效率、降低数据收集成本显得尤为重要。利用随机森林方法评估了 53 个特征的重要性，并根据重要性评分确定了关键风险因素。将关键因素的组合导入分类器观察分类性能以进一步证明其重要性。

5. 统计分析

统计方法用以分析和比较关键危险因素。在 19 个关键危险因素中，年龄和 8 个检查结果为连续值，而 10 个分类的结果为 0 或 1。对于连续值特征，使用 Shapiro Wilk 检验评估是否符合正态分布。如果不满足正态分布，则随后将进行非参数测试。使用 χ^2 检验分析分类变量。除上述关键因素外，还通过混合线性模型分析了包括吸烟、饮酒和服药在内的可干预行为。在调整地区、年龄和性别的情况下，使用混合线性模型研究三种可干预行为与两种疾病（高血压和血脂异常）现状之间的关系。由于男女之间生活习惯的显著差异，我们分别对城乡男女进行了比较分析。

5.4.3 识别模型构建和关键危险因素分析

1. 改进的高危人群识别模型

在筛查项目中，调查人员通过三个步骤确定了高危人群，如图 5.31 所示。首先收集受访者的数据。其次，确定具有心血管病史、危险血压、血脂异常或 WHO（世界卫生组织，World Health Organization）心血管疾病风险评估为高的人。然后，具有至少四个条件之一的人属于高风险人群。为了减少高风险人群识别的工作量，本书采用了决策树方法来建立识别模型。决策树方法取得了较好的分类性能。在农村数据集和城市数据集中，精度分别为 99.5%和 99.6%。准确性和召回率也高达 99.4%~99.8%。

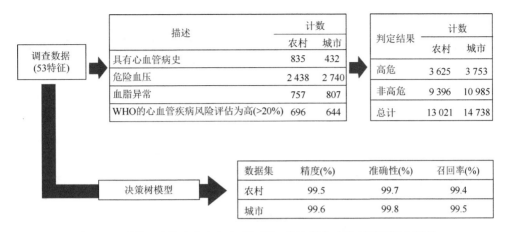

图 5.31　原始心血管疾病高危人群识别工作流程与决策树模型识别性能

决策树高性能的分类结果归因于其模拟了原始识别过程，该过程能够正确结合图 5.31 中原始判别使用的四个两类判断结果。另外，为与决策树进行分类性能的比较，还采用了朴素贝叶斯、神经网络、逻辑回归、k 近邻、支持向量机五种分类方法建立了高危人群识别模型。五个模型的精度范围为 71.4%～96.3%，准确性范围为 83.9%～92.4%，召回率范围为 65.5%～84.2%。五种方法的性能均低于决策树方法。因此，选择决策树为最终构建心血管疾病高危人群识别模型的方法。

2. 关键风险因素识别

在训练好的决策树模型中，分类非常有效。在决策树第六层的叶节点中，只有 1851 个高风险人群的 16 个个体需要更深的节点来识别。因此，某些特征是多余的。冗余特征不应该用于构建分类模型，因为它们对分类结果的贡献很小，却会导致庞大的树结构。为了区分特征对高风险人群识别的贡献性，利用随机森林对每个特征的重要性进行评分。在表 5.31 中，对农村数据集中重要性前 18 的特征和城市数据集中重要性前 19 的特征进行了重要性从高到低的排序。这 18 或 19 个特征分数总计为 0.95，表明覆盖了 95% 的信息。

表 5.31　两个数据集中重要性排名靠前的特征

特征排序	农村数据集	重要性	城市数据集	重要性
1	平均收缩压	0.3193	平均收缩压	0.4146
2	平均舒张压	0.1440	平均舒张压	0.1339
3	心脑血管疾病史	0.0755	高密度脂蛋白	0.0724

特征排序	农村数据集	重要性	城市数据集	重要性
4	低密度脂蛋白	0.0710	低密度脂蛋白	0.0636
5	高密度脂蛋白	0.0590	心脑血管疾病史	0.0428
6	血脂风险	0.0532	血脂风险	0.0325
7	中风史	0.0430	高血压	0.0259
8	高血压	0.0397	总胆固醇	0.0238
9	高血压知晓	0.0274	高血压知晓	0.0192
10	高血压病史	0.0213	高血压病史	0.0175
11	总胆固醇	0.0213	中风史	0.0174
12	血脂异常	0.0147	甘油三酯	0.0135
13	甘油三酯	0.0118	高血压控制	0.0111
14	年龄	0.0108	年龄	0.0111
15	冠心病病史	0.0100	冠心病病史	0.0109
16	血糖	0.0098	BMI	0.0105
17	BMI	0.0096	血脂异常	0.0103
18	腰围	0.0081	血糖	0.0090
19			腰围	0.0090
总得分		0.95		0.95

在两个数据集中，平均收缩压和平均舒张压重要性得分为第一和第二，表明这两个特征很重要。平均收缩压和平均舒张压可用于诊断或预测心血管病[4,5]，并监测健康状况。其他特征的重要性得分在 0.0081～0.0755，远低于血压。使用表 5.31 中的 19 个特征，决策树的分类性能（99.4%的精度）与导入所有 53 个特征的分类性能无显著差异。因此，为在此心血管疾病筛查项目中识别高危人群，表 5.31 识别的 19 个特征已经包含了决策树模型所需的信息，它们是关键的风险因素。

3. 关键风险因素的比较

为分析城乡居民心血管疾病状况的差异，对城乡居民之间的 19 个心血管疾病关键风险因素进行了比较。在 19 个关键危险因素中，年龄和 8 个检查结果为连续值，10 个二元特征的结果为 0 或 1。表 5.32 给出了 9 个连续值的风险因素的比较结果。因为总胆固醇、血糖、舒张压和腰围较高，农村女性患心血管疾病的风险比城市女性高。因为更高的血糖、收缩压、舒张压、BMI 以及异常腰围，农村男性比城市男性患心血管疾病的风险更高。

表 5.32　连续值的风险因素的比较

风险因素	女性		男性		正常范围
	农村（1978）	城市（2238）	农村（1647）	城市（1515）	
年龄	56（56，8）	61*（60，8）	55（55，9）	61*（59，10）	—
总胆固醇	5.10（5.25，1.27）	4.89*（5.06，1.20）	4.54（4.71，1.15）	4.23*（4.34，1.13）	<5.2
低密度脂蛋白	2.82（2.97，1.07）	2.65*（2.80，1.03）	2.48（2.60，0.94）	2.27*（2.44，0.96）	<3.4
高密度脂蛋白	1.41（1.47，0.42）	1.43（1.47，0.42）	1.25（1.32，0.48）	1.15*（1.23，0.46）	≥1
甘油三酯	1.48（1.79，1.09）	1.54（1.81，1.00）	1.39（1.77，1.18）	1.35（1.69，1.09）	<1.7
血糖	6.20（6.64，1.93）	5.90*（6.41，1.91）	6.30（6.78，1.99）	5.80*（6.27，2.03）	<6.1
收缩压	164.5（160，23.2）	165（164，19.6）	163.5（161，22.8）	160.5*（156，20.4）	<140
舒张压	92.5（92，13.0）	91.0*（91，12.0）	97.0（96，12.9）	91.5*（92，12.6）	<90
腰围	87.0（87.1，10.76）	85.0*（85.2，10.47）	91.0（92.0，10.5）	87.0*（87.2，10.3）	F<85，M<90
BMI	26.44（26.52，3.73）	26.88*（26.90，3.79）	26.51（25.59，3.47）	26.00*（26.16，3.58）	24，28

*p<0.05；**p<0.01。一表示数值超过正常值范围

表 5.33 呈现了四种疾病的历史患病率。高血压患病率（46.3%～67.2%）比冠心病（4.4%～7.8%）/中风（5.1%～17.9%）和心脑血管疾病（9.3%～23.2%）高得多。城市居民的高血压历史患病率高于农村居民。农村和城市女性的高血压历史患病率均高于男性。城市女性的高血压历史患病率最高（67.2%），比农村女性高 19.9 个百分点，比农村男性高 20.9 个百分点，比城市男性高 15.5 个百分点。在其他情况下，除了男性的冠心病患病率没有显著差异外，农村人口的历史患病率是城市人口的 1.55～3.10 倍。高血压是某些疾病（如冠心病、中风、心脑血管疾病等）最重要的危险因素之一。因此，这些疾病是高血压的并发症。

表 5.33　四种疾病的历史患病率

疾病史	女性		男性	
	农村（1978）	城市（2238）	农村（1647）	城市（1515）
高血压	935（47.3%）	1504（67.2%）**	762（46.3%）	783（51.7%）*
冠心病	155（7.8%）	98（4.4%）**	96（5.8%）	112（7.4%）
中风	313（15.8%）	115（5.1%）**	294（17.9%）	119（7.9%）**
心脑血管疾病	458（23.2%）	208（9.3%）**	377（22.9%）	224（14.8%）**

*p<0.05；**p<0.01

为了分析并发症的影响，并发症的发病情况在表 5.34 列出。显然，农村女性的高血压患病率比城市女性低 24.5 个百分点，但农村女性的六种并发症组合的历史患病率均高于城市女性。具体而言，对于高血压、中风和心脑血管疾病三种并发症，农村女性的患病率是城市女性的 2.12 倍。可以推断，农村女性对高血压的控制不如城市女性，在高血压患病率较低的情况下，却有较高的与高血压相关的并发症发病率。在冠心病和心脑血管疾病，中风和心脑血管疾病的并发症组合中，农村女性的患病率分别是城市女性的 2.18 倍和 5.33 倍，这表明农村女性对于其他一些心脑血管疾病的危险因素控制也不如城市女性。同样，农村男性的高血压患病率比城市男性低 10 个百分点，但四种并发症组合的患病率较高（表 5.35）。农村男性控制高血压的能力不如城市男性，但在控制其他一些危险因素上要好于城市男性。

表 5.34　女性并发症的发病率

疾病史	女性												
	农村（1978）							城市（2238）						
高血压	√	√	√	√				√	√	√	√			
冠心病		√	√		√	√			√	√		√	√	
中风		√		√	√		√		√		√	√		√
心脑血管疾病		√		√	√	√	√		√		√	√	√	√
计数	736	5	50	144	5	95	159	1381	3	43	77	2	50	33
占比（%）	37.2	0.3	2.5	7.3	0.3	4.8	8.0	61.7	0.1	1.9	3.4	0.1	2.2	1.5

表 5.35　男性并发症的发病率

疾病史	男性												
	农村（1647）							城市（1515）						
高血压	√	√	√	√				√	√	√	√			
冠心病		√	√		√	√			√	√		√	√	
中风		√		√	√		√		√		√	√		√
心脑血管疾病		√		√	√	√	√		√		√	√	√	√
计数	594	5	22	141	8	61	140	698	2	31	52	5	74	60
占比（%）	36.1	0.3	1.3	8.6	0.5	3.7	8.5	46.1	0.1	2.1	3.4	0.3	4.9	4.0

表 5.36 显示了当前的高血压患病率、高血压知晓率和高血压成功控制率。这两个地区的高血压知晓率（48.7%～69.9%）高于全国平均水平（46.9%），但高血

压成功控制率（2.5%～4.6%）远远低于全国平均水平（15.3%）。与表 5.33 的历史情况相比，更多（1.37～1.85 倍）的人目前患有高血压。当前，城市女性的高血压患病率和高血压知晓率最高。城乡女性的高血压患病率差距从过去的 19.9%下降到目前的 8.8%。城镇女性的高血压知晓率比农村女性高 19.6%，但是高血压成功控制率没有显著差异。因此，高血压未成功控制不是农村女性并发症患病率较高的主要因素。对于男性来说，目前农村和城市的高血压患病率大体一致。城市男性有较高的高血压知晓率和高血压成功控制率，这在一定程度上解释了城市男性某些并发症的患病率较低。目前心脑血管疾病另一个重要危险因素是血脂异常。血脂异常患病率为 13.5%～25.5%，远低于高血压患病率。考虑性别和地区差异的情况，人们的血脂异常患病率和血脂异常知晓率并没有明显差异。但是只有少部分（3.6%～5.9%）人知道他们的血脂异常。在血脂风险评估中，农村居民总体上比城市居民更加危险。农村女性血脂风险极高的比率是城市女性的 3 倍，农村男性血脂风险极高的比率是城市男性的 1.61 倍。建议在城市和农村都应加强血脂异常检查和血脂监测，特别注意监测血脂风险极高的农村人群。

表 5.36　高血压和血脂异常的现状

现状	女性		男性	
	农村（1978）	城市（2238）	农村（1647）	城市（1515）
高血压	1646（83.2%）	2058（92.0%）**	1411（85.7%）	1278（84.4%）
高血压知晓	994（50.3%）	1565（69.9%）**	802（48.7%）	828（54.7%）**
高血压知晓并控制	57（2.9%）	61（2.7%）	41（2.5%）	69（4.6%）*
血脂异常	504（25.5%）	526（23.5%）	222（13.5%）	210（13.9%）
血脂异常知晓	18（3.6%）	31（5.9%）	8（3.6%）	12（5.7%）
低血脂风险	684（34.6%）	674（30.1%）**	350（21.3%）	339（22.4%）**
中血脂风险	464（23.5%）	936（41.8%）**	338（20.5%）	354（23.4%）**
高血脂风险	463（23.4%）	489（21.8%）**	678（41.2%）	662（43.7%）**
极高血脂风险	367（18.6%）	139（6.2%）**	281（17.1%）	160（10.6%）**

$*p<0.05$；$**p<0.01$

4. 可干预危险因素分析

吸烟、饮酒和药物服用是被广泛研究的心血管疾病可干预危险因素。表 5.37 调整了年龄、性别和区域后，不吸烟的人与每天吸烟的人相比，患高血压的风险明显降低。很少吸烟和经常吸烟的人患高血压的风险与每天吸烟的人没有显著差异。同样，不吸烟可降低血脂异常的风险。很少吸烟或经常吸烟与每天吸烟对血脂异常的影响差异不显著。总之，无论频率大小，吸烟对人的血压和血脂都是有害的。

饮酒是与心脑血管疾病相关的另一种可干预的生活习惯。与每周喝酒超过四次相比，不喝酒、每月喝酒不超过一次、每月喝酒两次至四次显著（0.081～0.116）降低高血压的风险。控制酒精的摄入对血压的益处显而易见。至于饮酒对血脂的影响，在本书的研究中，摄入酒精的多少对血脂异常的影响无统计上的差异。

表 5.37　心血管疾病的可干预风险因素

可干预风险因素		高血压	血脂异常
吸烟	不吸烟	−0.071（−0.090，−0.051）**	−0.038（−0.061，−0.014）**
	很少	0.039（−0.008，0.086）	−0.026（−0.081，0.029）
	经常	−0.072（−0.232，0.087）	0.159（−0.029，0.347）
	每天	0	0
饮酒	不饮酒	−0.105（−0.136，−0.075）**	−0.028（−0.064，0.007）
	≤1 次/月	−0.116（−0.158，−75）**	−0.028（−0.077，0.021）
	2～4 次/月	−0.081（−0.112，−0.044）**	−0.021（−0.064，0.023）
	2～3 次/周	−0.028（−0.072，0.017）	0.004（−0.048，0.056）
	≥4 次/周	0	0
两周内按时服药	是	−0.174（−0.190，−0.157）**	−0.028（−0.047，−0.009）**
	否	0	0

$*p<0.05$；$**p<0.01$

服药是为了控制高血压和异常血脂。根据对两周内正常服药结果的调查，正常的药物治疗可使高血压风险显著降低 0.174，血脂异常的风险显著降低 0.028。考虑到患有血脂异常并且通过药物控制血脂异常的人较少，因此，吸烟、饮酒和药物服用对高血压的影响更为明显，是对血脂异常影响的 1.87～6.21 倍。吸烟、饮酒和药物服用对血脂异常的作用需要在更多数据的基础上进一步研究，尤其是饮酒对血脂异常的影响。

吸烟、饮酒和药物服用会影响血压和血脂。这些可干预的风险因素在城乡居民中的情况是不同的（表 5.38）。城乡之间的吸烟率总体相同。但是考虑性别时，农村女性吸烟的比例是城市女性的 3.86 倍，每天吸烟的农村女性的比例是城市女性的 4.36 倍。男性吸烟的比例是女性的 2.42～13 倍。与农村男性相比，城市男性吸烟的比例是农村男性的 1.36 倍。吸烟会显著影响血压，导致更高的高血压风险。烟草使用更多可以一定程度上解释农村女性高血压历史患病率较低，但高血压并发症更为严重的情况。与全国的烟草使用情况相比（2018 年总体占 26%，女性占 2.1%，男性占 50.5%），虽然本书中涉及的农村男性吸烟比例（41.2%）低于全国平均水平，但是农村女性吸烟的比例是全国水平的 8.09 倍，城市女性吸烟的比例是全国平均水平的 2.10 倍，城市男性吸烟的比例是全国平均水平的 1.14 倍。由于北方地区的人们对烟草使用较多，烟草的使用对人们的健康有明显的影响，因此，该地区在预防心脑血管疾病的过程中，控制烟草是非常重要的。

饮酒是一种不利于健康的生活习惯，已经严重损害了中国男性的健康[32, 33]。饮酒者中，农村女性（13.3%）的比例是城市女性（2.3%）的 5.78 倍，农村男性（65.3%）的比例是城市男性（44.5%）的 1.47 倍。总体而言，农村人口的饮酒比例是城市人口的 1.91 倍。饮酒会给人们的高血压带来更多负面影响，因此在农村地区进行酒精控制对于心脑血管病的预防和控制也很重要。农村男性饮酒量增加也可以在一定程度上解释历史高血压患病率较低，但高血压并发症患病率较高的情况。导致心脑血管疾病的危险因素，如高血压和血脂异常，不仅是吸烟和饮酒，而且影响和相互依存复杂。在这项研究中，农村女性更多地使用烟草和农村男性中更多地摄入酒精可能是农村地区心脑血管疾病患病率更高和控制较差的原因。心脑血管疾病预防的未来干预应着眼于这一有意义的发现。

人们总是在意识到病情后才服用药物。服用降压药并且知道该药名称的城市女性比例（44.3%）比农村女性比例（31.3%）高出 13 个百分点，这表明城市女性更加注意自己的健康状况并尝试控制危险的血压。农村男性和城市男性的用药行为无明显差异。总体而言，城市居民在服用降压药物方面的表现更好，对高血压的控制情况要好于农村居民，一定程度上解释了城市居民历史高血压的患病率高于农村居民，但高血压后续并发症的患病率低于农村居民的情况。对于降脂药物，由于血脂异常知晓率较低（3.6%～5.9%），即使不考虑性别分析降脂药物服用数据，城乡居民之间的降脂药物服用情况也没有显著差异。服用药物对控制高血压和血脂异常具有重要作用。在降压药提醒的干预中，农村女性应引起高度重视。至于降脂药，在提醒用药之前，首先要让更多的人知晓血脂异常的情况。

表 5.38　可干预风险因素的比较

可干预风险因素		女性		男性	
		农村	城市	农村	城市
不吸烟		1641（82.96%）	2140（95.62%）**	969（58.83%）	642（42.38%）**
吸烟		337（17.04%）	98（4.38%）	678（41.17%）	873（57.62%）
	很少	23（1.16%）	16（0.71%）	78（4.74%）	102（6.73%）
	经常	3（0.16%）	1（0.05%）	5（0.30%）	8（0.53%）
	每天	311（15.72%）	81（3.62%）	595（36.13%）	763（50.36%）
不饮酒		1715（86.70%）	2186（97.68%）**	572（34.73%）	841（55.51%）**
饮酒		263（13.30%）	52（2.32%）	1075（65.27%）	674（44.49%）
	≤1 次/月	67（3.39%）	35（1.56%）	86（5.22%）	230（15.18%）
	2～4 次/月	115（5.81%）	7（0.31%）	269（16.33%）	198（13.07%）
	2～3 次/周	33（1.67%）	2（0.09%）	163（9.90%）	122（8.05%）
	≥4 次/周	48（2.43%）	8（0.36%）	557（33.82%）	124（8.19%）

可干预风险因素		女性		男性	
		农村	城市	农村	城市
不服用降压药		300（30.18%）	129（8.24%）	293（36.53%）	120（14.49%）
服用降压药		694（69.82%）	1436（91.76%）**	509（63.47%）	708（85.51%）**
	能 a	244（24.55%）	698（44.60%）	176（21.95%）	290（35.03%）
	不能 b	450（45.27%）	738（47.16%）	333（41.52%）	418（50.48%）

a：能记住药名；b：不能记住药名。*$p<0.05$；**$p<0.01$。百分比计算可能存在四舍五入的误差

5.4.4　结论

心脑血管疾病已成为中国最重要的公共卫生问题。在比较城乡居民心脑血管疾病的危险因素之前，决策树技术能够优化识别心脑血管疾病高危人群的工作流程，减少了识别的工作量。决策树识别模型的分类精度高达 99.4%。利用随机森林对 53 个特征进行了重要性评分。排名靠前的 19 个特征的重要性得分总计为 0.95，包含了足够的信息以进行高危人群的识别。它们是关键的风险因素。关键因素的识别对将来的数据收集和分类器开发具有指导意义。

在关键风险因素比较中，由于较高的总胆固醇、血糖、收缩压和腰围，农村女性的心脑血管疾病风险高于城市女性；由于血糖、收缩压、舒张压、BMI 和异常腰围，农村男性的心脑血管疾病风险高于城市男性。人们的高血压患病率（46.3%～67.2%）比冠心病（4.4%～7.8%）、中风（5.1%～17.9%）和心脑血管疾病（9.3%～23.2%）高得多。与农村居民相比，城市居民的高血压历史患病率较高，但高血压并发症患病率较低。因此，农村地区的高血压控制对于区域性心脑血管疾病的预防很重要。至于血脂异常，只有 3.6%～5.9%的人知道。建议在城乡中加强血脂异常检查和血脂监测，重点是血脂风险极高的农村人群。

吸烟、饮酒和药物服用等可干预因素会影响血压和血脂的健康。农村女性更多地使用烟草和农村男性中更多地摄入酒精可能是农村地区心脑血管疾病患病率更高和控制较差的原因。心脑血管疾病未来的预防干预措施应着重关注这一有意义的发现。总体而言，城市居民在降压药物治疗方面的表现更好，一定程度上解释了城市居民高血压历史患病率高于农村居民，但高血压并发症患病率低于农村居民的情况。在降压药服药的干预中，农村女性应是提醒干预的重点对象。对于降脂药，在提醒用药之前，首先要让更多的人知晓血脂异常情况。了解人们在特定区域的心脑血管疾病状况有利于提高区域性疾病干预和预防的效率。

5.5　本章小结

从数据驱动的角度,本章利用数据分析方法对多种疾病进行了风险预测研究。相关疾病研究对象包括结直肠息肉、前列腺癌、胎心异常、心血管疾病。主要研究成果总结如下。

(1)对于结直肠息肉,使用集成学习的方法构建了具有较高预测准确率的结直肠息肉风险预测模型,填补了结直肠息肉风险预测研究的空白。研究确认了情绪相关的因素是影响是否患有结直肠息肉的重要影响因素。年龄在 45 岁以上、身高在 170mm 以上、情绪倾向在 0.7 和 1.7 左右的人群,患有结直肠息肉的风险显著增加,为高危人群。研究结果对预防结直肠息肉、降低结直肠癌发病率具有重要的实际指导意义。

(2)对于前列腺癌标志物 PSA 的预测,神经网络回归模型取得了最好的预测效果。在构建预测模型的过程中识别出了影响老年男性人群 PSA 值的重要因素,并且发现代谢综合征会对 PSA 值有负向影响。代谢综合征越严重越会隐藏 PSA 的真实值,所以对于代谢综合征的患者,医生需要关注代谢综合征对其 PSA 值的影响,避免其失去早确诊、早治疗的机会。研究结果对降低前列腺癌过度检查的风险、促进前列腺癌的早发现具有重要的实际指导意义。

(3)对于胎心异常的预测,以孕妇体检数据为样本,将胎儿健康状态划分为正常、病态、可疑三种状态,运用多种数据挖掘方法建立胎儿健康风险预测模型。准确的风险预测模型对胎儿疾病的预防、正确诊断和控制,提升医院的胎儿健康管理水平有很好的促进作用。

(4)对于心血管疾病的预防和控制,利用决策树方法构建预测模型改进了该疾病高危人群的识别手段,通过城乡居民心血管疾病关键危险因素的比较发现农村地区的高血压控制和城乡地区的血脂异常检查需要进一步加强。研究结果对区域性心血管疾病的预防和控制具有重要指导意义。

参 考 文 献

[1] Torre L A, Bray F, Siegel R L, et al. Global cancer statistics 2012[J]. CA: A Cancer Journal for Clinicians, 2015, 65 (2): 87-108.

[2] 代珍, 郑荣寿, 邹小农, 等. 中国结直肠癌发病趋势分析和预测[J]. 中华预防医学杂志, 2012, 46(7): 598-603.

[3] Chen W, Zheng R, Zhang S, et al. Report of cancer incidence and mortality in China 2010[J]. Annals of Translational Medicine, 2014, 2 (7): 61.

[4] Huxley R R, Ansary-Moghaddam A, Clifton P, et al. The impact of dietary and lifestyle risk factors on risk of colorectal cancer: A quantitative overview of the epidemiological evidence[J]. International Journal of Cancer, 2009, 125 (1): 171-180.

[5]　Weitz J，Koch M，Debus J，et al. Colorectal cancer[J]. The Lancet，2005，365（9454）：153-165.

[6]　Martínez M E，Baron J A，Lieberman D A，et al. A pooled analysis of advanced colorectal neoplasia diagnoses after colonoscopic polypectomy[J]. Gastroenterology，2009，136（3）：832-841.

[7]　Cottet V，Jooste V，Fournel I，et al. Long-term risk of colorectal cancer after adenoma removal: A population-based cohort study[J]. Gut，2012，61（8）：1180-1186.

[8]　Murakami R，Tsukuma H，Kanamori S，et al. Natural history of colorectal polyps and the effect of polypectomy on occurrence of subsequent cancer[J]. International Journal of Cancer，1990，46（2）：159-164.

[9]　Cruz J A，Wishart D S. Applications of machine learning in cancer prediction and prognosis[J]. Cancer Informatics，2007，2：59-77.

[10]　Scheuren F. Multiple imputation[J]. The American Statistician，2005，59（4）：315-319.

[11]　Breiman L. Random forests[J]. Machine Learning，2001，45（1）：5-32.

[12]　Win A K，MacInnis R J，Hopper J L，et al. Risk prediction models for colorectal cancer: A review[J]. Cancer Epidemiology，Biomarkers & Prevention: A Publication of the American Association for Cancer Research, cosponsored by the American Society of Preventive Oncology，2012，21（3）：398-410.

[13]　Siegel R L，Miller K D，Jemal A. Cancer statistics，2015 [J]. CA：A Cancer Journal for Clinicians，2010，65（1）：5-29.

[14]　孙颖浩. 我国前列腺癌的研究现状[J]. 中华泌尿外科杂志，2004，25（2）：77-80.

[15]　韩苏军. 中国前列腺癌发病及死亡现状和流行趋势分析[D]. 北京：北京协和医学院，2015.

[16]　Vickers A J，Cronin A M，Roobol M J，et al. The relationship between prostate-specific antigen and prostate cancer risk: The prostate biopsy collaborative group[J]. Clinical Cancer Research，2010，16（17）：4374-4381.

[17]　Etzioni R，Gulati R，Tsodikov A，et al. The prostate cancer conundrum revisited: Treatment changes and prostate cancer mortality declines[J]. Cancer，2012，118（23）：5955-5963.

[18]　Hodge K K，Mcneal J E，Terris M K，et al. Random systematic versus directed ultrasound guided transrectal core biopsies of the prostate[J].The Journal of Urology，1989，142（1）：71-74.

[19]　曹万里，孙福康.以 PSA 为基础的前列腺癌筛查研究的探讨[J].中华男科学杂志，2013，19（6）：559-562.

[20]　Catalona W J，Antenor J A V，Roehl K A. Screening for prostate cancer in high risk populations[J]. The Journal of Urology，2002，168（5）：1980-1984.

[21]　Williams H，Powell I J. Epidemiology，pathology，and genetics of prostate cancer among African Americans compared with other ethnicities[J]. Methods in Molecular Biology，2009，472（472）：439-453.

[22]　杜建丽，马玉霞，杨永秀. 胎儿宫内窘迫与围生儿预后的关系[J]. 中国妇幼保健，2007，22（15）：2079-2080.

[23]　乐杰. 妇产科学[M].7 版. 北京：人民卫生出版社，2008.

[24]　Ayres-de-Campos D，Bernardes J. Twenty-five years after the FIGO guidelines for the use of fetal monitoring: Time for a simplified approach？[J]. International Journal of Gynecology & Obstetrics，2010，110（1）：1-6.

[25]　Miller D A，Miller L A. Electronic fetal heart rate monitoring: Applying principles of patient safety[J]. American Journal of Obstetrics and Gynecology，2012，206（4）：278-283.

[26]　Ayres-de-Campos D，Bernardes J，Costa-Pereira A，et al. Inconsistencies in classification by experts of cardiotocograms and subsequent clinical decision[J]. An International Journal of Obstetrics & Gynaecology，1999，106（12）：1307-1310.

[27]　Kessler J，Moster D，Albrechtsen S. Delay in intervention increases neonatal morbidity in births monitored with cardiotocography and ST-waveform analysis[J]. Acta Obstetricia et Gynecologica Scandinavica，2014，93（2）：175-181.

[28]　Pinas A, Chandraharan E. Continuous cardiotocography during labour: Analysis, classification and management[J]. Best Practice & Research Clinical Obstetrics & Gynaecology, 2016, 30: 33-47.

[29]　Bache K, Lichman M. Cardiotocography data set[J]. UCI Machine Learning Repository, 2010.

[30]　Breunig M M, Kriegel H P, Ng R T, et al. LOF: Identifying density-based local outliers[C]. ACM SIGMOD Record, 2000, 29 (2): 93-104.

[31]　姚旭, 王晓丹, 张玉玺, 等. 特征选择方法综述[J]. 控制与决策, 2012, 27 (2): 161-166.

[32]　James S L G, Abate D, Abate K H, et al. Global, regional, and national incidence, prevalence, and years lived with disability for 354 diseases and injuries for 195 countries and territories, 1990-2017: A systematic analysis for the Global Burden of Disease Study 2017[J]. Lancet, 2018, 392 (10159): 1789-1858.

[33]　胡盛寿, 高润霖, 刘力生, 等. 《中国心血管病报告 2018》 概要[J]. 中国循环杂志, 2019, 34 (3): 209-220.

[34]　Cho N H, Cho Y R, Park M K, et al. Effect of blood pressure on cardiovascular diseases at 10-year follow-up[J]. The American Journal of Cardiology, 2019, 123 (10): 1654-1659.

[35]　Parizadeh D, Ghahvehchian H, Asgari S, et al. The association between changes in blood pressure components and incident cardiovascular diseases[J]. Blood Pressure, 2017, 26 (6): 341-349.

[36]　Wang Z, Chen Z, Zhang L, et al. Status of hypertension in china results from the China hypertension survey2012-2015[J]. Circulation, 2018, 137 (22): 2344-2356.

[37]　Rai S, Bhatnagar S. Novel lipidomic biomarkers in hyperlipidemia and cardiovascular diseases: An integrative biology analysis[J]. Omics, 2017, 21 (3): 132-142.

[38]　Zhang M, Deng Q, Wang L, et al. Prevalence of dyslipidemia and achievement of low-density lipoprotein cholesterol targets in Chinese adults: A nationally representative survey of 163, 641 adults[J]. International Journal of Cardiology, 2018, 267 (218): 196-203.

[39]　Folkersen L, Fauman E, Sabater-Lleal M, et al. Mapping of 79 loci for 83 plasma protein biomarkers in cardiovascular disease[J]. PLoS Genetics, 2017, 13 (4): 1-21.

[40]　Upala S, Sanguankeo A, Jaruvongvanich V. Gallstone disease and the risk of cardiovascular disease: A systematic review and meta-analysis of observational studies[J]. Scandinavian Journal of Surgery, 2017, 106 (1): 21-27.

[41]　Pavlovic D, Josipovic J, Pavlovic N. Vitamin D in cardiovascular and renal disease prevention[J]. Journal of Medical Biochemistry, 2013, 32 (1): 11-15.

[42]　Abeles A M. Hyperuricemia, gout, and cardiovascular disease: An update[J]. Current Rheumatology Reports, 2015, 17 (3): 1-5.

[43]　Bragg F, Holmes M V, Iona A, et al. Association between diabetes and cause-specific mortality in rural and urban areas of China[J]. JAMA-Journal of the American Medical Association, 2017, 317 (3): 280-289.

[44]　Claas S A, Arnett D K. The role of healthy lifestyle in the primordial prevention of cardiovascular disease[J]. Current Cardiology Reports, 2016, 18 (6): 1-8.

[45]　Frey P, Waters D D. Tobacco smoke and cardiovascular risk: A call for continued efforts to reduce exposure[J]. Current Opinion in Cardiology, 2011, 26 (5): 424-428.

[46]　Lv J, Yu C Q, Guo Y, et al. Adherence to healthy lifestyle and cardiovascular diseases in the chinese population[J]. Journal of the American College of Cardiology, 2017, 69 (9): 1116-1125.

[47]　Martínez-García M, Salinas-Ortega M, Estrada-Arriaga I, et al. A systematic approach to analyze the social determinants of cardiovascular disease[J]. PLoS One, 2018, 13 (1): 1-25.

第6章 数据驱动的医疗运营风险预测

基于数据隐含的巨大价值，数据分析能为医院管理运营提供新的视角和高效的决策支持。为提升医院的运营水平，本章对医院面临的常见管理问题进行了研究。具体研究问题包括过度医疗风险预测和非计划再入院风险预测。通过实际数据的分析和特征筛选、有效的风险预测模型构建对相关运营风险问题进行了分析和预测。相关研究结果对提高医院管理运营水平具有重要实际意义。

6.1 过度医疗风险预测

6.1.1 研究背景

据统计，1978～2017 年中国医疗卫生总费用从 100 亿元增长到 4 万多亿元，增长趋势非常明显，人均医疗卫生总费用从 11.45 元增长到近 3000 元。我国公费医疗费用的增长速度大大超过了同期国家财政收入的增长速度[1]。医疗费用急剧增长的一个重要原因就是过度医疗。过度医疗造成了许多严重的后果，包括医疗资源的巨大浪费、医疗费用的急剧增长等。由此导致了许多患者因病致贫，医患关系日益紧张，患者畏惧去医院检查治疗等问题。过度医疗已经成为颇受关注的医疗问题。

本章基于我国某地区卫生信息平台的医疗数据，对患者在门诊就医过程中的处方、用药及医疗检查等信息进行分析，从中选取了妊娠状态 NOS 检查数据，对过度检查行为进行了相关研究。从整体层面提炼疑似过度检查的判定指标，并构建判定标准，对数据进行分类，并考虑利用机器学习算法，包括逻辑回归、支持向量机[2]、人工神经网络[3]、决策树[4-8]及集成算法[9]构建过度医疗风险预测模型，对过度检查风险因素分析和风险预测进行研究。

本书研究成果对患者、医疗服务机构和国家医疗管理部门都具有重要意义。患者、医疗服务机构等可以发现与过度医疗相关性较强的风险因素，并给予更多的关注，以从多方面减少过度医疗现象的发生。减少过度医疗，就能减少医疗资源浪费，降低患者的医疗费用，缓解医患关系，减轻国家的医疗负担。

6.1.2 数据与方法

过度医疗的主要表现形式为过度诊断、过度治疗和过度检查。由于患者病情的复杂性和差异性，无法给出统一明确的标准来界定某个诊断、治疗或检查行为是否真实有必要存在。本书的过度医疗判定标准目前仅针对本书的研究数据，即我国某地区卫生信息平台的医疗数据。此外，由于个体存在差异性，无法将患者的就诊记录进行明确的过度与非过度分类，本书根据患者就诊过程所产生的数据，将其归为正常与疑似过度两类。本章首先对研究数据进行介绍，主要记录患者在门诊就诊过程中产生的各项数据。然后对过度医疗的判定标准进行研究，本书以NOS 妊娠检查为例，对可以过度检查的判定指标进行提取和计算分析，得到过度检查的判定标准，对数据集添加标签。

在此基础上，研究基于 NOS 妊娠检查的过度医疗风险预测，主要利用机器学习算法。用于分类的常用的机器学习算法有逻辑回归、支持向量机、人工神经网络、决策树及集成算法等。基于这些算法，分别构建基于 NOS 妊娠检查的过度医疗的风险预测模型，并对模型的预测结果、特异度和灵敏度等进行相关比较，选定较优过度风险预测模型。

本书的风险预测模型主要通过两种方式构建：一种是通过 Python 构建，另一种是通过 SPSS 构建。针对每种算法，构建了 1~3 个预测模型，首先对各个算法中的模型进行对比，选择每种算法的最优模型；然后，对比每种算法的最优模型，选定最终风险预测模型。

1. 数据描述

本书所使用的数据来自我国某地区卫生信息平台的医疗数据，由于本书主要考虑患者在门诊过程中可能出现的过度医疗情况，因此选择与门诊有关的九张信息表进行分析，包括患者信息表、挂号明细表、就诊明细表、处方主表、门诊药品处方明细表、门诊其他处方明细表、收费明细表、结算明细表、结算支付方式明细表等。本书已经对这些表格中涉及的患者和医生姓名、联系方式等信息进行了脱敏处理。上述九张表可以通过卡号和就诊流水号进行关联，通过对源数据表的空白属性和无效属性进行处理，保留属性情况如下。

（1）患者信息表。患者信息表主要记录了患者的个人基本信息，包括患者姓名、性别、出生日期、婚姻状况、国籍、民族、联系方式、住址及工作单位等信息，最终保留了七个属性，即卡号、卡类型、发卡地区、性别、患者类型、婚姻状况和出生日期等。

（2）挂号明细表。挂号明细表主要记录了患者在门诊就诊过程中的挂号环节所产生的数据，包括挂号记录、挂号时间、挂号医生及挂号科室等信息，保留了 12 个属性，即卡号、就诊流水号、挂号记录 ID、挂号时间、挂号类别、是否急诊、保险类型、科室编码、科室名称、临床医学类型编码、挂号医生编号和外地标志等。

（3）就诊明细表。就诊明细表主要记录患者在就诊过程中产生的数据，包括患者就诊时间、就诊类型、就诊科室、主诊医生等信息，保留了 15 个属性，即医疗机构代码、卡号、就诊流水号、是否复诊、就诊临床医学类型编码、患者属性、就诊类型、是否急诊、就诊科室编码、就诊科室名称、接诊时间、主诊医生编号、门诊诊断编码、门诊诊断名称和留观等。

（4）处方主表。处方主表记录患者在就诊过程中的所开处方信息，包括处方大类、处方类型、开方科室、开方医生、开方时间等信息，保留了 11 个属性，即卡号、就诊流水号、处方主 ID、处方大类、处方类型、开方科室代码、开方科室名称、开方医生编号、开方时间、患者年龄和费别等。

（5）门诊药品处方明细表。门诊药品处方明细表主要记录患者诊治过程中使用的药物信息，包括患者使用哪些药物、用药频次、用药总量等信息。通过对源数据表空白属性和无关属性进行处理，保留了七个属性，即卡号、就诊流水号、项目编码、项目名称、用药频次、使用次剂量和使用总量等。

（6）门诊其他处方明细表。门诊其他处方明细表主要记录了患者在就诊过程中所做的检查项目信息，包括检查项目编码、检查名称等信息，保留了卡号、就诊流水号、项目编码和项目名称等。

（7）收费明细表。收费明细表主要记录了患者在门诊就诊过程中各个项目的付费情况，保留了卡号、明细项目、明细收费等属性，通过各个项目付费加总，可以得到患者某次就诊消费总额。

（8）结算明细表和结算支付方式明细表。结算明细表和结算支付方式明细表主要记录了患者的医疗付费形式等信息，主要包含患者保险类型和结算方式（现金、卡支付等）等信息。

2. 基于妊娠状态 NOS 检查的过度医疗判定标准研究

过度检查是过度医疗的一种主要表现形式，而妊娠检查是较为常见出现过度检查的一种检查，因此，本书选取妊娠状态 NOS 检查的医疗数据进行研究，提炼疑似过度检查的判定指标，并对判定指标进行计算分析，得到疑似过度检查的判定标准。妊娠状态 NOS 检查是现在医院常见的一种优生优育检查项目，是女性怀孕期间普遍会做的一种检查，主要包括产前检查、胎心监测、彩超等检查项目。本书主要针对数据中的妊娠状态 NOS 检查数据进行研究，下面基于其在门诊其他处方明细表中检查数据进行疑似过度检查的判定指标和判定标准分析。

对 NOS 妊娠检查中的 9127 个卡号对应的 14 915 条就诊记录进行过度检查分析，考虑前面的五个判定指标，包括某次就诊过程中的总费用（q_1）、项目检查总数（q_2）、自费项目总数（q_3）、重复检查项目数（q_4）、不常见检查项目数（q_5）等。最终对 14 915 条数据添加标签，分为正常和疑似过度两类数据。五个指标主要分为两类：一类是费用数据；另一类是检查项目数量数据。费用和检查项目数量权重的确定目前没有较为科学的分配方法。本书考虑平分检查费用和检查项目的权重，得到判定标准计算公式为

$$y = q_1 / 2 + (q_2 + q_3 + q_4 + q_5)/8 \qquad (6.1)$$

当 $y > 1$ 时，将该记录判定为疑似过度检查数据，标识为 1；当 $y \leqslant 1$ 时，将该记录判定为正常数据，标识为 0。综合比较各项指标的数据（表 6.1），包括平均值、中位数、上四分位数、众数等数值，发现均值与上四分位数较为接近，众数与中位数较为接近。由于众数反映的是绝大多数患者的检查情况，对过度检查不具解释性，因此排除中位数和众数。平均值和上四分位数较为接近，但是在重复项目和不常见项目数上解释性更强。因此，考虑用均值对五个指标进行计算[10]。因此，本书考虑利用各个指标的均值计算过度判定的标准。

表 6.1　指标的各项数值表

数值	总费用/元	项目检查总数/个	自费项目总数/个	重复检查项目数/个	不常见检查项目数/个
平均值	250.60	9	1	0.39	0.46
上四分位数	281.50	7	1	0	0
众数	150.00	3	0	0	0
中位数	138.50	3	0	0	0

将每个指标对应的记录数值求和记为 z_i，每个指标对应记录数记为 p_i，可得到指标值 q_i（即均值）的计算公式如下：

$$q_i = z_i / p_i, \quad i = 1,2,3,4,5 \qquad (6.2)$$

综上，可针对 14 915 个就诊流水号，提取上述五个指标并进行计算得到 y 值，对数据进行分类，添加标签，得到如表 6.2 所示的数据表。对数据进行分类统计的结果如表 6.3 所示。

表 6.2　加标签数据表

序号	属性	字段名	说明
1	卡号	Kh	患者标识号
2	就诊流水号	Jzlsh	就诊标识号
3	过度标识	Gd	0：正常；1：疑似过度

表 6.3　加标签数据统计结果

标签	记录数	占比
0	10 404	69.76%
1	4 511	30.24%
总计	14 915	100%

　　至此，得到加标签数据集，共有三个数据属性，分别是卡号、就诊流水号和过度标识。卡号标记患者，就诊流水号标识就诊记录，过度标识代表某条就诊记录是否判定为疑似过度检查。对加标签数据集进行统计分析发现，正常数据记录占比为 69.76%，疑似过度检查数据记录占比为 30.24%。由此可以看出，该地区医院的确存在一定比例的就诊患者在检查过程中出现了消费较高和检查项目较多的情况。接下来，将对这种情况产生的影响因素进行分析。

　　3. 过度医疗风险因素分析

　　对涉及门诊就诊过程的九张数据表进行了属性分析，从中选择可能与过度医疗相关的风险因素，即选择特征变量。经过对数据表格的初步筛选，留下了 27 个数据属性作为特征变量考虑，包括卡类型、患者类型、婚姻状况、出生日期、挂号时间、挂号类别、是否急诊、保险类型、挂号科室编码、挂号医生编号、挂号临床医学类型、外地标志、医疗机构代码、是否复诊、就诊临床医学类型编码、患者属性、就诊类型、就诊科室编码、接诊时间、主诊医生编号、留观标志、处方类型、开方科室编码、开方医生编号、开方时间、患者年龄和费别。接下来，根据卡号和就诊流水号，将第 3 章得到的加标签数据集和这四张表进行合并，留下卡号、就诊流水号、过度标识以及这 27 个数据属性，得到 dataset1，共有 30 个数据属性。

　　由于 dataset1 中存在许多数据属性只有 1 个数值，或者数据属性代表含义相同，或者所记录的数据值不够明确，因此还需要对已有的数据属性进行筛选。变量值相同属性删除：由于患者类型、挂号临床医学类型、外地标志、是否复诊、就诊临床医学类型编码、留观标志和处方类型等 7 个变量各自包含的数据值只有 1 个，无差异，因此删除这 7 个变量。相近含义变量筛选：卡类型、保险类型、患者属性和费别均代表患者的医疗付款方式信息，因此保留患者属性变量，删除另外三个变量；挂号类别和就诊类型所表示的均为患者为普通门诊还是专家门诊，考虑患者在就诊过程中是否挂过专家号，因此保留挂号类别变量，删除就诊类型变量；由于门诊主表中记录了患者就诊年龄，所以删除出生日期这一变量；患者在门诊就诊过程中，挂号、就诊和开方三个数据表中记录的时间基本相同，因此保留就诊明细表中的接诊时间，将另外两个时间变量删除；患者在门诊就诊过程中，挂号、就诊和开方三个数据表中所记录的科室和医生具有较强的关联性，因此只保留就诊明细表中的就诊科室编码和主诊医生编号，删除另外四个变量。记录值不明确变量删除：由于婚姻状况在数据表中大都记录为 99，即不明确患者的婚姻类型，因此删除这个变量。

综上，在特征变量筛选过程中，共删除了 19 个变量，剩余 8 个变量，得到数据集 dataset2，共有 11 个数据属性。

特征变量扩展主要指根据已有的数据属性进行分析，提炼其他变量，根据数据集 dataset2，目前可进行拆分的变量为接诊时间，接诊时间包含年月日，因此年份作为 1 个变量，月份作为 1 个变量，具体日期作为 1 个变量。将接诊时间经过扩展后，得到最终数据集 dataset3，dataset3 中共有 13 个数据属性，其中两个数据属性作为标识号，为卡号和就诊流水号；1 个数据属性为标签，标识就诊是否疑似过度；另外 10 个数据属性就是本书所研究的 10 个特征变量。dataset3 的具体形式如表 6.4 所示。

表 6.4　最终数据集形式

序号	字段	字段名	解释
1	卡号	kh	患者标识号
2	就诊流水号	jzlsh	就诊标识号
3	医疗机构代码	yljgdm	医疗机构代码
4	挂号类别	ghlb	是否挂过专家号
5	患者属性	hzsx	患者付款形式
6	患者年龄	hznl	患者就诊时年龄
7	是否急诊	sfjz	是否为急诊患者
8	就诊科室编码	jzksbm	患者就诊科室
9	主诊医生编码	zzysbh	患者主诊医生
10	就诊年份	year	患者就诊年份
11	就诊月份	month	患者就诊月份
12	就诊日期	day	患者就诊具体日期
13	过度标识	gd	是否疑似过度

首先对数据集进行逻辑回归分析，找出影响较大的风险因素，然后对涉及这些因素的数据进行统计分析，通过数据占比验证这些因素的影响程度。

1）逻辑回归分析

利用 SPSS 构建了二元逻辑回归模型，模型的输入变量包括医疗机构代码、挂号类别、患者属性、患者年龄、是否急诊、就诊年份、就诊月份和就诊日期、主诊医生编码和就诊科室编码等 10 个协变量。预测为正常数据或疑似过度数据两个风险等级，分别用 0 和 1 表示。在此，以过度医疗风险等级作为因变量，并结合研究和实际情况，选取风险等级为 0 时作为参考。取出模型训练结果为 1 时的各协变量的偏回归系数 B，并对各协变量进行显著性检验，得到显著性系数 OR（Exp（B））。详细结果如表 6.5 所示。

表 6.5 逻辑回归模型协变量的显著性检验结果

序号	协变量	B	Exp（B）
1	hznl	−0.78	0.925
2	hzsx	1.876	6.526
3	sfjz	1.761	5.819
4	ghlb	0.543	1.720
5	yljgdm	1.112	3.042
6	zzysbh	0.186	1.204
7	jzksbm	−0.287	0.750
8	year	0.582	1.790
9	month	0.279	1.322
10	day	0.018	1.018

OR 值表示协变量，即风险因素对过度医疗的影响。OR 值越大，协变量对过度医疗的影响越大，需给予更多的重视。图 6.1 对表 6.5 中所有协变量的 OR 值进行了较为直观的展示，柱状图越高的协变量，对患者被过度检查的影响越大。由图可知，患者属性、是否急诊、医疗机构代码等对过度医疗的影响较大，需要更多的关注。

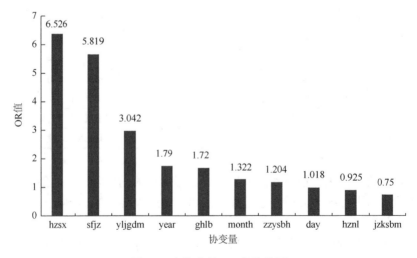

图 6.1 各协变量 OR 值柱状图

此外，基于该数据集的逻辑回归模型的总体预测准确率为 76.5%，说明训练出逻辑回归模型具有一定的可靠性，能够满足一定的分析需求。

逻辑回归分析结果表明，患者属性对过度医疗影响最大，有保险的患者会倾向做更多的检查或检查花费更高；其次，影响较大的为是否急诊，急诊患者由于病情的紧急性，倾向做更多的检查；然后，医疗机构代码影响较为明显，表明不同机构之间，患者被过度检查的可能性是不同的；最后，患者就诊年份和挂号类别也有一定的影响。

2）数据集统计分析

对数据集所有属性进行统计分析，结果如表 6.6 所示。从表中可以看出，患者属性这一变量对比较为明显，其中有保险的患者疑似过度检查的样本数占比较高，而城镇职工基本保险和新农村合作医疗保险中数据占比差别不大；其次是是否急诊，急诊患者过度检查的可能性高于非急诊患者；两个医疗机构中数据占比也有较大的差别；最后，就诊年份和挂号类别也有一定的影响。

表 6.6　数据属性统计表

属性		疑似过度	占比（%）	正常样本	占比（%）
hzsx	0	2111	23.49	6877	76.51
	1	1124	28.45	2827	71.55
	2	1276	64.57	700	35.43
sfjz	0	1216	17.78	5624	82.22
	1	3295	40.80	4780	59.20
yljgdm	0	1970	19.37	8199	80.63
	1	2541	53.54	2205	40.46
year	0	2727	35.32	4993	64.68
	1	1455	25.27	4302	74.73
	2	329	22.88	1109	77.12
ghlb	0	3994	33.04	8093	66.96
	1	517	18.28	2311	81.72
month	0	451	24.17	1415	75.83
	1	117	28.40	295	71.60
	2	2109	31.94	4495	68.06
	3	1834	30.40	4199	69.60

通过上面的表格对数据进行统计分析，验证了回归分析的结论，患者属性、是否急诊、医疗机构代码、就诊年份和挂号类别等因素对患者可能被过度检查的影响较大。

6.1.3　模型构建

利用单个算法和集成算法建立过度医疗风险预测模型。单个算法包括：逻辑回归模型、支持向量机模型、人工神经网络模型、决策树模型。逻辑回归是一种应用十分广泛且简单高效的算法，由线性回归模型转化而来，可用于分类问题。模型输入变量为十个风险因素，分别是患者年龄、患者属性、挂号类别、医疗机构代码、就诊科室编码、主诊医生编号、是否急诊、就诊年份、就诊月份和就诊日期，输出项有两个，分别是 0（正常数据）和 1（疑似过度）。

运用六种机器学习算法，基于我国某地区卫生医疗平台的实际数据，构建了过度医疗的风险预测模型，并从每种算法中选择了一个较优模型。各个算法代表模型预测准确率、特异度和灵敏度的对比如表 6.7 所示。

表 6.7　各个算法代表模型预测对比表

算法	特异度（%）	灵敏度（%）	准确率（%）
逻辑回归	69.3	77.6	71.8
支持向量机	96.5	47.2	81.6
人工神经网络	95.8	47.5	81.2
决策树	96.5	47.2	81.6
随机森林	96.4	47.4	81.6
AdaBoost	97.5	42.3	80.8

通过表 6.7 可以看出，模型的最高预测准确率为 81.6%，支持向量机、决策树和随机森林这三种算法构建的模型均可以达到；其次是人工神经网络算法，模型预测准确率达到 81.2%，AdaBoost 算法模型预测准确率为 80.8%；而逻辑回归算法模型的预测准确率只有 71.8%。因此，在构建预测模型时，不考虑逻辑回归算法和 AdaBoost 算法。而利用其他四种算法分别构建的较优模型表现性能差别不大，模型的预测准确率均可以达到 81% 以上，模型的特异度都在 95% 以上，模型的灵敏度都在 47% 以上。因此，可以选择这四个模型作为最终构建预测模型的参考，分别利用 Python 基于高斯核函数构建的支持向量机模型，利用 Python 构建的人工神经网络模型，利用 SPSS 基于 CHAID 算法构建的决策树模型，以及利用 Python 构建的随机森林模型。

6.1.4　结论

过度医疗是医院目前存在较为普遍的不良现象之一，造成了许多医疗资源的浪费，医患关系紧张，加重了患者和国家负担等，因此，减少过度医疗现象的发生具有强烈的现实意义。本书基于我国某地区卫生信息平台的实际医疗数据，对过度医疗现象进行了相关研究。以 NOS 妊娠状态检查为例，提取了其对应的医疗数据，对过度医疗的判定标准进行了研究；然后对影响过度医疗的相关风险因素进行了分析，利用逻辑回归算法找出了对过度检查影响较为明显的相关风险因素；最后基于机器学习算法，构建了多个过度检查的风险预测模型，并经过模型对比，选定了较为合适的预测模型。主要研究内容总结如下。

（1）基于我国某地区卫生信息平台的医疗数据，对过度医疗的判定标准进行了研究。孕检过程中过度检查的现象较为普遍，因此提取了 NOS 妊娠状态检查的有关数据，从检查费用和检查项目两个主要方面，提取了过度判定指标，并经过指标计算，对相关检查数据进行判定，将数据分为正常数据和疑似过度检查数据两类，为后续研究打下基础。

（2）从患者 NOS 妊娠状态检查的相关医疗记录出发，包括患者的个人信息数据、挂号数据、就诊数据等，提取了可能影响患者检查行为的相关风险因素。通过逻辑回归算法对风险因素进行了分析，表明患者属性（保险类型）、医疗机构、是否急诊等因素对过度检查的影响较大。最后通过数据的相关统计分析进行了验证。

（3）基于已经识别的过度医疗风险因素和最终数据集，构建了过度检查的风险预测模型。利用逻辑回归、支持向量机、决策树、人工神经网络、随机森林和 AdaBoost 六种算法构建预测模型，通过分析模型的混淆矩阵，从模型预测准确率、特异度和灵敏度三个方面进行对比，选定了最优预测模型。

本书利用实际医疗数据，基于机器学习算法，以 NOS 妊娠状态检查为例，对过度医疗的风险因素和预测进行了相关研究，对减少过度医疗现象具有一定的参考价值。但是，由于受知识体系和时间的相关限制，仍有许多问题有待进一步研究：由于只选取了 NOS 妊娠状态检查的相关数据进行了过度检查研究，对过度医疗现象的揭示不够全面，过度门诊、过度治疗等现象也有待进一步研究；受数据所限，仅仅研究我国某地区的医疗数据，不能完全代表国内整体的过度医疗现象。随着医疗信息化建设的发展，我国各个地方都建立了医疗信息平台，它们所记录的医疗信息数据还具有巨大的挖掘价值，有待从整体层面对过度医疗现象进行研究；最终建立的过度医疗预测模型的预测准确率还有进步的空间，许多相关变量有待分析和挖掘。

6.2　非计划再入院风险预测

6.2.1　研究背景

非计划再入院是指在医疗机构计划外，患者在出院后的一段时间内，如 30 天、60 天、90 天等，由于相同或者相关病因发生的再次入院[11]。非计划再入院会给患者生活带来巨大困扰。同时，世界各地的医疗机构每年都会因非计划再入院产生大量医疗费用[12-14]，造成医疗资源浪费。然而，已有的研究表明，大多数非计划再入院是可以通过医疗干预缓和甚至避免的[15-18]，包括合适的治疗方案、适当延长住院时间等[11, 19]。目前，再入院率已被多国政府列为评价医疗机构服务质量的一个重要指标。

本书基于我国某区域卫生信息平台的医疗数据，利用机器学习方法对患者的非计划再入院风险在时间和可能性两个维度进行预测，构建了非计划再入院风险预测模型。利用风险预测模型，医疗机构能够根据患者的医疗数据对患者的非计划再入院风险进行提前评估，进而采取合理的干预措施，提升医疗质量，改善患者健康质量，降低非计划再入院率[20]。本书立足于国内医疗数据，采用机器学习方法，同时在时间和可能性两个维度上构建非计划再入院风险预测模型，使得预测更全面，实用性更强。

6.2.2　数据与方法

1. 数据

本书的源数据集包括31 张数据表，包括患者信息数据（脱敏处理）、医疗机构医嘱费用数据、电子病历、住院病案数据、手术明细报告等。经过对 11 张数据表进行数据整合、清理、归约、数据离散化和规范化等预处理后，最终的数据集共有 10 262 条病例记录，每条记录包含性别、年龄、入院季度、血型等 36 项患者属性。其中属于多次非计划再入院的记录有 7168 例，占比 69.8%，属于单次再入院的记录有 3094 例，占比 30.2%。进一步将病例样本按照患者下次入院和上次出院的时间间隔分为四类，并进行重新编码。住院时间间隔对应的编码及其数量如表 6.8 所示。将入院时间间隔编码作为数据样本的类别标记进行非计划再入院风险预测模型训练和测试。

表 6.8　住院时间间隔对应的编码及其统计信息

住院时间间隔/天	编码	样本数量/例	百分比/%
0～30	1	1 753	17.1
31～60	2	1 573	15.3

续表

住院时间间隔/天	编码	样本数量/例	百分比/%
61～90	3	807	7.9
≥91	4	6 129	59.7
总计		10 262	100.0

2. 方法

本书使用了神经网络、随机森林、支持向量机三种常用且性能较优越的方法来构建非计划再入院风险预测模型。

神经网络模型的输入变量包括患者性别、患者年龄、婚姻状况、卡类型、血型、RH、入院季度、出院季度、入院科室编码、疾病大类、实际住院天数、住院时间间隔、医疗付费方式、住院医师数量、累计住院次数、住院病案费用共 16 项属性。输出变量为 1（0～30 天）、2（31～60 天）、3（61～90 天）、4（91 天及以上），四个风险等级。因此，神经网络模型的输入层包括 16 个神经元，输出层包括四个神经元。通过设置不同的神经网络隐含层的层数和神经元数，可以得到不同的神经网络模型。

为了得到基于本书数据集预测效果最好的神经网络模型，首先对神经网络隐含层的神经元数进行一定的调整，获得不同的网络结构，然后从中选取预测效果相对较好的网络结构作为本节的风险预测模型。在此对网络结构的详细信息进行列举，如表 6.9 所示。本次列举了三种网络结构，包括 2 层隐含层-每层 10 个神经元的结构、2 层隐含层-每层 20 个神经元的结构和 2 层隐含层-每层 30 个神经元的结构。以上网络结构仅在隐含层数和神经元数进行了调整，保留了相同的输入、输出层，且在各层神经元间采用了全连接。

表 6.9　神经网络模型详细信息

模型编号	网络结构	结构描述
NN_10_10	2 层隐含层	每层 10 个节点
NN_20_20	2 层隐含层	每层 20 个节点
NN_30_30	2 层隐含层	每层 30 个节点

随机森林预测模型的输入变量包括入院季度、出院季度、入院科室编码、疾病大类、实际住院天数、住院时间间隔、住院医师数量、累计住院次数、住院病案费用共 9 个变量。输出变量为 1、2、3、4 四个风险等级。由于在构造随机森林

模型的过程中需要不断选择中间判断节点，因此为模型输入太多变量可能会干扰模型的训练，不利于最后的预测。此外，由于决策树深度的限制，模型大部分的输入变量并没有机会用于最终预测。所以，与其他预测模型相比，随机森林模型的输入变量相对较少。

随机森林模型的区别主要在于构成森林的决策树类型以及决策树的数量。在此对随机森林模型的详细信息进行展示，如表 6.10 所示。决策树共采用了 CART 和 CHAID 两类，模型的决策树数量有 10、20、40 棵三类。

表 6.10　随机森林模型详细信息

模型编号	决策树类别	棵数
RF_1	CART	10
RF_2	CART	20
RF_3	CHAID	20
RF_4	CHAID	40

原始的支持向量机模型仅能解决二分类任务，而本书的风险等级共有四种，故需要对支持向量机进行多分类的拓展。支持向量机的多分类拓展主要有两种思路[21]：一对多和一对一。以本书应用场景为例。一对多思路是指选定一种类别作为正例，其余类别作为反例，按照这种划分方式进行多次训练。例如，将风险等级为 1 的样本作为类别正例，风险等级为 2、3、4 的作为反例，训练得到一个支持向量机模型。依次选择不同的类别作为正例，分别训练可以得到四个支持向量机模型。取四个模型计算值中的最大值作为测试样本的预测结果。一对一思路则是将四种类别的数据样本进行两两组合作为正反例训练，可以得到六个支持向量机模型，测试样本的预测结果由六个支持向量机模型采用投票法决定。本书采用一对多策略构建多分类支持向量机模型。

上述方法与推导都建立在样本空间线性可分的前提下，即存在一个超平面能够将样本空间划分开。若样本空间线性不可分，考虑将原样本空间投影到更高维空间中，然后在高维空间中寻找超平面。在投影过程中需要大规模计算，利用核方法[4]可以降低计算量。

核方法使用的将原有样本空间投影到更高维空间的函数称为核函数[22]。常用的核函数有线性核函数、多项式核函数、高斯核函数和 Sigmoid 核函数等。这些核函数有各自对应适用的样本空间类型。核函数的选择已经成为影响支持向量机模型性能的最重要的因素之一，因为在实际应用中，简单的线性可分的样本空间几乎不存在。采用不同的核函数就可以得到不同的支持向量机模型。采用核方法的支持向量机模型善于解决非线性问题，尤其是高维非线性问题。本书涉及的数据集维度较高，适合采用带核方法的支持向量机模型进行处理。输出变量为 1、2、3、4 四个风险等级。使用常用的高斯核函数、多项式核函数以及线性核函数分别构造支持向量机模型，进而从中选取预测效果相对较好的支持向量机模型。以上模型仅在核函数上有区分，其余设置相同。

6.2.3　非计划再入院风险预测模型

基于 6.2.2 节构建的 3 大类 10 个预测模型，比较各模型在数据集上的预测性能以得到同一算法中预测结果相对较好的备选风险预测模型。最后，比较三种备选风险预测模型的综合性能，决定本书最终采用的非计划再入院风险预测模型。对于所有实验，随机选择 80% 的数据集作为训练集，用于训练预测模型。其余 20% 作为测试集，用于对模型性能评估。主要评估指标是模型预测准确率。

1. 基于神经网络算法的预测模型选择

6.2.2 节通过调节神经网络隐含层的神经元个数构建了三个备选模型，分别为 2 层隐含层-每层 10 个神经元（NN_10_10）、2 层隐含层-每层 20 个神经元（NN_20_20）和 2 层隐含层-每层 30 个神经元（NN_30_30）。统计三种模型在测试集上的预测准确率如表 6.11 所示。

表 6.11　基于神经网络的模型预测准确率统计

样本类别 模型编号	1	2	3	4	总体
NN_10_10	60.58%	61.73%	45.72%	93.03%	78.97%
NN_20_20	84.88%	84.49%	78.93%	95.94%	90.96%
NN_30_30	89.22%	89.32%	81.78%	98.01%	93.90%

由表 6.11 可以看出，N_30_30 模型的总体预测准确率最高，且其在四个子类别的预测准确率也均高于其他两个神经网络模型，分别为 89.22%、89.32%、81.78% 和 98.01%。就总体预测准确率和子类别准确率而言，N_30_30 模型预测效果最好。

根据表 6.11 分析得知，随着网络结构隐含层节点数量的增加，即随着网络结构复杂度的不断提升，模型的预测效果越好。而这种性能的提升是以快速增长的训练时间开销为代价的。因此，依据数据挖掘中选用算法的标准，综合考虑模型的预测精确度和增加网络结构复杂度花费的成本与收益，在此选择包含 2

层隐含层且每层有 30 个节点的神经网络模型作为备选风险预测模型进入下一阶段的比较。

2. 基于随机森林算法的预测模型选择

基于随机森林算法的备选模型共有四个：10 棵 CART 树构成的模型（RF_1），20 棵 CART 树构成的模型（RF_2），20 棵 CHAID 树构成的模型（RF_3），40 棵 CHAID 树构成的模型（RF_4）。统计各模型在测试集上的预测准确率如表 6.12 所示。

表 6.12　基于随机森林的模型预测准确率统计

样本类别 模型编号	1	2	3	4	总体
RF_1	0.00%	37.70%	0.00%	97.91%	64.26%
RF_2	25.84%	40.24%	0.00%	97.75%	68.96%
RF_3	40.05%	39.10%	15.61%	92.74%	69.45%
RF_4	46.49%	39.54%	22.06%	93.18%	71.39%

由表 6.12 信息可知，四种随机森林模型的总体预测准确率分别为 64.26%（RF_1）、68.96%（RF_2）、69.45%（RF_3）、71.39%（RF_4）。其中，RF_4 模型的总体预测准确率最高，且其在四个子类别的预测准确率也均高于其他三个随机森林模型，分别为 46.49%、39.54%、22.06% 和 93.18%。就总体预测准确率和子类别准确率而言，RF_4 模型预测效果最好。

根据表 6.12 分析可以得到，在决策树类别相同的前提下，模型的预测结果随着决策树数量的增加而提升。此外，对于本书所用数据集，CART 决策树的预测效果略逊于 CHAID 决策树，即对于本书所用数据集而言，更适合采用 CHAID 决策树进行分类预测。因此，综合考虑模型的总体预测精确度和子类别预测精确度，在此选择由 40 棵 CHAID 决策树组成的随机森林模型作为备选风险预测模型进入下一阶段的比较。

3. 基于支持向量机算法的预测模型选择

6.2.2 节通过调节支持向量机算法所采用的核函数类型构造了三个不同的支持向量机预测模型，分别是：使用高斯核函数的支持向量机模型（SVM_RBF），使用多项式核函数的支持向量机模型（SVM_PK），使用线性核函数的支持向量机模型（SVM_LK）。统计各模型在测试集上的预测准确率如表 6.13 所示。

表 6.13　基于支持向量机的模型预测准确率统计

样本类别 模型编号	1	2	3	4	总体
SVM_RBF	91.16%	90.59%	87.73%	99.10%	95.55%
SVM_PK	93.73%	93.07%	90.21%	99.25%	96.65%
SVM_LK	36.39%	14.24%	1.49%	97.62%	66.82%

由表 6.13 信息可知，三种支持向量机模型的总体预测准确率分别为 95.55%（高斯核）、96.65%（多项式核）和 66.82%（线性核）。其中，使用多项式核函数的支持向量机模型的总体预测准确率最高，且其在四个子类别的预测准确率也均高于其他两个支持向量机模型，分别为 93.73%、93.07%、90.21% 和 99.25%。就总体预测准确率和子类别准确率而言，使用多项式核函数的支持向量机模型的预测效果最好。

根据表 6.13 分析可得，在三个支持向量机模型中，使用线性核函数的模型预测效果最差，可能是由于使用线性核函数的支持向量机模型不适合处理属性均为离散型的数据集。综合考虑模型的总体预测准确率和子类别预测准确率，在此选择使用多项式核函数的支持向量机模型作为备选风险预测模型进入下一阶段比较。

4. 最终预测模型的选择

在前面的比较中，选取了包含 2 层隐含层且每层有 30 个节点的神经网络模型、由 40 棵 CHAID 决策树组成的随机森林模型和使用多项式核函数的支持向量机模型分别作为神经网络、随机森林和支持向量机在本书所用数据集上的非计划再入院风险预测模型。下面将进一步比较各模型的综合性能。

使用查准率 P 和查全率 R 来综合评价各模型的预测精度。对于多分类问题，可以将其视为由多个二分类问题组成[4]。如本章所述的分类问题，可以将其视为由四个二分类问题组成。根据混淆矩阵的定义，统计三个模型预测结果的混淆矩阵元素，如表 6.14 所示。根据表中内容，依据查准率和查全率的计算公式，对三个模型的 P 指标和 R 指标进行计算，得到的结果如表 6.15 所示。

表 6.14　模型预测结果混淆矩阵元素

模型编号	TP	FP	FN	TN
N_30_30	482	31	31	1508
RF_4	366	147	147	1393
SVM_PK	496	17	17	1522

表 6.15 模型预测结果的查全率和查准率

模型编号	P	R
N_30_30	0.94	0.94
RF_4	0.71	0.71
SVM_PK	0.97	0.97

由于模型的 FP 和 FN 值相同,因此模型计算得到的 P 指标值和 R 指标值相等。且由表可知,对于 P 指标值和 R 指标值,SVM_PK 模型的最高,N_30_30 模型的次之,RF_4 模型的最低。对于预测模型而言,P 指标值和 R 指标值越高,代表其预测性能越好。故 SVM_PK,即使用多项式核函数的支持向量机模型,是三个模型中预测效果相对最好的模型,也是本书多个预测模型中预测效果最好的模型,因此,选其作为本书最终的非计划再入院风险预测模型。

在得到非计划再入院风险预测模型后,就可以在更大的数据集上训练出新的使用多项式核函数的支持向量机模型。训练数据集越大意味着模型代表性越强,模型预测结果的可信度越高。模型输入为包含患者性别、患者年龄、婚姻状况、卡类型、血型、RH、入院季度、出院季度、入院科室编码、疾病大类、实际住院天数、住院时间间隔、医疗付费方式、住院医师数量、累计住院次数、住院病案费用等 16 项属性的数据,输出为预测风险等级。院方可以根据预测的风险等级对高风险患者进行识别,并对其采取针对性干扰措施,以降低患者非计划再入院的风险。

6.2.4 结论

非计划再入院会加重患者和医疗机构负担,造成社会医疗资源的浪费。对患者非计划再入院风险进行精准预测,能够有效减少非计划再入院的发生,对患者、医疗机构和国家都具有重大意义。

本节基于我国某区域卫生信息平台的医疗数据,对非计划再入院风险预测问题进行深入研究。针对已有工作中将非计划再入院风险预测问题作为二分类问题处理的不足,提出了多分类预测的方法,在非计划再入院的时间和可能性两个维度上进行预测。在研究方法上,选取了神经网络、随机森林和支持向量机三种机器学习算法,通过修改参数设置,构建了 10 种非计划再入院风险预测模型。经过对预测结果的综合分析,确定了最终采用的风险预测模型——使用多项式核函数的支持向量机模型。该模型在测试数据集上达到了 96.65%的预测准确率以及相对最高的查全率和查准率。且该模型具有良好的泛化能力,能够在相同应用场景下的不同数据集上训练并进行预测,其预测结果能够为医疗机构的决策提供有力支持。

6.3　本　章　小　结

从数据驱动的角度，本章利用数据分析方法对医院运营问题进行了风险预测研究。选取的研究对象是医院常见的运营问题：过度医疗和非计划再住院。主要研究成果如下。

（1）区别于常规的从宏观层面研究某种疾病或某种检查是否存在过度医疗的可能性，过度医疗风险预测研究从具体的用药数据或检查数据出发，通过对孕妇 NOS 妊娠检查数据进行过度检查分析，提取了更为细致、具体的过度医疗判定指标标准，挖掘了与过度医疗相关的重要风险因素，采用机器学习算法，构建过度医疗风险预测模型，对患者过度医疗可能性进行了预测。研究成果能应用于医疗机构中过度医疗的分析和预测，有利于医疗机构进行相关的调节控制，降低过度医疗风险。

（2）非计划再入院风险预测研究基于实际患者数据，进行了非计划再入院风险的关键风险因素分析，分析结果首次发现，入院季度对非计划再入院具有很大的影响，而且对非计划再入院风险的预测具有重要的作用。同时，本书对非计划再入院风险在时间和可能性两个维度进行了预测，研究成果可以使医疗机构通过时间和可能性两个方面更全面、精准地了解患者的再入院风险，从而使医疗机构对不同风险的患者施予相应的关注和干预，尤其是能对高风险患者实施更有效的干预，增强干预的针对性，提高干预效率，最大可能地改善患者的健康质量，降低患者的非计划再入院率，减轻患者由于非计划再入院产生的经济负担。

参 考 文 献

[1]　张丽萍. 关于过度医疗服务的思考[J]. 医学与哲学，2003，24（7）：51.

[2]　Cortes C，Vapnik V. Support-vector networks[J]. Machine Learning，1995，20（3）：273-297.

[3]　李崇. 基于机器学习的结直肠息肉风险预测[D]. 北京：北京理工大学，2018.

[4]　周志华. 机器学习[M]. 北京：清华大学出版社，2016.

[5]　林倩，王冬，郭煜，等. 基于 CHAID 算法的阑尾炎患者 DRGs 分组研究[J]. 卫生经济研究，2017（8）：29-32.

[6]　刘星毅. 一种新的决策树分裂属性选择方法[J]. 计算机技术与发展，2008，18（5）：70-72.

[7]　李梦宇，张泽亚，张知，等. 基于 CART 算法的电能表故障概率决策树分析[J]. 电力大数据，2017，20（10）：7-10，60.

[8]　王宇燕，王杜娟，王延章，等. 改进随机森林的集成分类方法预测结直肠癌存活性[J]. 管理科学，2017，30（1）：95-106.

[9]　曹莹，苗启广，刘家辰，等. AdaBoost 算法研究进展与展望[J]. 自动化学报，2013，39（6）：745-758.

[10]　项莉，罗五金. 贫困地区农村乡级医疗机构药物过度提供及不合理用药分析[J]. 中国农村卫生事业管理，2002，22（6）：25-28.

[11]　Zheng B C，Zhang J H，Yoon S W，et al. Predictive modeling of hospital readmissions using metaheuristics and

data mining [J]. Expert Systems with Applications, 2015, 42 (20): 7110-7120.

[12] Schoen C, Osborn R, How S K H, et al. In Chronic condition: Experiences of patients with complex health care needs in eight countries [J]. Health Affairs, 2008, 27 (11): w1-w16.

[13] Forster A J, Murff H J, Peterson J F, et al. The incidence and severity of adverse events affecting patients after discharge from the hospital [J]. Annals of Internal Medicine, 2003, 138 (3): 161-167.

[14] van Walraven C, Dhalla I A, Bell C, et al. Derivation and validation of an index to predict early death or unplanned readmission after discharge from hospital to the community [J]. CMAJ, 2010, 182 (6): 551-557.

[15] Naylor M D, Brooten D, Campbell R, et al. Comprehensive discharge planning and home follow-up of hospitalized elders: A randomized clinical trial [J]. JAMA, 1999, 281 (7): 613-620.

[16] Coleman E A, Parry C, Chalmers S, et al. The care transitions intervention: Results of a randomized controlled trial [J]. Archives of Internal Medicine, 2006, 166 (17): 1822-1828.

[17] Kane R L, Keckhafer G, Flood S, et al. The effect of evercare on hospital use [J]. Journal of the American Geriatrics Society, 2003, 51 (10): 1427-1434.

[18] Futoma J, Morris J, Lucas J. A comparison of models for predicting early hospital readmissions [J]. Journal of Biomedical Informatics, 2015, 56: 229-238.

[19] Donzé J, Aujesky D, Williams D, et al. Potentially avoidable 30-day hospital readmissions in medical patients: Derivation and validation of a prediction model [J]. JAMA Internal Medicine, 2013, 173 (8): 632-638.

[20] Jack B W, Chetty V K, Anthony D, et al. A reengineered hospital discharge program to decrease rehospitalization: A randomized trial [J]. Annals of Internal Medicine, 2009, 150 (3): 178-187.

[21] 徐晓霞, 李金林. 基于决策树法的我国商业银行信用风险评估模型研究[J]. 北京理工大学学报（社会科学版）, 2006, 8 (3): 71-74.

[22] Gu W C, Chai B R, Han J S. A junk information filtering method based on support vector machine[J]. Transactions of Beijing Institute of Technology, 2013, 33 (10): 1062-1066.